中国古医籍整理丛书

医 钞 类 编

（二）

清·翁藻 编撰

崔 为　王姝琛　苏 颖　史双文

陈 曦　李 萍　刘迎辉　陈稳根　校注

何珮珩　马宜敏　刘婧瑶　朱柱泉

中国中医药出版社

·北 京·

图书在版编目（CIP）数据

医钞类编：全4册/（清）翁藻编撰；崔为等校注 . —北京：中国中医药出版社，2015.12

（中国古医籍整理丛书）

ISBN 978 - 7 - 5132 - 2967 - 8

Ⅰ.①医…　Ⅱ.①翁…　②崔…　Ⅲ.①中国医药学—古籍—汇编—中国—清代　Ⅳ.①R2 - 52

中国版本图书馆 CIP 数据核字（2015）第 289899 号

中国中医药出版社出版

北京市朝阳区北三环东路 28 号易亨大厦 16 层

邮政编码　100013

传真　010 64405750

保定市中画美凯印刷有限公司印刷

各地新华书店经销

*

开本 710×1000　1/16　印张 159.5　字数 1405 千字

2015 年 12 月第 1 版　2015 年 12 月第 1 次印刷

书　号　ISBN 978 - 7 - 5132 - 2967 - 8

*

定价　398.00 元

网址　www. cptcm. com

卷 七

目 录

气病门

总　论

汪讱庵曰：经云：诸气膹郁，皆属于肺。又曰：怒则气上，喜则气缓，悲则气消，恐则气下，寒则气收，热则气泄，惊则气乱，劳则气耗，思则气结。九气不同，百病多生于气也。夫人身之所恃以生者，此气耳。源出中焦，总统于肺，外护于表，内行于里，周流一身，顷刻无间，出入升降，昼夜有常，曷尝病于人哉？及至七情交攻，五志妄发，乖戾失常，清者化而为浊，行者阻而不通，表失护卫而不和，里失行运而不顺。气本属阳，及胜则为火矣。河间所谓五志过极皆为火。丹溪所谓气有余便是火也。人身有宗气、荣气、卫气、中气、元气、胃气、冲和之气、上升之气，而宗气尤为之主。及其为病，则为冷气、滞气、上气、逆气，气虚诸变证矣。无病之时，宜保之养之，和之顺之；病作之时，宜审其何经何证，寒热虚实而补泄之。

气病脉候

滑者，多血少气；涩者，少血多气。大者，气血俱多；小者，血气俱少。下手脉沉，便知是气。其或沉滑，气兼痰饮。脉浮而汗出如珠者，卫气衰也。

七气为病

七气者，喜怒悲思忧恐惊。或以为寒热恚怒喜忧愁皆通。七气相干，痰涎凝结，或中满艰食，或上气喘急，气隔气秘，以至五积六聚，疝癖癥瘕，心腹块痛。发则欲绝，殆无往而不至矣。
〔批〕下手脉沉，便知是气。

九气为病

《金鉴》云：人身之气流行，不为邪触，何病之有？若①为寒

---

① 若：原作"苦"，据《医宗金鉴·杂病心法要诀》改。

触，外束皮肤，腠理闭，其气收矣，即寒病也。若为火触，热蒸汗出，腠理开，其气泄矣，即热病也。喜则气和志达，其气缓矣。中虚极者，缓则气散，即暴脱也。劳则喘息汗出，其气耗矣，即劳倦也。思则心有所存，气留不行，其气绝矣，即郁气也。怒则气逆，其气上矣，上极而下，乘脾之虚，则为飧泄也。恐则精却，伤精失志，其气下矣。惊则心无所依，神无所归，虑无所定，其气乱矣。悲则心肺气戚，荣卫不散，其气消矣。凡此九气之病，壮者得之，气行则愈；弱者得之，气着为病也。

短气少气

短气者，气短不能相续也。似喘而非喘，若有气上冲，而实非上冲也。似喘而不摇肩，似呻吟而无痛，最为难辨之证。要识其真者，气急而短促是也。《金匮》云：平人无寒热，短气不足以息者，实也。大抵心腹胀满者为实，为邪在里。心腹濡满者为虚，为邪在表。少气者，气少而不能称形也。经曰：怯然少气者，是水道不行，形气消索也。又曰：肺脏气，气不足则息微少气。又曰：肺虚则少气不能报息。又曰：肾虚则少气，身漯漯，言吸吸，骨酸，体懈惰不能动。又曰：膻中为气海，不足则少气不足以言。〔批〕伤寒短气者，各有不同。有汗出不彻，短气腹满，短气水停心下，短气干呕，短气结胸。短气须知分门施治。

气痛上气下气气郁

气痛者，气为邪，阻气道不通，或在经络，或在脏腑，攻冲走注疼痛也。上气乃浊气上逆，下气为清气下陷，气郁者郁遏而不舒也。然清气下陷，气不甚臭。惟伤食下气，其臭甚秽，乃肠胃郁结，谷气内发而不宣通于肠胃之外。郁在胃者，上噫气也。郁在肠者，下失气也。

河间治气以平火为主

《准绳》云：河间，五志过极皆为火。而其治法独得言外之意。凡见喜怒悲恐思之证，皆以平心火为主。至于劳者伤于动，动便属阳。惊者骇于心，心便属火。二者亦必以平心火为主。俗医不知此旨，遂有寒凉之谤。

气怯宜补

丹溪云：气无补法，世俗之言也。以其为病也，闷壅塞似难于补。不思正气虚者，不能运行，邪滞着而不出，所以为病。经曰：壮者气行则愈，怯者着而成病。苟或气怯不用补法，气何由行乎？

九气治法

《内经》以五行相胜之理互相为治。悲可以治怒，以怆恻苦楚之言感之。喜可以治悲，以谑浪亵狎之言娱之。恐可以治喜，以迫遽死亡之言怖之。思可以治恐，以虑彼志此之言夺之。怒可以治思，以污辱欺罔之言触之。凡此五者，必谲怪诡诈奇思异想。然后可以动人耳目，易人视听。若无才识之人，亦不敢用此法也。热可以治寒，寒可以治热，逸可以治劳，习可以治惊。经曰：惊者平之。夫惊者，以其忽然而遇之也，使习见习闻则不惊矣。

上升之气属火

上升之气，自肝而出，中挟相火，从下而上。其热为甚，自觉其冷者，此火极似水，积热之甚也。气从左边起，属肝火，宜左金丸见胁痛、当归芦荟丸见火门。气从脐下起，属阴火，宜大补丸即黄柏一味为丸。气从脚下起，入腹如火者，乃虚之极也，知柏四物汤见热门，外用附子末，津贴涌泉穴，引下其热。盖火起于九泉之下，亦十不救一也。

冷气滞气治法

冷气自下而上者，非真冷也。上升之气，中挟相火，其热为甚，宜柏皮汤见火门加知母。轻则滋阴降火汤见劳损，加童便、炒香附、茯苓、沉香，能升能降，温而不燥。滞气者，逸则气滞，亦令气结，闲乐之人不多运动气力，饱食坐卧，经络不通，血脉凝滞使然。轻者，行动即愈。重者，用橘皮一两，洗净，名橘皮一物汤煎服。

少气短气治法

东垣云：胸满少气短气者，肺主诸气。五脏之气皆不足，而阳道不行也。小便利者，四君子汤见脾胃去茯苓，加黄芪，以补之。如腹中气不转者，更加甘草一半。肺气短促或不足，前方倍人参，加白芍。中焦用白芍，则脾中阳升，使肝胆之邪不敢犯之。内伤脾胃，短气，参术益胃汤、升阳顺气汤见劳倦、补中益气加黄柏生地汤见热病。

元气虚损上下呼吸不接治法

戴氏云：元气虚损，真阳耗散，两耳蝉鸣，脐腹冷痛，大小便滑数，宜补虚四柱饮见后。服下，气不接上，呼吸不来，语言无力，木香减半，加黄芪、山药各一钱。若不胜热药及痰多之人，当易熟附用生附。药轻病重，服不见效，本方去木香，加川椒十五粒。复不效，则当用椒附汤见后。

中气治法

李士材曰：气中证，因七情内伤，气逆为病。痰潮昏塞，牙关紧急，极与中风相似。但中风身温，中气身冷。中风脉浮应人迎，中气脉沉应气口。以气药治风犹可，以风药治气则不可。急以苏合香丸灌之。候醒，以八味顺气散俱见中风加香附，或木香调气散见后。有痰者，星香散见中风。若其人本虚，痰气上逆，关节不通，宜养正丹见后、苏合香丸。

［按］顺风匀气汤、乌药顺气散俱见中风，亦可酌用。

调气之法

张景岳曰：百病皆生于气。气之为用，无所不至。一有不调，则无所不病。故其在外，则有六气之侵；在内，则在九气之乱。而凡病之为虚，为实，为热，为寒，其变态莫可名状。欲治其本，惟调之一字，足以尽之。夫所谓调者，调其不调之谓也。如邪气在表，散即调也；邪气在里，行即调也；实邪壅滞，泻即调也；

虚羸困惫，补即调也。推之，寒热温清，升降抑举，发达劫夺，坚削泄利，润燥收涩，缓峻和安。正者正之，假者反之，必清必静，各安其气，则无病不除，是皆调气之大法也。

用药大法

气从左边起者，肝火也。气刺痛，皆属火，当降火药中加枳壳。禀受素壮而气刺痛用枳壳、乌药。破滞气用枳壳，然枳壳能损至高之气，二三服即止，恐伤真气，气实者可服。因事气郁不舒伸而痛者，木香调达之。调气用木香，然味辛气能上升，如气郁而不达，故宜用；若阴火冲上而用之，则反助火邪矣。故必用黄柏、知母，而少以木香佐之。实热在内，相火上冲，气滞用知柏芩连，阴虚气滞用芎归地芍以补血。气郁用香附、苍术、抚芎。因死血者，桃仁、红花、归尾。解结气，益阴血，栀子炒黑为末，入汤，饮之，甚效。

气病门方

木香流气饮　快利三焦，通行荣卫，外达表气，内通里气，中开胸膈之气。凡水肿胀满，气壅喘嗽，气通走注，内外疼痛并皆治之。

人参　白术　茯苓　炙草　橘皮　半夏　沉香　木香　官桂　白芷　香附　草果　苏叶　青皮　大黄　枳壳　川朴　槟榔　蓬术　麦冬　腹皮　木瓜　木通　丁香

水煎服。

七气汤《三因》　治七情气郁，结成痰涎，咯之不出，咽之不下。或中脘痞满，气不舒快，痰饮呕恶，喘急攻冲作痛。

半夏姜制五钱　厚朴两①制三钱　紫苏叶二钱　茯苓四钱

加姜、枣煎。

汪讱庵曰：气郁则痰聚，故散郁必以行气化痰为先。半夏辛温，除痰开郁；厚朴苦温，降气散满；紫苏辛温，宽中畅肺，定

---

①　两：《三因极一病证方论》作"姜"。

喘消痰；茯苓甘淡渗湿，益脾通心交肾。痰去气行，则结散郁解而诸证平矣。

四七汤《局方》 治七情气郁，痰涎结聚，虚冷上气或心腹绞痛，或膨胀喘急。

人参 官桂 半夏一钱 甘草五分

加姜、枣煎。心腹痛，加延胡索。〔批〕延胡索能行血中气滞，气中血滞。

李士材曰：夫七情过极，皆伤其气。丹溪以越鞠丸主之，而此独异者。盖郁久则浊气闭塞，而清气日薄矣。故不用木香、枳实。用人参以壮主气之脏，官桂以制谋虑之官。郁久生痰，半夏为之驱逐。郁故不和，国老为之调停，况桂性温，疏气甚捷，郁结还为和畅矣。方名四七者，以四味治七情也。

苏子降气汤《局方》 治阳虚上攻，气不升降，上盛下虚，痰涎壅盛，喘嗽呕血，或大便不利。

苏子 半夏 前胡 橘红 厚朴姜汁炒 当归 炙草 肉桂

加姜煎。一方有沉香，无肉桂。〔批〕沉香降升诸气，温而不燥。

汪讱庵曰：苏子、前胡、厚朴、橘红、半夏皆能降上逆之气，兼能除痰，气行则痰行也。数药亦能发表，既以疏内壅，兼以散外寒也。当归润以和血，甘草甘以和中，下虚上盛，故又用肉桂引火归元也。

木香顺气汤东垣 治阴阳壅滞，气不宣通，腹胁胀满，大便不利。

木香三分 厚朴四分 青皮 陈皮 草豆蔻炒 益智仁各二分 苍术三分 半夏 吴茱炮 干姜 茯苓 泽泻各二分 升麻 柴胡各二分 当归五分

水煎服。〔批〕脾胃伤则升降失常，而成痞塞也。大便不利者，亦清阳不升，故浊阴不降也。

汪讱庵曰：木香、厚朴、青皮、陈皮，辛能行气；草蔻、益智，香能舒脾；苍术、半夏，燥能胜湿；干姜、吴茱，温能散寒；

升、柴之轻，以升其阳；苓、泻之泻，以泄其阴。盖脾为中枢，中枢转运，则清升浊降，上下宣通而阴阳得位矣。然皆气药，恐其过燥，故重用当归，以濡其血，共成益脾消胀之功也。

沉香降气散《约说》 治脾胃留饮，噫气吞酸，胸膈痞塞，气不升降，喘促短气。

沉香二钱八分　砂仁七钱五分　炙草五钱五分　香附去毛，盐水炒，六两二钱半

为细末，每二钱，入盐少许，白汤或姜汤调下。

四磨汤严氏 治七情气逆，上气喘急，烦闷不食。

槟榔　沉香　乌药　人参

等分，白汤浓磨，煎三四沸，温服。一方有枳实，无人参，此方亦可用白酒磨服。

汪讱庵曰：气上宜降，故用槟、沉。气逆宜顺，故用乌药。加人参者，降中有升，泄中有补，恐伤其气也。大实者，仍用枳实。

补虚四柱饮戴氏 治元气虚损，真阳耗散。

木香湿纸裹，煨　人参　茯苓　附子炮，等分

每二钱，姜、枣、盐少许，煎服。

椒附汤戴氏 治上下气不接续，呼吸不来。

附子炮　川椒去目闭口者，炒出汗　槟榔各五钱　陈皮去白　牵牛微炒　五味子　石菖蒲　干姜炮，各一两

好米醋，用文武火煮，药令干焙为末，醋煮，面糊为丸。每三十丸，空心盐汤下。

正气天香散 治妇人性执，故气痛为多。

乌药二两　香附八两　陈皮　苏叶　干姜各一两

共为细末，每服一钱，盐汤调下。

木香调气散《局方》 治七情内伤，气逆，痰潮昏塞，牙关紧急。

白蔻仁　丁香　白檀香　木香各三两　藿香八两　砂仁四两　炙草八两

为末，每服二钱，盐汤下。

[按] 白蔻，本肺气药，暖脾胃，散滞除寒，消食化酒。丁香，治胃冷，壅胀。檀香，调脾胃，利胸膈，能引胃气上行。木香，疏肝和脾，升降诸气。藿香，快气和中，能除恶气。砂仁，和胃醒脾，能通结滞。甘草和中，以共调之也。

养正丹《局方》 治中气元气本虚，痰气上逆，关结不通，或大便虚秘者。

水银铅得之易成炒① 黑铅去渣，净，与水银结成砂子 硫黄研 朱砂细研

上用铁盏，火上熔铅成汁，次下水银，以柳条搅。次下朱砂，令不见星。放下少时，方入硫黄末，急搅成汁，和匀，有焰以醋洒之，候冷，取出，研极细，糯米糊丸，绿豆大，每三十丸盐汤、枣汤任下。

简便方

治气短乏力之人。于进药之外，选一壮盛男子吸自己之气，嘘入病人口中，如此数次，亦可为药力一助。此法不特可治寻常气虚。暴脱暴逆致呃者，用之良验。

中气不省，闭目不语，如中风状，用木香为末，冬瓜子煎汤灌下，痰甚加竹沥、姜汁。

鬱病门 〔批〕鬱，《广韵》纡勿切，同菀

郁病论

滑伯仁曰：郁者，结聚不得发越也。当升不升，当降不降，当变化不得变化，故传变失常，而郁病作矣。大抵诸病多有兼郁者，或郁久而生病，或病久而生郁，或用药杂乱而成郁，故凡病必参郁治。

五郁论

经曰：木郁达之，火郁发之，土郁夺之，金郁泄之，水郁折

---

① 炒：疑作"砂"。

之。然调其气过者，折之，以其畏也。所谓泻之，王安道曰：达者，通畅之也；发者，汗之也，升举之也；夺者，攻之也，劫而衰之也；泄者，渗泄而利小便也，疏通其塞也；折者，御也，伐而挫之也。夫五郁之病，固有法以治之矣。然邪气久客，正气必损，苟不平调正气，使各安其位，复其常，犹未足以尽治郁之妙。故又曰：然调其气，苟调之而其气犹或过而未服，则当益其所不胜以制之。如木过者当益金，金能制木所不胜者、所畏者也。故曰：过者折之，以其畏也。夫制物者，物之所欲也；制于物者，物之所不欲也。顺其欲则喜，逆其欲则恶。今逆之以所恶，故曰：所谓泻之。

六郁论

朱丹溪曰：郁病大率有六。曰气郁者，胸胁疼痛，脉沉而涩；湿郁者，周身走痛，或关节痛，遇阴雨则发，脉沉而细；热郁者，昏闷烦心，尿赤，脉沉而数；痰郁者，动则喘息，脉沉而滑；血郁者，四肢无力，能食便血，脉沉而芤；食郁者，嗳酸，腹饱不喜饮食。或七情之邪郁，或寒热之交侵，或九气之怫郁，或雨湿之浸凌，或酒浆之积聚，故为留饮。湿郁之病，又如热郁而成痰，痰郁而成癖，血郁而成瘕，食郁而成痞满，此必然之理也。〔批〕木火土金水，此外邪五郁也。气血痰火湿食，此内伤六郁也。至若情志之郁则总出乎心，此心郁而病也。治此者，当知培养不可妄行消散。

郁脉未必皆结促论

张景岳曰：凡郁证之脉，在古人皆以结促止节为郁脉。使必待结促止节而后为郁，则郁证不多见矣。故诊郁证，但见气血不顺而脉不和平者，其中皆有郁也。惟情志之郁，则如弦紧、沉涩、迟细、短数之类，皆能为之。至若结促之脉，虽为郁病所常有，然病郁者未必皆结促也。惟血气内亏，则脉多间断。若平素不结，而因病忽结者，此以不相接续，尤属内虚。故辨结促之脉，又当以有神无神辨之。其或来去有力，犹可以郁证论治。若以无力之结促，而悉认为气逆、痰滞，妄行消散，鲜不误矣。〔批〕郁脉多沉伏。郁在上，见于寸；在中，见于关；在下，见于尺。

推广五郁六郁治法

景嵩崖曰：郁者，滞而不通之义。百病皆生于郁，人若气血冲和，病安从作。一有怫郁，当升不升，当降不降，当化不化。或郁于气，或郁于血，病斯作矣。凡脉见沉伏，或促或结或代，皆郁也。治郁之法，岐伯谓：木郁达之，火郁发之，土郁夺之，金郁泄之，水郁折之，尽之矣。后之解者，以吐训达，而以烧盐三两，温汤二升，毕达之义。以汗训发，而以升、葛、羌、防、柴胡，毕发之义。以下训夺，而以槟榔、厚朴、枳实、大黄，毕夺之义。以解表利小便训泄，而以橘皮、苏子、桑皮、木通、猪苓、泽泻，毕泄之义。以制其冲逆顺①折，而以黄柏一味，毕折之义。用之，有应，有不应。以五者仅为一偏之治，不知立言者原无过，乃解之者之误也。王安道、张介宾，扩而充之，俱有妙论。余再撮其要，而为之辨曰：达者，通畅之义。木郁风之，属脏，应肝胆二经属木，结在胁肋肝胆行身之侧，下及小腹肾囊，主在筋爪肝主筋，伤在脾胃木克土，证多呕酸曲直作酸，木喜调达，宜用轻扬之剂，在表疏其经，在里疏其脏，但使气得通行，均谓之达。专用一吐，谓肺金盛抑制肝木，与泻肺气举肝气可矣，何必吐。谓脾浊下流，少阳清气不升，与益胃升阳可矣，何必吐。木郁固有吐之之理吐有发散之义，以吐总该达字，则未也。发者，越之也。火郁之病，为阳为热，其脏应心与小肠、三焦三经属火，其主在经络心主血脉，其伤在阴分火能消水。凡火之结聚敛伏者，不可蔽遏，当因其势而解之散之，升之扬之。如腠理外蔽，邪热怫郁，则解表取汗，以散之。如龙火郁甚，非苦寒沉降之剂可治，则用升浮之药佐以甘温，顺其性而从治之，汗未足以概之也。夺者，直取之也。湿滞则土郁其脏，应脾胃二经属上，其主在肌与四肢脾

---

① 顺：疑作"析"。

主肌肉又主四末，其伤在胸腹脾胃之分。土畏壅滞，滞在上，宜吐；滞在中，宜伐；滞在下，宜泻。皆夺也，夺不止于下也。泄者，疏利也。金郁之病，为闭敛，为燥塞，在脏应肺与大肠二经属金，其主在皮毛、声息肺主皮毛，肺通经气，其伤在气分，或解表，或利气，皆可谓泄利小便，是水郁治法与金郁无关。折者，调制也，水之本在肾少阴水脏，标在肺金能生水，反克在脾胃水胜土崩，伤在阳分水能减火，水性善流，怫郁不通，宜防泛滥。折之之法，如养气可以化水，治在肺。实土可以制水，治在脾。燥火可以胜水，治在命门。自强可以帅水，治在肾。分利可以泄水，治在膀胱。此皆谓之折，非强抑之而已。而丹溪更分为六郁，曰气，曰血，曰湿，曰火，曰食，曰痰。又谓六者有相因之势。气郁则湿滞，湿滞则成火，火郁则生痰，痰郁则血凝，血凝则食结，故着越鞠丸见后。理气调血，开郁治火，消食化痰，而以理气为主，此不易之治也。又于六者之中，审其甚者而加一二味，此因病而变通之也。且春夏秋冬，按其时宜而加味以治。即经所谓：升降浮沉则顺之，寒热温凉则逆之也。此法最为近善。王节斋则谓：《内经》言郁论脏气即土木火金水。丹溪言郁论病气气血痰火湿食。此外又有忧愁思虑之郁，先富后贫曰失精，先贵后贱曰脱荣，此郁开之甚难，然究不外木达火发之义。赵献可以专重木郁，谓东方生生之气，在木治木，则诸郁自散，加味逍遥散见后最妙，数剂之后，继以六味丸见劳损加柴胡、芍药。盖前之逍遥者，风以散之也；后之六味者，雨以润之也。此法虽进一步消息得宜，实有至理。大约治郁，忌酸敛腻滞，宜开发志意，调气散结，和中健脾，理在是矣。

诸郁治法

张景岳曰：气郁者，宜木香、沉香、香附、乌药、藿香、丁香、青皮、枳壳、茴香、厚朴、抚芎、槟榔、砂仁、皂角之类。血郁者，宜桃仁、红花、苏木、肉桂、延胡、五灵脂、丹皮、川芎、当归、大黄、朴硝之类。食郁者，宜山楂、麦芽、神曲、枳实、三棱、莪术、大蒜、萝卜或生韭汁之类。痰郁者，宜半夏、南星、海石、栝楼、前胡、贝母、陈皮、芥子、元明粉、海藻、皂角、牛黄、天竺黄、竹沥之类。风郁者，宜麻黄、桂枝、柴胡、升麻、干葛、紫苏、细辛、防风、荆芥、薄荷、生姜之类。湿郁者，宜苍术、白术、茯苓、泽泻、猪苓、羌独活之类。寒菀①者，宜干姜、肉桂、附子、吴茱、荜茇、胡椒、花椒之类。热郁者，宜黄连、黄柏、黄芩、栀子、石膏、知母、胆草、骨皮、石斛、连翘、花粉、元参、犀角、童便、绿豆之类。以上皆实邪治法。若阳虚则气不能行，阴虚则血不能行，无非郁证，则前法不可用矣，当知所辨。

治　案

丹溪云：曾治一室女，因事忤意，郁结在脾。半年不食，但日食熟菱枣数枚，深恶粥饭。余意：脾气实，非枳实不能散。以温胆汤见痌痳去竹茹与之，十数贴而愈。一女许婚后，夫经商二年不归，因之不食，困卧如痴，无他病，但向里床坐，此思想气结也，药难独治，得喜可解。不然令其怒，使其本气升发，而脾气自开，木能制土故也。因自往激之，大怒而哭良久，令解之与药，一贴，即求食矣。余曰：病虽愈，必得喜方已。乃绐以夫回，既而，果然病遂不发。

郁病门方

越鞠丸丹溪　统治六郁，胸膈痞闷，吞酸呕吐，饮食不消。

香附童便浸一宿，醋炒　苍术泔浸，炒　栀子炒黑　神曲炒　抚芎
　　等分，面糊为丸。湿郁加茯苓、白芷，火郁加青黛，痰郁加南星、半夏、栝楼、海石，血郁加桃仁、红花，气郁加木香、槟榔，食郁加麦芽、山楂，寒加吴茱萸。又或春加防风，夏加苦参，冬加吴茱萸。经所谓升降浮沉则顺之，寒热温凉则逆之也。〔批〕丹溪云：气病寒者，十无一二。

①　菀：通"郁"。

吴鹤皋曰：越鞠者，发越鞠郁之谓也。香附开气郁，神曲开食郁，抚芎调血郁，栀子解火郁。《集解》云：六郁者，气血痰火湿食也。六者之中，以气为主，气行则郁散矣。胸膈痞闷由气不舒。吞酸呕吐由于痰火饮食不消，由气不运。丹溪曰：气升则食自降。六郁不言风寒者，风寒郁则为热矣。又曰：郁为燥淫，燥乃阳明秋金之位。肺属金，主气，主分布阴阳，其化燥，其变敛涩，伤则失职，不能升降。故经曰：诸气膹郁，皆属于肺。又郁多在中焦。中焦，脾胃也，水谷之海，五脏六腑之主。四脏一有不平，则中气不得其和，而先郁矣。此方药兼升降者，将欲升之，必先降之；将欲降之，必先升。苍术，辛烈雄壮，固胃强脾，能径入诸经，疏泄阳明之湿，通行敛涩。香附，温经快气之药，下气最速，一升一降，故郁散而平。抚芎，足厥阴之药，直达三焦，上行头目，下行血海，为通阴阳气血之使，不但开中焦而已。胃主行气于三阳，脾主行气于三阴，脾胃既布，水谷之气得行，则阴阳脏腑不受燥金之郁，皆由胃气而得通利矣。

六郁汤丹溪　能解诸郁。

香附二钱　橘红　苍术　抚芎　法半各一钱　栀子　赤茯苓各七分　炙草　砂仁各五分

加姜煎，温服。气郁，加乌药、木香、槟榔、紫苏、干姜，倍砂仁、香附。湿郁，加白术。热郁，加黄芩、倍栀子。痰郁，加南星、枳壳、小皂荚。血郁，加桃仁、红花、丹皮。食郁，加山楂、神曲、麦芽。

八味逍遥散　治郁怒伤肝，血少目暗。

柴胡　当归酒拌　白芍酒炒　白术　茯苓　炙草　丹皮　栀仁

加煨姜、薄荷少许，煎。即逍遥散加丹皮、桃仁。〔批〕《元戎》以茯苓换茯神。

加味逍遥散　薛氏

柴胡　薄荷　川芎　陈皮　白芍　丹皮　栀子仁　甘草　白术　当归　茯神　吴茱

水煎，温服。

景嵩崖曰：柴胡、薄荷能升能清，逆无不达。陈皮、川芎、芍药损肝之过，丹皮、栀仁泻肝之实。木盛土衰，甘草扶之。木伤血病，当归养之。木实火燥，茯神宁之。少加吴萸，为反佐，取其气臊入肝，味辛疏利也。

交感丹 治气郁滞。一切公私拂情，名利失志，抑郁烦懑，不思饮食，面黄形瘦，胸膈痞塞。

香附一斤，长流水浸三日，擦去毛，晒半干，磨碎，酒、醋、姜汁、童便各炒一次，忌姜　茯神四两

蜜丸弹子大，细嚼，仍以前二味加甘草煎汤下。〔批〕此药能升降水火，治诸证神效。

简便方

食郁久，胃脘有瘀血作痛，用生桃仁连皮细嚼，以生姜、韭菜捣自然汁，一盏送下，大能开提气血。

血病门

血病总论

汪讱庵曰：人身之中，气为卫，血为荣。经曰：荣者，水谷之海也。调和五脏，洒陈于六腑，乃能入于脉也。生化于脾，总统于心，脏受于肝，宣布于肺，施泄于肾，溉灌一身。目得之而能视，耳得之而能听，手得之而能摄，掌得之而能握，足得之而能步，脏得之而能液，腑得之而能气。出入升降，濡润宣通，靡不由此也。饮食日滋，故能阳生阴长，取汁变化而赤，为血也。注之于脉，充则实，少则涩。生旺则诸经恃此长养，衰竭则百脉由此空虚。血盛则形盛，血弱则形衰。血者，难成而易亏，可不生养乎。阴气一伤，诸变立至。妄行于上，则吐衄。妄行于下，则便溺。衰涸于内，则虚劳。枯槁于外，则消瘦。移热膀胱，则蓄血。阴虚阳搏，则崩中。湿蒸热瘀，则血痢。火极似水，则色黑。热胜于阴，发为疮疡。湿滞于血，则为瘾疹。凝滞于皮肤，则为冷痹。蓄血在上则善忘，蓄血于下则如狂。跌扑损伤则瘀恶

内聚。此皆失于①摄养，变为诸病也。〔批〕东垣曰：诸见血，身热脉大者，难治，邪气胜也；身凉脉静者，易治，正气复也。若喘咳气逆，脉见弦紧细数，有热，不得卧者，死。

失血脉候

涩、濡、弱为亡血，芤为失血。安卧脉盛，谓之脱血。涩为少血。吐衄，脉当沉细，反浮大而牢者，死。吐衄，脉滑弱小者生，实大者死。吐血，咳逆上气，脉数而有热，不得卧者，死。呕血，胸满引痛，脉小而疾者，逆也。衄血，但头汗出，身无汗，及汗出不至足者，死。吐衄，脉滑数者，难治。脱血，脉实者，难治。咳嗽，血形肉脱，其脉小劲搏，是为逆。

动血损血

张景岳曰：血本阴精，不宜动也，而动则为病。血主荣气，不宜损也，而损则为病。盖动者多由火盛，火盛则逼血妄行。损者多由气伤，气伤则血无以存。故有以七情而动火者，有以七情而伤气者；有以劳倦色欲而动火者，有以劳倦色欲而伤阴者。或外邪不解而热郁于经，或纵饮不节而火动于胃，或中气虚寒则不能收摄而注陷于下，或阴盛格阳则火不归原而泛滥于上，是皆动血之因也。故妄行于上，则见于七窍；流注于下，则见于二阴。或壅瘀于经络，则发为痈疽。脓血或郁结于肠脏，则留为血块血癥；或乘风热，则为斑为疹；或滞阴寒，则为痛为痹。此皆血病之证也。

失血诸经所属

《集解》云：凡唾中带血，咯出之血或血丝，属肾经。鼻衄出血，咳嗽有血，属肺经。呕血成盆成碗，属胃经，阳明多血多气，故也。自两胁逆上吐出者，属肝经。溺血、血淋属小肠、膀胱经。下血、肠风、血痔属大肠经。牙宣出血，属胃盛虚火。舌血谓之

---

① 于：原作"如"，据汪昂《医方集解·理血之剂》改。

舌衄，汗孔出血谓之肌衄，心与肝也。又惊而动血者，属心。怒而动血者，属肝。忧而动血者，属肺。思而动血者，属脾。劳而动血者，属肾。〔批〕有声者为呕，无声者为吐。

血色辨

《三因》云：凡血得热则淖溢，故鲜。得寒，则凝涩，故瘀。又新血鲜红，旧血瘀黑。风证色青，寒证色黯，暑证色红，湿证色如烟煤屋漏水。《纲目》曰：阳证溢出鲜血，阴证下如豚肝。

治血之药各有所宜

《玉机微义》曰：治血必求血属之药，其四物之谓乎。河间谓：随证辅佐谓之六合汤者，详言之矣。余故陈：其气味专司之要，不可不察。夫川芎血中气药也，通肝经，性味辛散，能行血滞于气也。地黄，血中血药也，通肾经，性味甘寒，能生真阴之虚也。当归，血中之主药也，入心脾，性味辛温。分三治，全用活血，各归其经也。白芍，阴分药也，通脾经，性味酸寒，能和血，治血虚腹痛也。《脾胃论》有云：若善治者，随证损益，摘其一二味之所宜为主治可也。此特论血病而求血药之属也。若气虚血弱，当从长沙血虚以人参补之，盖阳旺即能生阴也。辅佐之属，若桃仁、红花、苏木、丹皮、血竭者，血滞者所宜。蒲黄、阿胶、地榆、百草霜、棕榈灰者，血崩所宜。苁蓉、琐阳、牛膝、枸杞、龟板、夏枯草、益母草者，血虚所宜。乳香、没药、五灵、凌霄花者，血痛所宜。乳酪血液之物，血燥所宜。姜、桂，血寒所宜。苦参、生地汁，血热所宜。苟能触类而通，可应无穷之变矣。

四物分阴阳论

丹溪治阴虚发热，于四物汤亦分阴阳。血之动者为阳，芎归主之；血之静者为阴，地芍主之。血之阴不足，虽芎归辛温亦不用；血之阳不足，虽姜桂辛热亦用之。与泻火之法，正治从治相同。

胃虚气弱四物不宜多服

吴鹤皋曰：天地之道，阳常有余，阴常不足，人身亦然。故血者，难成而易亏。夫草木无情安能生血。以地芍能养五脏之阴，芎归能调荣中之气，阴阳调和而血自生耳。若失血太多，气息几微之际，慎勿与之。盖四物阴类，非所以生物，当重用参芪以固欲绝之气。故曰：脱血者，先益其气。否则芎归香窜，反能耗气，气血双亡而死矣。故凡胃虚气弱之人皆不宜多服。

四物宜忌

张景岳曰：治血之剂，古人多以四物汤为主。然亦有宜，有不宜之别。如补血行血无如当归，但其性动而滑，因火动血者忌之，因湿而滑者亦忌之。行血散血无如川芎，但其性升而散，火载血上者忌之，气虚多汗，火不归原者皆忌之。生血凉血无如生地，敛血清血无如芍药，然二物皆凉，阳虚脾弱，脉弱身凉，呕多便溏者，皆非宜也。不可不知。

治血诸药

血虚之治，有主者，熟地、当归、枸杞、鹿胶、炙草之属。有佐者，山药、山茱萸、杜仲、枣仁、菟丝、五味之属。血虚微热者，宜凉补之，以生地、麦芽、芍药、沙参、牛膝、鸡子清、阿胶之属。因于气虚者，宜补其气，以人参、黄芪、白术之属。因于气实者，行之降之，以青皮、陈皮、枳壳、乌药、沉香、木香、香附、栝楼、杏仁、前胡、白芥子之属。虚而滞者，补之活之，以当归、牛膝、川芎、熟地、醇酒之属。寒而滞者，宜温之，以肉桂、附子、干姜、姜汁之属。乱气不宁者，清之和之，以茜根、山楂、丹皮、丹参、童便、贝母、竹沥、竹茹、百合、茅根、侧柏、藕汁、荷叶蒂、柿霜、桑寄生、韭汁、萝卜汁、飞罗面、京墨之属。大热者，寒之泻之，以黄连、黄芩、黄柏、知母、元参、花粉、栀子、石膏、龙胆草、苦参、桑皮、香薷、犀角、青黛、童便、槐花之属。蓄而结者，破之逐之，以桃仁、红花、苏木、元胡、三棱、蓬术、五灵脂、大黄、芒硝之属。陷者举之，以升麻、柴胡、川芎、白芷之属。燥者润之，以乳酪、酥油、蜂蜜、天冬、柏子仁、苁蓉、当归、百合、胡桃肉之属。滑者涩之，以棕灰、发灰、白及、人中黄、蒲黄、松花、百草霜、诃子、五味、乌梅、地榆、文蛤、川续断、椿白皮之属。涩者利之，以牛膝、车前、茯苓、泽泻、木通、瞿麦、益母草、滑石之属。伤于风湿，散之燥之，以防风、荆芥、葛根、秦艽、苍术、白术之属。

阳盛动血血随气升

张景岳曰：阳盛动血之证，血随气上，有升无降，宜补阴抑阳，则火清气降而血自静。若火盛逼血妄行，宜芩、连、知、柏、元参、栀子、童便、犀角、花粉、生地、芍药、龙胆草之属。阳明火盛者，须加石膏。三焦热极，或闭结不通者，须加大黄。如①热壅于上，火不能降者，于清火药中须加泽泻、木通、栀子之属，导之泄之。气逆于脏，则血随气乱而错经妄行，当以顺气为先，气顺血自宁也。

荣气失守动血不止治宜培养

元阴受损，荣气失守，而血动不止者，病在根本。经曰：起居不节，用力过度，则络脉伤。阳络伤则血外溢，而为吐衄。阴络伤则血内溢，而为后血。治此者不宜妄用寒凉，以伐生气。又不宜妄用辛热，以动阳气。宜纯甘至静之品，培之养之，则荣气自将宁谧，不待治血而自安矣。

格阳失血宜引火归原

格阳失血，多因色欲劳伤过度，以致真阳失守于阴分，无根虚火浮泛于上。多见上热下寒，头红面赤，喘促烦躁，失血不止。若六脉微细，四肢厥逆，小水清利，大便不实者，此格阳虚火证也，速宜引火归原。

血脱益气

暴吐暴衄，失血如涌，多致血脱气亦脱，此其内伤败剧而然，治此速宜以气为主。盖有形之血不能即生，无形之气所当急固。

---

① 如：原作"于"，据《景岳全书·贯集·杂证谟》改。

但使气不尽脱，则命犹可保，血渐可生。急用人参末一二两加飞罗面钱许，温水调服。或浓煎独参汤与之。此正血脱益气，阳生阴长之大法也。无力之家须用北芪盐水炒二两，上党参，浓煎连投。〔批〕《本草汇》云：治实火之血，顺气为先，气行则血自归经。治虚火之血，养正为先，气旺则自能摄血。

血证多起于郁治宜散郁

景嵩崖曰：血证多起于郁，人所未知。凡郁皆肝病，木中有火，郁则火不得舒，血不得藏，自有妄行之患。但郁之一字，不但怒与忧成。其人素有阴虚火证，外为风寒暑湿所感，皮毛即闭塞而为郁。郁于经络，经络之火不得泄，血即随之妄行，从鼻而出。郁于胃脘，胃脘之火不得泄，血亦随火妄行，从口而出。凡系郁证，脉多枯涩，身恶风寒。若认以为虚，而施温补之剂，则误矣。视其面色多滞，喜作呕哕，口苦口醋，即当散郁为主。加味逍遥散见郁病乃对证之方。俟其郁舒血止，急用六味地黄丸见劳损以滋阴，永不再发。

血溢血泄蓄血妄血初起宜行血破瘀

撄宁生曰：血溢血泄诸蓄妄者，其始也率以大黄、桃仁行血破瘀之剂，折其锐气，然后区别治之。或问失血复下，虚何以当？苏伊举曰：血既妄行，迷失故道，不去蓄利瘀，则以妄为常，何以御之。且去者得去，生者自生，何虚之有。失血须用下剂，盖施之于蓄，妄之初亡。血虚家不可下，盖戒之于既亡之后。〔批〕士材云：古人明大黄治虚劳，吐血意甚深微。盖浊阴不降，则清阳不升；瘀血不去，则新血不生也。

阳虚阴走法宜温中

杨仁斋曰：血遇热则宣流，故止血多用凉药。然亦有气虚挟寒，阴阳不相为守，荣气虚散，血亦错行。所谓阳虚阴必走耳，外必有寒冷之状，其脉沉而散，法当补中，使血自归于经络，宜理中汤见中寒加木香，或《局方》七气汤见气门加川芎，或甘草干姜汤只此二药见呕吐，其效甚著。

吐衄咳咯便蓄薄厥诸血

《集解》云：口血曰吐，鼻血曰衄，吐行浊道，衄行清道，喉与咽二管不同也。经①者循经之血，走而不守，随气而行，火气急迫，故随经直犯清道。上脑而出于鼻为衄。其从肺窍而出于咽者，则为咳血咯血。其存胃中者，为守荣之血，守而不走，胃虚不能摄血，或为火逼，故呕吐从喉而出也。吐血之热在府胃也，衄血之热在经肺也。杂病衄血为里热，脏腑也。伤寒衄血为表热，太阳也。经曰：心移热于肺，则咳嗽出血。杂病便血，有寒热二证。伤寒便血为传经，热邪蓄血在上焦则善忘，在下焦则如狂。血郁于上而吐血者，谓之薄厥。留于下而瘀者，谓之蓄血。此由足太阳随经，热瘀在里，血为热所搏结于下焦，少腹当硬，小便自利，嗽水不欲咽，热在经，未入里也。蓄血发燥而内不渴，故虽嗽水不欲咽。〔批〕人有素来无病而忽吐血，脉弦急者，亦名薄厥。或得于大怒，气通阴阳，奔迸而然者，宜越鞠丸。

海藏曰：大凡血病皆不饮水，惟气病则饮水。经曰：阳明病，口燥，漱水不欲咽者，必衄。伤寒当发汗而不发汗，邪热入里，逼血妄行，故见诸证杂病。胃火燥盛亦然，并宜犀角地黄汤《济生方》，见后。

失血眩晕

海藏曰：一切去血过多，则必致眩晕闷绝，脉微涩者，急用芎归汤即当归一两，川芎五钱救之。或四物汤见后，十全大补汤见劳损。因而㴔燥，循衣摸床者，生地芩连汤见后，外用茅根烧烟将醋洒之，令鼻嗅气以遏其势。血风证，去血过多，因而燥渴、循衣摸床，生地黄连汤见谵妄。阴虚有火，知柏四物汤即四物汤加知母、黄柏。

小儿失血

陈飞霞曰：凡小儿失血之证，阳盛乘阴，则血为热迫不能安

---

① 经：原作"轻"，据《医方集解·理血剂》改。

于脉中，而妄行气分，不能归入经脉也。若血病伤及于腑者，则血渗入肠胃之浊道，上行于咽，出而为吐为衄；下从二便而出，为便为溺。若血病伤及于脏者，则溢出于胸中之清道，上从喉出而兼咳嗽，下从精窍而出，为溺血也。夫血藏于脏，不可得而见也，非有损伤不能为病。而损之之因有三：一曰热伤阳络腑病也，热伤阴络脏病也，宜以清热为主；一曰努伤，宜以破逐为主；一曰劳伤，宜以理损为主。〔批〕小儿吐血，因伤食者最多。盖阳明多血多气，若郁热内逼，必致荣血妄行，所以小儿吐血属胃者十之八九。

蓄　血

《准绳》曰：夫人饮食起居一失其宜，皆能致血瘀滞不行，故百病由瘀血者多。海藏曰：善忘发狂，身黄尿黑，病已甚也。但小腹满，小便自利者，轻也。仁斋云：外证痰呕燥渴，昏愦迷忘，日轻夜重，常喜嗽水而不欲咽，有上中下之别：上焦唾衄呕吐；中焦心下胸中手不可近；下焦脐腹小肿大痛。上焦善忘，宜犀角地黄汤见后；中焦胸满身黄，喜嗽水不欲咽，宜桃仁承气汤；下焦发狂粪黑，小腹硬痛宜抵当汤、丸俱见瘟疫。

亡血脱血

经曰：鼻头黑白者，亡血也。六脉俱大，按之空虚，心动面赤，善惊，上热，此气盛多而亡血也，宜三黄补血汤见后。经曰：血脱者，色白夭然不泽。又曰：臂多青脉，曰脱血。又曰：安卧脉盛，谓之脱血。脉弦细而涩，按之空虚，此大寒证。以辛温补养血，以甘温甘热润滑之剂佐之，则愈，宜理中汤见中寒、小建中汤见劳损之类。亡血脱血通用四物汤见后，及三才凤①髓丹糊丸，以肉苁蓉五钱，切片，酒浸一宿，次日煎汤下。一切亡血过多，形枯肢羸，饮食不进，肠胃滑泄，津液枯渴，宜天真丸俱见虚劳。脱血后脾虚食少，水泻，益胃升阳汤即补中益气加炒芩、神曲，此脱

---

① 凤：疑作"封"。

血宜补胃气以助生发之义。〔批〕亡血过多。

跌扑损伤失血证治

登高坠跌，撞打损伤，恶血留于胁下，痛不可忍者，不问伤在何处，恶血必留于胁下，肝主血故也，宜复元活血汤见后。如心腹胸中停积，郁血不散，以上中下三焦部位分之，如前蓄血三焦用方治之。亦有以小便同酒煎治之者，更有加之生地黄、当归煎服者，亦有加大黄者。虚人不禁下，以四物汤见后加穿山甲煎服，妙。或用花蕊石散见临产，火煅，研如粉，童便煎服，或酒调下。此药与寒药正分阴阳，不可不辨也。

血病门方

四物汤 治一切血证、血虚及妇人经病。

当归酒洗　生地黄各三钱　白芍二钱　川芎一钱五分

水煎服。

凡血证俱宜四物汤。如凉血，心加黄连，肝条芩，肺枯芩，大肠实芩，胆黄连，肾、膀胱黄柏，脾生地，胃大黄，三焦地骨皮，心胞络丹皮，小肠山栀、木通。如清气，心与胞络加麦冬，肺枳壳，肝柴胡、青皮，脾白芍，胃干葛、石膏，大肠、三焦连翘，小肠赤茯苓，膀胱滑石、琥珀。血虚加龟板；血燥加人乳；瘀血加桃仁、红花、韭汁、童便，行之。暴血加薄荷、元参，散之。血不止加炒黄蒲、京墨。久不止，加升麻引血归经。妇人经血紫黑，脉数，为热，加芩连；血淡，脉迟，为寒，加桂附。人肥有痰加南星、半夏、橘红；人瘦有火加黑枝、知母、黄柏。郁者加木香、砂仁、苍术、神曲。瘀滞加桃仁、红花、延胡、肉桂。气虚加参芪；气实加枳朴。

或问：四物汤是血门专药，于中亦有脾胃药乎？一阳子曰：四物汤隐潜脾胃，治法人昧久矣。脾经少血多气，归地生血灌溉脾经。土畏贼邪，木来克土，白芍能泻木补脾，肝欲散，用川芎之辛以散之，非制木补土脾之药乎。四物与麻黄、桂枝、白虎、小柴胡、理中、四逆、吴茱、三承气、凉膈等方，皆可作各半汤，此易老法也。

汪讱庵曰：此心脾肝经药也。当归辛苦甘温，入心脾，生血，为君；生地甘寒，入心肾，滋血，为臣；芍药酸寒，入肝脾，敛阴，为佐；川芎辛温，通上下，而行血中之气，为使也。

《汇参》云：用熟地专补肾，如脐下痛，非此不能除，乃通肾经之药。川芎治风泄，如血虚头痛，非此不能除，乃通肝经之药。白芍和血理脾，如腹中虚痛，非此不能除，乃通脾经之药。当归生血，瘀血刺痛非此不能除，乃通心经之药也。〔批〕用熟地专补肾。川芎入厥阴心胞、肝经，上行头目，下行血海。

归脾汤《济生》 治思虑过度，劳伤心脾，脾虚不能涩血，致血妄行于吐衄，或肠风崩漏，及怔忡健忘、惊悸盗汗、发热体倦、食少不眠等证。

人参　白术土炒，二钱　黄芪蜜炙，钱半　甘草炙，五分　茯神龙眼肉　枣仁炒，各一钱　远志　甘草水煮，去心，一钱　当归酒洗，钱半　木香五分

加姜、枣煎。

汪机曰：木香与补药为佐则补，与泄药为臣则泄。既以行血中之滞，又以助参芪而补气。气旺则能摄血，血自归经，诸证悉平矣。

赵氏曰：心主血，脾统血，肝藏血。凡治血证须按三经用药。远志、枣仁补肝，以生心火。茯神补心，以生脾土。参、芪、甘、术补脾，以固肺气。木香，香先入脾，总欲使血归脾耳。

圣愈汤东垣 治一切失血或血虚，烦渴燥热，睡卧不宁，或疮证脓水出多，五心烦热作渴等证。

熟地酒蒸　生地酒拌　当归酒拌　人参　黄芪炒　川芎等分
水煎。一云，此方宜以麦冬易川芎。

喻嘉言曰：失血过多，久疮溃脓，水不止。虽曰阴虚，实未有不兼阳虚者，合用人参、黄芪，允为良法。凡阴虚证大率宜仿此矣。

龙脑鸡苏丸《局方》 治肺有郁热，咳嗽吐血，衄血下血，热淋，消渴，口臭，口苦，清心明目。

鸡苏叶一两六钱　生地黄六钱　麦冬四钱　蒲黄炒　阿胶炒　木通　银柴胡二钱　甘草钱五　黄芪　人参一钱

先将木通、柴胡浸二日熬汁，地黄浸汁熬膏，再用蜜三两炼过，和丸梧子大，细嚼，汤下。一方有黄连。〔批〕鸡苏，一名龙脑薄荷。喻嘉言曰：此方两解气分血分之热，宜常服之。

汪讱庵曰：肺本清肃，或受心之邪焰，或受肝之亢害，故见诸证。薄荷辛凉，轻扬外发，泄肺搜肝，散热理血，故以为君。生地凉血，炒蒲黄止血，以疗诸血。柴胡平肝解肌热。木通利水降心火。麦冬、阿胶润燥清肺。参、芪、甘草泻火和脾。此亦为热而挟虚者，设故少佐黄芪也。

犀角地黄汤《济生》　治胃火热盛，吐血衄血，嗽血便血，蓄血如狂，及阳毒发斑。

生地黄一两五钱　白芍一两　丹皮三钱五分　犀角尖三钱五分

每服五钱。热甚如狂者，加黄芩、大黄各一两清上中二焦之火。因怒致血者，加栀子、柴胡各三钱栀子泻三焦火，柴胡平少阳厥阴之火。鹿取茸，角取尖，其精气尽在是也。作器物，多被蒸煮，不堪入药。节庵加当归、藕汁、桔梗、陈皮、红花，名加味犀角地黄汤，治同。当归引血归经，藕汁凉血散瘀，桔梗以利上焦，陈皮以导中焦。方见伤寒后集。

汪讱庵曰：血属阴本静，因诸经火逼，遂不安其位而妄行。犀角大寒，解胃热而清心火；芍药酸寒，和阴血而泻肝火；丹皮苦寒，泄血中之伏火；生地大寒，凉血而滋水，以共平诸经之僭越也。

《医贯》曰：犀角地黄汤，乃治衄血之的方。盖犀，水兽，可以分水，可以通天。鼻衄之血，从任、督而至巅顶入鼻中，惟犀角能下入肾水，引地黄滋阴之品，由督脉而上，故为对证。若阴虚火动，吐血与嗽咯者，皆可借用成功。惟阳虚劳嗽及脾胃虚者勿宜。

生地黄饮子　治诸见血，吐血衄血，下血尿血，皆属血证。

生地　熟地　枸杞　黄芪　芍药　天冬　地骨皮　黄芩

水煎，食远服。如脉微，身凉恶寒者，加桂。

小乌沉汤《局方》 治出血诸证。

乌药去心，一两　甘草　香附去毛，焙干，二两

共为末，米汤调下，姜、枣煎亦可。与四君子汤和服，此养胃调气并行之法也。

十灰散① 一切血证，用此止之。

大蓟　小蓟　荷叶　侧柏叶　乱发　茅根　茜根　山栀仁大黄　蒲黄　老丝瓜

各烧灰存性，研细，碗盖于地一宿，藕汁调服。

止血膏 治五劳，一切血证。

梨汁　藕汁　茅根汁各一碗　生地　侧柏叶　当归　青蒿俱童便浸一日，煎，取汁，各一碗，同前诸药熬膏

下饴糖四两，每服二大匙，或加二冬膏和匀服。

亡血失血方

三黄补血汤 治亡血。六脉俱大，按之空虚，心动，面赤，善惊，上热。

熟地　生地　川芎　当归　芍药　黄芪　丹皮　升麻　柴胡

水煎服。

经曰：鼻头色黑，白者，亡血也。此治气盛多而亡血。

人参饮子 治气虚不能摄血，以致血溢，脉弱，精神疲惫。

人参二钱　五味子二十粒　黄芪　麦冬去心　白芍　当归各钱五分　炙草一钱

入姜、枣煎服。〔批〕从长沙血虚以人参补之。

蓄血瘀血方

生漆汤《元戎》 治蓄血气实，关前脉大。

生地二两半，捣汁，如无，用生干地末一两　犀角屑一两　大黄三两桃仁研，三十个

---

① 散：原作"汤"，据底本目录改。

水三升，酒一升，熬至三升，倾出，滤去渣，投点光生漆一两五钱，再熬放冷，分三服。

当归承气汤 治里热火郁，或皮肤枯燥，或咽燥鼻干，或二便秘结，或瘀血发狂。

大黄　芒硝　甘草　当归

姜、枣煎。此即调胃承气加当归入血分，以润燥调荣，姜、枣以引入胃也。

跌打损伤失血方

折锐汤 治跌扑失血，瘀蓄，肿痛，发热。

大黄　桃仁　红花　当归　刘寄奴　川芎　赤芍

水煎服。

行血消瘀汤 治跌扑瘀蓄，次宜服此方。

三七　当归　元胡　乳香　没药　血竭　苏木　赤芍　五灵脂　红花

水煎服。

百和汤 治跌扑。三服宜此，以收全功。

生地　当归　白及　骨碎补　鹿茸　续断　首乌　炙草

水煎服。

复元活血汤 治跌打，恶血留于胁下，疼痛不可忍。

柴胡五钱　当归　天花粉　穿山甲炙，各二钱　红花　甘草各一钱　桃仁五十粒，去皮尖　大黄酒浸，一两

每服一两。加酒煎，以利为度。凡跌扑，不问伤在何处，必留于胁下，肝藏血故也。肝胆之经行于胁下，故以柴胡引之为君；当归以养其脉，甘草以缓其急，为臣，亦能生新血也；山甲、花粉、红花、桃仁，破血润血为佐；大黄荡涤败血为使。气味相合，各有攸归，痛自止矣。

生地芩连汤 治鼻衄成流，久不止者。或热毒深入，吐血下止。或因而澶燥，循衣摸床者用之。

黄芩　山枝　桔梗　甘草　生地　黄连　柴胡　川芎　芍药

犀角

等分，水二钟，枣二枚，煎至八分，临服入茅根捣汁，磨京墨调饮。如无茅汁，捣藕汁亦可。如去血过多，错语失神，撮空，闭目不知人事者，同治法。

外止法

墙头苔藓、石榴花片皆可，塞车前草汁、生萝菔汁皆可。滴百草霜、白茅根皆可。服火烧龙骨吹之。

黑药止血法

京墨、百草霜、乱发灰、棕榈灰、侧柏叶灰、莲蓬灰、姜灰、草纸灰、黄绢灰皆可用。

吐血门 咯唾咳嗽痰涎诸血附

吐血呕血论

张景岳曰：失血于口者，有咽喉之异。盖上焦出纳之门户，惟咽喉二窍。咽为胃之上窍，故由于咽者，必出于胃。喉为肺之上窍，故由于喉者，必出于肺。喉连于肺，而实总五脏之清道；咽连于胃，而实总六腑之浊道。然五脏皆禀气于胃，如胃火盛而大吐者，此本家自病无待言也。至于怒则气逆，甚则呕血者，亦必出于胃脘，此气逆在肝木，邪乘胃而然也。又如欲火上炎，甚则呕血者，亦由于胃脘，此火发源泉，阴邪乘胃而然也。由此观之，则凡五志之火皆能及胃，以胃为水谷之海，多血多气之区，而实为冲任血海之源。故凡血枯经闭者，当求生血之源，源在胃也。而呕血吐血者，当求动血之源，源在脏也。〔批〕凡血咳而出者，必于喉。呕咯而出者，必出于胃。

吐血脉候

凡吐血后，体淹淹然，心烦闷乱，颠倒不安，寸口脉微而弱，血气俱虚，则吐血。关脉微而芤，亦吐血。沉细者，生。喘咳上气，脉浮大者，死。又吐后有潮热，咳嗽，脉洪大而紧数，至五至以上，不可治。

吐血五脏所属

景岳云：吐血失血，凡喘满咳嗽及左右腔膈间有隐隐胀痛者，病在肺。胸膈膻中之间觉有牵痛如缕如丝，或懊恢嘈杂不可名状者，病在心主包络。胸腹膨胀不知饥饱，饮食无味，多涎沫者，病在脾。胁肋牵痛，或躁扰喘急不宁，往来寒热者，病在肝。气短似喘，声哑不出，骨蒸盗汗，咽干喉痛，动气冲冲者，病在肾。大呕大吐，烦渴头痛，大热不得卧者，病在胃。

吐血分阴阳

景岳云：治吐血必先分阴阳。有阴虚，有阳虚，有真阴真阳虚。阴虚者血虚也，阳虚者气虚也。真阳者，乃命门无形之火，谓之元气。真阴者，乃命门①无形之水，谓之元精。肾中之真水干，则真火挟相火而炎，血亦随之而沸腾矣。肾中之真火衰，则真水挟邪水而泛，血亦无附而上溢矣。治此者，一宜用辛热之品以引火归源，一宜用甘凉之剂以滋养肾水，使水火既奠其位，气血始各顺布也。

吐血有三宜三禁

洪玉友曰：治吐血有三宜：一宜行血不宜止血，行则不止自止，止则血凝不归经络，变生有寒热，日危矣。一宜养肝不宜伐肝，养肝则血有所归，伐肝则肝虚不能藏血，血愈不能止矣。一宜降气不宜降火，降火必用苦寒，苦寒则伤脾不能统血矣。有三禁：一禁骤用京墨、童便、阿胶、茅根、韭汁、甘草之类，恐败血未尽，遏之自不再吐，必致发寒发热。一禁多用芩、连、知、柏之类，恐伤脾滑泄，饮食减少也。一禁专用人参、黄芪，肺热补肺，必致咳嗽不已。〔批〕丹溪云：治血不可单行单止，亦不可纯用寒药。

吐血有三药必用二药必禁论

景嵩崖曰：吐血证有三药必用，二药必禁。服寒凉百不一生，

---

① 门：此后原衍"门"，据文义删。

服童便百不一死，则童便必用。血虽阴类，运之者阳，荷叶仰盂象震，最能运血，则荷叶必用。降气莫善于降香，则降香必用。必禁者，知母、黄柏也。今人不论阴阳，一见血证，即用四物、知柏，曰丹溪明训，谁敢外之。初服上焦渐利，久则食减，或不思食，即加山楂、神曲，致热愈盛，咳嗽愈多，尤曰药力未到，倍加寒凉，而泄泻腹胀之病作，又加枳实、腹皮为宽中快气之品，至此不死将何待耶！夫病发热，咳嗽吐血，未必成瘵也，服四物、知柏之类不已，则瘵成矣。胸腹痞满，未必成胀也，服山楂、枳实之类不已，则胀成矣。面目浮肿，小便秘涩，未必成水也，服泄气渗利之药不已，则肿成矣。气滞膈塞，未必成噎也，服青皮、枳壳宽快之药不已，则噎成矣。及陷于危，乃曰：病犯恶款，万不能救，悲夫！

上焦热壅吐血宜引导下行

《准绳》云：上焦热壅吐血，脉洪大弦长，按之有力，或胸中满痛，或血是紫黑块者，四物汤见前去川芎，用赤芍加丹皮、荆芥、阿胶、滑石、大黄、元明粉、桃仁泥之属，从大便导之，此釜底抽薪法也。盖血从下出者顺，从上出者逆。一切上溢之证，苟非脾虚泄泻、弱瘦不禁者，皆当以醋制大黄和生地汁、桃仁泥、丹皮之属引入血分，使血下行，转逆而为顺，此妙法也。不如①此，而日从事于芩、连、知、柏，辅四物而行之，使气血俱伤，脾胃两败，百无一生矣。血既下行，之后用薏苡仁为君，及百合、麦冬、鲜生地、骨皮。咳嗽而渴，加枇杷叶、五味、桑皮。有痰，加瓜霜、贝母之属。此皆气薄味淡，西方兑金之本药。因其衰而减之，自不再发于虚劳证，为尤宜。〔批〕下行后用药。

理中能止伤胃吐血

《三因方》云：理中汤能止伤胃吐血，以其最理中脘，分利阴阳，安定血脉也。患人果身受寒气，口食冷物，邪入血分，血得

---

① 如：《证治准绳·杂病·诸血门》作"知"。

冷而凝，不归经络而妄行者，其血必黯黑，其色必白而夭，其脉必微迟，其身必清凉，不用姜桂，而用凉血之药，殆矣。临病之士，宜详审焉。

忧虑损伤心脾吐血

景岳云：忧思过度，损伤心脾，以致吐血，或见气短气怯、形色憔悴，此中气亏损，不能收摄所致。速宜救本，不可妄用寒凉，宜归脾汤见前血病。

吐血如泉涌急救

内损吐血，饮食劳倦过伤，出如泉涌，须臾不救即死。〔批〕此即《千金》所谓内衄也。宜侧柏叶蒸焙两半、荆芥穗烧灰、人参各一两，为细末，入白面粉二钱，新汲水调如稀糊，不拘时啜服。实者，三黄泻心汤见后；微虚者，茯苓补心汤见瘰疬。

暑月吐血

暑月吐血，口渴面垢，头眩干呕，用茅花灯心麦冬汤，入藕汁、侧柏叶汁、茅根汁、姜汁少许、生蜜少许，调五苓散见痰门。血止，四物去川芎，加丹皮、百草霜末，煎服一二贴，却用黄芪六一汤见后调理。〔批〕人参白虎汤、竹叶石膏汤，皆治伤暑吐血。

吐血发渴吐甚头晕发寒热证治

吐血多发渴，名为血竭，宜十全大补汤见虚损，或生脉散见暑门加黄芪、地黄、葛根、枇杷叶。吐甚头晕，发为寒热者，血虚气逆也，宜苏子降气汤见气门合四物汤各半贴，加阿胶一钱。若单热者，茯苓补心汤见瘰疬最能治虚热，然不可过。

饮酒积热吐衄垂死证治

仲景云：酒客咳者，必致吐血。此因极饮过度所致，即肺疽之属也，宜葛黄丸见后。又葛花解醒汤见酒病加黄连、丹皮，亦能治伤酒吐血。

血枯证治

经曰：有病胸膈支满者，妨于食，食至则先闻腥臊气，出清液先吐血，四肢清，目眩时时，前后血，病名血枯。此得之年少时有所大脱血，若醉入房中，气竭肝伤也，宜《素问》方见后。

咳血嗽血唾血咯血痰涎中血

《医书汇参》云：肺为华盖，至清之脏，有火则咳，有痰则嗽。肺不独咳血而亦唾血。盖肺主气，气逆为咳；肾主水，水化液为唾。肾脉上入肺，循喉咙侠舌本，其支者从肺络心注胸中，故二脏相连，病则俱病，于是皆有咳唾血也。亦有可分别者。涎唾中有少血散漫，此肾从相火炎上之血。若血如红缕在痰中咳出，此肺络受热伤之血，其病难已。若咳出白血，浅红色似肉似肺者，必死。然肝亦唾血。肝藏血，肺脏气，肝血不藏，乱气自两胁逆上，唾而出之。《内经》有血枯证，先唾血为气竭伤肝，热壅于肺能嗽血，久嗽伤肺亦能嗽血。壅于肺者易治，不过凉之而已；损于肺难治，渐以成劳也。〔批〕丹溪曰：咳血乃火升痰盛。若身热多是血虚。肝亦唾血。

咳嗽血证

张景岳曰：咳血、嗽血，皆从肺窍中出。虽若同类，而实有不同。盖咳血者少痰，其出较难；嗽血者多痰，其出较易。咳而少痰者，水竭于下，液涸于上也，亦名干嗽。嗽而多痰者，水泛于上，血化为痰也，亦谓之白血。二者之治虽皆宜壮水补阴，然干咳者宜加滋润为佐，如天冬、麦冬、百合、柏子仁、茜根之属；多痰者宜加清降为佐，如贝母、海石、阿胶、竹沥之属。

咯　血

景岳云：咯血者，于喉中微咯即出，非若咳血、嗽血之费力也。大都咳嗽而出者，出于脏，其来远；一咯而出者，出于喉，其来近。远者，内伤已甚；近者，不过在经络之间。凡见咯血、唾血及痰涎中带血者，如无咳嗽、发热、气喘、骨蒸等证，不过微清脾肺之火。或因劳倦而致者，但为养荣补阴，自无不愈。

咯血出于肾

咯与唾少异，唾出于气，上无所阻；咯出于痰，气郁于喉咙之下，滞不得出，咯而乃出。咯与唾同出于肾也。治咯血宜童便、青黛，以泻三焦与胆所合之相火，而姜汁为佐，用四物、地黄、牛膝辈，以补肾阴而安其血。〔批〕不嗽而咯出血，谓之咯血。

痰中血丝

景岳云：清晨初起，每于痰中有淡紫凝血，成块成片而吐者，多由操心动火或多思郁过饮所致。如无咳嗽发热等证，即不足虑，此不过动络血而然，宜天王补心丹见健忘。酒色劳伤过度，以致痰中见血丝，此则本于肝脾肾经，当于未咳嗽之先，预为调理，宜生熟二地、天麦二冬、枣仁、茯神、茜根、贝母、甘草之属。

劳倦致咳唾血证治

《脉经》云：肺伤者，其人劳倦则咳血，以人参救肺散见后治之。其脉细紧浮数，皆唾血，此为躁扰，由嗔怒得之，脉伤气壅所致，以降气宁神之药治之。

吐血不治证

肉脱，热甚者死。咳血，上喘下泄者死。嗽而左不得眠，肝胀者死。嗽而右不得眠，肺胀者死。颈上左右筋跳者死。鼻窍扇动气粗者死。吐后潮热，咳嗽，脉洪大而紧数，至五至以上，不可治。

吐血暴证治验出《寓意草》

黄湛侯素有失血病。一晨起至书房，陡爆一口，倾血一盆，喉间气涌，神思飘荡，壮热如蒸，颈筋粗劲。诊其脉，尺中甚乱。曰：此昨晚大患，房劳自不用命也。因出验血，见血如太阳之红。其仆云：此血如宰猪后半之血。其来甚远不识，痴人有此确喻。再至寝室，谓曰：少阴之脉萦舌本。少阴者，肾也。今肾中之血汹涌而出，舌本已硬，无法可以救急。因谛思良久，曰：只有一法，不得已用丸药一服，坠安元气，若得气转丹田，尚可缓图。因煎人参浓汤下黑锡丹三十粒，喉中汩汩有声，渐下入腹，顷之，舌柔能言，但声不出。余亟用润下之剂，以继前药，遂与阿胶一味重两许，熔化，分三次热服，溉以热汤，半日服尽，身热渐退，颈筋渐消。进粥与补肾药，连服五日，声出喉清，人事尚安。但每日尚吐深红之血盏许，因时令大热，遵《内经》热淫血溢，治以咸寒之旨，于补肾药中多加秋石，服之遂愈。

血证兼痰证治验

闻君求有失血疾，时一举发，其出颇多。咳嗽生痰，上气，面青少泽，其脉厥阴。脉部独伤，原于忿怒之火无疑，合色脉谛详，总是阴血不足耳。但从前所用之药，本以生血反滋其痰，本以驱痰转耗其血，似是而非，谁其辨之。夫脉之充也，色之华也，皆气与血之为也，以脱血故致令气亦易脱。每每上升胸膈，喘促胀闷，不利于语言行持，虽举发有时，然非细故矣。乃用行气药以取快，何异操刀使割耶。诚欲气不上升，无过于血日滋长，暗将浮游之气摄入不息之途，乃为良治。然胸膈肺胃间顽痰胶结，既阻循环，又难培养，似乎痰不亟除，则别无生血之法矣。不知此证而欲除痰，痰未必除，气已先尽，不得之数也。从来痰药入腹，其痰不过暂开复闭，劳而无功。吾于此，每用乘机利导之法，先以微阳药开其痰，继以纯阴峻投，如决水转石，亟过痰之关隘，迨至痰之开者复闭，所用生血之药蚤已从天而下，日续一日，久久而血生，血生而气返血室，如浪子归家，转能兴家。所借以驱胶结之痰者，即此气也。此际始加除痰之药，庶几痰去气存，累年之疾，至是始得痊安耳。然饮食最宜节慎，不但肥甘生痰，厚味伤阴已也。人身自平旦至日中，行阳二十五度，饮食易消，故不成痰。自日中至合夜，行阴二十五度，饮食不消，故易成痰。释家以过午戒食，其大药王护身之一则欤。

热淫呕血治以咸寒之法

顾梅先年二十余岁，身躯肥大，平素嗜酒，迩来鳏居郁郁。

壬午孟夏患失血证，每晚去血一二盏。至季夏时，去血无算。面色不见憔悴，肌肉不见消瘦，诊其脉亦不见洪盛，昼夜亦不见寒热，但苦上气喘促，夜多咳嗽，喉间窒塞，胸前紧逼，背后刺胀〔批〕胸中气乱攻入于背，腹中闷痛，躁急多怒。医以人参、阿胶治失血成法用之月余，愈增其势。又以为雷龙之火所致，思用八味丸中之些微桂附以引火归原，总由未识病情也。遂因此而益广病机焉。人身血为阴，男子不足于阴，故以血为宝。是以失血之证，阴虚多致发热，面色多致焦枯，肌肉多致消瘦。今病者不然，岂其有余于血哉。以病为饮醇伤胃，胃为水谷之海，多气多血，二十余年水谷充养之精华，以渐内亏而外不觉也。胃之脉从头走足本下行也，以呕血之故，逆而上行，则呼吸之音必致喘急矣。胃之气传入大小肠、膀胱等处，亦本下行也，以屡呕之，故上逆而不下达，则肠腹之间必致痛闷矣。胃气上奔，呕逆横决，则胸中之气必乱。至于紧迫痛楚，则乱之甚矣。胸中之位舍有限，已乱之气无处可容，势必攻入于背，以背为胸之府也。至于肩髃骨痛钻如刀刺，则入之深矣。故一胃耳，分为三脘：上脘气多，下脘血多，中脘气血俱多。今胃中既乱，气血混矣，不但胃也，胃之上为膈，其心烦多怒者，正《内经》所谓血并于膈之上，气并于血之下致然，气血倒矣。揆其致此之由，必以醉饱入房而得之〔批〕饮醇伤胃。盖人身气动则血动，而拘精时之气，有乾坤鼓铸之象，其血大动。精者，血之所化也，灌输原不止胃之一经，独此一经所动之血为醉饱之余所阻，不能与他经之血缉续于不息之途，是以开此脱血一窦。今者竟成熟路矣。当此长夏土旺，不惟母病而子失养，抑且母邪尽传于子，至三秋燥金司令，咳嗽喘满之患必增，不急治之，则无及矣。今岁少阴司天，少阴之上，热气承之，运气热也，夏月适当暑热，热时令也，而与胃中积热合煽其疟，不治其热，血必不止。然不难于血之止也，第患其止而聚也，聚于中，为蛊为痛，犹缓也；聚于上，为喘为厥，则骤也。惟遵《内经》"热淫血溢，治以咸寒"之旨为主治。咸能走血，寒可胜热，庶于消渴痈疽两患可无妨碍矣。方用元明粉化水煮黄柏，秋石化水煮知母，以清解蕴热，而消瘀化痘，加甘草以调其苦，独取咸寒气味，进四剂而血止，可谓神矣。

答门人问钱希声呕血治法

门人问曰：州尊暴病，呕血数升，指尖微冷，喉间窒塞，声不易出，安危之机。关于医药，有用温补，人参、阿胶之属者；有用凉血，生地、元参之属者；有用降火，黄柏、知母之属者，漫难适从，请吾师确言其理。答曰：古今论失血之证，皆混在痰火一门，是以言之不中肯綮，吾试为子详之。夫血病有新久微甚，无不本之于火。然火有阴阳不同，治法因之迥远。州尊虽旧常失血，不过伤损之类，其原颇轻。今入春以来，忽尔呕血数盂，则出之暴矣。经云：暴病非阳，则其为火也。即非阳火甚明。阳火者，五行之火，天地间经常可久之物，何暴之有。设其暴也，复可以五行之水折之，不能暴矣。惟夫雷龙之火潜伏阴中，方其未动，不知其为火也。及其一发，暴不可御，以故载阴血而上溢。盖雷龙之性必阴云四合，然后遂其升腾之势。若天清日朗，则退藏不动矣。故凡用凉血清火之药者，皆以水制火之常法，施之于阴火，未有不转助其疟者也。大法惟宜温补，而温补中之细微曲折要在讲明。有素经曰：少阴之脉萦舌本。谓肾脉萦绕于舌根之间也。又曰：咯血者属肾。明乎阴火发于阴中，其血咯之成块而出，不比咳嗽劳证，痰中带血，为阳火也。此义从前未有发明，惟仲景于伤寒证中垂戒一款，云：误发少阴汗，动其经血者，下竭上厥，为难治。后人随文读去，至下竭上厥之理，总置不讲。不知下竭者阴血竭于下也，上厥者阴气逆于上也。盖气与血两相维附，气不得血则散而无统，血不得气则凝而不流。故阴火动则阴气不得不上奔，阴气上奔而阴血不得不从之上溢，阴血上溢则下竭矣。血既上溢，其随血之气散于胸中，不能复返本位，则上厥矣。阴气上逆，不过至颈而止，不能越高巅清阳之位，是以喉间窒塞，心忡耳鸣，胸膈不舒也。然岂但窒塞不舒已哉？阴气久居于上，势必雷龙之火应之于下，血不尽竭不止也，气不尽厥亦不止也。仲景所以断为难治者，其以是乎。但止曰难治，非谓不治也，仲景不立治法者，以另有《卒病论》十六卷专论暴病，后世散逸无传耳。吾为子大开其局，则以健脾中之阳气为第一义。健脾之阳，一举有三善也：一者脾中之阳气旺，如天清日朗而龙雷潜伏也；一者脾中之阳气旺，而胸中窒塞之阴气，如太空不留纤翳也；一者脾中之阳气旺，而饮食运化精微，复生其不竭之血也。况乎地气必先蒸土为湿，然后上升为云。若土燥而不湿，地气于中隔绝矣，天气不常清乎。今方书皆治阳火之法，至龙雷之火，徒有其名而无其治，反妄引久嗽成劳。痰中带血之阳证，不敢用健脾增咳为例，不思咯血即有咳嗽，不过气逆上厥之咳，气下则不咳矣，况于原无咳嗽者乎。

古方治龙雷之火，每用桂附引火归原之法，然施于暴血之证，可暂不可常。盖已亏之血，恐不能制其悍；而未动之血，恐不可滋之扰耳。究而论之，治龙雷之火，全以收藏为主，以秋冬则龙雷潜伏也，用收藏药不效，略用燥烈为向导，以示同气相求之义则可。既已收藏，宁敢慢用燥烈乎。先生宿有损伤失血之病，值此劳伤，又益以忧恐。恐则伤肾，而少阴之血无端溢出，与仲景所谓误发少阴汗动其血者，初无少异矣。又况肝主谋虑，性善疏泄，冬间肾气不藏久已，供肝木之抑取。今春令将行，而肝木居青龙之位，震雷之司，乘权用事。是以天时之龙雷未动，身中之龙雷先动，其血已暴涌而出，不知后此春夏十二气，龙雷大发之时，将何血以奉之耶。夫大病须用大药，大药者，天时春夏，而吾心寂然秋冬是也。昔人"逃禅"二字甚妙。夫禅而名之曰逃，其心境为何如哉？子后遇此病，必以崇土为先，土厚则浊阴不升，而血患自息，万物以土为根，元气以土为宅，不可不亟讲矣。

吐血阴亏火旺治案

舒驰远曰：忆二十年前，医友人魏学周吐血之证，其血冲窍而出，食不下，不能言。其体火旺阴亏，外见苔干口臭，心烦恶热，终夜不寐，而且黑暗之中目光如电。夫昼明夜晦，天道之常。

今当晦而生明，反乎其常矣。所以然者，真阴素亏，血复暴脱，阳无依附而发越于外，精华并见，故黑夜生明，乃是阳光飞坠，如星陨光流，顷即泪没，危候也。药与大养其阴以济其阳，方用地黄、阿胶、知母、贝母、元参、侧柏、童便，日服四剂，历五旬，二百药而愈。由今思之，尔时识力尚欠，仅据火旺阴亏一端，殊不知吐血者皆由脾胃气虚不能传布，药中恨不能重用参、芪等以治病之源，而弥其后患，故病虽愈而根未除。明年九月，厥病骤发，倾囊而吐，血竭而死矣。伤哉！向使能合理脾健胃于养阴济阳之中，或者根可除而病不发，余无憾矣。

留饮咳嗽吐血治案

曾医骆子仰山留饮咳嗽，服温经、涤饮等药，数剂未愈。忽然吐血甚多，不知者皆谓姜附燥动其血。余曰：非也。是血与饮同条，其贯皆由脾胃气虚不能传布，法当理脾健胃，大补中气，方中倍加黄芪、白术。又数剂而血渐止，但仍咳嗽，胃口不开，胀闷不欲按。盖痰痞与气痞喜按，不欲按者，乃蓄血之证也。此为中气未复，健运未行，逐日所生之血不得流布，仍复留蓄，恐其再吐。吐亦不妨，前药不可歇，再服数剂，其血趋大便而出。余曰：此胸中之阳渐复，且脾胃有权，秽腐当去，休征①也。于是药中再加肉桂、故纸，又十余剂而愈。所幸者未经误药，否则恐亦无能为也。

吐血喘促重用芪术治案

曾医陈子老三之子，始即吐血甚多，既则咳唾，痰血相兼，喘促不能卧，俺俺一息，人将不堪。余曰：此证甚难，非我所能及。陈子告曰：贱兄弟三人，下辈十人，皆为吐血，已死其九，仅此幼子尚未婚娶，敢求先生怜而救之。余曰：非敢推诿，但恐过服清金等药不可救也。陈子云：病虽三月，然未服药，皆因前此九子服药无用，今则不药。余曰：尔既不药，请我何为？陈子

① 休征：吉兆。语出《尚书·洪范》。

曰：闻先生医吐血最验，故尔相恳。既无庸于辞，乃勉强作剂，芪、术各用八钱。亦不居功，亦不任过，但看缘法何如。明日陈子来云：昨有二位高医讨药单一看，缩首吐舌，诧为不祥，谓芪、术提气，是吐血者之大忌，若此重用，则必喘促加剧而立死矣。陈子曰：芪、术提气之说，亦尝闻之矣，舒先生独不闻有是说乎？且吾家九子，先生等皆未用芪、术，尽归于死，大抵必有精妙之理，非寻常所能及。吾径依法与之，今早看来觉气稍平，再服数剂，血亦渐止，饮食渐康，六十剂而全愈矣。

吐血强止致坏之误

吾见一少年患吐血，医者任用止血诸方而强止之。彼以为治得其法，殊不知死于此矣。夫吐血一证，皆由脾胃气虚不能传布。法主理肺健胃，宣畅胸膈，使传布如常，血不停蓄，其病自愈。医家不明此理，希图暂止，谬以为功，独不思停蓄之血，败浊之余，岂能复行经络。况败浊不去，终为后患，壅塞胸膈，脾胃愈亏后，此新生之血愈不得流通，以致积而复动，冲激而出，壅塞咽喉，搐入鼻孔，呛入肺管，致不得息，其死立至。医不强止其血，必无搐死之惨。未几少年果为积血复动，呛搐而死矣。故止血诸方切不可用，学者识之。

劳伤肺气吐血治案

薛立斋曰：星士张谷东时吐血一二口。自云：久有此证，遇劳即发。余意此劳伤肺气，其血必败，视之果然。与补中益气加麦冬、五味、山药、熟地、茯神、远志，服之而愈。

劳伤心脾吐血治案

张景岳曰：倪孝廉者，年逾四旬，素以思虑之劳伤及脾气，常作呕吐。一日于暑末时，因连日交际致劳心脾，遂上为吐血，下为泄血，俱大如手片，或紫或红，其多可畏。余往视之，见其形势俱剧，乃用人参、熟地、干姜、甘草四味，大剂与服。初服毫不为动，次服觉呕恶稍止，而脉中微有生意，乃复加附子、炮姜各一钱，人参、熟地各一钱，白术四钱，炙草一钱，茯苓二钱。黄昏与服，竟得大睡，四鼓复进，呕止血亦止。后大加温补调理，旬日复健。

思虑伤脾吐血治案

李士材曰：刑部主政唐必劳心太过，因食海鲜吐血，有痰，喉间如鲠，日晡烦热。喜其六脉不数，惟左寸涩而细，右关大而软，此思虑伤脾也。以归脾汤大料加丹皮、丹参、麦冬、生地，二十余剂而证减六七，兼服六味丸三月，遂不复发。〔批〕一治劳心吐血、恶梦，用鹿角胶，酒溶化饮之。〔批〕一治劳心吐血，用莲子五十枚，糯米五十粒，研末，温酒调服。

吐血危证用桂附芪术治案

侍御冯五玉令媛，发热咳嗽已及半载。十月间吐鲜血甚多，一日之内不过食粥一盏，大肉消陷，大便溏泄，沉困着床，脉来七至。余曰：法在不救，人所共知，若能惟子是听，不为旁挠，可救十中之一。每贴用人参五钱，桂、附各一钱，芪、术三钱，归、芍二钱，陈皮一钱，日投三剂，约进七十贴，及壮水丸三斤，而后起于床。又三月，而饮食如旧。若泥常法而弃之，幽潜沉冤矣。

伤暑吐血治案

赵氏曰：伤暑吐衄，宜清暑益气汤加丹皮、生地、犀角之类。盖暑伤心，亦伤气，其脉必虚，以参、芪补之，使能摄血，斯无弊矣。蔡氏曰：若脉迟，则丹皮之类亦不宜用。余常治一人盛暑乘凉，受风雨，吐血成盆。诊其脉迟而虚，遂以参、芪、归、术、姜、附入表散药中，数服顿愈，并不再发。

伤寒吐血治案

陶尚友治一人伤寒四五日，吐血不止，医以犀角地黄茅花汤治之反剧。陶切其脉，浮数而紧，遂用麻黄汤，汗出而愈。此取脉不取病也，可谓得仲景心法矣。设脉不浮紧，其可用乎。〔批〕

东垣麻黄人参芍药汤治案见本方后。

吐血由蓄血蒸热治案

李士材云：大宗伯董玄宰少妾，吐血蒸嗽，先用清火，继用补血，俱不见效，迎余治之。余曰：两尺沉实，少腹按之必痛，询之果然。此怒后蓄血，经年弗效，乃为蒸热，热甚而吐血，阴伤之甚也。乃与四物汤见血病加郁金、桃仁、穿山甲、大黄少许，下黑血升余，少腹痛仍在。更以前药加大黄三钱煎服，又下黑块血，及如桃胶蚬肉者三四升，腹痛乃止，虚倦异常。乃以独参汤见厥逆与之，饮三日而热减六七，服十全大补汤见劳损，百余日而康复如常。

吐血门方

三黄泻心汤《金匮》 治心下痞热，心气不足，吐血衄血。

大黄二两　黄连　黄芩各一两

水煎服。

朱丹溪曰：《金匮》此方正谓少阴之阴气不足，阳邪亢甚无所辅，肺肝俱受火邪而病作。故用大黄泄其亢甚之火，黄芩救肺，黄连救肝。肺者，阴之主；肝者，心之母，血之舍也。肝肺火退，使之和平，则阴血自复而归经矣。

寇宗奭曰：以苦泻其热，即以苦补其心，盖一举而两得之。

吴鹤皋曰：治病必求其本。阳毒出上窍吐衄者，则热为本，血为标。能去其热，则血不治而自归经矣。

柏叶汤《金匮》 治吐血不止，气血皆虚，虚必生寒。

侧柏叶炒　干姜各二两，泡　艾茸三把　马通汁即尿，一升

水五升合汁，煮取一升，分温再服。无马通，童便可代。

一云：此治吐血初起，吐而不止，血带紫黑，第一神方也。干姜行血，使无留滞之患。

《汇参》云：侧柏生而西向，禀兑金之气，可制肝木，木主升，金主降，取其升降相配，夫妇之道，和则血得以归藏于肝矣。干姜性热，炮则止而不走，用补虚寒之血。艾叶温能入内而不炎

于上，可使阴阳之气反归于里，以补其寒。血生于心，心属午，马亦属午，马通主降火，消停血，引领而行，同气相求也。仲景治此，惟此与三黄泻心汤二方可为准绳，宜触类而通之。

麻黄人参芍药汤东垣　治吐血，外感寒邪，内虚蕴热。

桂枝五分　麻黄　黄芪　炙草　白芍各一钱　人参　麦冬各三分　五味子五粒　当归五分

水煎，热服。

桂枝补表虚，麻黄去外寒，黄芪实表益卫，甘草补脾，白芍安太阴，人参益元气而壮表，麦冬保肺气，五味敛肺气，当归和血养血。

东垣常治一贫士，病脾胃虚，与补药愈后继居旷室，卧热炕，咳而吐血。东垣谓：此久虚弱，冬居旷室，衣服单薄，是重伤其阳，表有大寒壅遏里热，火邪不得舒伸，故血出于口。当补表之阳，泄里之热。因思仲景治伤寒脉浮紧，当以麻黄汤发汗，而不与之遂成衄血，却与麻黄汤立愈，与此甚同。因作此汤，一服立愈。

《纲目》云：观此一方，足以为万世模范矣。盖取仲景麻黄汤与补剂各半服之，但凡虚人，当服仲景方者，宜以此为则。

还元水　治吐血咳血，阴虚火嗽，火蒸如燎。

童便取十二岁无病童子，不茹荤①辛，清澈如水者，去头尾，热饮，冬则用汤温之。

或如②藕汁、阿胶和服，有痰加姜汁。〔批〕童便咸寒，降火滋阴，润肺散瘀，故治血证，火嗽，血晕，如神饮。自己溺，名轮回酒。

北齐褚澄③曰：喉不容物，毫发必咳，血既渗入，愈渗愈咳，愈咳愈渗，饮、溲、溺百不一死，服寒凉药百不一生。

---

① 荤：原作"晕"，据文义改。

② 如：疑作"加"。

③ 澄：原作"證"，据《医方集解·理血之剂》改。

李时珍曰：小便性温不寒，饮之入胃，随脾之气上归于肺，下通水道而入膀胱，乃其旧路。故能治肺病，引火下行。其味咸而走血，故治血病当热饮。热则真气尚存，其行自速，冷则惟有咸寒之性而已。〔批〕李士材曰：炼成秋石，真元之气渐失，不及童便多矣。

四生丸《济生》 治血热妄行，吐衄等证。

侧柏叶 生荷叶 生艾叶 生地黄等分

生捣如泥，丸如鸡子大。每一丸，水煎，去渣服。

侧柏、生地，补阴凉血。荷叶散瘀血，留好血。艾叶，生者性温，理气止血。

加味四生饮 治暴吐而急。

即前方四味等分，生捣如泥，加入降香、童便煎服。气弱者，将童便浸前药，水丸，独参汤下。

松花散《奇效》 治吐血久不止。

松花两半 生地 鹿角胶炒黄 山药各一两 艾叶二钱半 茜草根 茯苓 紫菀 人参 百合 大蓟独眼者，晒干 炙草五钱

为末，每二钱，米饮下。或加卷柏、阿胶、麦冬、鸡苏之类。

宁胃汤 治血溢胃脘，呕吐成盆。

牛膝五钱 当归二钱 山栀 侧柏叶 降香 青荷叶各一钱

童便一盏，磨好墨和服。

黄芪六一汤 治伤暑吐血。

黄芪六两 甘草炙，一两

大枣煎。赵氏曰：暑伤心亦伤气，以参芪补之，自能摄血，斯无弊矣。〔批〕一方无大枣，见汗病。

加味清暑益气汤 治伤暑吐衄，脉虚而大。

黄芪 升麻 人参 白术 神曲 陈皮 泽泻 黄柏 当归 青皮 麦冬 葛根 甘草 五味 丹皮 生地

姜、枣煎。

枇杷叶散 治暑毒攻心，呕吐鲜血。

香薷 厚朴 甘草 麦冬 木瓜 茅根 陈皮 枇杷叶

姜水煎服。

天门冬丸　治吐衄咯血，大能润肺止嗽。

天门冬　贝母　杏仁　白苓　阿胶　甘草

共为末，蜜丸，每噙化一丸，津咽下。

麦门冬饮子东垣　治吐血久不愈者。

麦冬　黄芪　人参　当归　生地　五味

水煎服。

人参汤　治吐血咯血后宜服，并治吐血不止。

人参一两

为末。五更时，鸡子清调如稀糊，茶匙挑服。或用牛乳稀调，顿热服。或用鸡子清投新汲水，搅匀调服。

加味桃仁承气汤　治努伤吐血。

桃仁去皮尖　大黄　芒硝　甘草　桂枝　当归　白芍　苏木

红花

水煎服。

加味四物汤　治努伤吐血，活血去瘀。

当归　白芍　川芎　生地　茅根　蒲黄　丹皮　栀子　甘草

藕节

水酒煎服。

天门冬汤《奇效》　治劳心吐血。

二冬去心　黄芪酒炒　人参　阿胶炒珠　生地　藕节　当归

白芍　远志去心　没药　炙草

加姜煎。〔批〕气血兼补之中，以二冬清心润肺，志肉通肾交心，藕药①散瘀生新也。

润下汤　治负重奔走，纵情女色，六淫受伤，血从脊上，或呕或吐，势如潮涌不可抑遏，当任其出，使败血下行为妙。

牛膝一两　降香　苏木　栀仁各一钱

水煎，童便兑服。

---

①　药：疑作"节"。

加减参苏饮洪玉友　治吐血初起，兼外感者。

苏叶　陈皮　桔梗　前胡　木香另研　茯苓三钱

水煎二剂，童便引。〔批〕茯苓能守五脏真气，泄胸中伏火，故以为君。

加减地黄汤　次宜用此方。

生地汁　丹皮　赤芍　柏叶炒　桃仁去皮尖　茜草炒　白苓　化橘红　甘草　木香另研

茅根为引。

加减清肺汤　又次宜用此方。

白茯苓　当归　生地　白芍　紫菀酒炒　玉竹蜜炒　百合蜜炒　柏叶　甘草

童便、水、酒引。

加减养荣汤　又次宜用此方。

当归　黄芪蜜炒　白术土炒　白芍酒炒　熟地黄　白苓　志肉甘草水浸　玉竹　石斛　橘红　五味　甘草　人参　何首乌

姜、枣引。

洪玉友云：以上四方，治吐血之总司也。不误用止血之药，可收全功。

神秘不传方《千金》　吐血百治不瘥。

生地黄半斤，煎三沸　生大黄末一方寸匙

调和，空腹服，日三。此方用大黄极少，不过引生地下达耳。

葛黄丸《局方》　治饮酒积热吐衄。

黄连四两　葛花二两。如无，以葛根代

为末，用大黄末，水煎成膏，和丸，每服五钱。

大蓟散　治肺疽吐血。

大蓟根洗　犀角屑　升麻　桑白皮炙　蒲黄炒　杏仁去皮尖，各二钱　桔梗炒　甘草炙，各一钱

姜五片煎。

秘传吐血神效方　《方便集》

肉桂五钱，去粗皮，研末，不见火　川郁金八分　当归七分　桔梗

一钱　紫苏子八分，炒，研　枳壳七分，麸炒　大黄八分，酒略煮　厚朴八分，姜汁炒

水煮六分，另加童便半盏，姜汁二茶匙，服二剂，再服后方十剂。

续断一钱　丹参　茯神　山药　赤芍药各七分　川贝母去心，一钱　益母草三分　麦冬去心，一钱　远志六分，甘草水泡，去骨

水煎服。

此二方不论男女远近，只在现吐之日起，先服前方二剂，随服后方十剂，无不立时全愈，永不再发。断不可服一切寒凉之药，如从前误服寒凉以致寒血凝滞，服完此十二剂之后，寒血皆陆续吐出，不必再服，自愈。或身体虚弱，另服六味地黄丸一斤，每日清晨，淡盐汤下四五钱。如空嗽不止，服健脾丸即止。此方万试万验，其效如神。

《素问》方　治血枯。

乌贼骨四　蘆茹即茜草

二物并合之，雀卵即麻雀卵为丸，如小豆大。每五丸，为后饭先药后饭，以鲍鱼汁即淡干鱼，石首为胜送下，利肠中即伤肝也。乌贼骨入肝经血分和血，茜草能益精通经血，雀卵补精血治阴痿，鲍鱼汁能通血脉、益阴气。

唾咯咳嗽痰涎诸血门方

劫劳散　治肺痿痰嗽，痰中有红线，盗汗发热，热过即冷，饮食减少。

白芍六两　黄芪　甘草　人参　当归　半夏　茯苓　熟地　五味　阿胶炒，各二两

每三钱，姜、枣煎。

白及枇杷丸戴氏　统治咯血。

白及一两　枇杷叶去毛，蜜炙　藕节各五钱

为细末，以阿胶五钱，蛤粉炒珠，用生地汁调之，火上顿化，入前药为丸，龙眼大，每服一丸。

清咽太平丸　治膈上有火，早间咯血，两颊常赤，咽喉不清。

薄荷十两　川芎　防风　犀角　柿霜　甘草二两　桔梗

共为细末，蜜丸。

早间寅卯，木旺生火之时，肺属金，清肃之脏也。木火焚灼，肺金受刑，故咯血。两颊肺肝之部，诸火上逆，故咽喉不清也。薄荷辛浮，消风散热，疏肺清肝〔批〕消风故疏肝，散热故清肺，能治血病。防风，上部血药之使，泻肺火，散肝火。川芎，血中气药，升清散瘀，为通阴阳气血之使。柿霜生津润肺，犀角凉心清肝，甘草缓炎上之火势，桔梗载诸药而上浮，又甘桔相合，为清咽利膈之上剂也。

黄芪散《良方》　治劳嗽唾血。

黄芪炙　糯米炒　阿胶炒

等分，为末，米饮调下。

麦门冬汤《正传》　治病后火热乘肺，咳嗽有血，胸胁胀满，上气喘急，五心烦热而渴。

天冬　麦冬　桑皮　甘草　紫菀茸〔批〕紫菀专治血痰，为血劳圣药。　贝母　桔梗　淡竹叶　生地　五味

加枣一枚，煎服。

补肺汤　治咳血伤肺。

阿胶　白及　苡仁　生地　甘草　桔梗　橘红　川贝母

蜜丸，噙化。

保金丸　治咳血一点一丝，肺为虚火所逼。

阿胶　生地　甘草　麦冬　贝母　白及　青黛　百合

蜜丸。

百合固金丸戢庵　治肺伤，咽痛，喘咳痰血。

生地二钱　熟地三钱　麦冬去心，一钱五分　百合　贝母各一钱　元参八分　白芍炒　当归　甘草各一钱　桔梗八分

李士材曰：赵戢庵此方殊有卓识。然土为金母，清金之后亟宜固母，否则金终不可足也。

此证肺伤有火，金不生水，火炎水干，故以二地助肾，滋水

退热为君。肺肾为子母之脏，故补肺多兼补肾。麦冬清热润燥，百合保肺安神，贝母散肺郁而除痰，元参助二地以生水，归芍养血兼以平肝，肝火盛则克金，故加甘桔成功上部，载诸药而上浮。皆以甘寒培元清本，不欲以苦寒伤生发之气也。

人参养肺汤 治久咳肺损，肺痿，痰中见血，潮热声飒。

人参 阿胶 贝母 杏仁去皮尖 桔梗 茯苓 桑皮 枳实炒
甘草 柴胡 五味

加姜、枣煎。

钟乳补肺汤 治血腥喘促，咳嗽不已。

钟乳粉另研如米 桑皮各三两 肉桂 白石英另研如米 五味子
款冬花 紫菀茸 麦冬 人参各二两

上为粗末，次以钟乳、石英同和匀，姜五片，枣一枚，粳米一小撮，水煎去渣。每四钱，食后服。〔批〕白石英润燥止嗽，钟乳粉大补虚劳。

五味黄芪散《宝鉴》 治嗽血成劳，眼睛疼，四肢困倦，脚膝无力。

人参 麦冬 黄芪 五味 熟地 桔梗 甘草 白芍
每四钱煎，日三服。

咳血方丹溪 治咳嗽痰血。

青黛水飞 栝楼仁去油 海石去沙 山栀炒黑 诃子肉

等分，为末，蜜丸，噙化。嗽甚，加杏仁，去皮尖，喘亦如之。

肝者，将军之官，肝火上逆，能燥心肺故也。青黛泻肝而理血，散五脏郁火；栀仁凉心而清肺，使邪热下行，二者所以治火。栝楼润燥滑痰，为治嗽要药，能清上焦痰火，荡除郁热垢腻；海石软坚，止嗽除痰，清水之上源，肺清则嗽止，二者降火而兼行痰。诃子能敛肺而定痰喘。不用消血之药者，火退则血自止也。

青金丸《三因》 治肺虚风壅，喘满咳嗽，咯痰血。

杏仁去皮尖，二两，牡蛎粉炒黄色，去粉研 青黛水飞，一两 黄蜡一两，熔化和丸弹子大，压扁如饼，每服用梨一个，或干柿饼一个，破开去核入药，一饼合定，以湿纸裹，煨，约药熔取出，去火毒，细嚼，糯米粥汤下。〔批〕一名如圣饼子。

清宁膏士材　润肺不伤脾，补脾不碍肺。凡劳嗽吐血，必不可缺，极有效验。

麦冬去心，十两　生地酒炒，十两　橘红三两　桔梗二两　龙眼肉八两　甘草二两

煎成膏，加苡仁一两，淘净，炒熟，川贝母二两，糯米拌炒，米熟去米，薄荷叶五钱，忌火。共为细末，拌匀煎膏，时时挑置口中噙化。

吐脓血方　治久嗽上气，心胸烦热而吐脓血。

苏子　鹿角胶炒珠　杏仁炒，捣烂，各三两　姜汁　生地汁各一合白蜜一盏和药，慢火熬成膏，每半匙，粥饭调，日数服。

人参冬花膏　治气逆咳血，痰中见血。

人参　天冬　麦冬　款冬花　贝母　桑皮　橘红　枯芩　当归　五味　炙草

蜜丸，灯心汤下。

百花膏《济生》　治咳嗽不已，痰中有血。

百合　款冬花

等分，蜜丸，姜汤下。

本方加紫菀、百部、乌梅，名加味百花膏。

镇阴煎景岳　治阴虚于下，格阳于上，则真阳失守，血随而溢，大吐大衄，六脉细脱，手足厥冷，血不能止，速宜用此。使孤阳有归，则血自安。如治格阳喉痹上热者，当以此汤冷服。

熟地　牛膝　炙草　泽泻　肉桂　熟附子

水煎服。气弱加人参，呕恶加干姜。

人参救肺汤①《奇效》　治劳倦致咳唾血证。

人参　黄芪　归尾　熟地各二钱　桑皮　升麻　柴胡　白芍各

---

① 人参救肺汤：原作"人参救肺散"，据底本目录改。

一钱　苏木　陈皮　甘草炙，各五分

上药水煎，温服。

简便方

暴吐血，紫黑块，用茜草酒炒、熟庄黄桃仁去皮尖、荆芥炒黑、柏叶、艾叶、童便和服。此釜底抽薪之法加香附、京芎。

吐血不止，用生地汁一碗，或用干者一两，煎汤半碗调三七根末三钱，炮姜灰五分，止血神效。本孙真人。

大怒吐血，倾盆而出，用白芍、当归、荆芥、柴胡、红花、栀仁、甘草，水煎服，名鲜血平气汤。本《石室秘录》。

忽吐狂血，血不归经，切不可用泻火之剂，宜人参、当归、丹皮、黑荆芥煎服。

失血有从口鼻者，有从九窍者，有从毛孔者，通用熟地、生地、荆芥、归身、黄芪、三七根末，水煎服，名收血汤。本《石室秘录》。

上气喘急，咳嗽唾血咯血，人参为细末，鸡子清调三钱，五更初服，便去枕仰卧。忌酸咸物及醉饱。

嗽血唾血，猪心一个，切开勿离，入沉香末一钱，大半夏七个纸裹，小便内浸湿，煨熟，去半夏食之。

又方，薏苡仁为末，熟煮猪胰切片，食后微空时，蘸①末食之。钟乳粉一味，用糯米饮调，亦治咯血成劳。

衄血门

衄血属诸经论

张景岳曰：衄血证，诸家但以为出于肺，以鼻为肺之窍也。以愚见言之：凡鼻衄之血，必自山根以上，精明之次而来。〔批〕鼻通于脑，血上溢于脑，所以从鼻而出。衄出于肺，兼以阳明热郁，则口鼻俱出。而精明一穴，乃手足太阳、足阳明、阴阳跷五脉之

---

① 蘸：原作"醮"，据文义改。

会，此诸经皆能为衄也。然行于脊背者，无如足太阳为最；行于胸腹者，无如足阳明为最；而尤有其最者，则惟冲脉为十二经之血海。冲之上俞，出足太阳之大杼；冲之下俞，会足阳明之气街，故太阳阳明之至，而冲脉无不至矣；冲脉之至，则十二经无不至矣。所以衄之微者不过一经之近，而衄之甚者则自数升斗许，并通身形色尽脱，又岂特手太阴一经而病至如是耶。临证者不可不察。〔批〕李东垣曰：衄出于肺，以犀角、升麻、栀子、黄芩、白芍、生地、玄参、丹参、阿胶之类主之。

衄血内因外因论

《三因方》云：衄因伤风寒暑湿，流传经络，涌泄于经气道中而致者，皆外因也。积怒伤肝，积忧伤肺，烦思伤脾，失志伤肾，暴喜伤心，皆能动血，随气上溢而致者，属内因。因饮酒过多，啖辛热炙煿，或坠堕车马损伤而致者，非内外因也。

衄血阴虚

景岳曰：衄血虽由火，然于阴虚者尤多。以劳损伤阴，水不制火，最能动冲任阴分之血。治宜以补阴为主，微火者兼而清之。若但见虚热而无真阳确证，当以甘辛之剂温养真阴。

衄血内热外感

又曰：衄血之由内热者，多在阳明经，治宜清降；由外感者，多在足太阳经。仲景用麻黄桂枝汤治衄者，即是发散经中邪气耳。

衄血格阳

景岳云：衄血有格阳证，必其素多斫丧，损及真阴。余尝治一少年病，伤寒七日后，忽尔鼻衄，以为将解之兆。及自辰至申，衄至斗余，脉息将脱，身冷如水，两目直视，呼吸垂危。急投镇阴煎见咳血一剂，衄乃止，身乃温，次加调理而愈。后每遇此证，依法治之，无不响应。

齿衄虚实

张景岳曰：血从齿缝牙龈中出者，名为齿衄，此手足阳明及足少阴肾经之病。盖手阳明入下齿中，足阳明入上齿中，又肾主骨，齿者，骨之所终也。此虽皆能为齿病，然血本于经，则惟阳明为最。凡阳明火盛，为口臭，为牙根腐烂肿痛，或血出如涌，齿不摇动，必其人素好肥甘辛热。善饮胃强者，多有阳明实热之证，宜清胃火。若大便闭结，须下之。肾水不足，而牙缝时多出血者，必口不臭，牙不痛，但齿摇不坚，或微痛不甚，此肾阴不固，虚火偶动而然，宜治壮水。若阳虚于下，虚火上浮者，治宜益火。

齿衄不止多致盈盆

《汇参》云：齿衄不止，多至盈盆，脉洪大有力及好饮者，宜三制大黄末二钱，枳壳、甘草煎汤名甘枳汤，加童便调下，去黑粪即止。此证多因阳明热盛所致，缘冲任二脉皆附阳明，阳明气血俱多，故一发如潮涌。急则治其标，故投以釜底抽薪之法，应手而愈。若肾虚者，其血必点滴而出，齿亦悠然而痛，不如此之暴且甚也。

齿衄风壅水亏火炎

齿衄有风壅者，宜消风散见斑疹。有肾虚火炎，服凉药反甚者，宜盐汤下安肾丸见遗精门，外用青盐炒黑香附擦之。有肾水不足，不咳唾而血见口中，从齿缝舌下来者，知柏八味丸见虚劳主之。肾经虚火上冲，牙根出血，宜六味地黄丸见虚劳加骨碎补、侧柏叶。

舌衄由心脾肾火

景岳云：舌上无故出血如缕者，以心脾肾之脉皆及于舌，诸经有火皆能令舌衄。用蒲黄炒焦为末敷之，或炒槐米为末掺之，或冰玉散见后敷之亦可。火之甚，宜汤饮等剂以清三阴。

舌衄

《金鉴》云：系舌忽生孔，小者如针尖，大者如箸头，其孔色紫属热甚，色黑防腐烂，血出如泉涌，由心火上炎，以致血热妄行，宜升麻汤见痹证兼搽必胜散见后甚效。一云舌衄为心火之溢，宜炒槐花末擦之，内服凉膈散见火证。一云麦门冬煎汤，调妙香散见遗精或文蛤散见消渴。《心悟》云：舌衄出血不止者，用六味汤见虚劳加生地、麦冬、牛膝、元参主之，并吹柳花散见口病。

耳　衄

《金鉴》云：耳窍中时流鲜血，由上焦血热所致。若肝脉弦数者，以柴胡清肝散加栀仁、桔梗服之。督脉虚数者，以生地麦冬饮见后主之。总以凉血为急，乃抽薪止沸之法也。外以神塞丸见后塞之即瘥。

九窍出血

卒然大惊或大热，则九窍血皆溢出。经曰：荣卫大虚，腑脏伤损，血脉流散，脉数不得卧者，死。宜南天竺饮或侧柏散俱见后。

耳目口鼻出血危急

《医方》云：耳目口鼻一齐出血，药不及煎，死在须臾。先将凉水当面喷几口，随即分开头发，用粗纸数层蘸醋令透，搭在囟门，其血即止。复用当归二香丸见后引血归经，再服人参四物汤即四物汤加人参、五味，以收全功。

目中出血

目中出血，乃积热伤肝，宜用栀仁、豆豉、犀角汁、秦皮、丹皮、赤芍、柴胡，水煎，热服。

衄血门方

麻黄桂枝汤东垣　治伤寒不得汗而衄。

麻黄　白芍　黄芪　甘草炙，一钱　桂枝　当归各五分　麦冬去心　人参各三分　五味五粒

水煎服。〔批〕伤寒不汗出，而逼动其经血；误发其汗，亦动经血，二者不同。经曰：夺血者无汗，夺汗者无血。

经曰：伤寒脉浮紧，麻黄汤主之。不发汗因致衄者，发热身

无汗，自衄者愈。风寒在经，郁而为热，不得汗解，衄则热随血散，俗名红汗，故愈。

王海藏曰：仲景言衄家不可发汗，盖谓脉微也。若脉浮紧者，麻黄汤；浮缓者，桂枝汤。《活人》言脉微者，黄芩芍药汤、犀角地黄汤。

成无己曰：伤寒衄者，为邪气不得发散，壅盛于经，逼迫于血也。麻黄汤治衄者，非治衄也，即是发散经中邪气耳。

麻黄升麻汤 东垣　治表邪未解，热郁作衄。

麻黄　白芍　炙草　麦冬　人参　五味　升麻　黄芩　石膏

加姜煎。

生料鸡苏散 元珠　治虚家衄血。

鸡苏叶　黄芪　生地　阿胶　白茅根各一两　麦冬去心　桔梗　蒲黄炒黑　贝母去心　炙草各五钱

每四钱，姜煎。

黄芪芍药汤 东垣　治鼻衄，面色黄，眼涩，多眩，手麻木。

黄芪一两　炙草二两　升麻　葛根　羌活各五钱　白芍二钱

每五钱，水煎。

此证因中气不足，风木乘土，故以甘、芪为君，风药佐之。

麦门冬散 治鼻衄。

麦冬　生地　白芍　蒲黄

加姜煎，食后温服。

茜根散 治衄血不止，心神烦冈。

茜根　黄芩　阿胶炒　侧柏叶　生地　炙草

姜三片煎，食远服。

清肺止血汤 治鼻衄①，服之即止，止后服之除根。

丹皮　生地　桑皮　柏叶炒黑　桔梗各三钱　赤芍　归尾　荆芥炒黑　牛子各一钱　丝茅根五钱

为末，童便、京墨调服。

---

① 衄：原作"劫"，据文义改。

元戎地黄散 治衄血往来久不愈。

生地 熟地 骨皮 枸杞

等分，焙干为末，蜜汤调下。

荆芥饮 治鼻衄不止。

荆芥 茅花各一钱 当归 生地各三钱 白芍二钱 辛夷五分
木通六分

水煎服。服后仰卧，片时立止。

止衄散《得效》 治病衄后，血因旧路，一月或隔三四日发。又
有洗面而衄，日以为常。

生地 白芍 当归 赤茯苓 阿胶各三钱 黄芪六钱

为末，调服二钱。

清胃汤《金鉴》 治牙衄。

石膏煅，四钱 黄芩 生地 黄连 升麻一钱 丹皮钱半

水煎，食后服。

二参汤《金鉴》 治胃经虚火牙衄。

人参 元参

等分，水煎，温服。

戎盐丸《奇效》 治舌上黑，有数孔大如箸，出血如泉涌，此心
脏热极也。

戎盐即青盐 生大黄 黄芩各五两 人参 桂心 甘草各二两

蜜丸，梧子大，每十丸，米饮下，日三服。

紫霜丸《良方》 治血衄窍如针孔。

紫金砂即露蜂房顶上实处，研，一两 芦荟研，三钱 贝母去心，
四钱

蜜丸，樱桃大，每一丸，水一盏化开服。蒲黄、小苏根、茜
根皆可加。

金花煎 治舌衄。

黄柏三两 黄连五钱 栀子二十枚

水浸煮，去滓，顿服。

必胜散《金鉴》 治舌衄。

螺青另研　蒲黄炒，各一钱

共研细，搽患处，后用温盐汤漱口。

柴胡清肝散 治耳中出血，名曰耳衄，左关脉弦洪。

人参　柴胡　甘草　黄芩　栀子　川芎　连翘　桔梗

各等分，共为末，每服二钱。

生地麦冬饮《金鉴》 治耳衄。

生地黄　麦冬去心，各五钱

水煎，食后服。

神塞丸《金鉴》 治耳衄。

麝香一分　生白矾一钱　沉香三分　糯米五十粒

共研细末，面糊丸如桐子大，每丸薄绵裹之。左耳出血塞右鼻，右耳出血塞左鼻，左鼻出血塞右耳，右鼻出血塞左耳，两耳俱出血塞两鼻，两鼻俱出血塞两耳。

南天竺饮《圣济》 治大惊大热，九窍出血。

南天竺草即生瞿麦，如拇指大一把，锉碎　生姜一块，如拇指大　山栀子三十枚，去皮，半炒黑　灯心如小指大一把　大枣去核，五枚　炙甘草五钱

水煎服。

侧柏散《直指》 治内损失血，饮酒太过，气血妄行，血如泉涌，口鼻俱出，须臾不救，服此即安。

人参　荆芥穗烧灰，各一钱　侧柏叶晒干，一两五钱

共为末，每服三钱，入飞萝面三钱，汲水调黏，啜服。

当归二香汤 治七窍流血，死在须臾。

当归一两　沉香　降香各五钱

先将当归煎汤，后将二香磨入，童便和服。

冰玉散 治牙痛口疮，齿衄喉痹。

生石膏一两　月石七钱　冰片三分　僵蚕一钱

共为细末，将小瓷瓶盛贮，敷之吹之。

止鼻衄法

茅花三钱，水煎服。〔批〕名茅花散。无茅根，亦可用石榴花片。墙头苔藓皆可塞鼻。白芍、茅花对半尤稳。麻油或莱菔汁滴鼻中。糯米炒微黄，研末，新汲水下三钱。乱发烧灰存性，研末，水调服一钱，并吹鼻中。白及末，新汲水调下，神效。另以冷水涂山根上，立止。衄久不止，诸药不效，神法以大白纸一张作十数折，冷水浸湿，分开头发，贴顶心中，以熨斗熨之，至一二重纸干，立止。〔批〕衄血不止，湿纸熨法。又法，用线扎中指中节，左鼻出血扎左指，右鼻扎右指，两孔齐出，左右俱扎。〔批〕扎指法。大蒜一枚，细研作饼子，如钱大，左鼻贴左足心，右鼻贴右足心，两鼻俱出，贴两足心，血止即洗去。〔批〕贴足心法。蓦然以水噀面，使惊，则血止，癫衄尤宜。〔批〕水噀面法。鼻衄不止，用白及尖为末涂鼻梁上，立止。山栀子烧灰，吹之屡效。如鼻血不时来者，用荸荠去皮，放温茶内泡热，多食即除根。或鲜柏叶煎汤代茶频服，亦妙。又法，韭菜捣汁、童便各一杯，和匀，温服立止。〔批〕韭菜散瘀，童便降火。《纲目》云：新汲水随左右洗足，即止。屡用有效。

止齿衄舌衄法

牙缝出血，宜清胃散见齿病，外以草乌、青盐、皂角入瓦器内，烧灰存性，敷之。满口牙齿出血，宜枸杞子〔批〕枸杞根亦可。为末煎汤先漱后吞。牙龈肿烂出血，用雄黄、血竭、枯白矾各钱半，麝香一字，铜绿、轻粉、黄连、黄丹砂各钱，为末，敷患处。齿龈出血，《外台》用竹茹四两，醋浸一宿，含之。又齿龈肿烂，用大黄，米泔浸令软，生地大者，二味薄切，各用一二片合定贴患处，一夜即愈。牙衄，用马粪烧过存性，擦之亦效。舌上出血如簪孔〔批〕舌上出血如簪孔，用黄连五钱，黄柏三两，栀仁二十枚，以酒二升渍一宿，煎三沸，顿服。舌中出血，用蒲黄煎汤漱口，或用槐花为末擦之。

止九窍血法

《圣惠方》：头发、败棕、陈莲蓬，等分，烧灰，每三钱，木香汤调下。或新宰猪羊血，热饮二升即止。小蓟捣取汁，酒一半和服。干者为末，冷水调服。

下血门 肠澼、肠风、脏毒附

溺血论

《准绳》曰：尿血未有不本于热者。血虽主于心，五脏凡有损伤妄行之血，皆得如心下崩者渗于胞中，五脏之热，皆得如膀胱之移热传于下焦。〔批〕仲景云：血在下焦则尿血，乃心移热于小肠，从精窍中出也。何以言之？肺金者，肾水之母，谓之连脏，况恃之通调水道、下输膀胱者也。肺有损伤妄行之血，若气逆上者，既为吐血矣。气不逆者如之，何不从水道下降入胞中耶？其热亦直抵肾与膀胱可知也。脾土者，胜水之贼邪也。水精不布，则壅成湿热，湿热必下陷伤于水道，肾与膀胱俱受其害，害则阴络伤，伤则血散入胞中矣。肝属阳，主生化，主疏泄，主纳血。肾属阴血，闭藏而不固，必渗入胞中。正与《内经》所谓伤肝血枯证，时时前后血者类也。大抵溺血、淋血、便血，三者虽以前后阴所出有不同，然受病则一也，故治分标本亦一也。其散血止血之药，无越于数十品之间，惟引导佐使，各走其向者少异耳。

溺血所出之由有三

张景岳曰：溺血所出之由有三，从溺孔出者二，从精孔出者一也。溺孔之血其来近者，出自膀胱，溺时必孔道涩痛，小水红赤不利，常见相火妄动，逆而不通者，微则淋浊，甚则见血。经曰：胞移热于膀胱，则癃而溺血也。治宜清利膀胱之火，以生地、芍药、牛膝、山栀、黄柏、知母、胆草、瞿麦、木通、泽泻等剂，或七正散 见癃、五淋散 见淋病之属。其来远者，出自小肠，溺时则溺孔不痛，而血随溺出，或痛隐于脐腹，或热见于脏腑。盖小肠与心为表里，无论焦心劳力，厚味酒浆，上中二焦之火，或从清道而降者，必由小肠以达膀胱，此丙火气化之原，清浊所由以分也。治当随证察因，以清脏腑致火之由。

精道之血，必自精宫血海而出于命门。盖肾主水，受五脏六腑之精而藏之。凡劳伤五脏，或五志之火致令冲任动血者，多从精道而出。每于小腹下精泄之处，觉酸痛而出者，即是命门之病，治法亦与溺道不同。溺道之血宜利，精道之血不宜利。涩痛不通者宜利，血滑不痛者不宜利也。三焦火盛者，宜清火凉血。肾阴不足，或久病新滑者，宜养阴固本。心气不足，水火相残，精血失守，宜养心安神。脾肺气虚，不能摄血，宜补中益气。

溺血急痛欲死证治

《金鉴》云：溺血乃精窍之病，每因竭欲而成。若服诸药不效，所溺之血成块，窍滞不利，茎中急痛欲死者，珀珠散见淋日三服。每服三钱，引用整木通出粗皮黄色者，煎汤调下。其方即琥珀末一钱，珍珠末五分，朱砂末五分，飞滑石六钱，甘草末一钱，合匀，分三服。若大便燥结不通，以八正散见淋病加牛膝、郁金下之。有热尿涩，用导赤散见火病加牛膝、郁金清之。利后仍服此药，自有奇功。

淋血溺血辨

淋血、溺血二证，若尿与血同出而痛者，名曰淋血；尿与血分出而不痛者，名曰溺血。溺血为精窍之病，用四物倍加牛膝。淋血为尿窍之病，用八正散见淋病加生地、木通、郁金治。

尿血便血

《金鉴》云：阳经之热下注膀胱，伤其荣分，热少血多，瘀成血蓄，热多血少，热迫血行，血不得蓄而走下窍，故溺血也。以八正散见淋病、导赤散见火门利而清之。阴经之热，转迫阳明，伤其荣分，瘀则血蓄，喜忘如狂，不蓄则便血。热腐则便脓热者，宜黄连阿胶汤见痢门清之，滑脱者涩之。

便　血

张景岳曰：大便之血，多由肠胃之火。血在便前者，其来近，近者或在广肠，或在肛门；血在便后者，其来远，远者或在小肠，或在于胃。然有脾胃阳虚而不能统血者，有气陷而血亦陷者，有病久滑泄而动血者，有风邪结于阴分而便血者。大都有火者多因血热，无火者多因虚滑也。

腹痛下血

东垣云：太阴阳明腹痛，大便常溏泄。若不泄，即秘而便难见血。后传作湿热毒，下鲜红血，腹中微痛，胁下急缩，脉缓而洪弦，按之空虚，和中益胃汤见后。

胃风飧泄下血

易老云：风冷乘虚客于肠胃，泄泻注下，完谷不化，胃受风气，木邪克土，谓之飧泄。及肠胃湿毒下血，色瘀或如豆汁，日夜无度，风湿流入大肠，盖亦阴结之类，宜胃风汤见后。

泻血不止证治

大泻不止者，四物汤见失血加黄连、槐花。仍取血见愁草少许一名地锦。时珍曰：田野寺院及阶砌间皆有之。就地而生，赤茎黄花，黑实，叶青紫色，夏月茂盛，断茎有汁，入侧柏叶、生姜，同捣汁，和米饮服。

结阴便血

风寒之邪，结于阴分，邪在五脏，留而不去，是谓之结阴。邪内结，不得外行，则病归血分，故为便血。经曰：阴结者，便结一升，再结二升，三结三升，宜结阴丹见后、平胃地榆汤见后。

头摇①便血

肝血液盛，外有风热盛之，肝木盛而克脾，脾与肺是子母，俱为肝所胜，而血遂渍于大便，故便血也。宜防风钩藤钩丸见头痛。

肠澼下血

医书《汇参》云：肠澼者，为水与血另作一派，如溃桶水涌

① 头摇：原作"摇头"，据底本目录乙转。

而有力，而远射数尺，四散如筛下。夏湿热太甚，正当客气盛而主气弱，故肠澼之证甚也。凉血地黄汤见后主之。如小便涩，脐下闷或后重，调木香、槟榔末各五分。如里急后重又不去者，当下之。如腹中动摇有水声，而小便不调者，停饮也。诊是何脏，以去水饮药泻之。如脉洪大，用泻火、利小便之类。若胃虚不能食而大渴不止，不可用淡渗之药，乃胃中元气少故也，与七味白术散见消渴补之。

下血用药之法

徐东皋曰：凡下血之人，用凉药多而不愈者，必须加辛味。用辛味而不愈，可用补剂兼升提药，须用酒制始效。久而虚者，当行温散，如四物加升麻、炮姜之属是也。

肠风脏毒

泻血非肠风论

《集解》云：血之在身，有阴有阳。阳者顺气而行，循流脉中，调和五脏，洒陈六腑，谓之荣血。阴者居于络脉，专守脏腑，滋养神气，濡润筋骨。若感内外之邪而受伤，则或循经之阳血至其伤处，为邪气所阻，漏泄经外；或居络之阴血，因留着之邪溃裂而出，则皆渗入肠胃而泄矣。世俗率以肠风名之，不知风乃六淫之一耳。或风有从肠胃经脉而入客者，或肝经风木之邪内乘于肠胃者，则可谓之肠风。若不因风邪，而肠胃受火热燥湿寒之淫怫郁其气，及饮食劳力伤其阴络之血者，亦可谓之肠风乎？

肠风脏毒久暂寒热

戴氏云：随感而见色鲜者，肠风也；积久而发色瘀者，脏毒也。又云：色鲜为热，自大肠气分来；色瘀为寒，自小肠血分来。又云：粪前为近血，出肠胃；粪后为远血，出肝肺。

肠风脏毒以久暂为别

许学士谓：下清血色鲜者，肠风也；血浊色黯者，脏毒也；

肛门射如血线者，脉痔也。然肠风挟湿者，亦下如豆汁及紫黑色瘀，不必尽鲜，正当以久暂为别耳。

肠脏之血与五痔之血不同

戴氏云：脏毒者，蕴积毒气久而始见；肠风者，邪气外入，随感随见。《三因》五痔风毒之辨甚详。脏毒、肠风之血出于肠脏间，五痔之血出于肛门蚀孔处，治各不同。

肠脏冷热

人有坐卧风湿，生冷停寒，酒曲积热，以致荣血失道，渗入大肠。清则为肠风，浊则为脏毒。挟热下血者，清而色鲜；挟冷下血者，浊而色黯。先便而后血者，其来远；先血而后便者，其来近。先宜解散脾胃风邪，热则败毒散_{方见感冒}，冷则不换金正气散_{方见瘴气}加川芎、当归。

肠风治法

《集解》云：肠风多由湿热、风燥之邪。如久不愈者，不宜纯用寒凉，须兼温补及升举药大法。凉血用槐角、地榆、扁柏、条芩、炒连、栀子、生地，和血用阿胶、当归、川芎、白芍，风湿用秦艽、防风、荆芥、苍术、茯苓，血瘀少加桃仁、红花、苏木，宽肠用枳壳，升举用升麻、柴胡，生血补气用人参、黄芪、白术、炙草。

脏毒治法

脏毒，腹内略疼，鲜浊血脓并下，或肛门肿胀，或大肠头突出，大便难通。先以拔毒疏利之剂，追出恶血脓水后，以内托，并凉血祛风。量用虚者，兼以参、芪、苓、术助养胃气，宜卷柏丸见后。

肠风下血危证有五可治_{出《寓意草》}

陈彦质患肠风下血近三十年，体肥身健，零星出血，旋亦生长，不为害也。旧冬忽然下血数斗。盖谋虑忧郁，过伤肝脾，肝主血，脾统血，血无主统，故出之暴耳。彼时即宜大补急固，延至春月，则木旺土衰，脾气益加下溜矣。肝木之风与肠风交煽，血尽而下尘水，水尽而去肠垢，垢尽而吸取胃中所纳之食，汨汨下行，总不停留变化，直出如箭，以致肛门脱出三五寸，无气以收，一昼夜下利二十余行，苦不可言。面色浮肿，夭然不泽，唇焦口干，鼻孔黑煤，种种不治所共睹矣。仆诊其脉，察其证，因为借箸筹之，得五可治焉。若果阴血脱尽，当目盲无所视，今双眸尚炯，是所脱者下焦之阴，而上焦之阴犹存也，一也。若果阳气脱尽，当魄汗淋漓，目前无非鬼像，今汗出不过偶有，而见鬼亦止二次，是所脱者脾中之阳，而他脏之阳犹存也，二也。胃中尚能容谷些少，未显呕吐哕逆之证，则相连脏腑未至交绝，三也。夜间虽艰于睡，然交睫时亦多，更不见有发热之候，四也。脉已虚软无力，而激之间亦鼓指，是禀受素丰，不易摧朽，五也。但脾脏大伤，兼以失治旷日，其气去绝不远耳。经云：阳气者，如天之与日，失其所则折寿而不彰。今阳气陷入阴中，大股热气从肛门泄出，如火之烙，不但失所已也，所以犹存一线生意者，以他脏中未易动摇，如辅车唇齿，相为倚借，供其绝乏耳。夫他脏何可恃也？生死大关，全于脾中之阳气复与不复定之。阳气微复，则饮食微化，便泄微止，肛门微收。阳气全复，则饮食全化，便泄全止，肛门全收矣。然阴阳两竭之余，偏驳之药既不可用，所借者必参术之无陂。复气之中，即寓生血，始克有济，但人参力未易办，况才入胃中，即从肠出，不得不广服以继之，此则存乎自裁耳。于是以人参汤调赤石脂末服之，稍安。次以人参、白术、赤石脂、禹余粮为丸，服之全愈。

溺血门方

瞿麦散《奇效》 治湿热下注，尿血。

瞿麦穗　赤芍　车前子　桑白皮　生地　白茅根　石韦去毛
阿胶炒珠　滑石飞　黄芩　炙草各二钱

为末，每二钱，入发灰，沸汤调服。

蒲黄丸 治虚损，膀胱有热，尿血不止。

蒲黄炒　冬葵子　赤苓　黄芩各一两　车前子　当归微炒　蔓

荆子各七钱半　麦冬去心　生地各二两

为末，炼蜜捣丸。

牡蛎散　治劳损伤中，尿血。

牡蛎煅粉　车前子　白龙骨煅赤　熟地　黄芩　桂心各一两

共为细末，每二钱，米饮调下。

如神散　治心脏有热，尿血。

阿胶炒珠，一两　山栀仁炒黑　车前子　黄芩　甘草各二钱五分

为末，每一钱，井花水调下，日三服。此热乘于血，渗入大肠。

玉屑散　治尿血疼痛。

黄芪　人参

等分，为末，用萝白大者，切指厚三指大，蜜二两淹，炙尽蜜，蘸末吃，盐汤送下。

阿胶散《心悟》　治溺血。

阿胶水炖开　丹参　生地　黑栀仁　丹皮　血余烧存性　麦冬
当归

水煎服。

生地黄汤　治血热，小便出血。

生地　黄芩炒　阿胶炒　柏叶炒

水煎服。

牛膝四物汤　治小儿尿血。

牛膝　木通　郁金　草稍　瞿麦　当归　川芎　生地　赤芍

水煎服。

便血方

黄土汤《金匮》　治先便后血，此远血也。由足阳明随经入胃，淫溢而下者。

熟地　附子炮　白术　阿胶　黄芩　甘草各三两

灶中黄土半升，水八升，煮取三升，分温二服。

赤小豆当归散《金匮》　治先血而后便，此近血也。由手阳明随

经下行，渗入大肠，传于广肠者也。

赤小豆五两，水浸，令芽出，暴干　当归一两

为末，浆水调服，三寸匙，日三服。小豆，色赤，心之谷也。

行水散血方①

黄连汤洁古　治湿毒下血，腹中不痛，血如豆汁或紫黑。

黄连　当归各五钱　炙草二钱五分

每五钱，煎。

芍药黄连汤洁古　治热毒下血，肢中痛，血色鲜。

黄连　当归　芍药各五钱　大黄一钱　炙草二钱五分　薄桂五分

每五钱，煎。痛甚者，调木香、槟榔末各五分。

和中益胃汤东垣　治太阴、阳明腹痛下血，详证治条中。

熟地三钱　当归酒洗，三钱　升麻五分　柴胡五分　苏木一分
益智仁三分　炙草三分　藁本二分

水煎服。

此方用归、地养血；升、柴升清；苏木少用和血；藁本下行，去湿除风止痛，益志开郁通气，温中止泻；甘草益胃也。

连蒲散戴复庵　治饮酒过多及啖辛热炙煿，引血入大肠，故泻鲜血。

生地　当归　芍药　川芎各一钱　黄连炒　蒲黄炒，各一钱二分
黄芩　枳壳炒　槐角各一钱　甘草五分

水煎。酒毒加青皮、葛根，湿毒加苍术、白术。

理物汤　治寒气客肠胃，下瘀血。

人参　白术　炮姜　生地　川芎　当归　芍药　炙草
水煎服。

胃风汤易老　治胃风飧泄便血，详证治条。

人参　白②术土炒　白茯苓　当归　川芎　白芍　肉桂

---

① 方：原脱，据文义补。
② 白：原作"曰"，据文义改。

等分，加粟米百粒煎。

如下血，防风为上使，黄连为中使，地榆为下使。若血瘀色紫者，陈血也，加熟地黄；血鲜色红者，新血也，加生地黄。寒热或发热者加柴胡，肌热者加地骨皮，虚劳嗽加五味子，有痰加半夏，有汗加牡蛎，虚寒加附子，寒盛加干姜，脉洪实痛甚者加酒蒸大黄。皆依本方等分。若骨蒸发热，饮食自若者，十全大补汤见虚劳加柴胡。

胃风者，胃虚而风邪乘之也。参、术、茯苓以补脾气而益卫，归、芎以养肝木而调荣，白芍泻肝而能和脾，肉桂辛能散风平木，木得桂而枯也。又曰：白术、茯苓能壮脾而除湿，川芎、肉桂能入肝而驱风，故能疗泄泻而除风湿，此即十全大补去地黄、甘草、黄芪也。为阴气内结，故去甘寒而加辛热，结者散之也。

《玉机微义》曰：此方名治风而实非治风，乃补血和血益胃之药，血痢而挟湿者，实可倚伏。

断红丸《济生》　治久下血，面色痿黄，精神虚惫，下元虚弱。

侧柏叶炒黄　续断酒浸　鹿茸醋煮　附子炮　黄芪酒炒　阿胶炒珠　当归各一两　白矾枯，五分

醋煮米糊为丸，米饮下。或用四君子煎汤送下。

约荣煎景岳　治血热便血，无论脾胃、小肠、大肠、膀胱等证，皆宜用此。

生地　芍药　甘草　续断　地榆　黄芩　槐花　芥穗炒焦乌梅

水煎，食前服。气虚加参术，气陷加升麻。

寿脾汤景岳　治中气亏陷，大便脱血不止，或妇人无火崩淋等证。

白术　当归　山药　炙草　枣仁　远志　炮姜　莲肉去心，炒人参

水煎服。下焦虚滑加鹿角霜，气虚加黄芪，阳虚加附子，气陷加炒升麻，去血过多、心跳不宁加熟地。

结阴丹　治结阴便血。

枳壳炒　威灵仙　黄芪　陈皮去白　椿根白皮　首乌　荆芥穗

各五钱

为末，酒糊丸，陈皮饮入醋少许煎，温下。

此方用枳壳以破滞气；灵仙宣通五脏，通行十二经络；黄芪补气；陈皮理逆气；椿皮苦燥湿，寒胜热，涩收敛，入血分而涩血；首乌甘益血、涩敛血；荆芥通利血脉，散瘀破结。加酒者，和血行气，以助药力也。

平胃地榆汤《宝鉴》　治酒湿伤胃，肠鸣腹痛泄泻，便后见血，食则呕酸，心下痞，恶冷物，口干，烦躁不得卧，手足指冷，脉弦细而微迟。

苍术　升麻　附子炮，各一钱　地榆七分　白术　陈皮　茯苓　厚朴　炮姜　葛根各五分　炙草　当归　神曲炒　白芍　智仁　人参各三分

加姜、枣煎。一方有香附，无附子、智仁。

肠澼下血方

当归和血散东垣　治肠澼及湿毒下血。

熟地　当归酒洗　青皮　槐米　荆芥　川芎　白术　升麻

水煎服，或空心米饮调下。

升麻补胃汤东垣　治夏月食冷物，肠澼下血，腰沉沉然，腹中不痛，血色紫黑，此阳明少阳经血证，湿毒也。

升麻　柴胡　防风各钱五分　黄芪　羌活各一钱　独活　丹皮　白芍　熟地　生地　甘草炙，各五分　葛根　当归各三分　肉桂少许

水煎，分二服。

升阳除湿和血汤东垣　治肠澼下血，远射四散，腹中大作痛，乃阳明气冲，湿热毒作也。

生地　丹皮　甘草半生半炙，各五分　白芍钱半　黄芪一钱　升麻七分　熟地　当归　苍术　秦艽　肉桂各三分　陈皮二分

水煎。

益智和中汤东垣　治肠澼下血红或紫黑，腹中痛，右三部脉，中取弦按之无力，关脉甚紧，肌表凉，肌皮热而恶寒，喜热物熨之，内

寒明矣。

　　白芍钱半　当归　黄芪　炙草各一钱　升麻　柴胡　丹皮　葛根　益智仁　半夏各五分　桂枝四分　肉桂一分　炮姜少许

　　水煎，温服。

　　升麻除湿防风汤东垣　治大便秘塞，或里急后重，数至圊而不能便，或少有白脓或血，慎勿利之，利之则必至重病，反郁结而不通。

　　苍术酒炒，四钱　防风二钱　茯苓　白术　白芍各一钱

　　加姜、枣煎。胃寒泄泻，加智仁、半夏。

　　刘宗厚曰：饮食入胃，输精心肺，气必上行，然后下降。若脾胃有伤，不能上升，反下流肝肾而成泄利者，法当填补中气，升之举之，不可疏下，此东垣发前人所未发也。

　　凉血地黄汤　治肠澼下血。

　　黄柏炒　知母炒　槐米炒　熟地　当归各五分

　　水煎，温服。如小便涩，脐下闷或后重，调木香、槟榔末各五分。里急后重不去者，当下之。

肠风脏毒方

　　槐花散《本事》　通治肠风脏毒下血。

　　侧柏叶杵　槐花炒　荆芥炒黑　枳壳炒

　　等分为末，米饮下。本方除侧柏叶、荆芥，加当归、黄芩、防风、地榆，酒糊丸，名槐角丸。治同。侧柏养阴燥湿，最清血分。槐花疏肝泻热，能凉大肠。荆芥散瘀搜风，为风病血病之要药。枳壳宽肠利气，治痢痔肠风之良品。

　　蒜连丸　治肠风下血，血色淡浊。

　　黄连不拘多少，研末　独蒜头一个，煨熟

　　和杵丸，或以香附末加百草霜，米饮调服，入麝香少许，其应尤捷。

　　黄连散　治肠风下血，便溺阻隔，疼痛不止。

　　鸡冠花　黄连　贯众　乌梅去核　大黄各一两　炙草三钱

　　为细末，每二钱，米饮下。

地榆散《良方》 治肠风热证下血。

地榆 黄芩 黄连 栀子 茜根 茯苓

入薤白五寸同煎，食远温服。

加减四物汤东垣 治肠风下血。

当归 川芎 枳壳 荆芥 甘草 槐花炒 侧柏 地榆 条芩 防风 生地 乌梅

加姜煎，空心服。

黄连丸 治肠风便血，痔疮肿痛。

黄连 吴萸

二味等分，用滚汤同漉过，同炒，拣开，各为末，米糊丸。粪前红服茱萸丸，粪后红服黄连丸，俱用酒下。

脏连丸 治远年近日肠风脏毒下血。

黄连 槐米 枳壳 防风 甘草 槐角 香附 牙皂 木香

上用陈仓米三合，同香附另研后，将余药共为末，以猪大肠二尺许，洗净，以前末装入缚定，入水于砂锅内，煮烂如泥，取起和药，捣和为丸，空心米饮下。忌面、蒜、生、冷、煎、炙之物，一料病痊。

卷柏丸 治脏毒气虚下血。

卷柏焙 黄芪

等分为末，米饮下。

人参樗皮散 治脏毒挟热。

人参 樗根白皮东引者，去粗皮，醋炙

等分为末，米饮或酒下。人参甘以补气，樗皮苦燥湿而寒解热、涩收脱，使虚者补而陷者升，亦劫剂也。初起勿用。

简便方

大便下血，用槐米、荆芥穗等分为末，酒服。又方用血余五钱烧灰，鸡冠花、柏叶各一两为末，临卧酒服二钱，每早以温酒一盏投之，一服见效。

风毒下血不止，用侧柏叶，春采东，夏采南，秋采西，冬采北，洗，炙为末，每二钱，米饮下。名四季侧柏散。

卷 八

目 录

汗病门

总　论

张景岳曰：汗由血液，本乎阴也。经曰：阳之汗，以天地之雨名之是也。然汗发于阴而出于阳，此其根本则由阴中之荣气，而其启闭则由阳中之卫气。故凡欲疏汗而不知荣卫之盛衰，欲禁汗而不知橐龠之牝牡，亦犹荡舟于陆，而驾车于海耳。

汗病脉候

肺脉软而散，当病灌汗。肺脉缓甚，为多汗；皮肤涩〔批〕肤涩者，荣血内涸而尺脉滑，谓之多汗。汗出如胶之黏，或淋漓如雨，揩拭不逮者，难治；汗出而喘甚、汗出而脉脱、汗出而身痛甚、汗出发润至巅、汗出如油、汗如珠之凝者，皆不治。

自汗盗汗各有冷热之分

李士材曰：心之所藏，在内者为血，在外者为汗。汗者，心之液也，而肾主五液，故汗证未有不由心肾俱虚而得之。心阳虚，不能卫外而为固，则外伤而自汗；肾阴虚，不能内荣而退藏，则内伤而盗汗。〔批〕火盛而汗出者，以火烁阴，阴虚可知也；无火而汗出者，表气不固，阳虚可知也。然二者之汗，各有冷热之分。因寒气乘阳虚而发者，汗必冷；因热气乘阴虚而发者，汗必热。虽然热火过度，亢则害，承乃制，反兼胜己之化，而为冷者有之，此又不可不察也。

自汗之证

凡汗出不分寤寐、不由表发、身无劳动而自然汗出者，曰自汗。《准绳》云：五脏六腑表里之阳，皆心主之以行。其变化随其阳气所在之处而生津，亦随其火扰所在之处泄而为汗，是汗尽由心出也。然脏腑又必以十二经脉为要，是司其出入行气之隧道。荣行脉内以滋阴血，卫行脉外以固阳气。若内之脏腑与外之经络离居，则两者出入之机皆废。于是邪在于内则元府不密，而汗从腑脏出；邪在于表则腠理不固，而汗从经脉出。所以自汗之由，不可胜计。凡伤风、伤湿、中暑、风温、柔痓、气虚、血虚、脾虚、胃虚、亡阳、痰饮、惊怖、劳役、房室、痈疡、产褥，皆能令人自汗。至脏腑之阴拒格卫气浮散于外，或胃气虚衰水谷之气脱散，或肺气微弱不能宣行荣卫而津脱者，病虽重，尚有可治。独三阳之绝汗出，则不可治矣。

阴中无阳汗随气泄

张景岳曰：汗证有阴阳。阳汗者，热汗也；阴汗者，冷汗也。人但知热能致汗，而不知寒亦致汗。所谓寒者，非曰外寒，正以阳气内虚，则寒生于中而阴中无阳。阴中无阳，则阴无所主而汗随气泄。故凡大惊、大恐、大惧皆能令人汗出，是皆阳气顿消，真元失守之兆。至其甚者，如病后产后，或大吐大泻、失血之后，必多有汗出者，是岂非气去而然乎？故经曰：阴胜则身寒汗出，身常清。仲景曰：极寒反汗出，身必冷如冰，此皆阴汗之谓也。治此者，当察气虚之微甚。微虚者，略扶正气，其汗自收；甚虚者，非速救元气不可，即姜、桂、附子之属必所当用。

五脏虚汗

李士材曰：肺虚者，固其皮毛，黄芪六一汤、玉屏风散俱见后。脾虚者，壮其中气，补中益气汤见劳倦、四君子汤见脾胃。心虚者，益其血脉，当归六黄汤见后。肝虚者，禁其疏泄，白芍、酸枣仁、乌梅。肾虚者，助其封藏，五味、山茱肉、龙骨、牡蛎、地骨皮、远志、五倍子、何首乌。五脏之内，更有宜温、宜清、宜润、宜燥者，不胶于一定之法，自可应无穷之变也。

阴虚阳虚自汗

阴虚，阳必凑，故发热自汗，当归六黄汤见后加地骨皮。阳虚，阴必乘，故发厥自汗，黄芪建中汤，甚者加附子或芪附汤俱见劳损。阴阳俱虚，热不甚，寒不甚，春秋用桂枝，秋冬用黄芪。脉证无热者，亦用桂枝；脉证有热者，亦用黄芪。

冷汗自出

身温如常而汗出冷者，或身体冷而汗亦冷，别无他病，黄芪建中汤见劳损加浮小麦少许煎。痰证冷汗自出，四七汤见气或理气降痰汤见后。《医统》云：脾虚泄泻，遍身冷汗，遇泻则无汗，不泻则有汗〔批〕泻则无汗，不泻自汗，此大虚之候也，宜理中汤见中寒。

湿胜自汗

李东垣曰：西南，坤土也，在人则为脾胃。阳之汗，以天地之雨名之。蒸气为云，淋漓骤注者，湿胜也。阴滋其湿为雨露，此阴寒隔火热也。隔者，解也。仲景云：汗多亡阳，阳去则阴胜。表阳虚极甚为寒中，湿胜则声音如从瓮中出。相家有言：土音如居深瓮里。言其壅也、远也、不出也，其为湿也，审矣。又知此二者亦为阴寒。经云：气虚则外寒，虽见热中，蒸蒸为汗，终属大寒。知始为热中者，表虚无阳，不任外寒，终传为寒中者，多成寒痹矣。夫色以候天，脉以候地，形者乃候地之阴阳也。故以脉气候之，皆有形可见也，宜周卫汤见后。

胃湿作汗自汗发热

火气上蒸，胃中之湿亦能作汗，可用凉膈散见火。阴火乘阳，自汗〔批〕自汗亦有风实者，故外感初证多自汗短气，口渴无味，发热昼甚，补中益气加黄柏生地汤见热病。

内伤气虚自汗

内伤气虚自汗，补中益气汤见劳倦加麻黄根、浮小麦升、柴俱用蜜水拌炒，欲其引参、芪至表，故又不可缺。脉洪大、心火上炎者，加五味子、麦门冬、黄连各一钱。左关脉浮弦，挟风邪也，加桂枝、白芍。阳虚甚者，加附子。尺脉虚大者，加知、柏、熟地，去升、柴。

气逆气虚下元虚冷自汗

气不顺而自汗不止，小建中汤见劳损加木香，理气使荣卫调和，气顺则津液通行，而自汗自止。气虚多汗，调中益气汤见劳倦。肺虚少气自汗，五味子汤见咳嗽或补气汤见后。下元气虚，手足厥冷，吐利自汗，正元散见后。

自汗经年累月

常自汗出，经年累月者，多用黑锡丹见眩运，久病及大病新愈者，亦可用此。若不宜热补，须交济其阴阳自愈，当以灵砂丹见呕吐主之。凡此皆为无他病而独汗出者设，非有兼病也。

涩药止汗汗愈不收

服药止汗固表无效，愈涩而汗愈不收止，可理心血。盖汗乃心之液，心无所养，不能摄血，故溢而为汗，宜大补黄芪汤见后再加酸枣仁。有微热者，更加石斛，兼下灵砂丹见呕吐。

盗汗之证

凡眠睡而汗出，醒则倏收者，曰盗汗，亦曰寝汗。《汇参》云：卫气至夜行于阴，火与元气不两立。故火盛则阳衰，卫与阳一也，阳虚则卫虚，所虚之卫行阴，当瞑目之时，则更无气以固其表，故腠理开、津液泄而为汗。迨寤则目张，其行阴之气复散于表，则汗止矣。经曰：肾病者，寝汗憎风，谓肾伤则阴虚故也。仲景《伤寒论》谓：阳明病当作里实而脉浮者，必盗汗。又三阳合病，目合则汗。成无己谓：伤寒盗汗，非若杂病者之责其阳虚而已，是由邪在半表半里使然也。《准绳》曰：无己释仲景固善矣，抑未为至当。虚劳虽病之人，岂可独责其阳虚而不有阴虚者乎？盖因《金匮要略》叙杂病云：平人脉虚弱微细，善盗汗。又以巢氏《病源》以虚劳之人盗汗，有阳虚所致，因即谓杂病之盗汗，悉由阳虚。且以《金匮》言之：脉虚弱者，乃阳气之虚；脉细弱者，乃阴气之虚，何独举阳而遗阴也？然虚劳之病，或得于大病后，阴气未复，余热尚留；或得之劳役七情色欲之火，衰耗阴精；或得之饮食药味，积成内热，皆有以损伤阴血，衰惫形气。阴气既虚，不能配阳，于是阳气内蒸，外为盗汗，灼而不已，阳能久留而不散乎？

《集解》云：肾液入心为汗。汗者，阳气也。阳气者，卫气也。卫气昼行阳则为气、为汗，夜行阴则为液、为血。若盗汗者，其行阴之气反窃而外出，以行阳也。

阴虚有火盗汗发热

汗者，心之阳。寝者，肾之阴。阴虚睡熟，卫外之阳乘虚陷入阴中，表液失其固卫，故濈濈然汗出，觉则阳气复而止矣。宜润剂者，当归六黄汤；宜燥剂者，正气汤；若无内热者，宜防风散或白术散俱见后。

肝火盗汗虚实

肝火，当归芦荟丸。实者，凉膈散、三黄丸俱见火门。身热加①地骨皮、柴胡、黄芩、秦艽。肝虚加酸枣仁，肝实加龙胆草。右尺实，加知母、黄柏。烦心，加黄连、生地、当归、辰砂、麦冬。脾虚，宜人参、白术、白芍、山药、扁豆、浮小麦。

头 汗

张景岳曰：头汗之证有二，一为邪热上壅，一为阳气内脱。盖头为诸阳之会，若身无汗，则热不得越，而上蒸阳分，故但头汗出也。治热蒸者，可清、可散；甚者，可下。至若气脱一证，多以妄下伤阴，或克伐太过，或泄利不止，以致阴竭于下则阳脱于上，小水不通而上见头汗〔批〕经曰：头汗出，小便难者，死，则大危矣。

头汗额汗

海藏云：头汗出，剂颈而还，血证也。额上偏多，何也？首者，诸阳之会，故热熏蒸而汗出也。额上偏多，以部分左颊属肝，右颊属肺，鼻属中州，颐属肾，额属心。三焦之火，涸其肾水沟渠之余，迫而上入于心之分，故发为头汗。额上偏多者，属心之

---

① 加：原作"如"，据文义改。

部，而为血证也。饮酒、饮食头汗出者，亦血证也。盗汗、自汗传而为头汗，或下之心下痞者，俱用血证例治之。用气药导之则痞满益甚，而又下之，故变而为中满、鼓胀，非其治也。独益中州脾土，以血药治之，其法无以加矣。

头顶出汗饮食头汗鼻汗

《石室秘录》云：凡人头顶出汗，乃肾火有余。法当滋肾水、清肺金之化源，方用桑叶、熟地、五味、麦冬为末，蜜丸，白水吞下。每饭之时，头汗如雨者，此胃火胜也，方用元参、麦冬、天冬、生地、五味、枣仁为末，蜜丸，白水吞下。赵氏云：食汤饭酒面，使热蒸于上，故头面汗出，此阴虚不能以附阳也，宜当归六黄汤见后。又有鼻汗者，凡遇饮食则鼻上多汗，此肺虚热乘也，宜益肺凉血，可用人参固本丸见劳损。

小儿额汗

陈飞霞曰：小儿脏腑娇嫩，肤腠未密，或重衣厚被，致内脏生热，热搏于心，故心液不能自藏，而额汗出也。额为心之位，宜收敛心气，固心血，其汗自止，宜团参汤见情志。

血虚心汗

别处无汗，独心孔一片有汗，思虑多则汗亦多，此病在心，宜养心血。獖猪心一个，破开，带血入人参、当归二两缝之，煮熟，去药，只吃猪心，仍以艾汤调茯神末服之。赵氏云：思伤心脾，致令汗出心孔，宜生脉散见暑或六味地黄汤见劳损。

腋汗阴汗

赵之弼曰：有液①汗者，两腋之下动则有汗，此肝虚热乘也，宜补肝养血，可用六味地黄丸见劳损。有阴汗者，谓至阴之处或两腿挟中，行走劳动，汗出腥秽，宜以泽泻为末，盐汤下之。

---

① 液：疑作"腋"。

泄风证治

经曰：泄风之状多汗，汗出泄衣上，口中干，上①渍其风，不能劳事，身体尽痛则寒，补中益气汤见劳倦加羌活、防风。

［按］泄风有风，故痛；汗多亡阳，故寒。

无　汗

经曰：夺汗者无血，夺血者无汗。东垣云：真气已亏，胃中火盛，汗出不休，胃中阴气已竭。若阴火已衰，无汗反燥，乃阴中之阳、阳中之阳俱衰。四时无汗，其形不久，湿衰燥旺，理之常也。其形不久者，秋气主杀，生气乃竭。生气者，胃之谷气也，乃春少阳生发之气也。

阳虚荣虚不能作汗

阳虚不作汗，节庵再造散见后。荣虚不作汗，景岳大温中饮。又阳明温暑时证，大热大渴，津液枯涸，阴虚不能作汗，景岳归葛饮俱见感冒。

收汗止汗之法

张景岳曰：收汗止汗之剂，如麻黄根、浮小麦、乌梅、五味子、黑小豆、龙骨、牡蛎之属。一曰黄芪得防风而力愈大，一曰官桂最能实表。凡汗出太多不能收者，用五倍子为末，以唾津调，填脐中，用帛缚定，过宿即止；或用何首乌末填之，亦效。

［按］麻黄气悍而轻，阳药也。用其根者，取其阳中之阴耳，此即从阳引阴，归根之义。牡蛎咸寒，肾家药也。用以止汗者，以肾液入心为汗，故止汗又宜固肾。小麦生于阳至，成于阴至，内阳而外阴也。用其麸者，亦取其阳中之阴耳。一云小麦养心，用其麸敛心液也。

病后自汗两目不明治案

洪玉友曰：一人病后自汗如洗，每日更衣数次，但能言，两

---

① 上：原作"止"，据《素问·风论》改。

目不见人。余用归脾汤二大剂，旧蒲扇二柄烧灰为引，服后汗止目明，但饱胀、小便不通，皆谓骤补之过。余曰：非也。又用八味地黄汤加牛膝、车前子二剂，溲便如泉而安。

盗汗七年治案

海藏治一童子盗汗七年，诸药不效。先以凉膈散见火泻胸中相火，次以三黄丸泻心火以助阴，则肾水还本脏，元府闭而汗自已矣。盖肾主五液，化为五湿，肾水上行，乘心之虚，心火上炎而入肺，欺其不胜，皮毛以是开而湿为汗出也。

严州有僧，每就枕汗出遍身，衣被皆透，二十年不能疗。后采带露桑叶，焙干为末，空心米饮下二钱，数日而愈。

战汗治案

景岳云：尝治一老翁陡患伤寒，初起即用温补调理，至十日之外，正气将复，忽尔作战，自旦至辰不能得汗，寒栗危甚。余以六味回阳饮入人参一两，姜、附各三钱，使之煎服，下咽，少顷即大汗如浴，时将及午而浸汗不收，身冷如脱，鼻息几无。余以前药复煎与之，急令再进，遂汗收神复，不旬日而起矣。呜呼！发汗用此，而收汗复用此，世人罕有知其妙者，不知汗之出与汗之收，皆元气为之枢机耳。故余纪此，欲人知阖辟之权不在乎能放能收，而在乎所以主之者。

汗出不治证

汗出如胶之黏，或淋漓如雨、揩拭不逮者，难治。汗出而喘甚、汗出而脉脱、汗出而身痛甚、汗出发润至巅、汗出如油、汗如珠之凝者，皆不治。肤涩者，荣血内涸也。

汗病门方

玉屏风散 治气虚表弱，自汗恶风〔批〕凡五脏风，皆自汗恶风。

黄芪炙，一两　白术炒，二两　防风一两

为末，每服三钱。

阳虚畏风自汗与伤寒自汗不同，彼责之邪实，此责之表虚，故补散各异。黄芪补气，白术益脾，防风为风药卒徒，引芪、术以益卫固表，故名曰玉屏风散。

东垣曰：黄芪得防风而功益大，以其相畏而相使也。

局方牡蛎散 治诸虚不足及大病后体虚津液不固，常常自汗。

炙芪 麻黄根 牡蛎煅，淬醋中，各二钱半

加浮小麦百粒煎，食远温服。

陈来章曰：汗为心之液，心有火则汗不止。牡蛎、小麦咸凉，去烦热而止汗。阳为阴之卫，阳气虚则卫不固，黄芪、麻黄根甘温，走肌表而固卫也。

人参建中汤 治虚劳自汗。

炙草 桂枝 生姜各三两 大枣十二枚 芍药六两 胶饴一升 人参二两

水煮六味，去渣，内胶饴烊尽，温服。

大补黄芪汤魏氏 治虚弱自汗。

人参 白茯苓 肉苁蓉 熟地 黄芪 白术 当归 防风 枣皮 炙草 五味子 肉桂

加姜、枣煎。

理气降痰汤 治痰证冷汗自出。

半夏 陈皮 茯苓 甘草 桔梗 枳壳 香附 桂枝 栝楼 水煎宜加白术、白芍。

周卫汤东垣 治湿胜自汗。

黄芪炙 麻黄根各一钱 生甘草 归尾 黄芩 半夏洗，各五钱 猪苓 羌活各七分 麦冬去心 生地黄各三分 五味子七粒 苏木 红花各一分

煎，稍热服。

《汇参》云：东垣此方，虽曰胜湿，内有血药，实润剂也。亦可以治自汗而血涸津脱者。

羌活胜湿汤东垣 治湿热合邪，汗出不休。

甘草炙，三钱 黄芪七分 生甘草五分 生黄芩 酒黄芩各三分

人参三钱　抚川芎　藁本　防风各三分　独活三分　升麻　柴胡各五分　蔓荆子　细辛各三分　薄荷一分

水二盏煎，后入细辛等三味再煎，热服。

东垣曰：此因天寒，阴雨寒湿相杂，又因事劳役、饮食失节，恶寒胸闷，时燥热，头目昏愦，食少，乃胃外阴火炽甚，与雨之湿气挟热，两气相合，兼见风邪，以风药去其湿，以甘药泻其热也。

正元散　治下元虚冷，自汗厥逆，呕吐痛泻。

红豆炒　炮姜　陈皮去白　人参　焦术　炙草　茯苓　肉桂去粗皮　川乌炮　附子炮　山药姜汁炒　川芎　乌药　葛根　炙芪

共为细末，加姜、枣、盐少许煎，食前服。

当归六黄汤　治盗汗之圣药。

当归　炙芪各二钱　生地　熟地　黄连　黄芩　黄柏各一钱

水煎服。

盗汗由于阴虚，当归、二地三者所以滋阴。汗由火扰，芩、柏、黄连三者所以泻火。湿无热不作汗，湿得热蒸则汗出，汗因腠理不固，倍用黄芪，所以固表也。

李时珍曰：当归六黄汤加麻黄根治盗汗甚捷，盖其性能行周身肌表，引诸药至卫分，而固腠理也。

蔡氏曰：按此盗汗与伤寒盗汗不同。伤寒盗汗，邪在半表半里，故以和表为主，古法以小柴胡加桂主之。此属阴虚，故以补阴为主。

李士材曰：阴虚则元气有降而无升，而复用此苦寒肃杀之剂，得毋犯虚虚之戒乎？惟火气强者宜之，不然苦寒损胃，祸弥深耳。

柏子仁丸　治阴虚盗汗。

柏子仁炒，研，去油　半夏曲　牡蛎煅，醋淬七次，焙　人参　麻黄根微炒　白术　五味子　浮面炒

共为末，枣肉捣丸，空心米饮下。

陈来章曰：心血虚则睡而汗出，柏子仁味甘辛平，养心宁神为君；牡蛎、麦麸咸凉，清燥收脱为臣；五味酸敛涩收，半夏温

能作汗，和胃燥湿为佐；麻黄根专主肌表，引参术以固卫气为使。

正气汤 *治阴分有火盗汗。*

黄柏炒　知母炒，各二钱　炙草六分

水煎，食远热服。

生地黄煎 *治阴火盗汗。*

生地　当归　黄芪炙　炙草　麻黄根　浮小麦　黄连　黄芩
黄柏

水煎，食远热服。

神效麦麸汤 *治心虚盗汗。*

麦麸炒黄色　防风　白术炒　牡蛎醋煅，淬　黄芪炙

加枣二枚煎，调辰砂妙香散极效。

黄芪六一汤 *治阴阳俱虚盗汗。*

黄芪炙，六钱　炙草一钱

水煎，食远服。

黄芪汤《济生》　*治阴阳偏虚，自汗盗汗不止。*

炙芪　熟地　白苓　天冬　麻黄根　肉桂　龙骨　小麦炒　五
味子　防风　当归　炙甘草

加姜煎服。冷汗加熟附子，发热自汗加石斛。

再造散 *治头痛发热，项脊强，恶寒无汗，用发汗药二三剂汗不
出者，庸医遂以麻黄重药及火劫取汗，每多误人，不知此阳虚不能作
汗，名曰无阳证。*

黄芪　人参　甘草　熟附　细辛　羌活　川芎

水二钟，煨姜三片，枣二枚，煎，再加芍药一撮，煎三沸，
温服。

经曰：阳之汗以天之雨名之，太阳病汗之无汗，是邪盛而真
阳虚也。故以参、芪、甘草、姜、桂、附子大补其阳，而以羌、
防、芎、细发其表邪，加芍药者，于阳中敛阴，散中有收也。

陶节庵曰：人第知参、芪能止汗，而不知其能发汗，以在表
药队中则助表药而解散也。东垣、丹溪治虚人感冒，多用补中益
气加表药，即同此意。切庵曰：汗即血也，血和而后能汗，故加

芍药，亦以调荣耳。

滋阴补肾丸　治手足汗。

黄柏　知母　熟地　归身　牛膝　茯苓　泽泻

共为细末，蜜丸，白汤送下。

黄芪固真汤　治小儿病后气血虚，或潮热自汗日久，令人黄瘦，失治则变蒸疳。

黄芪　人参　白术　当归　炙草　龙眼肉

水煎服。

牡蛎白术散《宣明》　治饮酒中风，则为漏风汗多，食则汗出如洗。

牡蛎煅，三钱　白术一两二钱五分　防风二两五钱

共为末，每一钱，温水调下。恶风倍白术，面肿倍牡蛎。

此即酒风，其状或多汗，常不可单衣，食则汗出，甚则身汗喘急，恶风衣濡，口干善渴，不能劳事。

止汗红粉

麻黄根　牡蛎煅　赤石脂　龙骨

为细末，绢袋盛，扑于身上。

补气汤　治肺虚少气自汗。

人参　麦冬　五味　黄芪君　桔梗　甘草

水煎。

防风散　治盗汗无内热者。

防风五钱　川芎二钱半　人参一钱二分半

为细末，每二钱，临卧米饮调下。

白术散　治自汗盗汗，极效。

白术半斤，切作块　浮小麦一升

水一升同煮干，再加水煮白术透软，取出切片晒干，去麦不用，为末。另用浮小麦煎汤，或炒黄芪煎汤，调下二三钱。

简便方

虚证大汗不止，先将五倍子一个研末，醋调作小饼子，内入脐中，以布扎之，后以蒲扇烧灰，多加糯米粉和匀，袋盛，遍身

扑之，虚汗自止。

止汗法，用川郁金研细末，临卧以津调涂乳上。一法以龙骨、牡蛎、糯米等分，研末扑之。一用旧蒲席烧灰，酒调服。

止盗汗，经霜桑叶末，茶调服。豆豉微炒，酒渍服。

自汗如浴，每日三五回者，用归脾汤加龙骨、牡蛎、烧败蒲扇、炒小麦，水煎服。

自汗不止，用糯米、浮小麦同炒研末，每三钱，米饮下，或煮猪肉点食。

疟病门

总　论

李士材曰：经言夏伤于暑，秋为痎疟，又言痎疟皆生于风，又言风寒之气不常，又言汗出遇风及得之以浴，此皆以风寒暑湿为言也。语温疟则曰：风寒中肾。语瘅疟则曰：肺素有热。夫冬寒既可以中肾，则心肝脾肺四脏，独无令气之邪，可以入客乎？肺热既可以成疟，则肝心脾肾之气，郁而为热者，独不可以成疟乎？然语六气者，道其常；语五脏者，尽其变也。须知风与暑，阳邪也；寒与水，阴邪也。夏伤于暑，汗出腠开，当风沐浴，凄清之寒伏于皮肤，及遇秋风新凉束之，表邪不能外越，阴欲入而阳拒之，阳欲出而阴遏之，阴阳相薄而并疟作矣。浅者，病在三阳，随卫气以为出入而一日一作；深者，病在三阴，邪气不能与卫气并出，或间日、或三四日而作。作愈迟者，病愈深也。〔批〕病初邪浅者，卫行未失常度，其邪日与卫会，故日作；病久邪深者，卫行迟失常度，其邪不能日与卫会，故间日作；时有间二日、三日，或至数日者，卫气行愈迟，会愈迟，故作亦迟也。卫气流行，每日平旦会于风府。而邪气中人，从颈项历风府，下循背腰，日下传脊之一节，邪与卫会日晚，故作日益晏也。邪传下极骶冲，其气复上行，邪与卫会日早，故作日益早也。经之论疟，无漏义矣。而杨仁斋、朱丹溪又分痰与食、饮与血、瘴与劳与牡，此不过疟之兼证耳，非因此而成疟者也。故治法有汗欲其无汗，养正为先；无汗欲其有汗，散邪为急。邪在阳者，取汗易；邪在阴者，取汗难。必欲由阴而阳、欲晏而早，乃得之也。又热多者，凉药为君；寒多者，温药为主；至于痰、食、血、饮、瘴、劳与牝之证，各随其甚者而兼理之。总之，脉实、证实者，攻邪以治标；脉虚、证虚者，补正以治本。久疟必虚，惟人参、生姜各一两，连投二服，于未发之前莫不应手取效。贫困者，白术可代；血亏，当归可代。近世不明表里虚实，辄用知母、石膏、芩、连、栀、柏，若表未解而得此寒凉，则寒邪愈固；或用常山、草果、巴豆、砒、雄，若正已虚而得此克伐，则元气转伤。故夫绵延不已者，皆医之罪耳，岂病之咎耶？

疟病脉候

仲景云：疟脉自弦。弦数者，多热；弦迟者，多寒。弦小紧者，可下之；弦迟者，可温之；弦紧者，可发汗；浮大者，可吐之。弦短者，伤食；弦滑者，多痰。迟缓者，病自愈；代散则死。久疟复作虚浮、不食者，难治。病久腰脊强急瘛疭者，不可治。寒热脱形而脉坚搏，是为逆。

诸疟不离少阳

喻嘉言曰：疟发必有寒、有热，其寒热之往来适在少阳所主之界，出与阳争，阴胜则寒；入与阴争，阳胜则热。偏阴则多寒，偏阳则多热，即其纯热无寒而为瘅疟、温疟，纯寒无热而为牝疟。要皆自少阳而造其极偏，补偏救弊，亦必还返少阳之界，使阴阳协和而后愈也。谓少阳而兼他经则有之，谓他经而不涉少阳则不成，其为疟矣。脉虽屡迁，而弦之一字，实贯彻之也。〔批〕汪切庵曰：疟之不离乎少阳，犹咳之不离乎肺也。

迟早轻重

张景岳曰：凡疟病自阴而渐阳、自迟而渐早者，由重而轻也；自阳而渐阴、自早而渐迟者，由轻而重也。感邪深者，其发必迟，多致隔日，必使渐早渐近，方是佳兆。故治此者，春夏为易，秋冬为难。

气血阴阳

李梴曰：凡疟须分阴阳。气虚属阳，血虚属阴。春夏属阳，秋冬属阴；自子至巳属阳，自午至亥属阴。邪浅在腑为阳，与卫气并行，故日发；邪深在脏为阴，横连膜原，不能与卫气并行，故间发。卫虚则先寒，荣虚则先热。

伤寒变疟治与杂证不同

李梴曰：伤寒余热未退，重感六淫之气，变而为疟，治法与杂证不同。先寒后热者，柴胡桂枝汤见后；寒多热少名牝疟或单寒者名寒疟，太阳邪变也，柴胡桂姜汤见后。热多寒少，或单热名疸疟、骨节烦疼者名湿疟，阳明邪变也，桂枝白虎汤见后；若寒热相等或先热者名风疟，少阳邪变也，小柴胡汤见呕吐。〔批〕三方以桂枝治太阳，白虎治阳明，柴胡治少阳，意甚明显。渴者，去半夏，加花粉、知母。疟无他证，隔日发，先寒后热，寒少热多，桂枝石膏汤《保命》方，见后。寒热大作，寒栗战动，发热汗出，此太阳阳明合病也，桂枝芍药汤见后主之。服前药寒热转大者，知三阳合病也，桂枝黄芩汤见后和之。挟痰，合二陈；食积，合平胃；溺涩，合五苓；大便闭，合大柴胡；无汗，加葛根、苍术；有汗，加黄芪、白术；夜发，加白芍、桃仁；日久，加常山、槟榔吐之。治疟之法尽矣。

疟 母

疟久不愈，腹中结块，名曰疟母。士材云：此因治之失宜，荣卫虚损，邪伏肝经，胁下有块，当以补虚为主。每见急于攻块者，多致不救，宜六君子汤见脾胃加木香、肉桂、蓬术、鳖甲。《汇参》云：疟属少阳胆经，胆与肝相表里，久疟病在血分，血亦肝所主也，当以鳖甲为君，随证虚实施治。

疟非脾病

刘宗厚曰：暑盛阳极，伏阴在内，人或纳凉入溪澡浴，寒客肌肉之间，或饥饱劳役内伤而病作。肌肉属脾，发则恶寒战栗，乃谓之脾寒耳。实由四气邪郁腠理，夏时毛窍疏通而不为病，至秋气收敛之时，表邪不能发越，故进退寒热，势如凌虐人之状，故以名疟，即四时之伤寒也。十二经皆能为病，古方多兼理内伤取效，由脾胃和，精气通，阴阳和解，诸邪悉散，实非脾病也。世之用发表解肌、温经解寒等法，亦未尝执于燥脾劫剂也。

汪讱庵曰：脾虚恶寒，胃虚恶热，寒热间作，脾亦有之，不独少阳为然也。虽十二经脏皆能为疟，而脾胃受伤者实多，故小柴胡皆脾胃药，其治少阳独柴胡一味而已。严氏宗之，故以之加减而立清脾饮，是明从脾胃论治矣。刘氏之论亦主脾胃内伤，乃不敢翻子和之案，以为非脾病，恐不然也。

暑疟当以汗解

丹溪云：疟得于暑，当以汗解，必先以参、术补剂为君，加柴、葛等发散药，渐而取汗。得汗而虚，又行补养，下体至阴，得汗为难，补药力到，汗出至足方佳。若入阴分，宜用血药引出阳分，古方多用峻剂，恐非所宜。

外邪必用汗解

《准绳》云：丹溪谓疟邪得于四气之初，弱者即病，胃气强者，伏而不得动，至于再感，胃气重伤，其病乃作，此谓外邪必用汗解。虚者先以参、术实胃，加药取汗，唯足厥阴最难得汗，其汗至足方佳。大率取汗非用麻黄辈，但开郁通经，其邪热即散为汗矣。又云：疟发于子半之后、午之前，是阳分受病，其病易愈；发于子半之前、午之后，阴分受病，其病难愈。必分受病阴阳，气血药以佐之，观形察色以别之。盖尝从是法而治。形壮色泽者，病在气分，则通经开郁以取汗；色稍夭者，则补虚以取汗。挟痰者，先实其胃，一二日方服劫剂；形弱色枯者，则不用取汗，亦不可劫，但补养以通经调之；其形壮而色紫黑者，病在血分，则开其阻滞；色枯者，补血调养。夫如是者，犹为寻常之用。至于取汗不得汗，理血而汗不足，若非更求药之切中病情，直达邪所着处，何能愈之乎？

一汗再汗

张景岳曰：古人治疟之法，若久而汗多，腠理开泄，阳不能固者，必补而敛之；若腠理致密，无汗，邪不能解者，必发散之。盖疟本外邪，非汗不能解。然浅者易愈，若病深者，虽有大汗，而热仍不退，屡发屡汗，而疟犹不止，此其所感最深，故不能以一二汗而即愈。当察其强弱，仍渐次再汗，不可谓汗后必无邪也，但当以脉之紧与不紧、头身之痛与不痛、寒热之甚与不甚为辨耳。

以补为散

凡元气虚甚及衰弱之人病疟，不过兼用散邪一二味，以扶养正气为主，使元气不败，则邪气自无所容，此以补为散之法也。

疟病屡散之后，取汗既多，犹不能止者，此必过伤正气，而正不胜邪，疟虽稍愈，余邪未息。治此者，务使元气一振、散者一收，必顿然止矣。

疟药必露

陈飞霞曰：凡疟药必露者，疟乃暑邪之因，露乃肃杀之气。《性理大全》谓：雾属阳，露属阴。雾生物，露杀物。此暑邪逢露即解也。

服药避忌

喻嘉言曰：服药亦有避忌。疟将来，不可服药阻其来；将退，可服药追其去。若疟势正盛，服药与之混战，徒自苦耳。但疟之来去既远，药不相及，五不当一，故服药妙在将来将去之时。

《轨范》云：三日疟则一方不能取效，宜病日用煎剂祛邪，余两日用温补以扶元气。又加避风静养，则庶几矣。

陈飞霞曰：疟疾口渴，不可饮冷水、冷茶并生冷之物，犯之其病益甚，惟以姜汤乘热饮之，此良法也。

截　疟

喻嘉言曰：截者，堵截也。兵精饷足，寇至方可堵截；若兵微城孤，不可截也。在壮盛之体，三四发后，疟势少减，可以截之。其虚弱之人，始终不可截也。误截因致腹胀者，每多坏事。景岳云：惟能于邪正之间，得其攻补之宜，此截之最善者。

痎疟治验

《法律》云：《正传》有二男子，皆年四五十，各得痎疟，三年后发于寅申巳亥日。一人昼发，发于巳而退于申；一人夜发，发于亥而退于寅。昼发者，乃阴中之阳病，宜补气解表，与柴胡汤倍柴胡、人参，加白术、川芎、葛根、陈皮、青皮、苍术；夜发者，为阴中之阴病，宜补血疏肝，用小柴胡合四物汤加青皮。各与十贴，加姜、枣煎，于未发前一时，每日一贴，服至八贴，同日得大汗而愈。

呕吐发疟治验

杨仁斋云：有中年人脏腑久虚，大便常滑，忽得疟疾，呕吐异常，以二陈汤加人参、砂仁，而倍用白豆蔻，一二日病人自觉气脉顿平，于是寒热不作。盖白蔻能消能磨，流行三焦，荣卫一转，寒热自平。《准绳》曰：呕吐发疟之证，审知胸中有澼，而吐以逆流，水煎橘皮汤导而吐之。若吐不出，便可定之、抑之使下，于随证药中加枇杷叶、芦根之属。

劳疟治验

《谈薮》云：张知阁久病疟，热时如火，年余骨立，医用茸、附诸药，热益甚。孙琳投以小柴胡汤，三服脱然。琳曰：此名劳疟，热从髓出，加以刚剂，气血愈亏，热有在皮肤、在脏腑，若在骨髓，非柴胡不可，如得银柴胡，只须一服。南方者力减，故三服乃效也。

牝疟治验

《准绳》云：一妇患牝疟，身痛逾月不瘥。因甚，医欲用姜、附温之。余曰：溽暑未衰，明系热邪，安得有寒而温之？经云：阳并于阴，则阴实而阳虚。阳明虚，则寒栗鼓颌；巨阳虚，则腰背头项痛；三阳俱虚则阴气胜，阴气胜则骨寒而痛，寒生于内，故中外皆寒。此所云"寒"，乃阴阳交争互作之寒，非真寒也，岂得用桂、附温之？乃以升、柴、葛根、羌、防等升以补三阳之虚；以桃仁、红花引入阴分而取阳以出，还于阳分；以猪苓分利之，使不复下陷，一剂良已。

阴虚发疟治验 出赵养葵案

张景岳曰：阴虚血少病疟，发时其寒如冰，其热如烙，面赤如脂，渴欲饮水，热退则不渴，以六味地黄汤见劳损加柴胡、白芍、肉桂，大剂一服可愈。

内伤转疟宜防虚脱治验《寓意草》

袁继明素有房劳内伤，偶因小感，自煎姜、葱表汗，因而发热，三日变成疟疾。余诊其脉豁大空虚，且寒不成寒，热不成热，气急神扬，知为元阳衰脱之候。因谓其父曰：令郎光景窃虑，来日疟至大汗不止，难于救药。倘信吾言，今晚即用人参二两，煎浓汤，频服防危，渠父不以为意。次日五鼓时，病者精神便觉恍惚，扣门请救。及觅参至，疟已先发，余甚彷徨，恐以人参补住疟邪，虽救急无益也。只得姑候疟势稍退，方与服之，服时已汗出沾濡，顷之，果然大汗不止，昏不知人，口流白沫，灌药难入，直至日暮，白沫转从大孔遗出。余喜曰：白沫下行，可无恐矣。但内伤肠滑，独参不能胜任，急以附子理中汤，连进四小剂，人始苏醒能言，但对面谈事不清。门外有探病客至，渠忽先知，家人惊以为祟。余曰：此正神魂之离舍耳。余以独参附子理中驷马之力追之，尚在半返未返之界，以故能知宅外之事。再与前药二剂而安。

推原陆中尊疟患病机及善后法

陆六息先生神健气旺，从来无病。适值奇荒巨寇，忧劳百倍，因而病疟。食饮减少，肌肉消瘦，形体困倦，口中时时嗳气，其候一日轻一日重，缠绵三月，大为所苦。察脉辨证，因知先生之疟，乃饥饱劳逸所感，受伤在阳明胃之一经。夫阳经受病，邪气浅而易愈，乃至为其所苦者，缘医者不知调胃，药与病不相值，反伤其正耳。故饮食减而大便转觉艰涩者，胃病而运化之机迟也；肌肉消瘦者，胃主肌肉也；形体困倦者，胃病而约束之机关不利也；时时嗳气者，胃中不和而显晦塞之象也；至于一日轻一日重者，此人所不经见之证，病机之最当发明者，其候亦阳明胃经之候也。经曰：阳明病恶人与火，闻木声则惕然而惊。又曰：阳明病喜见火、喜见日月光。何经文之自相悖谬耶？不知此正更实更虚之妙义，而与日轻日重之理相通者也。夫阳明得病之始，则邪气有余，故恶人、恶火、恶木音者，恶其助邪也；及其病久，则邪去而正亦虚，故喜火、喜见日月光者，喜其助正也。若是则时日支干之衰旺，其与人身相关之故，可类推矣。盖甲丙戊庚壬者，天时之阳也；乙丁己辛癸者，天时之阴也。疟久食减，胃中之正已虚，而邪去未尽。是以值阳日助正，而邪不能胜，则轻；值阴日助邪，而正不能胜，则重也。迄今吃紧之处，全以培养中气为主。盖人虽一胃，而有三脘之分。上脘象天，清气居多；下脘象地，浊气居多；而其能升清降浊者，全赖中脘为之运用。先生下脘之浊气，本当下传也，而传入肠中则艰，不当上升也；而升至胸中甚易者，无他。中脘素受饮食之伤，不能阻下脘浊气上干清道耳。设中脘之气旺，则水谷之清气上升于肺，而灌输百脉，水谷之浊气下达于大小肠，从便溺而消，胸中何窒塞之有哉？此所以培养中气为亟亟也。所用六味地黄丸，凝滞不行之药，大为胃病所不宜，况于浊气上干，反以浊阴之属扬波助流，尤无所取。今订理中汤一方，升清降浊为合法耳。

疟病治案二条

李士材云：太史杨方壶疟发间日，脉见弦紧，两发后苦不可支，欲行截法。余曰：邪未尽则强截之，未必获效。即使截住，必变他证。不若治法得所，一二剂间，令其自止。方用升麻、柴胡各二钱，提阳气上升，使远于阴而寒可止。黄芩、知母各钱五分，引阴气下降，使远于阳而热自已。以生姜三钱，却邪归正；甘草五分，和合阴阳。一剂而减半，再剂而竟止矣。

又治新安武程修患疟。每日一发，自巳午时起，直至次日寅卯时而热退，不逾一时又发，已及一月，求治于余。余曰：头痛恶寒，脉浮而大，表证方张，此非失汗，必误截也。邪未解而遽止之，邪不能伏，请以八剂，四日服尽，决止耳。用石膏、黄芩各三钱，抑阳明之热，使其退就太阴；白蔻三钱，生姜五钱，救太阴之寒，使其退就阳明，脾胃为夫妻，使之和合，则无阴阳乖乱之愆；半夏、槟榔各一钱五分，去胸中之痰；苏叶二钱，发越太阳之邪；干葛一钱，断入阳明之路。甫三剂而疟止，改用小柴胡倍人参服四剂，补中益气服十剂而愈。

诸疟方治

《医宗必读》云：温疟，先热后寒，受冬月之寒，复因暑气而发，与风疟大略相似。热多者，小柴胡汤见呕吐；寒多者，小柴胡桂枝汤见后。瘅疟，肺素有热，阴气先绝，阳气独发，少气烦冤，手足热而呕，此但热而不寒。盛暑发者，人参白虎汤见暑；秋凉发者，小柴胡汤。风疟，恶风自汗，烦躁头疼，必先热后寒，因感风而得。风，阳邪故也。宜白芷、青皮、苏叶、桂枝、细辛、羌活、柴胡、葛根之类。又热多寒少、筋脉抽搐者，属肝，亦名曰风疟，宜小柴胡加香附、乌药，此治风必先顺气，气顺则风自息也。寒疟，先寒后热，因感寒而得。寒，阴邪故也。无汗恶寒，挛痛面惨，纳凉之风寒、淋浴之水寒先受之，腠中复因秋风凉肃而发，可与发散寒邪，生料五积散见感冒加桂或良姜、干姜之类，甚则附子理中汤见中寒。暑疟，但热不寒，里实不泄，烦渴且呕，肌肉消烁。当盛暑发者，人参白虎汤、香薷饮俱见暑；秋凉发者，小柴胡汤。湿疟，汗出澡浴，或冒雨袭湿，其证身体重痛，肢节烦疼，呕逆胀满，柴平汤见后；便涩者，或胃苓汤见湿加羌活、紫苏。牝疟，寒多不热，气虚而泄，凄惨振振，此久受阴湿，当盛暑时乘凉饮冷，阴盛阳虚，不能制阴，柴胡桂姜汤见后减黄芩、加半夏。食疟，或肥甘无度，或生冷受伤，食滞痰生，饥不能食，食则胀满，宜青皮、陈皮、半夏、草果、砂仁、白蔻之类。实者，生料平胃散见饮食加草果、砂仁；虚者，四兽饮见后。瘴疟挟岚瘴蒸毒之气，岭南地方天气炎，山气湿，湿燥不时，多有风瘴之毒，发时迷闷，甚则狂妄，亦有不能言者，皆由血瘀于心，涎聚于脾，宜凉膈散见火疏通大府，或小柴胡加大黄、槟榔。痰疟，头痛肉跳，吐食呕沫，甚则昏迷卒倒，宜柴陈汤见后加草果，或稀涎散见痰加藜芦、常山、草果吐之。劳疟，遇劳即发，寒热微微，由久病表里俱虚，真元未复，十全大补汤见劳损、补中益气汤见劳倦主之。疫疟，染时行之气，变成寒热，须参运气用药，不换金正气散见瘴、达原饮见疫最妙。痎疟，老疟也，间三日一发，缠绵不去也，蜀漆丸见后。鬼疟，俗以夜发为鬼疟，非也，邪入阴分，发于六阴，宜四物汤见血加知母、红花、升麻、柴胡提出阳分，方可截之。惟时行不正之气，真鬼疟也，平胃散加雄黄、桃仁。

疟病门方

白虎加桂枝汤《金匮》　治温疟，身无寒但热，骨节烦疼，时呕。

知母六两　炙草二两　石膏一斤　粳米二合　桂枝三两

水煮，温服，汗出愈。

喻嘉言曰：《内经》言温疟有二，俱先热后寒。仲景所名温疟，则但热不寒，有似疸疟，而实不同也。疸疟两阳合邪，上熏心肺，肺主气者，少气烦冤，则心主脉者，阳盛脉促，津亏脉代，从可推矣。温疟，脉如平人，则邪未合而津未伤，其所以但热而不寒者，以其人素有痹气，荣卫不通，故疟之发于阳、不入于阴，即入于阴亦不受，所以骨节烦疼、时呕，邪气扞格①之状。有如此者，惟用白虎以治阳邪，而加桂枝以通荣卫，则阴阳和，血脉通，得汗而愈矣。在伤寒病卫强荣弱，卫气不共荣气和谐者，用桂枝汤复发其汗，立愈。此疟邪偏着于阳，桂枝阳药，即不可用，但

---

①　扞（hàn 汗）格：相互抵触，格格不入。

用白虎汤大清气分之热，少加桂枝合阴阳，而两和之乃知仲景之法丝丝入扣也。

又曰：其一为冬感风寒，深藏骨髓，内舍于肾，至春夏时令，大热而始发。其发也，疟邪从肾出之于外而大热，则其内先已如焚，水中火发虽非真火，亦可畏也。俟其疟势外衰，复返于肾，而阴精与之相持，乃始为寒。设不知壮水之主以急救其阴，十数发而阴精尽矣。阴精尽则真火自焚，洒洒时惊，目乱无精，顷之死矣。所以伤寒偏死下虚人，谓邪入少阴，无阴精以御之也。而温疟之惨，宁有异哉？

蜀漆散《金匮》 治牝疟，寒多不热。

蜀漆烧，去腥 云母烧二日夜 龙骨

等分为散，未发前以浆水服半钱匙。温疟，加蜀漆半分，临发时服一钱七①。

喻嘉言曰：疟多寒者，寒多于热，加三七二八分，非纯寒无热也。纯寒无热则为阴证，而非疟证矣。此邪之伏于心下，适在膻中心包之位，心为牡脏，故即以寒多热少之疟，名曰牝疟。用蜀漆散和浆水，吐其心下结伏之邪，则内陷之邪亦随之俱出，一举而荡逐无余矣。蜀漆，常山苗也，常山善吐，不用常山而用蜀漆者，取苗性之轻扬，入重阳之界引拔其邪；合之龙骨，镇心宁神，蠲除伏气；云母安脏补虚，媚兹君主。仲景补天浴日之方，每多若此。

柴胡去半夏加栝楼根汤《金匮》 治疟病发渴，亦治劳疟。

柴胡八两 人参三两 黄芩三两 甘草三两 栝楼根四两 生姜二两 大枣十二枚

水煮，温服。

喻嘉言曰：此仲景治少阳病全体大用之一方也。仲景谓：疟邪盛衰，出入必在少阳表里之间。小柴胡汤，乃伤寒少阳经天然不易之法。渴者去半夏加栝楼实，亦天然不易之法，而施之于少

---

① 七：疑作"匕"。

阳邪传阳明耗伤津液之证，亦为天然不易之法。盖渴虽阳明津竭，而所以致阳明津竭者，全本少阳之邪。观《内经》刺法，渴者取之少阳，非以其木火之势劫夺胃津而然耶。故疟邪进退于少阳，即以此方进退而施其巧：柴胡、黄芩对治木火，人参、甘草扶助胃土，栝楼生津润燥，姜、枣发越荣卫。若夫劳疟之病，其木火盛、荣卫衰、津液竭，亦不待言，故并可施此方以治之也。

三解汤　通治时行三阳经疟。

麻黄　泽泻　柴胡各三钱

水煎。

吴鹤皋曰：疟邪藏于分肉之间，邪正分争，并于表则在表，并于里则在里，未有所并则在半表半里。麻黄辛散，表邪由汗而泄；泽泻咸，引里邪由溺而出；柴胡升阳，平热，居表里之间而和解之也。

柴胡白虎汤　治暑疟，但热不寒。

人参　柴胡　黄芩　半夏　知母　石膏煅　炙草　粳米一撮

生姜、大枣同煎。

桂枝石膏汤《保命》　治疟隔日发，先寒后热，寒少热多。

桂枝一钱　知母　石膏各三钱　黄芩二钱

水煎，分三服。一方加芍药，名桂枝芍药汤，治见前论第六条。

桂枝黄芩汤　治三阳合病，寒热转加。

柴胡一两二钱　黄芩　人参　甘草各四钱半　半夏四钱　石膏知母各五钱　桂枝一钱

水煎。

易老云：此以疟之寒热多少定治法也。若多寒而但有寒者，其脉或洪实或滑，当作实热治之，若便用桂枝，误也。如或多热而但有热者，其脉或空虚，或微弱，当作虚寒治之，若便用白虎，亦误也。所以欲学者，先问其寒热多少，又诊脉以参之，百无一失矣。

麻黄桂枝汤 治夜疟血分有邪，用此发散其血中风寒。

麻黄　桂枝　黄芩　桃仁　炙草　生地　红花　葱白一茎

水煎，热服。

四物小柴胡汤 治夜疟，以此提出阳分。

熟地　白芍　川芎　当归　人参　柴胡　黄芩　法半　炙草

升麻

姜、枣煎。

加味四君子汤 治夜疟已出阳分，以此截之。

人参　白术　茯苓　甘草　常山　槟榔　乌梅

加姜、枣煎，发日晨起服。

二术柴胡汤 治诸疟必用之药。

白术　苍术　柴胡　葛根　陈皮各七分　甘草五分

水煎。若一日发及午前发者，邪在阳分，加枯芩、茯苓、法半；热甚头痛，加川芎、石膏；口渴，加石膏、知母、麦冬。若间日或三日发、午后或夜发者，邪在阴分，加川芎、当归、酒炒芍药、熟地、酒炒知母、酒黄芪、酒红花，提在阳分可截之。若间一日连发、二日或日夜各发者，气血俱病，加黄芪、人参、茯苓以补气，川芎、地黄、当归以补血。若阳疟多汗，用黄芪、人参、白术以敛之；无汗，用柴胡、苍术、白术、黄芩、葛根以发之。若阴疟多汗，用当归、白术、熟地、黄芪、黄柏以敛之；无汗，用柴胡、苍术、川芎、红花、升麻以发之。胃气弱，饮食少，或服截药伤脾胃而食少者，加人参、酒芍药、大麦芽。伤食痞闷或有食积者，加神曲、麦芽、枳实、黄连。痰盛，加姜半夏、南星、枳实、黄连、黄芩。若用截之，加槟榔、常山、青皮、黄芩、乌梅肉。日久虚羸，寒热不多，或无寒而但微热者，邪气已无，只用八珍汤加柴胡、黄芩、黄芪、陈皮以滋补气血。

祛疟散 士材云：虚人久疟不止，用此极效。〔批〕一名截疟饮，得之四明胡君，屡试屡效。

黄芪炙，钱六分　人参　白术　云苓　砂仁　草果　陈皮去白

五味子各一钱　甘草七分　乌梅三枚，去核　姜三片　枣二枚

　　煎。

　　［按］此方表里之邪已透，中气虚弱者可用。

　　柴苓汤《活人》　治疟，热多寒少，口燥心烦，少睡。

　　柴胡　人参　法半　甘草　白术　泽泻　猪苓　茯苓　肉桂

　　加姜、枣煎。

　　喻嘉言曰：此治疟之要方也。然不敢辄入正选，姑存备用者，以五苓利水，恐遇木火乘胃、大耗津液、大渴饮水自救之证，反利其小水，而自犯其律也。用方者详之。

　　柴胡饮子《事亲》　治疟疾，身热目痛，热多寒少，睡卧不安。方见热病门。

　　喻嘉言曰：此即小柴胡去半夏加大黄、当归、芍药，于和法中略施攻里之法，深中肯綮。

　　清脾饮严用和　治疟疾，热多寒少，口苦嗌①干，小便赤涩，脉来弦数。

　　青皮　厚朴醋炒　柴胡　黄芩炒　半夏姜制　茯苓　白术土炒

　　甘草炙　草果仁

　　加姜煎。

　　一方加槟榔。大渴加麦冬、知母，疟不止加酒炒常山一钱，乌梅二个。〔批〕常山劫痰截疟，乌梅敛阴清热。

　　汪讱庵曰：疟为肝胆之邪，然多因脾胃受伤而起。脾属湿土，重感于湿，湿生热，热生痰，故见前证也。脾既受病，木又克之，故用青皮、柴胡以破滞而伐肝，半夏、厚朴以行痰而平胃。茯苓渗湿，黄芩清热，草果辛热，能散太阴之积寒、除痰截疟。盖先去其害脾者，而以白术、甘草调补之也。〔批〕柴胡疏上焦肝气，青皮疏下焦肝气，厚朴平胃，半夏除痰。古云：无痰不作疟，草果能清膏粱之痰。

---

　　① 嗌：原作"溢"，据文义改。《严氏济生方·诸疟门·清脾汤》作"舌"。

吴鹤皋曰：清脾非清凉之谓，乃攻去其邪，而脾为之清也。刘宗厚因草果辛热而识焉，是未达严氏之清矣。

柴陈汤　治痰疟，头痛肉跳，吐食呕沫。

人参　半夏　柴胡　陈皮　茯苓　甘草

加姜、枣煎。

露姜饮　治脾胃痰疟，发为寒热。

生姜四两

和皮捣汁一碗，夜露至晓，空心冷服。

柴平汤　治食滞成疟，复受风暑之气者。

陈皮　半夏　苍术　厚朴　黄芩　人参　柴胡　甘草

姜、枣煎。

四兽饮　治食疟，和胃消痰。

人参　法半　云苓　陈皮　白术　乌梅　炙草　生姜　大枣

水煎，半饥服。

桂附二陈汤　治寒疟，寒多热少，腰足冷。

附子炮　肉桂　法半　陈皮　炙草　云苓

加姜、枣煎服。

鳖甲饮子《济生》　治疟疾久不愈，胁下痞满，腹中结块，名曰疟母。

鳖甲醋炙　川芎　炙芪　草果仁　槟榔　白术炒　陈皮　白芍炒　甘草　厚朴

加姜、枣、乌梅煎。

气滞，加香附、青皮；食积，加神曲、麦芽，或砂仁、楂肉、枳实；积甚，加醋煮山棱、莪术；瘀血，加桃仁、红花；夜发，加川芎、当归；寒滞，加干姜、附子。

汪讱庵：鳖甲咸平属阴，色青入肝，专能益阴补虚；白术补脾气，黄芪补肺气，久疟必由脾虚，必使气足脾运，方能磨积；川芎补肝而行血中滞气，白芍助脾而散肝经邪火，阴阳争故为寒热，二药并和厥阴荣气，气血调则阴阳和矣；槟榔下气攻积，草果暖胃祛寒，厚朴破滞散满，陈皮理气消痰，甘草和中补土也。

《金匮》云：诸久疟及处暑后、冬至前后疟，及非时之间日疟，并当用疟母法治之，以鳖甲为君，上加法即疟母丸也。

加减乌金散 治产后寒热似疟。

厚朴　柴胡　黄芩　麻黄　羌活　草果　半夏　当归　川芎　白芍　熟地　陈皮　茯苓　桔梗　桂枝　苍术　白芷　枳壳　甘草

加姜、葱煎。

［按］此方治表里风寒、食积、气血、痰饮，无不该括。盖诸错杂之邪与五积散相伯仲，若用之于三阴疟有错杂之邪者，必臻至效。

祛疟饮 三发后火盛气强者，可因其衰而减之，立效。

贝母去心　紫苏　橘红　楂肉　枳实　槟榔　柴胡　炙草　知母盐水炒

用水二钟煎一钟，又将渣再煎至八分，并一处，露一宿，临发日早温服一半，未发前一时再温服后半。

平疟养脾丸 此药不发不截，治疟王道剂也。

人参　白术　云苓　陈皮　青皮醋炒　法半　苍术　川朴姜制柴胡酒炒　黄芪炙　猪苓炒　泽泻炒　桂枝　常山炒　鳖甲醋炙　甘草炙　草果仁姜炒

为末，酒煮，面糊丸，米饮下。有痞块，加三棱、莪术。

止疟方 士材

升麻　柴胡　黄芩　知母　甘草　生姜

煎。

常山饮《局方》　治久疟不已，用此截之。

常山烧酒炒，二钱　草果煨　槟榔　知母　贝母一钱　乌梅二枚

姜三片，枣一枚，水酒各半煎。露一宿，临发早，面东空心温服。渣再用酒浸，煎，待疟将发时先服。一方有良姜、甘草，无槟榔。一方加山甲、甘草。

汪讱庵曰：常山引吐行水，祛老痰积饮；槟榔下气破积，消食行痰；知母滋阴，治阳明独胜之火；草果辛热，治太阴独胜之

寒；贝母清火散结，泻热除痰；乌梅酸敛收涩，生津退热，盖敛阴，故能退热也。

李士材曰：常山生用多用则吐，与甘草同用亦必吐。若酒浸炒透，但用钱许，每见奇功。世人泥于老人久病忌服之说，使良药见疑，沉疴难起，抑何愚耶。

何人饮景岳　截疟如神，凡气血俱虚，久疟不止，或急欲取效者，宜此。

何首乌　当归　人参　陈皮　煨生姜

水煎，于发前二三时温服。若善饮者，以酒一钟浸一宿，次早加水一钟煎服，亦妙。

追疟饮景岳　治屡散之后而疟不止，用此截之，曾经屡验。

何首乌　当归　甘草　半夏　青皮　陈皮　柴胡各三钱

用井水、河水各一钟，煎一钟，次亦如之，同露一宿，次早先服一钟，饭后再服一钟。

柴胡桂枝汤仲景　治伤寒发热，微恶寒，肢节烦疼，微呕，心下支①结，外证未去者。

柴胡　桂枝去皮　人参　黄芩　芍药　生姜各一两五钱　甘草炙，一两　半夏二合半　大枣六枚，掰

等分，以水七升煮取三升，去渣，温服。

蜀漆丸《千金》　治老疟、三日疟为宜，或连年不瘥，服三四日定瘥。

蜀漆　知母　白薇　地骨皮　麦门冬去心　升麻各五分　常山一两半　石膏二两，煅　香豉一合　葳蕤　鳖甲　乌梅肉各一两　甘草三钱

为末，蜜丸桐子大，空心服十丸，加至二三十丸。

简便方四条②

截疟神效方：用常山末二钱、乌梅肉四个，研烂，酒调，临发

---

①　支：原作"肢"，据《伤寒论·辨太阳病脉证并治下第七》改。

②　四条：原脱，据底本目录补。

日早服。

李士材云：此截疟必效之方。常山酒浸炒透，即不发吐。

治疟神效方：用蒜不拘多少，研极烂，和黄丹少许，以聚为度，丸如芡实大，候干，每服一丸，新汲水空心面向东吞下。

小儿发疟，多有邪气，须要烧檀速香，以辟其邪，更常熏其衣褓等物，秽气去而邪易除矣。

小儿久疟不止，用大鳖甲，醋炙枯，研末，每用一钱，隔夜一服，清晨一服，时发时一服，无不断者。疟来寒多热少，饮食不思，用良姜一两麻油炒，炮姜一两，共为末，猪胆汁和丸，如芡实大，每服七丸，酒下。胆属肝木，引之入少阳也。

经验疟疾方

真川贝去心，研细末，六两、生半夏另研细末，二两，五月五日午时和合，铜锅内微火炒至嫩黄色，俟冷装入瓷瓶，勿令泄气。每服一分五厘，生姜汁二三匙和药，隔水炖热，在疟未来先时服下即愈。重者加服一次。愈后戒发物及南瓜、鸡蛋、芋艿等。二三月勿至再发。

《敬信录》云：此方得自都门，初不深信，后值患疟者，如法治之，无不神验。因不敢秘，以公于世，幸毋轻视。

痢疾门

总　论

《金鉴》云：痢之为病，里急后重，下痢脓血，小便赤涩。里急者，腹痛积滞也；后重者，下坠气滞也；小便赤涩者，湿热郁滞也，皆因外受风暑湿蒸之气，内伤生冷饮食过度也。白痢自大肠来，大肠与肺为表里，肺主气，故属伤气也；赤痢自小肠来，小肠与心为表里，心主血，故属伤血也。噤口痢者，下痢不食或呕不能食也；水谷痢者，糟粕脓血杂下也；风痢者，似肠风，下清血而有坠痛也；休息痢者，时发时止也；五色痢者，五色脓血相杂而下也。初痢多属湿热，久痢多属虚寒。

痢疾脉候

经曰：肠澼便血，身热则死，寒则生。肠澼下白沫，脉沉则生，浮则死。肠澼下脓血，脉悬绝则死，滑大则生。身不热，脉不悬绝，滑大者生，涩小者亦死，以藏期之。痢疾之脉，沉小微细者吉；洪大浮数者死；沉弦者小重；寸口反浮数、尺中自涩必圊脓；脉微弱者为欲自止，虽发热不死。

里急后重

《集解》云：里急后重，有因火热者，火燥物而性急也；有因气滞者，大肠气壅不得宣通也；有因积滞者，肠胃有物结坠也；有气虚者，中气下陷不能升也；有血虚者，津枯肠燥，虚坐努责是也，当分证论治。脉洪而实为里实，宜下；若脉浮大，慎不可下。或曰：治后重疏通之剂，谦甫水煮木香膏见后、东垣白术安胃散见后等方已尽矣，又有用御米壳等固涩之剂亦愈者，何也？曰：后重，本因邪压大肠坠下，故不能升上而重，是以用大黄、槟榔等泻其所压之邪。今邪已泻，其重仍在者，知大肠虚滑不能自收，是以用涩药固其滑、收其气，亦愈也。然大肠为邪坠压之重，其重至圊后稍减；大肠虚滑不收之重，其重至圊后不减。以此辨之，百不失一也。

后重当和气，积与气坠下者，当兼升、兼消。升谓升麻之类，消谓木香、槟榔之类。

李东垣曰：饮食有伤，起居不时，损其胃气，则上升清华之气反从下降，是为飧泄，久则太阴传少阴而为肠澼，里急后重，脓血相杂，数至圊而不能即便者，专用补中益气汤为主，使升降之道行，其痢不治自消矣。

里急者，腹中不宽快也，亦有虚坐而大便不行者，皆血虚也，血虚则里急后重也。

张景岳曰：里急后重者，病在广肠最下之处，本在脾肾也。盖下焦有热，则热邪下迫；中焦有寒，则寒邪下迫；脾肾之气虚，则气陷下迫。治此者，但当察其所因以治脾肾之本，无有不愈。

然病在广肠，已非食积，食积至此，泻则无留，而所留者惟下陷之气。故若欲出而实无所出，无所出而又似欲出，皆气使然耳。

《汇参》云：气和血行，虚坐努责而不得大便，此为亡血，血虚故也，倍用当归身尾，以生地黄、生白芍、生桃仁佐之，陈皮和之，血生自安。凡后重里逼而得大便者，为有物而然，今但虚坐，知其血虚也。后重积与气坠下，服升消药不愈者，用秦艽、皂角子、煨大黄、当归、桃仁、枳壳、黄连等剂可作丸服。若大肠风盛，其或下坠在活血之后，此为气滞，宜前药加槟榔、木香。其或下坠异常，积中有紫黑色而又痛甚，此为死血证，当用桃仁泥、滑石行之。或口渴及肛门燥辣，是为挟热，加黄芩。或不渴、身不热，喜热手熨温，是为挟寒，加炮姜。

大孔肿痛

张景岳曰：大孔肿痛者，脾胃不和，水谷之气失其正化而恶浊，难堪之味出诸孔道，故痛也。若火因泻陷，阳为阴逐，胃中阳气并逼于下，无从解散，故肿也。无论寒热二痢，大孔皆能为痛，亦由气之陷与不陷耳，但治其痢，痢止则肿痛自散。《法律》云：肛门痛，热留于下也。

腹　痛

张景岳曰：泻痢腹痛，有食积、有实热、有虚寒。食积之痛，必多胀满坚硬，或痛而拒按，宜行气消滞；实热之痛，必有内热之证，大渴引饮，屎硬便赤，宜清热荡邪；虚寒之痛，多由寒气在脏。经曰：痛者，寒气多也。又曰：病痛者，阴也。寒在中者，治宜温脾；寒在下者，治宜温肾。但其痛之甚者，当于温补药中稍加木香以顺其气，或加当归以和其血。若寒在下焦而作痛者，必加吴茱萸。《法律》云：腹痛因肺金之气郁在大肠之间者，以苦梗发之，后用痢药。《汇参》云：凡痢疾腹中大痛，不分赤白新久，通宜小建中汤见劳损。

积滞痢

积滞当分新旧。旧积者，湿热在内，停食结痰也；新积者，旧积去后而气血复郁而生者也。旧积当先下之，新积则不宜下，但理卫气以开通气理，和荣血以调顺阴阳，则升降之道行，其积不治而自消矣。然旧积亦有先因荣虚不能转输，其食积必当先补后下，或证合承气；而气口虚、形虽实而面黄，此必平日食过饱而脾受伤，当用参、术、陈皮、白芍等补之，候胃气稍完，与承气下之，此丹溪之妙法也。

张景岳曰：积滞者，以饮食停蓄于中，或结聚成块，或腹满硬痛，不化不行，此皆糟粕成形之属，所当逐也。今人不能辨察，但见痢如脓垢者，皆谓之积，不知此非糟粕，而实附肠着藏之脂膏，皆精血之属也。故久痢久泻，及见血水，及如屋漏水者，皆脂膏刮尽败竭之候，若不知安之、固之，反攻之、逐之，或用苦寒以滑之、利之，则脂膏不固，日剥而下，有死而已。

脓血痢

经曰：脓血稠黏，皆属相火。夫太阴主泻，少阴主痢，是先泻亡津液，而火就燥。肾恶燥，居下焦，血分其受邪者，故便脓血。又曰：溲涩而便脓血，知气行而血止也。故曰：行血则脓血自愈，调气则后重自除。如先便脓、后见血，非黄连不止，此上部血也；如恶寒脉沉，或腰痛、脐下痛，非黄芩不解，此中部血也；如恶寒脉沉，先见血、后便脓，非地榆不除，此下部血也。通宜芍药汤。

下血者，宜凉血活血，当归、黄芩、桃仁之类；风邪下陷者，宜升提之；湿热伤血者，宜行湿清热；下坠异常，积中有紫黑血而且痛甚者，此为死血，宜桃仁、滑石行之；血痢久不愈者，属阴阳虚脱，用八珍汤见劳损加升举之药；甚有阵阵自下，手足厥冷，脉渐微细，此为元气欲绝，急灸气海穴，用附子理中汤见中寒，稍迟之则死。

赤白痢

张景岳曰：纯血鲜红者，多热证，以火性急速迫而下也；紫红、紫白者，少热证，以阴凝血败损而然也；纯白者，无热证，以脏寒气薄滑而然也；若浅黄色淡，不甚臭而或兼腥馁气者，寒兼湿也；深黄而秽臭者，有寒证、有热证也；黑而浓厚，臭甚者，火焦色也；青黑而腥薄者，肝肾腐败之色也。故凡痢之见血者，不论寒热，无非阴络受伤也。

《集解》云：纯下清血者，风伤肝也，宜散风凉血；下如豆汁者，湿伤脾也，宜清热渗湿。

薛立斋曰：白痢久，胃弱气虚，数至圊而不能便，或少有白脓者，乃土不生金，肺与大肠气伤而下坠也，当用补中益气，举其阳气则阴自降，而二便自愈。红痢久，胃弱血虚，脾经血热下注而不愈者，用四物加白术、茯苓。若脾经气虚，不能统血而不愈者，用四君加川芎、当归。

《原病式》曰：白痢既非寒证，何故用辛热之药，亦有愈者，盖辛热之药能开发肠胃郁结，使气液宣通，流湿润燥气和而已，此特其一端也。甚有先曾通泄，或因凉药太过，脉微沉细，四肢厥冷，即宜温补升阳益胃理中之属。至云概不可用热药，亦非通变之精妙也。

气痢

戴氏云：痢疾，古名滞下，以气滞成积，积成痢，治法当以顺气为先，须宜开胃，故谓无饱死痢证也。气痢初发，不问赤白、里急后重诸证，宜用藿香正气散见霍乱加木香五分，吞感应丸见饮食；气痢状如蟹渤，拘急独甚，宜茱连丸、牛乳丸俱见后。

暑痢

大凡痢疾多感暑气伏暑而得，自汗发热，面垢呕逆，渴欲引饮，腹内攻刺，小便不通，痢血频并，宜香薷饮见暑门加黄连，佐以五苓散见痰病、益元散见暑门，白汤调下，不愈则用蜜水调。感暑成痢，食不进，宜六和汤见暑、藿香正气散见霍乱各半贴，名木香交加散。

秋痢

世俗治夏中暑、痢疾，用黄连香薷饮见暑门加甘草、白芍、生姜神效者，盖夏月之痢多属于暑。洁古治处暑后、秋冬间腹痛下痢，用厚朴丸见后大效者，盖秋痢多属于寒积。经所谓必先岁气，无伐天和也。

秋燥痢

舒驰远曰：秋燥者，秋分之后燥金时气也。盖大热之后，继以凉生，渐至大凉而燥生焉。是燥生于凉，故治燥不可用凉药。若夫上气流行，上侵于膈，则干咳失音，咽痛心烦，肌肤熯①燥，法宜玉竹、蒌仁、天冬、麦冬、桔梗、鸡子白；下侵于腹，则腹痛下痢，里急后重，皮肤干槁，心中烦而咽中干，法宜生地、阿胶、蒌仁、桔梗、薤②白、鸡子黄。

张景岳曰：痢疾多感于夏秋之交，古方相传，皆谓炎暑大行，相火司令，酷热之毒蓄积为痢。夫痢因于暑而言其为热，岂不宜然。然炎热者，天之时令也。因热贪凉者，人之常情也，过食生冷，所以致痢。但胃强气实者，虽日用栝楼之类，而阳气能胜，故不致疾；其次者，虽未即病，而日用月积，迨夫大火西流，新凉得气，则伏阴内动，乘机而起，故寒湿得以犯脾者，多在七八月之间，此阳消阴长之征，最易见也；又其次者，脾胃本弱，随犯随病，不必伏寒，不必待时，尤为易见。此因寒伤脏，不可概用寒凉，妄加荡涤。

时毒痢

舒驰远曰：时毒者，天行疠疫，时气流行，人触之而为痢，外见心烦恶热，口臭气粗，渴欲饮冷，腹满搅痛，鼻如烟煤，肛门似烙，乃为热毒内攻脏腑，有立坏之势。腹满痛者，肝气为火热所迫，陷入腹中，壅满过甚而为搅痛，急宜三黄陡进，以救内焚，加桔梗开提肺气，宣其壅而举其陷，腹痛自止，热毒除而疠疫消，下痢亦自愈。

---

① 熯（hàn 汉）：干燥，热。
② 薤（jiào 叫）：薤。

疫痢者，一坊一家上下传染，长幼相似，当察运气之相，胜以治之，惟姜茶饮，使寒热平调，不问赤白冷热、疫痢腹痛通用。

噤口痢

有因邪留，胃气伏而不宣，脾气涩而不布，故呕逆而食不得入者；有阳气不足，胃中宿食因之未消则噫，而食卒不下者；有肝乘脾胃，发呕饮食不入，入亦反出者；有水饮所停，气急而呕，谷不得入者；有火气炎炽，内格呕逆而食不得入者；有胃气虚冷，食入反出者；有脾胃虚弱，不欲食者；有秽积在下，恶气熏蒸而呕逆，食不得入者。各从其所因论治，更以脉证辨之。如脾胃不弱，头痛心烦，手足温热，未尝多服凉药者，此乃毒气上冲心肺，所以呕而不食，宜仓廪散见后。若其脉微弱，或心腹膨胀，手足厥冷，初病则不呕，服苦涩寒凉太过，以致闻食先呕者，此乃脾胃虚弱，用山药锉如豆大，一半入瓦罐炒熟，一半生用，同为末，饭饮调下。胃口热甚，宜参连汤见后。邪在上膈、火气冲逆者，黄连、木香、桔梗、橘红、茯苓、石菖蒲主之，或用石莲捶去核，为末，每二钱，陈米饮下。此病是毒气上冲心肺，借此以通心气，便觉思食。市中皆木连，不可用，不如用莲子之老者。胃寒呕逆、手足厥冷、脉沉迟者，宜理中汤见中寒。阳气不足，宿食未消者，宜治中汤见脾胃加木香、砂仁。肝气色青、脉弦者，木香、黄连、吴茱、青皮、白芍之类。水饮停聚，轻者五苓散见痰饮，甚者加甘遂。积滞在下，恶气熏蒸，承气汤见后。虚者，参苓白术散见饮食加石菖蒲，粳米饮乘热调下，或用人参、茯苓、石莲肉，少加石菖蒲与之。

药入口即吐，左金丸见胁痛加糯米一撮，浓煎，但得三匙，下咽即不复吐。杨士瀛[1]曰：噤口虽属脾虚，亦热闭胸膈所致，用木香失之温、山药失之涩，惟参苓白术散见饮食加石菖蒲，米饮下，

---

① 瀛：原作"嬴"，据文义改。杨士瀛，字登父，号仁斋，宋代著名医家，著有《仁斋直指》《医学真经》及《伤寒类书活人总括》等书。

胸次一开，自然思食。

喻嘉言曰：噤口痢，乃胃中湿热之毒熏蒸清道而上，以致胃口闭塞，亦有误服涩热之药，而邪气停于胃口者，用人参、石莲子等分，煎服，强呷，但得一口下咽，虚热即开。更以二味为末，频频服之。世有多用黄连者，此正治湿热之药，苦而且降，不能开提，况非胃虚者所宜，故不敢取用。又有用田螺捣如泥，纳脐中，引火热下行最妙。但郁热宜一开一降，未可徒恃一法。至于用丁香、砂仁以火济火者，则杀人之事矣。

张景岳曰：噤口不食，乃痢疾最危之候，自古未有明辨。观丹溪云：噤口痢，胃口热甚故也，用黄连、人参煎汁，终日呷之，如吐再吃，但得一呷，下咽即好。人不知此，多用温药甘味，此以火济火、以滞益滞也。亦有误服热毒之药犯胃者，当推明而祛其毒。不知噤口者，以食不得入，虽有实热证，而脾胃虚寒者亦多。有因食积者，宜行滞去积，如青、陈、楂、朴之属是也；有因火郁者，宜泻火去热，如芩、连、栀、柏之属是也。凡此皆邪蓄于中，噤口之实证也。然有由脾气之弱，或为呕恶吞酸，或恶闻食气而泛泛不宁，或饥不能食而枵枵待困，此以中焦不运，故食不能入，其责在脾；又有由肾气之弱，命门不能暖，故大肠不能固、小肠不能化，则胃气不能行，此以下焦失守而化源无主，其责在肾。故欲健中焦，非人参、白术、干姜、甘草之属不可；欲实下焦，非熟地、附子、吴茱、肉桂之属不可。余之活人于此者，不胜纪矣。如丹溪专主实火为言，特一隅之见耳。

休息痢

休息痢者，乃乍作乍止，或因邪气未曾涤尽，遽止而复作者是也；或初愈恣食厚味及妄作劳，皆能致之，宜异功散见脾胃加木香，吞驻车丸见后。虚滑甚者，用椿根白皮东南行者，长流水内漂三日，去黄皮，切片，一两。入人参一两，木香煨二钱，粳米一撮，煎服。

陷邪鹜溏

舒驰远曰：六经之邪陷入而为痢，其邪由何经而陷，则兼见何经之证，以六经之法治之，无不立应。又有鹜溏一证，常见于陷邪之中。其证粪内绿带清水，言其状如鸭粪也，属太阴脏寒，主用参、术、附、桂类，温经散寒以止其泄。

滑　脱

舒驰远曰：滑脱者，由病后久虚，脾胃削弱，肾阳衰败，气虚下陷而为滑脱。治宜大补元气，温经固肾，理脾健胃，外兼涩以固脱，方用参、芪、苓、术、附、桂、砂、半、欠实、山药、故纸、益智、肉蔻，大剂多服。俾脾胃强健，肾气收藏，元气大复，则滑脱自止。

湿　痢

湿痢腹胀身重，下如黑豆汁，或赤黑浑浊，此危证也，宜加味除湿汤_{见后}兼吞戊己丸_{见泄泻}。丹溪曰：脾胃属湿土，为水谷之海，常兼四脏，故有五色之相杂，当先通利，此迎而夺之之义也。

热　痢

热积肠胃，滑泄垢腻者，名肠垢，即热痢也，黄芩芍药汤_{见后}最妙。挟热下痢，身热口渴，小便涩少，大便急痛，宜凉膈散_{见火门}，或用陈细茶、陈白梅等分，蜜水煎服_{名梅蜜饮}，盖蜜最能治痢。

寒　痢

寒痢，白如鸭溏，肠鸣痛坠下甚，宜理中汤_{见中寒}加诃子、肉豆蔻。冷痢，姜茶饮_{见后}去茶加木香、肉豆蔻；冷痢赤白肠滑，宜赤石脂散_{见后}。

水谷痢

脾胃气虚，不能消化，水谷糟粕不聚，变而为水谷痢，宜补中益气汤_{见劳倦}、胃风汤_{见便血}。

刮肠痢

诸痢坏证，久下脓血，或如死猪肝色，或五色杂下，频出无禁，俗名刮肠痢。此乃脏腑俱虚，脾气欲绝，故肠胃下脱。若投痢药，则误矣。宜六柱饮见泄泻去附子加益智仁、炒白芍，或可冀其万一。

痢疾危证

凡下痢纯血者，如尘腐色者，如屋漏水者，大孔开而不收，如竹筒，唇如朱红者，发热不休者，俱死。如鱼脑髓者，身热脉大者，俱半生半死。脉细皮寒，气少泄痢，前后饮食不进，是谓五虚，死。惟用参、附早救之，亦有生者。

辨寒热虚实法

李士材曰：痢证寒热虚实，必以证与色脉辨之。胀满恶食，急痛惧按者，实也；烦渴引饮，喜冷畏热者，热也；脉强实者，实也；脉数滑者，热也。外此则靡非虚寒矣，而疑似之际，尤当审察。如口渴为热，然泻痢必亡津液，安得不渴？当以喜冷、喜热分之。腹痛为实，然痢出于肠，肠胃必伤，安得不痛？当以痛之缓急、按之惧否、脏之阴阳、腹之胀与不胀、脉之有力无力分之。小便黄赤短少为热，然水从痢出，溲必不长，液以阴亡，溺以色变，当以便之热与不热分之。里急后重为实热，然气陷则仓廪不藏，阴亡则门户不闭，当以病之新久、质之强弱、脉之盛衰分之。而至要则在脾、肾两脏。先泻后痢，脾传肾为贼邪，难治；先痢后泻，肾传脾为微邪，易愈。是知在脾者病浅，在肾者病深，未有久痢而肾不损者，故治痢不知补肾，亦非其治也。

逆流挽舟通因通用急开支河三法

喻嘉言曰：在《内经》冬月伤寒，已称病热。至夏秋，热暑湿三气交蒸，互结之热十倍于冬月矣。外感三气之热而成下痢，其必从外而出之，以故下痢必从汗先解其表。失于表者，外邪但从里出，不死不休，故虽百日之远，仍用逆流挽舟之法，引其邪而出之于外，则死证可活，危证可安。治经千人成效，历历可纪。

《金匮》有云：下痢，脉反弦，发热身汗者，自愈。夫①久痢之脉，深入阴分，沉涩微者，忽然而转弦脉，浑是少阳生发之气，非用逆挽之法，何以得此？久痢邪入于阴，身必不热，间有阴虚之热，则热而不休，今因逆挽之势，逼其暂时燥热，顷之，邪从表出，热自无矣。久痢阳气下陷，皮肤干涩，断然无汗，今以逆挽之法，卫外之阳领邪气同还于表，而身有汗，是以腹中安静，而其病自愈也。又有骤受水湿之毒，水谷倾囊而出，一昼夜七八十行，大渴引水自救，百杯不止，此则肠胃为热毒所攻，倾刻得腐烂者，比之误食巴豆、铅粉，其烈十倍，更以逆挽之法，迂矣！远矣！每从《内经》通因通用之法，大黄、黄连、甘草一昼夜连进三五十杯，俟其下痢口渴之势少缓，乃始平调于内，更不必挽之于外。盖其邪如决水转石，乘热出尽，无可挽耳。更有急开支河一法，其邪热之在郁者，奔迫于大肠，必郁结于膀胱，膀胱热结，则气不化而小溲短赤，不用顺导，而用逆挽，仍非计也。清膀胱之热，令气化行而分消热势，则甚捷也。仲景谓：下利气者，当利其小便。夫气者，膀胱之化也，反从大肠而出，当利其小便，非急开支河之谓乎？然而水出高源，肺不热则小溲自行，肺与大肠相表里，大肠之热皆因肺热所移，尤宜用辛凉之药先清肺之化源矣。

痢疾当从少阳治法

〔再按〕治疟之法，当从少阳而进退其间，进而就阳，则从少阳为表法，固矣。乃痢疾之表，亦当从于少阳。盖水谷之气，由胃入肠，疾趋而下，始焉少阳生发之气不伸，继焉少阳生发之气转陷，故泛而求之三阳，不若专而求之少阳。俾苍天清净之气，足以升举，水土物产之味，自然变化精微，输泄有度，而无下痢奔迫之苦矣。况两阳明经所藏之津液，既已下泄，尤不可更发其汗，在伤寒经禁，明有阳明禁汗之条，而《金匮》复申下痢发汗

---

① 夫：原作"失"，据《医门法律·痢疾门·痢疾论》改。

之禁，谓下痢清谷，不可攻其表，汗出必胀满。盖以下痢一伤其津液，发汗再伤其津液，去液津则胃气空，而下出之浊气随汗势上入胃中，遂成胀满。求其下痢且不可得，宁非大戒乎？所以当从少阳半表之法，缓缓逆挽其下陷之清气，俾身中行春夏之令，不致于收降耳。究竟亦是和法，全非发汗之意。津液未伤者，汗出无妨；津液既伤，皮间微微得润，其下陷之气已举矣。夫岂太阳外感风寒，可正发汗之比乎？又岂太阳阳明合病下痢，可用葛根之比乎？噫！微矣。

治痢须分标本先后

凡治痢须分标本先后。以肠胃论，大肠为标，胃为本；以经脉论，手足阳明为标，少阳为本。故胃受湿热，水谷从少阳之火化，变为恶浊，而传入于大肠，不治少阳，但治阳明，无益也。少阳生发之气传入土中，因而下陷，不先以辛凉举之，径以苦寒夺之，痢无止期矣。

治痢须审病情虚实攻邪补正

又须审病情虚实。实者，邪气之实也；虚者，正气之虚也。七实三虚，攻邪为先；七虚三实，扶正为本；十分实邪，即为壮火食气，无正可扶，急去其邪，以留其正；十分虚邪，即为奄奄一息，无实可攻，急补其正，听邪自去。故医而不知变通，徒执常法，最为误事。

治痢不宜辄投丸药

又须分所受湿热多寡，不宜辄投以合成丸药。痢由湿热内蕴，不得已用苦寒荡涤，宜煎不宜丸。丸药不能荡涤，且多夹巴豆、轻粉、定粉、硫黄、硇砂、甘遂、芫花、大戟、牵牛、乌梅、粟壳之类，即使病去药存，为害且大，况病不能去，毒烈转深，难以复救，可不慎耶。

治痢用药大法

治痢大法：以甘、芍和中，止腹痛，热痛加①芩、连，寒痛加姜、桂。以木香、槟榔行气、除后重，气分加枳壳、滑石宽肠，血分加当归、桃仁和血。以秦艽、皂角祛肠风，黄芩、黄连消热毒，以白术、陈皮调胃，茯苓、泽泻渗湿，枳实、大黄荡积，呕吐加石膏、姜汁，气虚加黄芪、参、术，血虚加芎、归、阿胶、黑姜、柏叶。痢已后重不解，去槟榔、枳壳换黄芩，加升麻提之。

《机要》云：后重则宜下，腹痛则宜和，身重则除湿，脉弦则去风，脓血稠黏以重剂竭之，身冷自汗以热药温之，风邪内结宜汗之，鹜溏而痢宜温之。

仲景云：下痢可下者，悉用承气汤。大黄之寒，其性善走，佐以厚朴之温，善行滞气，缓以甘草之甘，饮以汤液，灌涤肠胃，滋润轻快，积行即止。

初泻误下扰动胃气治案

喻嘉言曰：胡太夫人偶然肚痛不宁，泻下数行，医以痢疾药治之，其痢转多，更引通因通用之法，用九蒸大黄丸三钱下之，遂扰动胃气，胀痛，全不思食，有似闭口痢状。余诊之，见六脉沉伏，应指模糊，亟曰：此非痢疾之证，乃误治之证也。今但安其胃，不必治痢而痢自止，不必治胀痛而胀痛自止。于是以四君子汤为主，少加姜、蔻暖胃之药，用之二剂，痢果不作。但苦胃中胀痛不安，意欲加入行气之药，以冀胀消痛止，而速得进食。余固争曰：宁可缓于食，不可急于药。以前因误药引动胃气，若再加行气，则胀痛必无纪极。即用橘皮和中，亦须炒而又炒，绝不惹动其气。凡五日未得大便，亦不惹动其便，听其缓缓痛止胀消，食进便利，共七日全安。浑不见药之功，其实为无功之功也。

痢疾初起用人参附子治案

张仲仪初得痢疾三五行，即请往诊。行动如常，然得内伤之

---

① 加：原作"如"，据文义改。

脉，而夹少阴之邪。余曰：此证仍宜一表一里，但表药中多用人参，里药中多用附子，方可无患。然疾势尚未着也，及日西忽然大热，身重如巨石，头在枕上，两人始能扶动，人事困沉，举家惶乱，忙服完表里二剂。次早诊时，即能起身出房，再与参、附药二剂全安。若不辨证用药，痢疾门中几曾有此等治法乎？况于疾未著而早见乎？

阳邪入阴用逆流挽舟治案

周信川①年七十三，平素体坚，忽秋月病痢，久而不愈。至冬月成休息痢，一昼夜十余行，面目浮肿，肌肤晦黑。余诊其脉，沉数有力，曰：此阳邪陷入于阴之证也。吾以法治之，尚可痊愈。于是以人参败毒散本方煎好，用厚被围椅上坐定，置火其下，更以布条卷成鹅蛋状，置椅褥上，殿定肛门，使内气不得下走。然后以前药滚热与服，良久又进前药，遂觉皮间有津津微润，再溉以滚汤，教令努力忍便不得移身。如此约二时之久，皮间津润总未干，病者心燥畏热，忍不可忍，始令连被卧于床上。是晚，止下痢二次，已后改用补中益气汤，一昼夜止下三次，不旬日而全愈。盖内陷之邪欲提之转从表出，不以急流挽舟之法施之，其趋下之势，何所底哉？凡遇阳邪陷入阴分，如久疟、久痢、久热等证，皆不可少此一段斡旋之法，使其邪缓缓久久透出表外。若急而速，则恐才出又入，徒伤其正耳。

暑毒郁火用大黄黄连救急治案

朱孔阳年二十五岁，形体清瘦，素享安逸。暑月因构讼奔走日中，暑湿合内郁之火而成痢疾，昼夜一二百次，不能起床，但饮水而不进食，其痛甚厉，肛门如火烙，扬手掷足，躁扰无奈。余诊其脉，弦紧劲急，不为指挠。谓曰：此证一团毒火蕴结在肠胃之间，其势如焚，救焚须在顷刻，若二三日外，肠胃朽腐矣。于是以大黄四两，黄连、甘草各二两，入大砂锅内煎，随滚随服，

---

① 川：原作"用"，据《寓意草·辨痢疾种种受症不同随症治验》改。

服下人事稍宁。少顷，仍前躁扰，一昼夜服至二十余碗，大黄俱已煎化，黄连、甘草煎至无汁。次日再诊，见脉势稍平，知病可愈，但用急法，不用急药，遂改用生地、麦冬各四两，另研生汁，而以花粉、丹皮、赤芍、甘草各一两，煎成和汁，大碗咽之，以其来势暴烈，一身津液从之奔竭，待下痢止，然后生津养血，则枯槁一时难回。今脉势既减，则火邪俱退，不治痢而痢自止，岂可泥润滞之药而不急用乎？服此药果然下痢尽止，但遗些小气沫耳。第三日思食豆腐浆，第四日略进陈米清汁。缓调旬余，方能消谷。亦见胃气之存留一线者，不可少此焦头烂额之客耳。

少阴下痢用麻黄附子细辛治案

陈汝明病痢，发热如蒸，昏沉不食，重不可言。余诊其脉，数大空虚，尺脉倍加洪盛，谓曰：此两病而凑于一时之证也。内有湿热，与时令外热相合，欲成痢证，尚不自觉，又犯房劳，而为骤寒所乘，以致发热身重，不食昏沉，皆属少阴肾经外感。少阴受邪，原要下痢清白，此因肠中湿热，已蒸成猪肝鱼脑败浊之形，故色虽变而下痢则同也。再用痢疾门药一剂，即刻不救矣。遂忙以麻黄附子细辛汤一剂与之，表散外邪，得汗后，热虽微减，加以附子理中汤，连进二剂，热退身轻能食，改用黄连理中汤丸，服至旬日全安。

胃气将绝用理中救胃治案

叶茂卿幼男病痢，噤口发热十余日，呕哕连声不断。诊其关脉，上涌而无根，再诊其足脉，亦上涌而无根，谓其父曰：此非噤口，乃胃气将绝之证也。噤口痢，虚热在胃，壅遏不宣，故觉其饱而不思食，治宜补虚、清热两法。此因苦寒之药所伤，不能容食，治惟有温补一法而已。遂以理中汤连投二剂，不一时，下痢十余行，遍地俱污。茂卿求更方，余曰：吾意在先救胃气之绝，原不治痢，即治痢，人之大小肠盘叠腹中甚远，虽神丹不能遽变其粪，今借药力，催之速下，正为美事，焉可疑之？再与前方连服二日，人事大转，思食不哕，痢势亦减。后以补中益气调理，旬日全安。此可见小儿纵啖伤胃之痢，尤不可轻用痢疾门中通套治法也。

胃气不运用四君子煎调赤石脂治案

浦君艺病痢，初起有表邪未散，误投参、术固表，使邪气深入，又误服黄连凉解、大黄推荡，治经月余，胃气不运，下痢一昼夜百余行，一夕呕出从前黄连药汁三五碗，呕二三次后，胃与肠遂打为一家，内中幽门、阑门洞开无阻，不但粥饮直出，即人参浓膏才吞入喉，已汩汩从肠奔下。危急之中，余以大剂四君子汤煎调赤石脂、禹余粮二味，连连与服，服后痢势少衰，但腹中痛不可忍。余曰：此正所谓通则不痛，痛则不通也。不痛则危，痛则安，何乐而不痛耶？仍以前药再进，俟势已大减，才用四君倍茯苓，十剂全安。

太阴少阴陷邪治案

舒驰远曰：熊子麟征秋月患痢，证见身重欲寐，少气懒言，胃中夙有寒饮，喜食辛温，此太阴、少阴二阴陷邪也。医者不谙，误投大黄，损伤脾胃，克伐真阳，腹痛愈甚，呕逆转加，人事恍惚，神气将离。余用姜附六君加砂仁、草果、丁香，一服呕渐止，腹痛稍减，略可糜粥。自云榨胀异常，此大肠气滞也。薤白能利之，加薤白二剂即除。又云膨胀无状，此肾气涣散，膀胱气化不行，腹中之气不能升降。若误用槟榔、厚朴破气行气，则真气愈伤，壅满愈甚，法宜收固肾气，则气化行而胀自除。于是方中去薤白加益智、故纸，数剂而膨胀自消，痢亦渐轻，再加山药、芡实，又数剂而全愈。

秋燥下痢治案

族有患痢者，身体熯燥，声音重浊，腹痛心烦，口涩无味，痢证日增，榨胀愈甚。余曰：此秋燥证也。用生地、阿胶各四两，桔梗、甘草各一两，浓煎，不时与服。一日夜服完是剂，人始苏畅，各证略减，复想鲜鱼下饭，即与之，食讫得汗，其病如失。

或问：此证腹痛有寒乎？余曰：否。肺气为燥气壅遏，陷入腹中，搏结作痛。故但清其燥，无所往而不得之矣。

下痢阴阳错杂危证治案

有一人患痢甚危，七日不食，几濒于死。其证上身发热，下身作冷，此阳热在上，阴寒在下也。心中烦热，乃阳明里证，法用石膏；口苦咽干，乃少阳腑证，法用黄芩；食不下属太阴，宜用黄芪、白术、半夏、砂仁；身重多汗者，少阴亡阳也，法宜熟附子、炮姜、故纸；厥逆腹痛者，厥阴里寒也，法主生附子、吴茱。因其阴阳杂错，药即寒热互用，一剂而痛略减，再投一剂，其心中烦热、口苦咽干、上热下寒、厥逆诸证俱已。于是方中去石膏、黄芩、生附子，加甘草、茯苓，数剂而愈。

少阳太阴下痢治案

曾于滁槎医一痢证。寒热往来，口苦不欲食，痢出红白兼绿冻，又带清水。有知医者从旁问曰：此噤口痢也，主用黄连乎？余曰：凡不能食者，皆为噤口，然有寒热虚实、阴阳表里不同。观其外证，少阳之经证也。绿冻者，少阳本色也少阳属木，主东方，色青。清水为鹜溏，太阴脏寒也。少阳经证主表，太阴脏寒主里，其阴阳表床，懵然不辨，妄投黄连，必杀之矣。问者闻而愕然，复问曰：当用何法？余曰：法主小柴胡去黄芩加白术、茯苓、附子、肉桂，一剂而效，三四剂全愈。

六经陷邪下痢治案

陈春元其侄一焯患痢，红白相兼，身发热而食不下。医家谬谓受暑，误用香薷、黄连，一剂而病加剧，痢转纯红，不能起床。延余视之，其证恶寒发热，头项强痛，时有微汗，此太阳风伤卫也；前额眼眶连两侧痛，此阳明兼少阳之表证也；胸膈不开，饮食不下，属太阴；而又有少阴之目瞑身重，少气懒言；且见厥阴之腹痛拘急，逆上胸膈，此证陷邪六经皆具矣。余用桂枝、葛根、柴胡以解三阳之表；黄芪、白术、半夏、砂仁为太阴，理脾开胃；

附子、炮姜走少阴，温经散邪；吴茱、川椒入厥阴，驱寒降逆。一剂头痛止而热俱清，痢转白而无红，其三阴诸证仍未减，乃是方中除去三阳表药，再服一剂，饮食渐进，腹痛略止，痢亦稍轻，于是前药再服，二剂而全愈矣。

肾虚后重治案

赵养葵治肾虚后重，茎中急痛，数至圊，小便先行而涩，欲小便，肛门急疼，前后不利，牵引而痛，先用补中益气煎送四神丸，后以八味肾气丸加吴茱、肉桂、故纸，服之全愈。

秋燥咳嗽误治成肠澼救法

吉长乃室，新秋病洒淅恶寒，寒已发热，渐生咳嗽，然病未甚也，服表散药不愈，体日尪羸。延至初冬，饮以参、术补剂，转觉恹恹欲绝，饮食不思，有咳无声，泻痢不止，危在旦暮。医者议以人参五钱，附子三钱，加入姜、桂、白术之属，作一剂服，以止泄补虚，而收肾水之泛①。吉长彷徨无措，延仆诊毕，辞去前医，坚请用药。因谓曰：是病总由误药所致，始生皮毛间，洒淅恶寒发热，肺金为时令之燥所伤也。用表散已为非法，至用参、术补之，则肺气闭锢，而咳嗽之声不扬，胸腹饱胀，不思饮食，肺中之热无处可宣，急奔大肠，食入则不待运化而直出。食不入，则肠中之垢污，亦随气奔而出，是以泻痢无休也。今以润肺之药兼润其肠，则源流俱清，寒热、咳嗽、泄泻一齐俱止矣。方用黄芩、地骨皮、杏仁、阿胶，初进一剂，泻即少止，四剂毕而寒热俱除，再数剂而咳嗽俱愈矣。

又乡中王氏妇，秋月赤病寒热，服参、术后亦恹恹②一息，但无咳嗽，十余日不进粒米，亦无大便，时时晕去，不省人事。其夫来寓中，详述其证，求发补剂归服。余以大黄、芒硝、甘草、

---

① 肾水之泛：《寓意草·论吴吉长乃室及王氏妇误药之治验》作"背水之捷"。

② 恹恹：暗淡微弱的样子。

石膏①四味为粗末与之。彼将二剂连服，顷之，腹中努痛，下结粪数块，绝而复苏，进粥二盏，前病已如失矣。凡此素有定见于中，故不为临岐所炫也。姑存是案，为治病者广其识焉。

少司马李萍槎误治成肠澼急疗之法

萍槎先生玉体清瘦，饮食素约，三日始一更衣，出孔比入孔尤约。故精神有余，足以虑周当世。偶因大便后寒热间作有时，颇似外感，其实内伤，非感也。缘数艰大便，弩挣伤气，故便出则阴乘于阳而寒，顷之稍定，则阳复胜阴而热也。若果外感之寒热，何必大便后始然耶？此时但宜以平和之剂治内伤，辅养元气为主，加入外感药驱导兼行，必致内伤转增。奈何先生力欲治肠中之燥，医家又欲除内蕴之湿，不思肠燥为相安之恒，可以不治。即治之不过润肠生血，亦无不可。若乃见为湿热，而用滑利之药以驱之，则误甚矣！盖瘦人身中以湿为实，有湿则润，无湿则燥。今指燥为湿，是指火为水也。且膀胱者，水道也；大肠者，谷道也。以三日一便之肠，误用滑药，转至澼出无度，犹不悔误，每一大遗，辄矜祛湿之力，世岂有湿从谷道而出之理哉？讵②知沧海不足以实漏卮③，而元气日削乎！始之阴阳交胜者，渐至交离，而阴从泻伤，阳从汗伤。两寸脉浮而空，阳气越于上；关脉微而细，阴气越于下。不相维附，势趋不反矣。然汗出尚有时，而下痢则无时，究竟阴阳之气，两竭于下，便出急如箭，肛门热如烙，此时以滑石、木通、猪苓、泽泻等药，分利小水以止泄，不知阴虚自致泉竭，小便从何得来。止令数十年大肠之积蓄尽空，仰给于胃脘，食入无俟停留，已挈柄而掴之下注，久久胃不能给，遂将肠中自有之垢暗行驱下，其臭甚腥，色白如脓，垢尽而肠气亦不留，只是周身元气至宝，坐耗于空虚之府，非不服人参大补。然药力入胃则肠空，入肠则胃空，便出则肠胃俱空。由是下空则上

---

① 石膏：原脱，据《寓意草·论吴吉长乃室及王氏妇误药之治验》补。
② 讵（jù 巨）：岂。
③ 漏卮：指有漏洞的盛酒器。

壅，胸膈不舒，顽痰窒塞，口燥咽干，彻夜不寐。一切食物，惟味薄质轻者，胃中始爱而受之。此时尚图安神养血，调脾祛痰，旷日缓治，其不达时宜也甚矣。

方用人参、白术、甘草、山茱萸、五味子、木瓜、白芍、升麻、赤石脂、禹余粮。盖人参、白术、茯苓、甘草为四君子汤，理脾胃之正药也。而不用茯苓者，以其渗湿恐伤阴也。而用山茱萸以收肝气之散，木瓜以收胃气之散，白芍以收脾气及脏气之散，合之参术之补、甘草之缓、升麻之升，阴阳两和，俾元气上者下而下者上，团聚于中不散，斯脉不至上盛，腹不至雷鸣，汗不至淋漓，肛不至火热，食饮自加，便泄自止。是收气之散，为吃紧关头，故取四味重复，借其专力。至于用涩以固脱，药味多般不同。此用余粮、石脂者，取其专固下焦之脱也。况肠胃之空，非二味不填；肠垢已去，非二味不复，其黏着之性，所谓下焦有病人难会，须用余粮、赤石脂者，以是故也。又况误以石之滑者伤之，必以石之涩者救之，尤有同气相求之义耶！所以必用大剂药料，煎浓膏，调二末服下。恐药力轻薄，不遂其留恋，故以啜羹之法用之，取其久停；又以饮醇之法用之，取其缓入。非谓一饮尽剂，强以所难也。先生弗解其意，见药剂过重，谓为难用。医者见二味涩药，又从旁破为不可用，不知十剂中涩居其一，如七曜经天，何可少一曜耶？且石脂不过土之赤者也，余粮不过土之外刚内柔者也，中州土①病而引土为治，尚谓不宜，则诸草木之根荄更无取矣！东海西海、天下后世，有明者出焉，理自相同，光自不掩，必求行其所知，则浅者售而病者殆矣，谓之何哉？

痢疾门方

紫参汤《金匮》　治下痢腹痛。

紫参半斤　甘草三两

---

　　① 土：原作"上"，据《寓意草·面议少司马李萍槎先生误治宜用急疗之法》改。

以水五升，先煮紫参，内甘草再煮，分温三服。〔批〕紫参苦寒，治心腹积聚寒热邪气，通九窍，利大小便，疗肠胃大热；甘草和中止痛也。

诃黎勒散《金匮》　治气痢。

诃黎勒十枚，煨

一味为散，粥饮和，顿服。即诃子也。

李彣曰：气痢者，下痢气虚下陷而滑脱也。诃黎勒性敛涩，能温胃固肠；粥饮和者，假谷以助胃；顿服者，药味并下，更有加也。

大承气汤《金匮》　治下痢三部脉皆平，按之心下坚。方见痉病门。

李彣曰：下痢按之心下坚者，实也。设或脉见微弱，犹未可下，今三部脉皆平，则里气不虚，可知自宜急下，此凭脉又凭证之法也。

小承气汤《金匮》　治下痢谵语者，有燥屎也。

大黄四两　厚朴三两，炙　枳实大者三枚，炙

水煮去渣，分温二服，得痢即止。

《金鉴》注云：下痢，里虚证也；谵语，里实证也。何以决其有燥屎也？若脉滑数，知有宿食也；其痢秽黏，知有积热也。然必脉证如此，始可知其有燥屎，宜下，主以此汤。于此推之，而燥屎又不在大便硬与不硬也。

通脉四逆汤《金匮》　治下痢清谷，里寒外热，汗出而厥。

附子大者一枚，生用　干姜三两，强人可四两　甘草二两，炙

水煮，去渣，分温再服。〔批〕本方加当归，名当归四逆汤。

《金鉴》云：下痢清谷，里寒也；外热汗出而厥，阳亡也。主以此汤，回阳胜寒而痢自止也。

白头翁汤《金匮》　治热痢下重。

白头翁　黄连　黄柏　秦皮各三两

水煮，去渣，温服，不愈更服。

尤怡曰：此证湿热下注，固用此汤，苦以除湿，寒以胜热。

桃花散《金匮》 治下痢便脓血。

赤石脂一斤，一半锉，一半筛末 干姜一两 粳米一升

水煮三味，令米熟去渣，内赤石脂末，方寸匙，日三服。此日久滑脱，当以此汤固脱也。

黄芩芍药汤《机要》 治腹痛后重，身热，脓血稠黏，脉洪数。

黄芩 芍药 甘草炙

水煎服。〔批〕此即仲景黄芩汤除大枣。

白术芍药汤《机要》 治四时下痢，脾湿身重。

白术 芍药 甘草炙

水煎服。

《保命集》云：泄痢不止或暴下者，皆太阴受病，故不可离芍药；人不受湿则不痢，故须白术。四时下痢，于白术、白芍内，春加防风，夏加黄芩，秋加厚朴，冬加桂、附，更详外证治之。如身困倦，加白术；自汗逆冷，气息微，加桂、附以温之；如里急后重，脓血稠黏，虽在严冬，于温药内亦加大黄。《汇参》云：必兼木香、槟榔，以行其气。

芍药汤洁古 治下痢赤白，脓血稠黏及腹痛后重。

白芍一两 归尾五钱 甘草炙，三钱 黄芩 黄连各五钱 木香 槟榔各三钱 肉桂一钱五分

每服五钱，水煎。痢不减加大黄，便后脏毒加黄柏。〔批〕本方有大黄三钱。

此方本仲景黄芩汤而加行气调血之药。下痢由湿热郁于肠胃，不得宣通，故大便重急，小便赤涩。芍药酸寒，泻肝火，敛阴气，和荣卫，用以为君。大黄、归尾破积而行血，芩、连燥湿而清热，木香、槟榔通滞而行气，肉桂假其辛热以为反佐。盖辛以散之，苦以燥之，寒以清之，甘以调之也。

白术黄芩汤洁古 服前药痢疾虽除，更宜调和。

白术一两 黄芩七钱 甘草三钱

水煎，分三温服。

茯苓汤东垣　治因伤冷水，泻变作赤白痢，腹痛减食，热燥困倦。

生黄芩三分　茯苓六分　泽泻一钱　当归四分　白芍钱半　苍术二分　干姜二钱　肉桂五分　猪苓六分

水煎。

神效东风散《普门医品》　治痢疾初起，赤白相兼，腹痛后重。忌汗、下、分利、收涩。

川连　黄芩　白芍　楂肉各钱二分　枳壳　槟榔　厚朴炒　青皮各八分　归尾　地榆炒黑　甘草各五分　红花酒洗　木香　桃仁各三分，去皮尖，炒

水煎服。单白者，去当归、地榆、红花、桃仁。大便结滞，去黄连加煨大黄。

治痢散　专治痢疾初起，不论赤白皆效。

葛根　苦参酒炒　陈皮　陈茶各一斤　赤芍酒炒　麦芽炒　山楂炒，各十二两

上为细末，每服四钱，水煎，连药末服下。小儿减半。忌晕腥、面食、煎炒、闭气、发气诸物。本方加川连四两尤效。

程钟龄曰：火性炎上者也，何以降下于肠间而为痢？良由积热在中，或为外感风寒所闭，或为饮食生冷所逼，以致火气不得舒伸，逼迫于下，里急后重。医者不察，更用槟榔、枳、朴等药坠下，则降者愈降，而痢愈甚矣。予因制此方，用葛根为君，鼓舞胃气上行；陈茶、苦参为臣，以清湿热；麦芽、山楂为佐，以消宿食；赤芍、陈皮为使，所谓行血则便脓自止，调气则后重自除也。

黄连阿胶丸《和济》　治冷热不调，下痢赤白，里急后重，脐腹疼痛，口燥烦渴，小便不利。

黄连三两　阿胶炒，一两　茯苓二两

以黄连、茯苓为细末，水熬阿胶为丸，空心米汤下。一法加当归、木香，治血痢，于血中行气。

驻车丸《延年》　治证同上。

黄连　阿胶　干姜　当归　阿胶

为丸，空心米饮下。

香连丸《直指》 治下痢赤白，里急后重。

黄连二十两 吴茱萸十两，同黄连炒令赤，去吴茱萸不用 木香四两，不见火

为末，醋糊丸，空心米饮下。一方加甘草八两，黄连用蜜水拌蒸晒九次，入木香为丸。一方黄连二钱，姜五分为末，和匀，温酒下亦可。

汪讱庵曰：痢为饮食不节，寒暑所伤，湿热蒸郁而成。黄连苦燥湿，寒胜热，直折心脾之火，故以为君；用吴茱同炒者，痢乃脾病，传于大肠，取其能利大肠壅气，且以杀大寒之性也；里急由于气滞，木香辛行气，温和脾，能通利三焦，泄肺以平肝，使木邪不能克土气，行而滞亦去也。一寒一热，一阴一阳，有相济之妙。经所谓热因寒用，寒因热用也。

《汇参》云：此证宜藿香正气散加黑豆三十粒，五苓散加木香五分，粟米少许，下黄连丸。

姜墨丸 治冷热不调，赤白各半。

炮姜 京墨煅，辛温止血

等分为末，醋丸。

姜茶饮东垣 治赤白痢。

生姜助阳，热痢留皮，冷痢去皮 细茶助阴

等分，浓煎服。

此方并能消暑、解酒食毒，屡效。

加味四君子汤 治白痢或如脓者，湿热伤气也。

即四君子汤加川连、苍术。本方见脾胃。

加味四物汤 治赤痢或下血者，湿热伤血也。

即四物汤加黄连、黄柏、黄芩。本方见血门。

黄连阿胶汤海藏 治热毒入胃，下痢脓血。

黄连四两 黄柏炒 阿胶炒，各一两 山栀五钱

每四钱，煎。血虚加芎、归，腹痛加白芍，血不止加炒黑地榆。

羚羊角丸 〔批〕一名黄连丸。治一切热痢及休息痢，日夜频并，兼治下血黑如鸡肝色。

黄连二两五分　羚角　黄柏各一两五钱　赤苓五钱

为末，蜜丸，姜蜜汤下。暑月下痢尤验。一方用白茯苓，蜡茶送下。

郁金散　治一切热毒痢，下血不止。

川郁金　槐花炒，各五钱　炙草二钱五分

为末，每二钱，食前豆豉汤下。

茜根散　治血痢，心神烦热，腹中痛，不纳饮食。

茜根　地榆　生地　当归炒　犀角屑　黄芩各一两　栀子五钱
黄连炒，二两

每四钱，入豆豉五十粒，薤白七寸，煎，温服。

地榆丸　治血痢下血极效。

地榆微炒　当归微炒　阿胶糯米炒　黄连去须　诃子取肉炒　木香晒干　乌梅肉各半两

为末，蜜丸，食前陈米饮吞下。

水煮木香膏《宝鉴》　治脾胃受湿，里急后重，或下赤白，或便脓血。

御米壳蜜水浸湿，炒黄，六两　乳香　肉豆蔻煨　砂仁各两五钱
当归　白芍　木香　丁香　诃子皮　藿香　黄连　青皮去白　炙甘草　厚朴　陈皮各一两　炮姜　枳实炒，各五钱

共为末，蜜丸弹子大，每一丸，水一盏，枣一枚，和渣服。

加味除湿汤丹溪　治湿痢，腹胀身重，下如黑豆汁。

苍术　厚朴　半夏各钱二分　藿香　陈皮　赤苓各七分　木香
桂心　甘草各一分

姜、枣煎。

丹溪曰：脾胃属湿土，为水谷之海，常兼四脏，故有五色之相杂，当先通利。此迎而夺之之义也。

吴茱萸丸海藏　治下痢脏腑不调，胀满腹痛，水谷不化，怠惰嗜卧，乃阴湿证也。

吴茱一两半，汤泡，炒　神曲五两，炒　白术四两，炒　肉桂　炮

姜各二两半　川椒去目炒，一两

　　为末，糊丸，食前米饮下。

　　朴黄丸　治痢疾初起，腹中实痛，手不可按，此有宿食也。

陈皮　厚朴姜汁炒，各十二两　大黄一斤四两，酒蒸　木香四两

荷叶水打为丸，如绿豆大，每服三钱，小儿一钱，开水下。

　　陈曲丸《宝鉴》　磨积止泻痢，治腹中冷痛。

陈曲一两五钱　人参　白术炒　当归炒　干姜　肉桂　炙草

厚朴炒，各半两

　　为末，蜜丸，温酒或淡醋汤任下。

　　木香化滞汤《局方》　治痢下赤白，腹痛，里急后重，多热多滞。

木香　甘草　人参　陈皮　黄连　泽泻　槟榔　白术　枳壳

川朴　白芍　云苓

　　水煎，食前服。

　　开噤散　治痢疾呕逆，食不得入。

人参　黄连姜水炒，各五分　石菖蒲七分，不见铁　丹参三钱　石

连子去壳，即建莲中有黑壳者　茯苓　陈皮　冬瓜仁去壳，各一钱五分

陈米一撮　荷叶蒂二个

　　水煎服。

　　程钟龄曰：书云：食不得入，是有火也，故用川连；痢而不

食，则气益虚，故加人参。虚人久痢，故宜用此方。

　　仓廪散　治噤口痢，头痛心烦，手足温热，毒气上冲心肺，呕而

不食。

人参　茯苓　甘草　枳壳　桔梗　前胡　柴胡　羌活　独活

川芎

　　每四钱，加陈仓米百粒，姜、枣煎。

　　参连汤丹溪　治噤口痢。

人参　黄连炒

　　浓煎汁，终日呷之，如吐再呷，但得一呷，下咽便开，痢亦

自止，神效。

秋燥下痢汤 驰远方

生地　阿胶　菱仁　桔梗　薤白　甘草　鸡子黄

水煎，冲服。

固肠丸《医林》 治泻痢，日夜无度。

人参　附子炮　阿胶炒　龙骨研　肉蔻面裹煨　干姜炒　赤石脂煨，醋淬　木香各一两　白术炒　诃子肉各二两　沉香五钱

为末，米糊丸，米饮下。

大断下丸《局方》 治脏腑停寒，下痢不已。

炮姜　良姜　细辛各一两五钱　附子炮　牡蛎煅　龙骨研　赤石脂煨　肉豆蔻面裹煨　诃子肉　枯矾　石榴皮醋浸一宿，炙黄用，各一两

共为细末，醋煮面糊为丸，米饮下。

赤石脂散《得效》 治冷痢，赤白肠滑。

肉豆蔻醋面裹煨，去油，一两　甘草炙　赤石脂各二钱半　砂仁五钱

为细末，每二钱，米饮下。

栝楼根汤 治下痢冷热相冲，气不和顺，本因下虚，津液耗少，口干咽热，常思饮水，毒气更增，烦躁转甚，宜用此药救之。

栝楼根　茯苓　炙甘草各半两　麦门冬去心，二钱五分

每五钱，枣三枚劈破，煎。

茱连丸丹溪 治冷热不调，里急后重。

吴茱萸　黄连等分，以好酒同浸三日，乃各拣起，焙干

各为末，醋糊丸。赤痢，甘草汤下黄连丸；白痢，干姜汤下吴茱丸；赤白痢，各三十丸，甘草干姜汤下。

葛根汤 治酒痢。

葛根　枳壳　半夏　生地　杏仁去皮尖　茯苓各二钱四分　黄芩一钱五分　甘草炙，五分

分二贴，入黑豆百粒，姜五片，白梅一个，煎服。

茵陈丸《外台》 治时气瘴气、赤白痢、痰疟、黄疸。方见各种瘟疫门。

《集解》云：此方备汗吐下三法，故能统治诸病，居常预合

之，可以备缓急，虽云劫剂，实佳方也。〔批〕茵陈利湿退黄，巴豆以除脏腑积寒，鳖甲以退血分实热。

归连丸丹溪　治五色痢，脾胃实积及四气相并。

当归　黄柏　黄芩　阿胶　熟艾各二两　黄连一两

共为末，醋煮胶烊，下药煮，令可为丸，如豆大，每服七八十丸，米饮下。

秘传斗门散　治八肿毒痢，脏腑撮痛，脓血赤白，或下瘀血，或成片子，凡五色相杂，他药不能治者。

黑豆炒，去皮，十五两　干姜炮，四两　罂粟壳蜜炒，八两　地榆炒　甘草炙，各六两　白芍三两

每三钱，水煎。

豉薤汤　治伤寒下痢如烂肉汁，赤白滞下，伏气腹痛诸热证。

栀子　淡豉　薤白

水煎。

栀、豉苦寒，能升能散；薤白辛温，能开胸痹及大肠气滞。

白术圣散子《良方》　治一切泻痢久不止，并妇人产后痢。

白术　砂仁　当归　肉蔻　炮姜　陈皮　炙草　石榴皮　诃子　炒芍

等分，入乳香，豆大，煎，食前服。

三黄熟艾汤　治妊娠挟热不痢。

黄连　黄芩　黄柏　熟艾

等分，水煎。

神效参香散　治产后滑脱下痢。

人参　木香　白苓　扁豆　肉蔻煨　陈皮　罂粟壳去蒂，炙

共为细末，米饮调下。

救急散　治产后血虚，腹中绞痛，下痢赤白。

白芍　阿胶　艾叶　熟地　当归　炙草

水煎，空心服。

治痢保和丸　治小儿痢疾，积滞未尽，或先失下，今已脾虚不可下者，宜服此。

陈皮　法半　茯苓　枳壳　川朴　黄连　楂肉　神曲　麦芽
木香　槟榔　炙草

共为末，神曲糊丸，米饮下。

和中丸　治小儿休息痢及疳痢。

人参　炙草　当归　川芎　车前　猪苓　泽泻　神曲　麦芽
白术　茯苓　陈皮　白芍　木香　炮姜　肉蔻　建莲肉

酒煮，面糊为丸，米饮下。

升麻汤　治小儿虚痢脱肛，仍调气养血，微带升提。

升麻　人参　白术　茯苓　芥穗　陈皮　当归　白芍　防风
炙草　乌梅

水煎，食后服。

集成至圣丹　治冷痢久泻、百方不效者，一服即瘥。

鸦胆子一味，天圆肉包紧

空腹吞下。

陈飞霞曰：凡痢之初起，实热实积，易知而易治，以实热之
证必有热证，可察也。惟虚人冷热致痢，外无烦热躁扰，内无肚
腹急痛，有赤白相兼，无里急后重，大便流利，小便清长，此由
阴性迟缓，所以外证不急。遇此切不可姑息，急以集成三仙丹下
之，以去其积。倘不急下，其积日久，渐次下坠，竟至大肠下口、
直肠上口交界之处，有小曲揭隐匿于此，为药所不到之地。证则
乍轻乍重，或愈或发，便则下红、下白，或软或溏，总无一定。
任是神丹至此，性力已过，尽成糖粃，安能去沉匿之积。所以冷
痢有三五年不愈者，由此故也。古方用巴豆丸下之，恐久病神虚，
未敢轻用。今以至捷至稳鸦胆一味治之。此物出闽省、云贵，虽
《本草》未收，而药肆皆有，其形似益智子而小，外壳苍褐色，内
肉白有油，其味至苦，用小铁锤轻敲其壳，壳破肉出，其大如米。
敲碎者不用，专取全仁用之，三五岁儿二十余粒，十余岁儿三十
余粒，大人则四十九粒。取天圆肉包之，小儿一包三粒，大人一
包七粒，紧包空腹吞下，以饭食压之，使其下行，更借此天圆包
裹，可以直至大肠之下。此药并不峻厉，亦不肚痛。俟大便行时，

有白冻如鱼脑者，即冷积也。如白冻未见，过一二日再进一服，此后不须再服。服时忌晕酒三日，戒鸭肉一月，从此除根，永不发矣。倘次日肚中虚痛，用白芍一根，甘草一根，俱重三钱，纸包水浸，火内煨热，取其捶烂煎汤，服之立止。

白术安胃散东垣　治一切泻痢，无问[①]脓血相杂，里急窘痛，日夜无度。又男子小肠气痛，及妇人脐下虚冷，并产后儿枕块痛，亦治产后虚弱，寒热不止者诸证。

五味子　乌梅肉炒干，各五钱　车前子　茯苓各一两　御米壳三两，去顶、蒂、瓤，醋煮一宿，炒干

上为末，每服五钱，水一盏半煎至一盏，去渣，空心温服。

厚朴丸洁古　治秋痢。

厚朴炒　蜀椒微炒，去目　川乌炮，去皮，各两半　紫菀去苗　吴茱汤炮　菖蒲　柴胡　桔梗　皂角去皮弦，炙　茯苓　官桂　炮姜人参各二两　黄连二两半　巴豆霜五钱

为末，蜜丸，生姜汤下，以利为度。春夏倍黄连，秋冬倍厚朴。

牛乳汤《得效》　治气痢，状如蟹渤，拘急独甚。

荜茇二钱，锉　牛乳一碗

同煎，空心服。

《医说》载：唐太宗苦气痢，百方不瘥。有卫七者，进此方，服之即愈。盖荜茇能温中下气，消食祛痰也。

简便方二十一条[②]

福建徐察院刊示神方治泻痢，无分新久，色白色红。用竹下或井边凤尾草生别地者，亦可用，连根一大握，陈仓米一勺，老姜连皮切三片，连须葱三根白痢，葱五根，老姜五片，水煎，去渣，入蜂蜜三匙，烧酒半小钟，分数服。

《石室秘录》治痢方：白芍、当归、莱菔子、枳壳、槟榔、甘

---

① 问：原作"间"，据《脾胃论·论饮酒过伤·白术安胃散》改。

② 二十一条：原脱，据底本目录改。

草、车前仁，煎服。

治痢止痛如神方：净川连一两，枳壳一两，槐花二两，水浸片时，同川连先炒老黄色，次入枳壳再炒燥，拣去槐花，只将川连、枳壳各五钱作一贴，水煎，调乳香、没药末各七分服之。次照前再服一剂，痛自止，痢即稀。有服之如醉者，不必惊恐，乃药力行也。

血痢，张叔潜用平胃散加续断，水煎服，效。

心经伏热，下纯鲜血，用犀角汁半盏，朱砂研飞二钱，牛黄、人参末各三分，和丸如麻子大，灯心、龙眼肉煎汤下六七分，一日服尽。

赤痢腹痛，用炒黄连、乌梅各四两，蜜糊丸，米饮下。

渴痢，用麦冬三两去心，乌梅肉二十个，水煎服。

后重血燥，用当归、红花以润之；下坠死血，疼痛，血紫黑者，用桃仁、滑石。

治痢，用干马齿苋煮烂，红痢以蜂蜜拌，白痢以沙糖拌，红白相兼，蜂蜜、沙糖各半，一日食二次，连汤服之更妙。马齿苋名五方草，其叶青、梗赤、根白、花黄、子黑，五行俱备，所以寒热赤白皆治。

白痢用六一散七钱，干姜末七分；红痢用六一散七钱，红曲末七分，各用姜汁打面糊为丸，白汤下。

赤白相兼，用楂肉不拘多少炒，研为末，每服一二钱，红痢蜜拌，白痢红白糖拌，红白相兼蜜、沙糖各半拌匀，白汤调，空心下。此药不分虚实新久，甚稳甚验。

《海上方》用马齿苋捣汁，合鸡子白服。

老人深秋患痢，发呃呕逆者，黄柏炒燥、研末，陈米饭为丸，每三钱，人参、白术、茯苓三味浓煎汤下，连服三剂即愈。切不可下丁香等热药。秋间冷痢，腹痛不能食，肉蔻去皮，醋面裹煨熟，为末，粥饮下二钱。

久痢不止，用红糖、白糖、饧糖各三钱，甘草一钱，陈茶二钱同煎熟，露一宿，次早温热服，神效。

治噤口痢，用沙糖少许、煨生姜、火煅食盐二分、炒陈仓米共煎汤饮，饮后胃开能入药，用平胃散加白芍、当归、砂仁、藿香，水煎服。

噤口痢，以腊猪肉去肉取骨，锅内煎浓汤，徐徐服之，百发百中。

《金鉴》治噤口痢，用黄瓜藤经霜者烧灰，香油调，纳脐中，即效。

滑痢赤白，五倍子为丸，赤痢甘草汤下，白痢干姜汤下十丸。又方用酸石榴二个，一个烧灰，一个煎汤，调分二服。

肠蛊先下赤后下黄白沫，连年不愈，用牛膝一两捶碎，以醇酒一升浸一宿，清晨及午上空心饮之，再服，愈。痢下应先白后赤，若先赤后白者，为肠蛊。

痢久大孔痛，熟艾、黄蜡、诃子烧灰熏之。因热者，槟榔、木香、黄芩、黄连加干姜煎；因寒者，炒盐熨之。丹溪用瓦片，敲圆如钱状，烧红投童便中，急取起，令干，纸裹安痛处。因时寒，恐外寒乘虚而入也，以人参、当归、陈皮煎浓汤饮之，食淡味自安。

大孔开，滑痢不禁，如空洞不闭者，用葱叶和花椒末捣烂，塞谷道中，并宜服酸涩固肠之剂，如御米壳、诃子肉之类。

消渴门 附消中、强中、食㑊

总　论

喻嘉言曰：消渴之患，常始于微而成于著，始于胃而极于肺、肾。始如以水沃焦，水入犹能消之，既而以水投石，水去而石自若。至于饮一溲一、饮一溲二，则燥火劫其真阴，操立尽之术，而势成槁槁矣。谨从《内经》拟议言之。经谓：凡治消瘅仆击、偏枯痿厥、气满发逆、肥贵人，则膏粱之疾也，此中消所由起也。肥而不贵，食弗给于鲜；贵而不肥，餐弗过于饫；肥而且贵，醇酒厚味，孰为限量哉？久之食饮酿成内热，津液干渴，求济于水，然水入尚能消之也，愈消愈渴，其膏粱愈无已，而中消之病遂成矣。夫既瘅成为消中，随其或上或下，火热炽盛之区，以次传入矣。上消者，胃以其热上输于肺，而子受母累；心腹以其热移之于肺，而金受火刑。金者，生水而出高源者也。饮入胃中，游溢精气而上，则肺通调水道而下。今火热入之，高源之水为暴疟所逼，合外饮之水建瓴而下，饮一溲二，不但不能消外水，且并素蕴水精，竭绝而尽输于下，较大府之暴注暴泄尤为甚矣，故死不治也。至于胃以其热由关门下传于肾，或以石药耗其真，女色竭其精，阳强于外，阴不内守，而小溲浑浊如膏，饮一溲一，肾消之证成矣。夫感女色以丧志，精泄无度，以致水液浑浊，反从火化，亦最危候。经云：心火之下，阴精承之。故阴精有余，足以上承心火，则其人寿；阴精不足，而心火直下肾中，阳精所降，其人夭矣。故肾者，胃之关也。关门不开，则水无输泄而为肿满；关门不闭，则水无底止而为消渴。消渴，属肾一证。《金匮》原文未脱，其曰：饮一斗溲一斗者，肾气丸主之。于以蒸动肾水，上承君火，而止其下入之阳光，此正通天手眼也。可知下消之火，水中之火也，下之则愈燔；中消之火，竭泽之火也，下之则愈伤；上消之火，燎原之火也，水从天降可灭。徒攻肠胃，无益反损。夫地气上为云，然后天气下为雨，是故雨出地气，地气不上，天能雨乎？故亟升地气以慰三农，与亟升肾气以溉三焦，皆事理之必然者耳。

消渴脉候

心脉微小，为消瘅。滑盛为善渴，滑者，阳气胜也。肺肝脾肾脉微小，皆为消瘅。心脉软而散者，当消渴自已；濡散者，气实血虚；洪大，阳余阴亏。寸口脉浮而迟，浮为卫气亏，迟为荣血竭。脉实大，病久可治；悬小坚，病久不可治。数大者生，细小浮短者死。

三消之证

渴而多饮，为上消。经谓：膈消乃饮水多而小便多也。消谷善饥，为中消。经谓：消中不甚渴，小便数而消瘦也。渴而便数有膏，为下消。经谓：肾消乃渴而饮水不绝，腿消瘦而小便有脂膏也。

消渴有寒热二证

《准绳》云：运气少阳司天，与少阴之复、少阳之复，皆病渴欲饮，是热助心肾而渴，治以诸寒剂，世之所知也。太阳司天，寒气下临，心火上从，及寒淫所胜，寒水太过，上临太阳，皆病渴欲饮，是寒攻心虚而渴，治以诸热剂，则世之所未审也。

消渴皆属火病

戴人论消渴，一从火断，谓火能消物。人之心肾为君火，三焦胆为相火，得其平，则烹炼饮食，糟粕去焉；不得其平，则燔灼脏腑，而津液耗焉。夫心火甚于上，为膈膜之消；甚于中，为肠胃之消；甚于下，为膏液之消；甚于外，为肌肉之消。上甚不已，则消及于肺；中甚不已，则消及于脾；下甚不已，则消及于肝肾；外甚不已，则消及于筋骨。四脏消尽，则心始自焚而死矣。

膈消之证

经云：心移热于肺，传为膈消。子和谓：膈消犹未及于肺，至于移寒于肺，乃为肺消。如此泥文害意，非能读《内经》者也。岂有心移热于肺，肺传其热于膈，犹未及肺之理？要知心肺同居膈上，肺为娇脏，移寒移热，总之易入。但寒邪入而外束，热邪入而外传，均一肺消，而治则有分矣。

消中之证

又曰：瘅成为消中，胃热极深，胃火极炽，以故能食，易饥多渴。诸家咸谓宜用大承气汤下之矣。不知渐积之热、素蕴之火，无取急下，下之亦不去，徒伤肠胃，转增其困耳。设不得已而用大黄，当久蒸以和其性，更不可合枳、朴同用，助其疾趋之势。愚意：久蒸大黄与甘草同用，则缓急互调；与人参合用，则攻补兼施。目前纵有乘机斗捷之著，在所不举，如之何欲取效眉睫耶？

肾消之证

楼全善云：肾消者，饮一溲二，其溲如膏油，即膈消、消中之传变。王注谓：肺脏消烁，气无所持是也。盖肺脏气，肺无病则气能管摄津液。而津液之精微者，收养筋骨血脉，余者为溲。肺病则津液无气管摄，而精微者亦随溲下，故饮一溲二，而溲如膏油也。筋骨血脉，无津液以养之，故渐形瘦干焦也。然肺病本于肾虚，肾虚则心寡于畏，妄行凌肺，而移寒与之，然后肺病消。肺消饮一溲二者，死不治；若饮一未至溲二，病尚浅，犹或可治。〔批〕肾消，饮一溲二，半是膏脂；肺消，饮一消①一，全是水。故肾气丸见后治饮水一斗，小便亦一斗之证。若小便过于所饮者，亦无及矣。喻嘉言曰：下消之证，饮一溲一，非肾气丸以折其水，使不顺趋。夫肾②水下趋则消，肾水不上腾则渴，舍此安从治哉？

三消小便甜之证

《汇参》云：小便甜，许学士论之甚详，其理未畅，大抵水之在天地与人身，皆有咸有甘。甘者生气而咸者死气也，坡仙《乳泉赋》备矣。小便本咸而反甘，是生气泄也。生气泄者，脾阴下陷入肾中，是土克水也。三消小便甜，其在溺桶中涌沸者，病为重；更有浮在溺面如猪脂，溅在桶边如烛泪，此精不禁，真元竭矣。

消渴宜下宜调宜节嗜欲减滋味

戴人云：凡治消渴，调之而不下，则小润小濡，故不能杀炎上之势；下之而不调，亦旋饮旋消，终不能沃膈膜之干；下之调之，而不减滋味，不戒嗜欲，不节喜怒，虽愈而复作。能从此三者，病亦不足忧矣。

消渴宜养肺降火生血

朱丹溪曰：消渴宜养肺降火生血为主。三消者，多属不生津

---

① 消：疑作"溲"。

② 肾：此后原衍"肾"，据《医门法律·消渴门·消渴论》删。

液，宜四物汤见后为主。上消者，本方加五味子、人参、麦门冬、天花粉煎，入生藕汁、生地汁、人乳，饮酒人加生葛汁；中消者，本方加知母、石膏、滑石以降胃火；下消者，本方加黄柏、知母、熟地、五味子之类，以滋肾水，当饮澡丝汤代茶。三消皆禁用半夏，血虚亦忌用；口干咽燥、大便难者，亦不宜用；汗多者，不可用。不已，必以姜监制之。天花粉，消渴神药也。

消渴宜生津补水降火撤热

喻嘉言曰：凡治消渴初起，宜生津补水，降火撤热。中消病成，宜急救金水二脏，若不回枯泽槁，听其土燥不生，必致疮疽贻害。若用寒凉太过，乃致水胜火湮，渐成中满，不救矣。

阴虚之消宜壮水阳虚之消宜补火

张景岳曰：阴虚之消，治宜壮水，固有言之者；阳虚之消，谓宜补火，则人必不信。〔批〕阳不化气，则水精不布；水不得火，则有降无升。不知釜底加薪，氤氲彻顶，槁禾得雨，生意归巅，皆阳气之使然也。

《石室秘录》云：消渴之证，不必问其上中下，法以治肾为主，方用熟地、枣皮、麦冬、车前仁、元参，日日饮之。

消渴当知气分血分

《集解》云：治消渴当明气分血分。气渴则饮凉，血渴则饮热。〔批〕一云，邪在血分则不渴。气分宜寒凉渗剂，以清其气；血分宜甘温酸味，以滋其血。《法律》云：肺消而以地黄丸治其血分，肾消而以白虎汤治其气分。执一不通，病必不除。

消渴宜润肺清胃滋肾治法

程钟龄曰：经云：渴而多饮为上消，消谷善饥为中消，口渴、小水如膏者为下消。三消之证，皆燥热结聚也。大法治上消者，宜润其肺，兼清其胃；治中消者，宜清其胃，兼滋其肾；治下消者，宜滋其肾，兼补其肺。夫上消清胃，使胃火不得伤肺也；中消滋肾，使相火不得攻胃也；下消补肺，滋上源以生水也。三消之治，不必专执本经，而滋其化源，则病易痊矣。

上消少食能食不能食治法

上消者，上焦受病，即膈消也。舌上赤裂，大渴引饮，少食，大便如常，小便清利，此燥在上焦，宜流湿润燥，人参白虎汤见暑病主之。能食而渴，为实热，宜人参石膏汤即上方除粳米或加减地骨皮散见后；不能食而渴，为虚热，宜钱氏白术散见后，仁斋再加五味子、柴胡，每三钱煎，或易老门冬饮子见后。〔批〕有汗而渴，以辛润之；无汗而渴，以苦坚之。

病渴饮水不食心中烦闷治法

许学士治卒病渴多饮水，不食日久，心中烦闷，每用火府丹见闭癃五十丸，日三次，渴止，又次日食进。此本方治淋，用以治渴效，可知药无定性，贵变通之为用耳。

消渴中消

东垣云：自古治燥止渴，亦未尽善也。经曰：二阳结，谓之消。二阳者，阳明也。手阳明大肠主津，热则目黄口干，是津不足也；足阳明胃主血，热则消谷善饥，血中伏火，是血不足也。结者，津血不足，结而不能润也。此因数食甘美而多肥，故其气上溢，不可服膏粱、芳草、石药，其气悍烈，能助热燥也。和血益气汤见后主之。

脾消治法

戴云：脾经燥热，食物易化，皆为小便，转食转饥。然脾又自有三消，曰消中，曰寒中，曰热中。热中多因外伤燥热，内伤思虑，饮啖肥腻，热积胸中所致，宜乌金散见后。热中小便黄赤，宜利顺散见后，微利至不欲食为效；寒中小便白，钱氏白术散见后加柴胡、枳壳、五味子，或加白豆蔻。

食㑊治法

经曰：大肠移热于胃，善食而瘦，谓之食㑊；胃移热于胆，亦曰食㑊。〔批〕食㑊者，食移易而过，不生肌肉，亦易饥也。夷益切，音亦。东垣云：善食而瘦者，胃伏火邪于气分，则能食；脾虚则肌肉消也，即消中也。治法同胃中结热、心气虚者，宜参蒲丸见后。

下消治法

病在下焦，初发为膏淋，至病成，烦躁引饮，面色黧黑，形瘦耳焦，小便浊而有脂液，治宜养血，以分其清浊而自愈，六味地黄汤见劳损主之，或加知、柏壮水之主，以制阳光，则渴饮不思，或八味丸见中寒益火之原，以消阴翳，则便溺有节。小便多，饮一溲一，金匮肾气丸见后。子和治肾消，以肾气丸本方内加山药一倍外，桂、附从四时加减，冬一两，春秋五钱，夏二钱五分。又法，去附子，加五味子一两半。

肾消治法

肾水衰竭，龙雷之火不安其位，上炎于肺，消渴引饮，饮入于胃，下无火化，直入膀胱，故饮一溲一也。仲景用肾气丸补肾救肺，桂、附辛热，引真火归元；熟地纯阴，壮真水滋肾。后人因名为肾消，服滋补丸药外，宜多煎黄芪汤见后饮之。色欲过度，水火不交，肾水下泄，心火自炎，以致渴浊〔批〕色欲过度，肾虚渴浊，不宜备用凉心冷剂，宜坚肾水以济心火，黄芪六一汤见汗证加苁蓉、五味各五分，吞八味丸见劳损及小菟丝子丸见黄疸、茯苓丹见浊、鹿茸丸见后、加减安肾丸见遗精或灵砂丹见呕吐。

消渴未传

李东垣曰：消渴未传，能食者，必发脑疽背疮；不能食者，必传中满鼓胀，《圣济总录》皆为必死不治之证。洁古分而治之。能食而渴者，白虎加人参汤见暑主之；不能食而渴者，钱氏白术散见后主之。上中既平，不复传下消矣。〔批〕消渴证虽为三条，而分经止渴，中下亦同例，当互参之。未传痈疽者，火邪胜也，其疮痛甚而不溃，或溃赤水者是也。经云：有形而不痛者，阳之类也，急攻其阳，无攻其阴，治在下焦元气，得强者生，失强者死。未传中满者，以寒治热，不能更也。然脏腑有远近，心肺位近，宜小制其服；肾肝位远，宜大制其服，皆适其所至。过与不及，皆诛伐无过之地也。如膈消、中消制之太急，速过病所，久而成中满之疾。正谓上热未除，中寒复生者，非药之罪，失其缓急之宜也。

消病后治法

三消日久，精血既亏，或目无见，手足偏废，如风疾状，此肾消为多，但用治下消补药，滋生精血自愈。病退后燥渴不解〔批〕病退燥渴，此有余热在肺经，用参、苓、甘草少许，生姜汁冷服；虚者，独参汤见厥逆及情志；渴病愈后再剧〔批〕愈后再剧，舌白滑微肿，咽喉觉痛嗌肿，时渴，白沫如胶，饮冷乃止，宜止渴润燥汤见后去麻黄加生地。

预防痈疽治法

渴疾愈，须预防发痈疽，黄芪六一汤见汗证下忍冬丸见后。凡诸虚不足，胸中烦躁，时常消渴，唇口干燥，或先渴而后发疮，或病痈疽而后渴病，宜黄芪六一汤送下，多服效。已发者，赤焮疼痛，宜蓝叶散见后。

强　中

《准绳》云：强中，又谓之内消。多是恣意色欲，或饵金石，肾气既衰，石气犹在，精水无所养，故常发虚阳，不交精出，饮食如汤浇雪，小便无度如膏，唇口干焦，三消之中最为难治，宜用黄芪六一汤见汗证加苁蓉、五味，吞八味丸见劳损及小菟丝子丸见黄疸。未效，黄芪六一汤再加山茱萸四分、猪肾荠苨汤见后。用猪腰一个，余药以两作钱，煎，如法服。或黄连猪肚丸见后、天王补心丹见健忘、双补丸见劳损、白茯苓丸见后，皆可择用。

《金鉴》云：精出不止，阳强不倒，名曰强中。此因多欲所致，若不急治，日久精尽，阳强不化，迫血而出，疼痛不已，羸瘦而死。或发消渴痈疽，阳盛阴虚者，宜大剂坎离既济汤见遗精加龙骨清之、补之。实热盛者，宜黄连解毒汤见火门加大黄攻之。病后调理，宜补精丸见后。

口燥咽干治法

李东垣曰：饮食不节，劳倦所伤，以致脾胃虚弱，口中津液不行，故口燥咽干。病人自以为渴，医以五苓治之，反加渴燥，乃重竭津液，以致危亡。经云：虚则补其母，当于心与小肠中补之，乃脾胃之根蒂也。以甘温为之主，苦寒为之使，酸为之臣，佐之以辛。心苦缓急，食酸以收之，火旺则肺金受邪，金虚则以辛补之，次以甘温及甘寒之剂，于脾胃中泻心火之亢甚，是治其本也，补中益气汤见劳倦加五味子、葛根，或加黄连、麦冬。《本事》黄芪汤见燥亦可服。

口干口渴

张景岳曰：口干口渴，大有不同。渴因火燥有余，干因津液不足。火有余者，多实热；津不足者，多阴虚。如实热之渴，火有余也；亡阴之渴，水不足也。故凡于大泻大汗、大劳大病、新产失血、痈疽大溃、过食咸味之后，皆能作渴，悉由亡阴亡液、水亏枯涸而然。总之，渴而喜冷、脉实便结者，固火证也；或口虽作渴而但喜热饮，及脉弱便溏者，非火证也。又有口虽干苦，而全然不饮茶汤者，此干也，非渴也，属阴虚之候，不可作渴论。治此之法，火盛于上者，宜清肺胃；水亏于下者，宜补脾肾。若阳虚而阴无以生，气虚而精无以化者，使非水火并济，亦属无益也。

[按] 上焦渴，小便自利，白虎汤，见暑病；中焦渴，大小便俱不利，调胃承气汤，见瘟疫；下焦渴，小便赤涩，大便不利，大承气汤，见痉病；三焦渴，大黄甘草汤，即甘草黑豆汤加大黄；内热口渴，宜《本事》黄芪汤，见燥病。

下消不寐案

张景岳曰：周君年逾四旬，因案牍积劳，致成羸疾，神困食减，时多恐惧，自冬春迄夏，通宵不寐者，凡半年有余。而上焦无渴，不嗜汤水，或有少饮，则沃而不行。然每夜必去溺二三升，莫知其所从来，且半皆如膏浊。余诊其脉犹缓，肉亦未脱，知其胃气尚存，乃用归脾汤见血去木香及大补元煎见劳损之属，一以养阴，一以养阳，出入间用，至三百余剂，计人参二十斤，乃得全愈。此神消于上，精消于下之证，可见消有阴阳，不得尽言为火，姑举此以为治消者鉴。

消渴治案

喻嘉言曰：友人朱麟生病消渴，后渴少止，反加燥急，足膝痿弱，命余亟以杂霸之药投之，不能待矣。余主白茯苓丸加犀角。坐中一医曰：肾病而以犀角、黄连治其心，毋乃倒乎？余曰：肾者，胃之关也。胃之热下传于肾，则关门大开，关门大开则心之阳火得以直降于肾。经云：阳精所降，其人夭，非细故也。今病者心火烁肾，燥不能需，余用犀角、黄连入肾，对治其下降之阳光，宁为倒乎？医敬服，友人服之，果效。再更六味地黄丸加犀角，肌泽，病起矣。

消渴痈疽啖梨可愈治案

《治①宅编》云：一仕宦病消渴，医谓不过三十日死。亟弃官，归途遇一医，令致北梨一担，食尽乃瘥。宦如其言，食至五六十枚而病愈。杨吉老人医术甚著，一士有疾，厌厌不聊，往谒之。杨曰：汝证热已极，气血全消，当以疽死，不可为也。士不乐而退，闻茅山一道士医术通神，但不肯以技自名，乃服僮仆之服，诣山拜之，愿执役席下，道士喜留，只事左右，历两月久，觉其与常隶别，叩所从来，再拜谢过，始以实告。道士笑曰：世间那有医不得的病？试诊，又笑曰：吾亦无药与汝，便可下山买好梨，日食一颗，梨尽，取干者泡汤，和渣食之，疾当平。士人如戒，经一岁复见吉老，颜貌腴泽，脉甚和平，惊曰：君必遇异人。士人以实告杨，衣冠焚香，望茅山设拜，盖自咎其学之未至也。

---

① 治：据《本草备要·果部》当作"泊"。

酒果积热饮多溲多治案

《东坡集》云：揭颖臣病消渴，日饮水数斗，饭亦倍进，小便频数，服消渴药日甚。延张肱诊之，笑曰：君几误死。取麝香当门子，以酒濡作十许丸，枳椇子煎汤吞之。遂问其故，肱曰：消渴、消中，皆脾弱肾败，土不制水而成。今颖臣脾脉极热，肾脉不衰，皆由酒果过度，积热在脾，所以多食多饮，饮多溲不得不多，非消渴也。麝香坏酒果，枳椇能解酒，故假二物以去其酒果之毒也。

消渴门方附消中、强中、食㑊

肾气丸《金匮》　治消渴，小便反多，饮一溲一。

干地黄八两　山茱萸　山药各四两　白茯苓　泽泻　牡丹皮各三两　肉桂　附子泡，各一两

蜜丸梧子大，酒下，日再服。〔批〕即桂附八味丸，用法殊异。

喻嘉言曰：火自肾而起，谓之龙火。龙火当以火逐火，则火可灭。若以水治火，则火愈炽，此必然之理也。愚更谓：用桂、附蒸动肾水，开阖胃关，为治消渴吃紧大法。《局方》变其名为加减八味丸，加五味子一两半，减去附子，岂非以五味之津润，胜于附子之燥热耶？举世咸乐宗之，大惑不解，可奈何哉！

文蛤散《金匮》　治渴欲饮水不止。

文蛤五两

一味杵为散，以沸汤五合，和服方寸匙。

喻氏云：此盖取其功擅软坚，且利水彻热耳。

白虎加人参汤《金匮》　原治太阳中渴，汗出恶寒，身热而渴。方见暑门。

喻氏云：此治火热伤其肺胃，清热救渴之良剂也。故消渴病之在上焦者，必取用之。东垣以治膈消，洁古以治能食而渴者。而东垣复参《内经》膏粱之病不可服香草石药治之，以兰除其陈气之义，一变其方为兰香饮子，再变其方为生津甘露饮子，而为之辞曰：此制之缓也。不惟不传中满，亦不传下消矣，三消俱可

用。愚实不敢信其然也，乃至《三因》之石子荠苨汤、洁古之清凉饮子，俱从此方增入他药，引入他脏，全失救肺胃之意，此后贤之所以为后贤耶！

五苓散《金匮》 治脉浮，小便不利，微热消渴者，宜利小便、发汗。方见痰饮门。

《金鉴》云：脉浮，病生于外也；脉浮微热，热在表也；小便不利，水停中也，水停则不化津液，故消渴也。发表利水，止渴生津，惟五苓散能之也。

猪苓汤《金匮》 治脉浮发热，渴欲饮水，小便不利。

猪苓 茯苓 阿胶 滑石 泽泻各一两

以水先煮四味，去渣，内胶烊消，温服，日三。

[按] 此条脉浮发热，渴欲饮水，小便不利，与上条同。一以五苓散利水发汗，其因无汗可知；一以猪苓汤利水滋干，其因有汗可知也。

黄芪汤《宣明》 治肺消，饮少溲多。

黄芪三两 人参 五味子炙 麦门冬去心 桑白皮各二两 枸杞子 熟地各一两半

每五钱煎，温服无时。

经云：心移寒于肺，为肺消，饮一溲二者，不治。《准绳》曰：心移寒于肺为肺消者，火与寒皆来乘肺，肺外为寒所束，气不得施，内为火所烁故也，宜以此汤先救气血之虚，故不用寒药泻内热也。

喻嘉言曰：心之移寒，必先束肺之外廓，用参、芪补肺，加散寒之药可也。而用枸杞、熟地补肾，则迂矣。用桑皮泻肺，其如外束之寒何？

麦门冬饮子《宣明》 治膈消胸满，心烦，精神短少。

麦门冬去心 天花粉 知母 人参 五味子 生地黄 葛根 甘草炙 茯苓等分

每五钱，加竹叶十四片煎，温服无时。

经云：心移热于肺，传为膈消。《准绳》曰：此以肺热为急，心火上炎于肺，必心有事焉。不得其正，以致其脏气血之虚，故厥阳之火上逆也，用此以安心定志，养其精神，火安其宅，则有所归息矣。

门冬饮子易老　治老弱虚人大渴。

枸杞　人参　白苓　甘草各七钱半　五味　麦冬去心，各七钱

入姜煎。

喻嘉言曰：此即变《宣明》麦冬饮子去生地、知母、葛根，加枸杞也。方下不言心移热于肺，惟以治老弱虚人大渴，而增枸杞之润，去地黄之泥、知母之苦、葛根之发，立方于无过，治本之图，不为迂矣。

地黄饮子《易简》　治消渴，阴虚火炎，阳明郁热烦躁，咽干面赤。

人参　黄芪炙　天冬　麦冬去心　甘草炙　生地　熟地　枇杷叶去毛，蜜炙　石斛　泽泻　枳壳麸炒

每三钱，食远服。〔批〕此方专治气血燥热。

喻嘉言曰：此方生精补血，润燥止渴。佐以泽泻泄膀胱之火，枳壳宽大肠之气，疏导二腑，使小肠清利则心火下降，大肠流畅则肺金润泽，宿热既除，其渴自止矣。

竹叶黄芪汤　治气血虚，胃火盛而作渴。

竹叶　生地各二钱　黄芪　人参　当归　川芎　白芍　麦冬去心　黄芩炒　半夏　石膏煅，各一钱

净水煎服。〔批〕此方兼治气血燥热。

喻嘉言曰：人参白虎汤治渴证气分燥热，地黄饮子专治血分燥热，此方兼治气血燥热，宜辨证用之。

钱氏七味白术散　〔批〕一名人参白术散。治虚热而渴。

人参　白术　茯苓　甘草　藿香　木香各一两　干姜二两

共为末，每三钱，水煎，温服。如饮水多，多与服之。

〔按〕仁斋用本方，加五味子、柴胡各三钱，分十剂煎服，治消渴不能食。海藏云：此四君子加减法，亦治湿胜气脱，泄痢太过，故虚热作渴，在所必用。

黄连猪肚丸《三因》 治强中消渴。

黄连　粟米　栝楼根　茯神各四两　知母　麦冬去心，各二两

为细末，以大猪肚一个洗净，入药缝口，蒸极烂取出，药别研，以肚为膏，入蜜和前末，杵丸，参汤下。又方加人参、熟地、干葛；又方除知母、粟米，入小麦〔批〕小麦能治烦热多渴。

黄连消渴方丹溪 治胃热，善消水谷。

黄连一斤，为末　生地汁　白藕汁　牛乳各一升　花粉一斤，为末

上将乳汁熬成膏，和二药为丸桐子大，每三五十丸，白汤下。或加姜汁，蜜熬膏噙化。一方无花粉，名黄连膏。〔批〕黄连泻心火，生地生肾水，花粉、藕汁降火生津，牛乳补血润燥。

生地黄膏 治口舌干，小便数，舌上赤裂。生津液，除干燥，并长肌肉。

生地黄一握　冬蜜一两　人参五钱　茯苓

先将地黄洗净捣烂，以新汲水调开，同蜜煎至半，入参、苓末拌，和成膏，瓷器密收，挑服。

〔按〕上二方，一用苦寒合甘寒，一纯用甘寒，相其所宜，择而用之，治消渴之权衡，大略可睹，故两录之。

天门冬丸 治初得消中，食已如饥，手足烦热，背膊疼闷，小便白浊。

天冬去心　土瓜根干者　赤石脂　花粉　熟地　知母焙　苁蓉酒浸一宿，切，焙　鹿茸酒酥　五味子　泽泻各一两半　牡蛎煅，二两　苦参一两　鸡内金三具，微炙　桑螵蛸十枚

蜜丸梧子大，每二十丸，食前粟饮下。

茯神汤《千金》 治胃腑实热，引饮常渴。

茯神二两　栝楼根　麦冬各五两　葳蕤　知母各四两　生地六两　小麦二升　大枣二十枚　淡竹叶切，三升

先煮小麦、竹叶，去渣，下诸药煮，分四服。

神效散《本事》 治渴疾，饮水不止。

白浮石　蛤粉　蝉蜕

等分为末，用鲫鱼胆七个，调服三钱，神效。

兰香饮子 东垣 治消渴。

石膏　知母　生甘草　炙甘草　人参　兰香　防风　白豆蔻
连翘　桔梗　升麻　半夏

水煎服。

生津甘露饮子 治消渴，舌上赤裂，饮水无度，小便数。

石膏二钱五分　黄柏酒炒，钱半　知母酒洗，二钱　黄连五分　栀
仁一钱　归身五分　杏仁去皮，钱半　麦冬五分　全蝎一枚，焙　连翘
一钱　白葵花　兰香各五分　甘草生用，一钱　升麻二钱　柴胡二分
荜澄茄一钱　藿香二分　白豆蔻一钱　木香三分　桔梗三钱

为末，蒸饼同晒，杵碎如黄米大，每于掌中舐之，津送下。

东垣曰：经云：热淫所胜，佐以甘苦，以甘泻之。热伤气，
气伤则无润，折热补气，非甘寒之剂不能。方用石膏甘寒为君，
知、柏、栀、连泻热补水为臣，所谓壮水之主以制阳光也。诸苦
寒和血润燥，故以辛香为反佐。升、柴行少阳二经，桔梗为舟楫，
使浮而不下，不令药过病处也。

黄连丸 通治渴。

黄连　生地各一斤

绞地黄汁浸黄连，曝干，复内汁中①，汁尽干捣为丸，亦可为
散，酒服方寸匙。

通治三消丸

黄连不拘多少，为丸　冬瓜切肉，研自然汁

和成饼，阴干再为末，又用汁浸和，加至七次，仍用汁为丸，
大麦煎汤入汁送下，多吃冬瓜亦妙。〔批〕治三消骨蒸。

黄连苦入心，寒泻火；冬瓜甘益脾，寒泄热。此与前黄连丸
制法俱妙。

加减地骨皮散 钱氏 治上消，能食而渴。

知母　柴胡　甘草　半夏　黄芪　石膏　地骨皮　赤茯苓

---

① 复内汁中：原作"复中汁内"，据《普济方·消渴门·久渴》乙转。

杭白芍　黄芩　桔梗等分

为末，每三钱，姜五片煎。

天花散　*治消渴。*

天花粉　生地　麦冬　干葛各二钱　五味　甘草各一钱

上作二服，水一钟半、粳米百粒煎，食远服。

玉泉丸　*治烦热口渴。*

人参　麦冬　炙芪　茯苓　乌梅肉焙　甘草各一两　天花粉
葛根各一两半

共为末，蜜丸，温汤嚼下。

二冬汤《心悟》　*治上消。*

天冬二钱　麦冬三钱　花粉　黄芩　知母各一钱　甘草五分　人
参五分　荷叶一钱

水煎服。

生地八味①汤　*治中消。*

生地三钱　山药一钱五分　知母一钱五分　麦冬三钱　黄芩一钱
黄连一钱　黄柏一钱　丹皮一钱五分　荷叶二钱

水煎服。

黄芪汤　*治肺肾两虚，饮少溲多。*

黄芪三钱　五味一钱　人参　麦冬　枸杞各一钱五分　大熟地一
钱五分

水煎服。

莲花饮　*治上消口渴，饮水不休。*

白连须　葛根　茯苓　生地　川连　人参　花粉　五味子
知母　炙草　竹叶

灯心十茎，水煎服。

生津四物汤　*治上消，服前方后宜此。*

归身　大生地　白芍　知母　麦冬　人参　川芎　川连　花
粉　黄柏　炙草　乌梅

---

① 味：底本目录作"物"，义同。

灯心十茎煎。

加味地黄汤 治下消，小便浑浊，色如脂膏。〔批〕一名加减八味丸。

熟地　丹皮　淮药　茯苓　枣皮　泽泻　知母　五味子　莲肉　芡实　麦冬

水煎，空心服。

春泽汤 治大病瘥后而渴。

人参　猪苓　白术　泽泻　肉桂　茯苓

水煎服。〔批〕此即五苓散加人参，或合四君子汤，名同见泄泻。

栝楼根汤 治产后血渴。

栝楼根　麦冬　人参　甘草　土瓜根　干地黄　大枣

水煎服。[按]血渴者，血虚而渴也，故宜生地以治血。

三因鹿茸丸 治肾虚消渴，小便无度。

鹿茸酥炙　麦冬　熟地　炙芪　五味　肉苁蓉　鸡内金酒炒　山茱肉　破故纸炒，各七钱　茯苓　人参　川牛膝酒浸　地骨皮　元参各五分

为末，蜜丸，米饮下。

猪肾荠苨汤《千金》 治消中，日夜尿八九升者。

猪肾二具　大豆一升　荠苨〔批〕荠苨利肺解毒，最治消渴强中　石膏各三两　人参　茯苓一作茯神　知母　葛根　黄芩　磁石绵裹　甘草　栝楼根各二两

水煮猪肾、大豆，去渣，下药煮取三升，分三服，渴止勿服。

喻嘉言曰：此方用白虎等清凉之剂，加入猪肾、大豆、磁石，引诸清凉入肾，其火热炽盛于上下二焦者，在所必用。后有制荠苨丸治强中为病，茎长兴盛，不交精溢。消渴之后多作痈疽，皆过服丹石所致。即以本方去石膏、知母、葛根、黄芩，加鹿茸、地骨皮、熟地、沉香，以其病在中下，阳气阴精两竭，故舍上焦之清凉，而事下焦之温补，为合法也。

肾沥散 治肾消，肾气虚损，发渴，小便数，腰疼痛。

鸡膍胵微炙 远志去心 人参 桑螵蛸微炒 黄芪 泽泻 熟地 桂心 白苓 龙骨 当归各一两 麦冬去心 川芎各二两 五味子 元参 炙草 磁石研碎，淘去赤汁，各五钱

上锉碎，每服用羊肾一对，切去脂膜，先以水一盏半煮羊肾至一盏，去水上浮脂及肾，次入药五钱，生姜半分，煎至五分，去渣，空心服，晚食前再服。

喻嘉言曰：肾气虚损之证，本阴精不足，当归、川芎虽云补阴，不能补精〔批〕川芎、当归不能补精，且一辛一散，非所宜施，不若以山茱萸、枸杞子代之为长，以其引用之法颇佳，故取之。

白茯苓丸 治肾消，因消中之后胃热入肾，消烁肾脂，令肾枯燥，两腿渐细，腰脚无力。

白茯苓 覆盆子 黄连 天花粉 草薢 人参 熟地黄 元参各一两 蛇床子 石斛各七钱五分 鸡膍胵三十具，微炒

为末，蜜和，捣三五百杵丸，食前煎磁石汤下。

汪讱庵曰：茯苓降心火而交肾，黄连清脾火而泻心，熟地、元参生肾水而制火，覆盆、蛇床固精，花粉、人参生津补气，石斛平胃热而涩肾，草薢清热利湿，鸡膍胵能消水谷、通小肠膀胱、止便数，善治膈消，磁石色黑入肾，故假之为使也。

茨苤丸 治强中证后发痈疽。

茨苤 人参 茯苓 磁石 大豆 栝楼根 元参 石斛 地骨皮 熟地 鹿茸 沉香

用猪肾一具，如食法煮烂，以前药为末，共入蜜，杵丸。

加减四物汤 治阳旺阴衰，强中不收。

生地 白芍 当归 枸杞 牛膝 杜仲 黄柏 酸枣仁

水煎。

忍冬丸 治渴疾愈，须防发痈疽。

金银花茎、根、花、叶皆可用

洗净，以酒于瓶内浸，糠火煨一宿，取出晒干，即以所浸酒

煮糊为丸，酒饮任下。〔批〕渴后痛。喻云：此药养阴退阳，调和荣卫血脉，凡系火热炽盛之体，允为服食仙方。

蓝叶散　治渴利，口干烦热，背生痈疽，赤熻疼痛。

蓝叶　升麻　元参　麦冬去心　犀角屑　赤芍　黄芪　葛根沉香　甘草各一两　大黄二两，微炒

每四钱煎。

紫苏汤　治消渴后遍身浮肿，心膈不利。

紫苏茎、叶　桑白皮　赤茯苓各一两　郁李仁去皮，二两　羚羊角屑　槟榔各七钱半　独活　桂心去皮　枳壳炒　木香各五钱

每四钱，加姜一片煎。

杀虫方　治消渴有虫。〔批〕虫渴。

苦楝根新白皮一握，洗，切，焙

入麝香少许，水煎，空心服，虽困顿不妨。取下虫三四条，类蛔而色红，其渴乃止。出《坚夷志》①。

喻云：饮醇食燔，积成胃热，湿热生虫，理固有之，不独消渴一证为然也。

干葛汤　治酒渴。

葛根二两　枳实炒　栀仁　豆豉各一两　炙草五钱

每四钱煎，调五苓散。

乌梅木瓜汤　治饮酒多积，为酷热里蒸，五脏津液枯燥，血涩，小便并多，肌削，嗜冷物寒浆。〔批〕酒渴。

木瓜干者　乌梅捶破，不去仁　草果煨，去皮　麦芽炒　甘草各半两

每四钱，姜五片煎。

龙凤丸　治酒食过度，积为酷热，津液枯燥，小便频多，肌肉瘦削，专嗜寒浆，勿投凉剂。

鹿茸酒炙，一两　菟丝子酒浸　山药各二两

为末，蜜丸，盐汤下。

---

① 坚夷志：疑作"夷坚志"。

参蒲丸　治食侏，胃中结热，心气虚者。〔批〕食侏。

人参　赤苓　石菖蒲　远志肉　地骨皮　牛膝酒浸一两

蜜丸，米饮下。

陈米汤　治吐痢后大渴，饮水不止。

陈仓米二合，水淘净

以水二盏煎至一盏，去渣，空心温服，晚食前再煎服。一方用粳米二合，以水盏半煮，绞汁，空心顿服。

加减七味白术散　治虚泄口干。

黄芪　人参　白术　藿香　茯苓　木香　葛根　乌梅　生姜

大枣引。

加减天王补心丹　治心血虚，烦热口干。

熟地　人参　茯苓　远志　菖蒲　元参　柏子仁　桔梗　天冬　丹参　枣仁　炙草　麦冬　百部　杜仲　茯神　当归　五味

等分，蜜丸。

和血益气汤东垣　治消渴中消。

生地黄酒浸　黄柏酒浸　升麻各二钱　防己酒浸　知母酒浸　羌活各一钱　石膏钱半　黄连酒浸，钱半　杏仁　桃仁各十二枚，俱去皮尖，炒　当归酒浸，八分　红花三分　麻黄　柴胡各六分　甘草生五分，炙六分

水煎，分二服。

利顺散洁古　治中消，胃热能食，小便黄赤。

大黄炒，四两　枳实炒　厚朴制，各一两

水煎服。微利至不饮食为度，不可多利。

喻氏云：此即小承气汤，洁古用之，更其名曰利顺散，隐然取利顺，不取攻劫之意。余恐微利至不饮食，胃气已不存矣。承气非微利之法，而可渎用乎？

乌金散《三因》　治脾消。

黄丹炒　京墨烧，各一两

为末，每三钱，热渴饮水，便以冷水调服。

补精丸《金鉴》 治强中。

补骨脂 韭子 山药 磁石 肉苁蓉 人参 鹿茸

水煎服。

简便方

三消之证，用蚕茧壳或丝绵结块者煎汤，时时当茶饮之，饮至二匙，无不愈者。肾虚消渴难治者，用大乌豆炒、天花粉等分为末，米糊丸，黑豆汤下，日二服，名救苦丸。

卷 九

目 录

黄瘅〔批〕瘅与疸同，音瘫门

总 论

《准绳》云：考之《内经》，疸病有上、中、下之分。有谓目黄曰黄疸者，与黄疸暴病及运气发黄，悉上焦湿热病也。有谓食已如饥曰胃疸者，与脾风发疸，腹中热出黄者，又脾脉搏坚而长，其色黄者，皆中焦湿热病也。有谓溺黄赤、安卧者〔批〕按：溺黄赤者，热之征也；安静嗜卧者，湿之征也。消谷善饥，胃有热也；目者，宗筋所系，诸筋有热，气熏于目，故黄疸者目黄。总之，中州脾胃病也，黄疸及肾脉搏坚而长，其色黄者，则下焦湿热也。独仲景妙得其旨，推之于伤寒证中，或以邪热入里，与脾湿相交则发黄；或由内热已甚，复被火者，两阳熏①灼，其身亦黄；或发汗已，身目俱黄者，为寒湿在里不解而黄也；或食饱则头眩，必小便难，欲作谷疸。疸者，单②也，单阳无阴也。成无己释诸黄皆由湿热二者相争。湿家之黄，色暗不明；热盛之黄，如橘子色。大抵黄属太阴脾之经也，脾属土，色黄，脾经为湿热蒸之〔批〕《金鉴》云：脾为阴土主湿，胃为阳土主热，故凡病疸者皆为湿瘀热郁也，则色见于外。或脉沉小，小便不利者，乃血在下焦之黄也。凡此必须审病用药，庶无诛伐太过，夭枉之失。

黄疸脉候

脉沉，渴欲饮水，小便不利者皆发黄。黄疸病以十八日为期，治之十日以上宜瘥，反剧为难治。渴者难治。脉洪，大便利而渴者死。脉微小，小便利，不渴者生。发于阴部，其人必呕。发于阳部，其人必振寒而发热。凡黄家候其寸口脉近掌无脉，口鼻冷者死。疸毒入腹，喘满者死。年壮气实，脉大易愈。老人气虚，脉微难瘥。

---

① 熏：原作"重"，据《证治准绳·杂病·杂门》改。
② 单：原作"里"，据《证治准绳·杂病·杂门》改。

五疸之证

李士材曰：黄者，中央戊己之色，故黄疸多属太阴脾经。脾不能胜湿，复挟火热，则郁而成黄，譬之盦曲相似。以湿物而当暑月，又加覆盖，湿热相搏，其黄乃成。然湿与热又自有别。湿家之黄，色暗不明；热家之黄，色光而润。〔批〕黄病与湿病相似，但湿病在表，一身尽痛；黄病在里，一身不痛。亦有脾肾虚寒，脉沉而细，身冷自汗，泻利溺白，此名阴黄。汗出染衣，色如柏汁，此名黄汗详载肿门。食伤有谷疸之名，酒伤有酒疸之治。若夫御女劳伤，则名女劳疸也。

黄疸之证

喻嘉言曰：《金匮》云：寸口脉浮而缓，浮则为风，缓则为疸，疸非中风，四肢疲软，脾色必黄，瘀热以行。此取伤寒风湿相搏之变证为言，见风性虽善行，才与湿相合，其风则痹而不行，但郁为瘀热而已。及郁之之极，风性乃发，风发遂挟其瘀热以行于四肢，而四肢为之苦烦，显其风淫末疾之象；挟其瘀热以行于肌肤，而肌肤为之色黄，显其湿淫外渍之象。其脉以因风生热故浮，因湿成痹故缓，此而行《内经》"开鬼门、洁净府"之法，俾风挟之热从肌表出，湿蒸之黄从小便出，而表里分消为有据也。《准绳》云：黄疸，食已即饥，遍身俱黄，卧时身体带青带赤，憎寒壮热，此饮食过度，脏腑热，水谷并积于肠胃，风湿相搏，热气熏蒸而得之。发热烦喘，胸满口燥者，以病发时火劫其汗，两热所得，然黄皆从湿得之。

谷疸之证

《金鉴》曰：《金匮》云：阳明病，脉迟者，食难用饱，饱则发烦头眩，小便必难，此欲作谷疸。虽下之，腹满如故，所以然者，脉迟故也。谷疸，属胃热，脉当数，今脉迟，脾脏寒也。寒不化谷，所以虽饥欲食，食难用饱，饱则烦闷，胃中填塞，健运失常也。清者阻于上升，故头眩；浊者阻于下降，故小便难也。

此证原从太阴寒湿郁黩而生，若误以为阳明热湿发黄，下之虽腹满渐减，顷复如故，所以然者，脉迟寒故也。

喻嘉言曰：《金匮》又云：趺阳脉紧而数，数则为热，热则消谷，紧则为寒，寒即为满。尺脉浮为伤肾，趺阳脉紧为伤脾，风寒相搏，食谷则眩，谷气不消，胃中苦浊，浊气下流，小便不通，阴被其寒，热流膀胱，身体尽黄，名曰谷疸。人身脾胃居于中土，脾之土，体阴而用则阳；胃之土，体阳而用则阴。两者相协①，则不刚不柔。胃纳谷食，脾行谷气，通调水道，大注百脉，相得益彰，其用大矣。惟七情、饥饱、房劳过于内伤，致令脾胃之阴阳不相和协。胃偏于阳，无脾阴以和之，如造化之有夏无冬，独聚其热而消谷；脾偏于阴，无胃阳以和之，如造化之有冬无夏，独聚其寒而腹满。其人趺阳之脉紧寒数热，必有明征。诊其紧而且数，而知脾胃合受其病，法云精矣。然更有精焉，诊其两尺脉浮，又知并伤其肾。夫肾脉本沉也，胡以反浮？盖肾藏精者也，而精生于谷，脾不运胃中谷气入肾，则精无裨而肾伤，故脉沉反浮也。知尺脉浮为伤肾，则知趺阳脉紧即为伤脾。然紧乃肝脉，正仲景所谓紧乃弦，状若弓弦之义。脾脉舒缓，受肝木之克，贼则变紧。肝之风气，乘脾聚之寒气，两相搏激，食谷即眩。是谷入不能长气于胃阳，而反动气于脾阴，即胃之聚其热而消谷者，亦不过蒸为腐败之浊气，而非精华之清气矣。浊气由胃热而下流入膀胱，则膀胱受其热，气化不行，小便不通，一身尽黄。浊气由脾寒而下流入肾，则肾被其寒，而克贼之余，其腹必满矣。究竟谷疸由胃谷伤其膀胱者多，由脾寒伤其肾者，十中二三耳。若饮食伤脾，加以房劳伤肾，其证必腹满而难治矣。仲景于女劳疸下重申其义，曰腹如水状不治，岂不深切着明乎。

女劳疸之证

喻嘉言曰：《金匮》云：额上黑，微汗出，手足中热，薄暮即

---

① 相协：《医门法律·黄瘅门》作"和同"。

发，膀胱急，小便自利，名曰女劳疸，腹如水状不治。又云：黄家，日晡所发热，而反恶寒，此为女劳。得之膀胱急，少腹满，身尽黄，额上黑，足心热，因作黑疸，其腹胀如水状，大便必黑，时溏，此女劳之病，非水也，腹满者难治。女劳疸额上黑，谓身黄加以额黑也。黑为北方阴晦之色，乃加于南方离明之位，必先有胃热脾寒之浊气下流入肾，益以女劳无度，而后成之，其由来自非一日矣。脾中之浊气既下趋于肾，水土互显之色，故于黄中见黑滞耳。手足心热，内伤皆然。然日暮阳明用事，阳明主阖，收敛一身之湿热，疾趋而下，膀胱因而告急，其小便自利，大便黑，时溏，又是膀胱蓄血之验。腹如水状，实非水也，正指蓄血而言也，故不治。〔批〕《金鉴》云：膀胱急，小便利，下焦虚也。腹满如水状，脾肾两败，不治。

酒疸之证

喻嘉言曰：《金匮》云：心中懊恼而热，不能食，时欲吐，名曰酒疸。又曰：夫病酒疸，必小便不利，其候心中热，足下热，是其证也。酒为湿热之最，气归于心肺，味归于脾胃。久积之热，不下行而上触，则生懊恼；痞塞中焦，则不能食。其湿热之气，不下行而上触，则为呕，呕则势转横逆，遍渍周身也。酒之积热，渗入膀胱，则气不行，小便必不利。积于上焦，则心中热；积于下焦，则足下热耳。《伤寒论》谓：阳明病，无汗，小便不利，心中懊恼者，身必发黄。是知热甚于内者，皆足致此，非独酒矣。

胆黄之证

张景岳曰：胆黄证，凡大惊大恐及斗殴伤者皆有之。此因伤胆而然，胆既受伤，则脏气之损败可知，其证无火无湿，人则昏沉，色黄如染，盖胆伤则胆气败而胆液泄也。此证务宜湿补，速救元气，兼察其所因，或酸以收其散亡，或涩以固其虚脱，或重以镇其失守之神魂，大都同阴黄治法，不可用克伐分利之剂。

湿热燥三气成黄

喻嘉言曰：黄疸由于火土之湿热。若合于手阳明之燥金，则湿热燥三气相搏成黄，其人必渴而饮水。有此则去湿热药中必加润燥，乃得三焦气化，行津液通，渴解而黄退。渴不解者，燥有未除耳，然非死候也。何《金匮》又云：疸而渴者难治？则更虑其下泉之竭，不独云在中之津液矣。又曰：黄疸病，得之外感者，误用补法，是谓实实；得之内伤者，误用攻法，是谓虚虚。阴疸误从阳治，袭用苦寒；阳疸误从阴治，偏于热燥，倒行逆施，以致极重难返者，皆医之罪也。

阴　疸

又曰：阴疸无热恶寒，小便自利，脉迟而微。误开鬼门，则肌肤冷硬，自汗不止；误洁净府，则膀胱不约，小便如奔，死期且在旦暮，况于吐下之大谬乎？即以平善之药迁延，亦为待毙之术耳。至半阴半阳之证，其始必先退阴复阳，阴退乃从阳治，即以附子、黄连合治，必且有害，奈何纯阴无阳，辄用苦寒耶？

酒　疸

又曰：酒疸之黑，与女劳疸之黑，殊不相同。女劳疸之黑，为肾气所发；酒疸之黑，乃荣光腐败之色。荣者，水谷之精气为湿热所瘀而不行，其血华之色转为晦黯，心中嘈杂，如啖蒜薤状，其芳甘之味变为酸辣，乃至肌肤抓之不仁，大便正黑，脉见浮弱，皆肺金治节之气不行而血瘀也。必复肺中清肃之气，乃可驱荣中污浊之血，较女劳疸之难治，特一间耳。方书但用白术汤，理脾气、解酒热以言治，抑何庸陋之甚耶。〔批〕玉屏风散加茵陈、石膏，能治酒疸。

疸分新久证治

《准绳》云：治疸须分新久。新病初起，当消导攻渗，如茵陈五苓散见后、胃苓汤见湿、茯苓渗湿汤见后之类，无不效者。久病又当变法。脾胃受伤，久则气血虚弱，必用补剂，如参术健脾汤见后、当归秦艽散见后，使正气盛、邪气退，庶可收功。若口淡怔忡，耳鸣脚软，或微寒热，小便赤白浊，又当作虚寒治，宜人参养荣汤见劳损门，或四君子汤见脾胃门，吞八味丸见中寒门除桂加五味子。不可过用凉剂强通小便，恐肾水枯竭，久而面黑黄色，不可治矣。然有元气素弱，避渗利之害，过服滋补，以致湿热愈增，则又不可拘于久病调补之剂也。

治疸诸法

李士材曰：凡治疸病，清热渗湿为主，茯苓渗湿汤见后。挟表者脉浮，可汗，桂枝加黄芪汤见肿门；挟里者腹胀，可下，大黄硝石汤见后。谷疸，茯苓茵陈栀子汤见后；酒疸，葛花解醒汤见酒病门加茵陈叶；女劳疸，黄芪四君子汤、肾疸汤俱见后。久病脾衰，参术健脾汤见后。

干黄治法

干黄燥也，身热，小便自利，四肢不沉重，渴而引饮，栀子柏皮汤见后。寒湿之证，难于得热，热则热外出，而不内入矣。故不必发汗、利小便，用此汤以和解之。瘀热在里，宜下，亦有用麻黄连翘赤小豆汤见后发汗利水者。

阳黄阴黄

湿黄脾也，二便不利，四肢沉重，腹满口渴，或似渴而不欲饮，但头汗出。脉沉实者为阳黄，茵陈蒿汤见后，茵陈、栀子能导湿热由小便出，大黄能导湿热由大便出，分泻前后，则腹得利而解矣。若属寒湿阴黄，身冷自汗，泄利，小便清白者，茵陈附子干姜汤《宝鉴》方，见后。

酒毒熏肺发黄治法

戴云：饮酒即睡，酒毒熏肺，脾土生肺金，肺为脾之子，子移病而克于母，故黄。又肺主身之皮肤，肺为酒毒熏蒸，故外发于皮而黄，法宜合肺脾而治。宜藿朴饮见后下酒煮黄连丸见暑门，或葛根，或栀子煎汤调五苓散见痰饮，或生料柴胡茵陈五苓散见后加葛根，或葛花解醒汤见酒病门俱可。

失血疟后发黄

戴云：诸失血后，多令面黄者，盖血为荣，面红润者，血荣之也，血去则面见黄色。譬之竹木，春夏荣绿，过秋叶黄，润与燥之别也。亦有遍身黄者但不及耳目，宜养荣、十补之类；妨食者，四君加黄芪、扁豆；病疟后多黄者，脾受病，故色见于面也，宜理脾为先，异功散见脾胃门加黄芪、扁豆，诸病后黄者皆宜。

食劳疳黄一名黄胖

黄疸者，暴病也，故仲景以十八日为期。食劳疳黄者，宿病也。至有久不愈者，轻则小温中丸，重则大温中丸，及暖中胆矾等丸俱见后。

目　黄有目黄而身不黄者

经云：风气自阳明入胃，循脉而上至目眦，其人肥，风气不得外泄，则为热中而目黄也，宜青龙散见后。目黄不除，以近效瓜蒂散见后条，嚏鼻取清黄水效。

黄疸嗅鼻之法

《外台》治黄疸用瓜蒂、生秫米即黄米，肺之谷，能去寒热，利大肠、丁香各二七枚，赤小豆七枚，为末，取如豆大二枚，各着一枚鼻孔中，痛缩入，须臾，鼻中沥清黄水，或从口中出升余则愈。轻者小豆大则可。不愈，间日服，频用效。〔批〕名近效瓜蒂散。

《轨范》云：嗅鼻出黄水，唐以前即有此法，或用束腰葫芦内白膜，研细，加麝少许吹之，亦能出水。

脾疸胆疸①

黄疸门方

桂枝黄芪汤《金匮》　治诸黄病脉浮，当以汗解。方见肿病门黄

---

① 脾疸胆疸：正文脱，据底本目录补。

汗条。

喻嘉言曰：利小便乃黄家一定之法，必脉浮始可言表。然疸证之脉，多有荣卫风虚，湿热乘之而浮，故用桂枝汤以解肌，肌解而汗自出，加黄芪以助表，表和则荣卫亦通矣。

大黄硝石汤《金匮》　治黄疸腹满，小便不利而赤，自汗出，此为表和里实，当下之。

大黄　黄柏　硝石各四两　栀子十五枚

水煮，去渣，内硝更煮，顿服。

李彣曰：腹满，小便不利而赤，里病也。自汗出，表和也。里病者，湿热内甚，用栀子清上焦湿热，大黄泻中焦湿热，黄柏清下焦湿热，硝石则于苦寒泻热之中而有燥烈发散之意，使药力无所不至，而湿热悉消散矣。

茵陈五苓散《金匮》　治黄疸。

茵陈蒿末十分　五苓散五分，方见痰门

上二味和匀，食前饮方寸匙。〔批〕此治气分之燥。

喻嘉言曰：湿热郁蒸于内，必燥其肺气，以故小水不行。五苓散开腠理，致津液，通血气，且有润燥之功，而合茵陈之辛凉清理肺燥，肺金一润，其气清肃下行，膀胱之壅热立通，小便利而黄退矣。一方去肉桂，名加减五苓散。

猪膏发煎《金匮》　治诸黄。

猪膏半斤　乱发如鸡子大三枚

和膏煎，发消药成，令病从小便出。〔批〕此治血分之燥。

喻嘉言曰：此方治血分之燥，借血余之力引入血分而润其血，并借其力开膀胱瘀血，利其小水，小水一利，则湿与热俱除矣。

小建中汤《金匮》　治男子黄，小便自利。方见劳损门。

《金鉴》云：妇人产后经崩，发黄色者，乃脱血之黄也，非黄疸也。今男子黄而小便自利，则知非湿热发黄也，其人必有失血亡血之故，以致虚黄之色外现。则汗下渗利之法，俱不可施，惟当以虚劳失血同治，故以此汤调荣养卫，黄自愈矣。

茵陈蒿汤《金匮》　治谷疸，寒热不食，食即头眩，心胸不安，久久发黄，为谷疸。

茵陈蒿六两　大黄二两　栀子十四枚

先煮茵陈，内二味煮，分温三服。小便当利，尿如皂角汁状，色正赤，一宿色减，黄从小便去也。

［按］此为湿瘀热郁而内蒸，将作谷疸之征也，用茵陈、大黄荡热利水，使二便通利，则湿热之瘀郁解矣。

栀子大黄汤《金匮》　治酒疸，心中懊侬热痛。

栀子十四枚　大黄一两　枳实五枚　豉一升

水煎，分温三服。

喻嘉言曰：此治酒热内结，昏惑懊侬之剂。然伤寒证中有云：阳明病，无汗，小便不利，心中懊侬者，身必发黄。是则凡热甚于内者，皆足致此，不独酒也。

硝石矾石散《金匮》　治女劳疸。

硝石　矾石烧

等分，以大麦粥汁和服。病随大小便去，小便正黄，大便正黑，是其候也。

喻嘉言曰：此治女劳疸之要方也。从来不解用硝石之义，方书俱改为滑石矾石散，方下谬云以小便出黄水为度，且并改大黄硝石汤为大黄滑石汤，医学之陋，一至此乎？夫男子血化为精，精动则一身之血俱①动，以女劳而倾其精，血必继之，故因女劳而尿血者，其血尚行，犹易治也；因女劳而成疸者，血瘀不行，为难治矣。甚者血瘀之久，大腹尽满而成血蛊，尤为极重而难治矣。味仲景之文及制方之意，女劳疸非亟去其膀胱小腹之瘀血，万无生路。在伤寒热瘀膀胱之证，其人下血乃愈。血不下者，用抵当汤下之，亦因其血之暂结，可峻攻也。此女劳疸蓄积之血，必匪朝夕，峻攻无益，但取石药之悍，得以疾趋而下达病所。硝石咸寒走血，可消逐其热瘀，故以为君；矾石，《本草》谓其能除锢热

---

① 俱：原作"诸"，据《医门法律·黄瘅门》改。

在骨髓，用以清肾及膀胱脏腑之热，并建消瘀除浊之功，此方之极妙者也。以陈无择之贤，模棱两可其说，谓无发热恶寒，脉滑者，用此汤。若发热恶寒，脉浮紧，则以滑石、石膏治之。青天白日，梦语喃喃，况其他乎？世岂有血蓄下焦，反见浮滑且紧之脉者乎？妄矣！妄矣！

麻黄醇酒汤《千金》 治黄疸表实。

麻黄三两

以清美酒五升煮二升半，顿服尽。冬日用酒，春日用水煮。

喻嘉言曰：表有水寒，入于荣血，闭而不散，热结为黄。故赖麻黄专力开结散邪，加醇酒以行之也。

小柴胡加栀子汤 治邪热发黄。

柴胡八两 人参三两 甘草三两 半夏半斤 生姜三两 大枣十三枚 栀子三十枚

水煮，去渣再煎，温服，日三。

喻嘉言曰：此治邪热留在半表半里而发黄者，仍以和其表里为法，虽杂证不能外也。

藿枇饮戴氏 治酒疸。

藿香叶 枇杷叶去毛，炙 桑白皮 陈橘皮 葛根 白茯苓 鸡距子

等分，水煎，下酒煮黄连丸。见暑病门。

续法葛根汤《济生》 治酒疸，心中懊恼，或热痛。

葛根二钱 栀子仁 豆豉 枳实炒，各一钱 甘草炙，五分

水煎。

当归白术汤《三因》 治酒疸发黄，心胸坚满，不进饮食，小便黄赤，其脉弦涩。

当归 黄芩 茵陈 甘草炙五分 白术二钱 半夏炮 杏仁去皮尖，炒 枳实炒 前胡各一钱五分 茯苓二钱

姜三片煎。

黄芪四君子汤 治女劳疸。

人参 白术 白茯苓 白芍 黄芪炙 白扁豆炒，各二钱 甘

草炙

姜五片，红枣二枚，煎。〔批〕脾气不足，大便不实者宜此。

肾疸丸　治肾疸目黄，浑身金色，小便赤涩。

升麻根半两　苍术　防风根　独活根　白术　柴胡根　羌活根葛根各半钱　白茯苓　甘草根　猪苓　泽泻各三钱　黄柏二分　人参神曲各六分

分作二贴，水煎，食前服。

喻嘉言曰：东垣制此方，无非欲解肾脏之瘀热，传出膀胱之府，俾得表里分消耳。究竟所用表药之根，终是体轻无力，不能深入，更不能透瘀热坚垒。虽有深心，亦不过无可奈何之方而已，医不从事仲景，能免面墙而立乎？

小菟丝子丸　治女劳疸。

石莲肉二两　白茯苓茎，一两　菟丝子酒浸，研，五两　淮药二两，小半打糊

为末，山药糊搜和为丸，温酒、盐汤任下。脚膝无力，木瓜汤下。

喻嘉言曰：此方云，治肾气虚损，五劳七伤，少腹拘急，四肢酸疼，面色黧黑，唇口干燥，目暗耳鸣，心忡气短，夜梦惊恐，精神困倦，饮食无味，举动无力，心腹胀满，脚膝痿缓，小便滑数，房室不举，腹内湿痒，水道涩痛，小便出血，时有遗沥，并宜服之。久服填骨髓，续绝伤，补五脏，去万病，益颜色，轻身延年，聪耳明目。盖后人制方，方下必夸大其辞，令用者欣然乐从，如此一方，立于无过之地，洋洋盈耳，何不可耶？

茯苓渗湿汤　治黄疸寒热呕吐，渴欲饮水，小便不利，全不食，不得卧。

茵陈七分　白茯苓六分　猪苓　泽泻　白术　陈皮　苍术泔浸，炒　黄连各五分　山栀子炒　秦艽　防己　葛根各四分

水煎，空心服。

〔按〕方下诸证，俱系邪热壅盛于胃，虽全不食，似虚，实非虚也，故可用之以散邪解热。

参术健脾汤 治发黄日久，脾胃虚弱，饮食少思。

人参 白术各一钱五分 茯苓 陈皮 白芍煨 当归各一钱 炙草七分

枣二枚，煎。色疸，加黄芪、扁豆各一钱。

［按］此方为中气虚弱而设，故不治其疸，但补其中。较前方天渊，故两备酌用。

当归秦艽散 治五疸口淡咽干，倦怠，发热微寒。

白术 茯苓 秦艽 当归 川芎 芍药 熟地酒蒸 陈皮各一钱 半夏 甘草炙，各五分

姜三片煎。〔批〕《济生》有肉桂、小草，名秦艽饮子。

喻云：此方治血虚热入血分，又非前中虚可用补气之比，并录以备用。其虚劳证，参养荣汤用之。

茵陈四逆汤韩氏 治发黄，脉沉迟细，肢体逆冷，腰以上自汗。

茵陈二两 干姜炮，一两半 附子一枚，炮 甘草炙，一两

上为粗末，分作四服，水煎。〔批〕海藏云：三阴发黄，大、小建中汤、理中汤，三方足矣，不必用茵陈也。

小茵陈汤韩氏 治发黄，脉沉迟细，四肢及遍身冷。

茵陈二两 附子一枚，炮 甘草炙，一两

水煎，分温三服。

茵陈茱萸汤韩氏 治服茵陈附子汤其证未退，及脉伏者。

吴茱萸一两 当归三分 附子二枚，炮 木通一两 干姜炮 茵陈各一两五钱

为粗末，水煎三服。

茵陈附子汤韩氏 治服四逆汤，身冷，汗不止者。

茵陈一两五钱 附子炮，二枚 干姜炮，二两半

水煎，分温三服。

茵陈橘皮汤韩氏 治身黄，脉沉细数，身热，两手足寒，呕喘烦躁，不渴者。

茵陈 橘皮 生姜各一两 白术一分 半夏 茯苓各五钱

为末，水煮，放温，分四服。

茵陈附子干姜汤《宝鉴》 治脉沉细无力，身冷而黄，或自汗泄痢，小便清白，为寒湿阴黄。

附子炮，三钱　干姜炮，三钱　茵陈一钱二　半夏制，五分　草蔻煨，一钱　白术四分　陈皮三分　泽泻　枳实炒，各五分

生姜五片煎，凉服。〔批〕一方，有茯苓三分。

经云：寒淫于内，治以甘热，佐以苦辛。湿淫所胜，平以苦热，以淡渗之，以苦燥之。姜、附辛甘大热，散其中寒，故以为君。茵陈微苦寒，其气轻浮，佐姜、附去皮间寒湿，以退其黄。半夏、草蔻二者辛温，白术、陈皮二者甘温健脾燥湿，故以为臣。泽泻咸平淡以渗之，枳实苦寒泻其痞满，生姜辛温以散之也。〔批〕此方治服寒凉药过多，变阴黄者。

秦艽汤　治阴黄，不欲闻人言，小便不利。

秦艽一两　旋覆花　赤苓　炙草各五钱

以牛乳汁一盏，煎至六分，去渣，温服。

喻云：此治胃中津虚亡阳而发阴黄者，其证较前方所主之证迥别，故两录之，以备酌用。然此证，其脉必微弱伏结。亡阳者，亡津液也。

一清饮　治疸病发热。

柴胡三钱　赤茯苓二钱　桑白皮炒　川芎各一钱五分　甘草炙，一钱

姜、枣煎。此治肝血肺气交热之证，轻剂可退热也。

黄连散《宝鉴》 治黄疸，大小便秘涩热壅，屡效。

黄连二两　大黄二两，醋炒　黄芩　甘草炙，各一两

为细末，食后温水调服。先用瓜蒂散见前证治搐鼻，取下黄水，后服此药，每二钱，日三服。

喻云：田野粗蛮之人多有实证，可用此药。若膏粱辈，纵有实热，此方亦未可用，当以为戒。

茯苓茵陈栀子汤《宝鉴》 治身目俱黄，心下痞满，烦乱不安，兀兀欲吐，时下完谷，小便癃闭。〔批〕身目俱黄。

栀仁三钱　茵陈一钱　黄连　枳实炒，各二分　黄芩生用，六分

〔批〕热伤气，肺主气，以黄芩清之　苍术去皮，炒　白术各三钱　青皮去白，一分　汉防己留湿，二分〔批〕防己能去十二经　泽泻二分　茯苓去皮，五分　猪苓去皮，二分

长流水煎，温服。

柴胡茵陈五苓散　治伤寒温湿热病发黄，小便赤黑，烦渴发热。

五苓散一两　加茵陈半两　车前仁一钱　木通　柴胡各一钱五分　灯心五十茎煎服。因酒者，加葛根二钱。

补中汤东垣　治面黄多汗，目眦赤，四肢沉重，减食，腹中时痛，咳嗽，其两手左脉短，右脉弦细兼涩，右关脉虚。〔批〕面青目赤。

升麻　柴胡各二钱　当归二分　五味子二十一枚　苍术五分　泽泻四分　甘草炙，八分　黄芪炙，二钱五分　神曲三分　红花炒　大麦芽五分

水煎。

青龙散《宣明》　治黄疸目黄，烦渴引饮。〔批〕目黄。

地黄　仙灵脾〔批〕仙灵脾即淫羊藿　防风各二钱五分　荆芥穗一两　何首乌去黑皮，米泔浸一宿，竹刀切，二钱五分

为末，每一钱，食后沸汤调服，日三。

喻云：风气发黄，在荣卫之间者，方宜仿此。

小温中丸丹溪　治食劳疳黄轻者，一名黄胖。〔批〕黄胖。

针砂一斤，醋炒，为末入　糯米一升，炒极黄，为末

醋糊丸，米饮下。轻者服五两，重者不过七两愈。

大温中丸①丹溪　晚年定治黄胖重者。

香附一斤，去毛，童便浸，春夏一宿，秋冬三宿，焙干　甘草三两　针砂二斤，炒红，醋淬三次　苦参春夏二两，秋冬一两　厚朴姜汁炒黑，五两　白芍五两　陈皮三两　山楂四两　苍术泔浸，五两　青皮六两　白术　茯苓各三两

醋糊丸，桐子大。面黑、筋骨露、气实者，米饮下五六十丸。

---

①　丸：原作"汤"，据底本目录改。

面肥白与气虚弱者，白术汤下三四十丸。忌一切生冷油腻及生硬难化之物。服过七日后，便觉手掌心口凉，唇内有红晕起，调理半月愈。虚人或佐以四君子汤。

暖中丸　治黄胖，伐肝邪，补脾气。

苍术　厚朴　陈皮五钱　甘草炙，二两　三棱　白术　青皮各五钱　香附一斤　针砂十两，炒红，醋淬三次

为末，醋糊丸，空心盐汤下。气虚者忌用。

皂矾丸《宝鉴》　治食劳黄，目黄身黄。

皂矾不拘多少

置砂锅内炒通赤，以米醋点之，烧用木炭，枣肉丸，姜汤下。一方用白矾。

胆矾丸《本事》　治食劳食气，面黄虚肿，及痞癖气块。

胆矾无石者，三钱　黄蜡二两　青州大枣五十枚

以砂锅用好醋三升，先下胆矾、大枣，慢火熬半日取出，大枣去核，次入蜡，再慢火熬一二时，如膏，入好蜡重二两，和丸，茶清下，日三。

上食劳黄前三方，以针砂醋之类伐肝，以术米之类助脾；后二方，以矾醋之类泻肝，以枣肉之甘补脾。草野贫贱之人，体实者宜之。若虚人及膏粱辈，宜佐之以补剂。

绿矾散　治黄胖，《纲目》方。

绿矾六两，以米醋于铁勺内炒七次，以干为度，放地上出火气　南星炒黄色　神曲一两，炒黄色　大皂角一斤，铁锅内煮烂，揉出水汁，倾锅内，入枣肉再熬成胶，和药　红枣六两，蒸，去皮核，入皂角汁内熬胶

将前三味为细末，以皂角、枣胶捣丸，清晨姜汤下，临卧再服。去油腻，煎炒。如身上发红斑，急煎枣汤，解之自愈。

栀子柏皮汤　治伤寒身黄，发热而燥。

栀子十五枚，劈　甘草一两，炙　黄柏一两，即黄柏

上三味水煮，去渣，温服。

舒驰远曰：栀子苦寒，能使瘀壅之湿热屈曲下行，从小便而出，故以为君。黄柏辛苦，入肾益水，以滋化源膀胱干涸，小便不

化，除湿清热为臣。甘草和中，为清解湿热之佐使也。

麻黄连翘赤小豆汤 治伤寒瘀热在里，身必发黄。

麻黄二两 赤小豆一升 连翘二两，用根 生姜二两 甘草二两，炙 大麦十二枚，劈 生梓白皮一斤，如无，以茵陈代之

以潦水一斗先煮麻黄，再沸，去上沫，内诸药，煮取三升，分温三服，半日服尽。路之流水曰行潦，此乃降注雨水，谓之潦水。取其味薄，不助湿气，而且下之速也。

简便方五①

《外台》救急三十种黄方。用鸡子一颗，并壳烧灰，研醋一合，又温之，总和顿服。身体眼睛极黄者，不过三颗，鼻中虫出神效。又方取生小麦苗捣，绞汁饮六七合，昼夜三四饮，三四日便愈。无小麦苗，穬麦〔批〕穬麦，大麦之类苗亦得。

小儿急黄，以丝瓜连皮带子烧存性，研末，每一钱，米汤调下，连进数服即愈。

小儿黄如金色，因积滞凝于脾家，以糯稻草煎浓汤饮之，数次服。

小儿黄疸如金，取山间薏苡仁根，洗净煎汤服之。

湿热发黄，用生姜半斤，茵陈半斤，同捣烂，以布包之，时时周身擦之，其黄自愈。

肿病门

肿胀总论

许学士云：脐腹四肢悉肿者，为水。但腹胀，四肢不甚肿，为虫。虫即胀也，然胀亦有头面尽肿者。大抵先头足肿，后腹大者，水也；先腹大，后四肢肿者，胀也。

肿属脾，胀属肝。胀则阳气横行，如单胀而不肿者，为木横克土，难治。肿胀暮急为血虚，朝急为气虚，朝暮俱急为气血两

---

① 五：原脱，据底本目录补。

虚。由心腹而散四肢者吉，由四肢而入心腹者危。男自下而上，女自上而下者，皆难治。唇黑则伤肝，缺盆平则伤心，脐出则伤脾，足心平则伤肾，背平则伤肺，皆不可治。唇肿齿焦者死。肉硬，手掌平及无纹者死。阴囊及茎肿腐者死。腹胀、身热、脉大者，多死。脉绝、口张、足肿者死。足跗肿①，膝如斗者死。肚上青筋见，泻后腹肿者死。

肿病脉候

脉得诸沉，当责有水，身体肿重。少阴证脉当沉，故脉暴出者死。水病脉洪大者可治，微细者不可治。水病腹大如鼓，脉实者生，虚者死。水病脉多沉伏。沉而滑，沉而迟，弦而紧，皆水肿。凡水肿阴囊软者，皆治。腹上以手按之有窝者，可治。泻泄，肿不消者死。脉出者死。

水病脉证

沈明宗曰：《金匮》云：脉得诸沉者，当责有水，身体肿重。又云：水病脉出者死。〔批〕《金鉴》云：水病肉肿，脉当不见。今脉出者，是气外散也，故死。脉得诸沉，沉为气郁，不行于表，则络脉虚，虚即水泛皮肤肌肉，故身体肿重，当责有水。但沉为正水，而正水则阴盛阳郁，脉必阴极，若陡见浮起，是真气离根之象，故曰：水病脉出者死。若风、皮二水脉浮洪，不在此例。

沈明宗曰：《金匮》云：夫②水病人，目下有卧蚕，面目鲜泽，脉伏，其人消渴。水外走则泛溢于皮肤肌肉，内逆则浸淫于脏腑肠胃，相随胃脉，上注于面，目下如卧蚕之状。〔批〕目窠，太阴也。目下微肿，水也。惟上不能制水，则水泛滥为病。此水始病，必先见微肿于目下也。水主明亮而光润，故面鲜泽也。然水病因阳微阴盛，经隧不利，所以脉伏，而胃中津液水饮，外溢皮肤

---

① 肿：原作"踵"，据《景岳全书·心集·杂证谟》改。
② 夫：原作"大"，据《金匮要略方论·水气病脉证并治第十四》改。

肌肉，不溉喉舌，故作消渴，诚非真消渴也。

风水皮水正水石水黄汗之证

尤怡曰：《金匮》云：风水，其脉自浮，外证骨节疼痛，恶风；皮水，其脉亦浮，外证胕肿，按之没指，不恶风，其腹如鼓，不渴，当发其汗；正水，其脉沉迟，外证自喘；石水，外证腹满，不喘。经曰：阴阳结邪，多阴少阳。又曰：石水，少腹肿，其脉当沉。又曰：肝肾并沉为石水。黄汗，其脉沉迟，身发热，胸满，四肢头面肿，久不愈，必致痈脓。风水，水为风搏，因风而病水也。风伤皮毛，而湿流关节，故脉浮恶风，而骨节疼痛也。皮水，水行皮中，内合肺气，故其脉亦浮，不兼风，故不恶寒也。其腹如鼓，即《内经》鼙鼙〔批〕鼙鼙，空声振也然不坚之意。以其病在皮肤，而不及肠脏，故外有胀形，而内无喘满也。水在皮者，宜从汗解，故曰：当发其汗。正水，肾脏之水自盛也；石水，水之聚而不行者也。正水，乘阳之虚而浸及上焦，故脉沉迟而喘。石水，因阴之盛而结于少腹，故脉沉腹满而不喘也。〔批〕石水，水积胞中，坚满如石，肿在少腹，水在下也。黄汗，汗出沾衣如柏汁，得之湿热交病，而湿居热外，其盛于上而阳不行，则身热胸满，四肢头面肿，久之则浸及于里而荣不通，则逆于肉里而为痈脓也。

《金鉴》注云：风水得之内有水气，外感风邪，风则从上肿，故面浮，骨节疼痛恶风，风在经表也。皮水得之内有水气，皮受湿邪，湿则从下肿，故胕浮肿，其腹如鼓，按之没指，水在皮里也。非风邪故不恶风，因水湿故不渴也。其邪俱在外，故均脉浮，法当从汗从散解也。正水，水之在上病也；石水，水之在下病也。故在上则胸满自喘，在下则腹满不喘也。其邪俱在内，故均脉沉迟，皆当从下从温解也。黄汗者，汗出柏汁色也，其脉沉迟，脏内有寒饮；身发热，经外有伏热。寒饮故胸满，四肢头面浮肿；伏热者久不愈，故必致痈脓也。由此推之，可知黄汗是内饮外热，蒸郁于中，从土化而成也。以黄汗而列水病之门者，亦因水之为病而肿也。〔批〕风水与皮水相类属表，正水与石水相类属里。但风水恶风，皮水不恶风，正水自喘，石水不自喘为异耳！上肿曰风，下肿曰水，故风水之证，面与胫足同肿也。黄汗，汗出沾衣如柏汁，得之湿热交病。

五脏水证

《金鉴》曰：《金匮》云：心水者，其身重而少气，不得卧，烦而躁。肝水者，其腹大，不能自转侧，胁下腹痛，时时津液微生，小便续通。肺水者，其身肿，小便难，时时鸭溏。脾水者，其腹大，四肢苦重，津液不生，但苦少气，则小便难。肾水者，其腹大，脐肿腰痛，不得溺，阴下湿如牛鼻上汗，其足逆冷，面反瘦，其人阴肿〔批〕《金匮》原文心水条，"内烦而躁"之下有"其人阴肿"四字。《金鉴》云："其人阴肿"四字当在肾水条"面反瘦"之下，必是错简。水在心，心下坚筑短气，是以身重少气也。又曰：诸有水病者，不得卧。夫心属火，水在心，是以不得卧而烦躁也。肝之府在胁，而气连少腹；肝之水不行，则腹大不能转侧，胁下腹痛也。时时津液微生，小便续通者，肝喜冲逆而主疏泄，水液随之而上下也。肺主气，皮毛是其部也。水邪干之，外则周身皮肿，内则不输小便，大肠乃其府，水走大肠，故鸭溏也。脾主腹而气行四肢，脾受水气则腹大，四肢重。津气生于谷，谷气运于脾，脾湿不运，则津液不生而少气，小便难者，湿不行也。肾者，胃之关也，关门不利，故令聚水而生病，是以有腹大脐肿之证。腰者肾之外候，故令腰痛。膀胱者，肾之府，故令不得溺也。以其不得溺，则水气不得泄，浸渍于睾囊而为阴汗，流注于下焦而为足冷。夫肾为水脏，又被水邪，则上焦之气血随水性而下趋，故其人面反瘦，非若风水、里水之面目浮肿也。

喻嘉言曰：水在心之部，则郁心火炳明之化；水在肝之部，则郁肝木发生之化；水在肺之部，则孤阳竭于外，其魄独居；水在脾之部，则阴竭于内，而谷精不布；水在肾之部，不但诸阳退伏，即从阳之阴，亦且退伏，孤阴独居于下而隔绝也。故胃中之水，惟恐其有火，有火仍属消渴，而传中满之不救；肾中之水，惟恐其无火，无火则真阳灭没，而生气内绝。其在心之水，遏抑君火，若得脾土健运，子必救母；即在肝、在肺、在肾之水，脾土一旺，水有所制，亦不敢横发矣。

论肾风亦名曰风水之证

经云：有病肾风者，面跗疣①然，壅害于言，病名曰风水。〔批〕吴鹤皋曰：水因风得，故名风水，所以治水必兼风药。注：此肾虚不可妄治。设不顾，辄攻其水，是重虚其阴也。虚则诸邪可入，而转生病矣。经曰：肾者，牝脏也。至阴，勇而劳，甚则肾汗出，汗出逢于风，内不得入于脏腑，外不得越于皮肤，客于元府，行于皮里，传为跗肿，本之于肾，名曰风水。〔批〕肾有水则面肿，有风面亦肿。《准绳》曰：诸水溢，病未有不因肾虚而得之。然肾气之劳，不止房事而已，如夜行渡水、持重远行、跌扑惊恐、极怒之类，岂无越出肾液于表，亦逢于风者乎。圣人之言，举一可十也。治宜四物加独活、细辛、防风。

水溢高源肢体皆肿之证

经曰：三焦者，决渎之官，水道出焉。上焦不治，水溢高源；中焦不治，水停中脘；下焦不治，水蓄膀胱。又曰：三焦病者，腹气满，小腹尤坚，不得小便，窘急，溢则为水，留则为胀。盖下焦少阳经气，当相火之化，相火有其经无其脏腑，游行于五者之间，故曰少阳为游部，其经脉上布膻中，络心胞，下出委阳，络膀胱。岂非上佐天施，下佐地生，与手厥阴为表里，以行诸经者乎？故肾经受邪，则下焦之火气郁矣。郁则水精不得四布而水聚矣。火郁之久必发，则与冲脉之属火者同逆而上。冲脉者，十二经之海，其上者出于项颡，渗诸阳，灌诸精；其下者并少阳，下足，渗三阴，灌诸络。由是水从火溢，上积于肺，而为喘呼不

---

① 疣（máng 忙）：肿起。

得卧；散于阴络①而为胕肿；随五脏之虚者，入而聚之，为五脏之胀，皆相火泛滥其水而生病者也。非相火则水不溢，而止为积水。汪讱庵曰：经云：诸腹胀大，皆属于热；诸病胕肿，皆属于火，传而为水，其是之谓欤。

结阳证

经曰：结阳者，肿四肢。盖素尝气疾，湿热加之，气湿相争，故为肿也。邪气渐盛，阳气衰少，致邪伐正，正气渐微，气不宣通，故四肢发肿，诸阳受气于胸中也。今人见手足关节肿痛，全以风治之，误矣。宜犀角汤见后。

气复证

凡病后小便如常，虽遍身浮肿而喘，别无所苦，此气复也。盖大病之后，血未盛，气暴复，血乃气之依归，气无所依，故为浮肿，嗣后饮食渐加，不药自愈。凡水气证，足冷，肢体常重；气复证，足不冷，肢体常轻，以其为辨。

肿病有余不足之证

汪讱庵曰：水肿有痰阻、食积、血瘀，致清不升、浊不降而成者，有湿热相生、隧道阻塞而成者，有燥热冲激、秘结不便而成者，证属有余；有服寒凉、伤饮食、中气虚衰而成者，有大病后正气衰惫而成者，有小便不利、水液妄行、脾莫能制而成者，证属不足。宜分别治之。

肿病标本

经曰：肾何以主水？曰：肾者，至阴也；至阴者，盛水也。肺者，太阴也；太阴者，冬脉也。故其本在肾，其末在肺，皆积水也。又曰：肾者，胃之关也，关门不利，故聚水而从其类也。故凡水病下为胕肿腹大，上为喘呼不得卧者，标本俱病。盖肾气化则二阴通，二阴闭则胃填满。故曰：肾者，胃之关也。夫胃之

---

① 阴络：原作"经络"，据《证治准绳·杂病·水肿》改。

关，不惟因肾气不化而后塞①，其胃之病者，而关亦自闭矣。其水不待肾水而生，所饮之水亦自聚矣。盖胃气和，则升降出纳之气行，水谷各从其道而输泄胃气；不和，则津液皆积聚而变水。故肺为喘呼，肾为水肿也。

水病以脾肺肾为三纲

喻嘉言曰：病机之切于人身者，水火而已矣。水流湿，火就燥。水柔弱，火猛烈。水泛溢于表里，火游行于三焦。拯溺救焚，可无具以应之乎？经谓：二阳结，谓之消；三阳结，谓之水。手足阳明热结而病消渴，火之为害，已论之矣。而三阴者，手足太阴脾、肺二脏也。胃为水谷之海，水病莫不本之于胃。经乃以属之脾肺者，何耶？使足太阴脾足以转输水精于上，手太阴肺足以通调水道于下，海不扬波矣。惟脾肺二脏之气结而不行，乃胃中之水日蓄，浸灌表里，无所不到也。是则脾肺之权，可不伸耶。然其权尤重于肾。肾者，胃之关也。肾司开阖，肾气从阳则开，阳太盛则关门大开，水直下而为消。肾气从阴则阖，阴太盛则关门常阖，水不通而为肿。经又以肾本肺标，相输俱受为言。然则水病，以脾、肺、肾为三纲矣。

肿病宜导水补火

何柏斋曰：造化之机，水火而已矣，宜平不宜偏，宜交不宜分。火宜在下，水宜在上，则易交也。交则为既济，不交则为未济，极则分离而死矣。消渴证，不交而火偏盛也。水气证，不交而水偏盛也。小火不能化大水，故必先泻其水，后补其火。开鬼门，泻在表，在上之水也；洁净府，泻在里，在下之水也。水势既减，然后用暖药以补元气，使水火交，则用药之次第也。盖造化生物，天地水火而已。主之者天也，成之者地也。乾始坤成，至其交合变化之用，则水火二气也。太旱，物不生，火偏盛也；太涝，物亦不生，水偏盛也。人之脏腑以脾胃为主，然脾胃能化

---

① 塞：《证治准绳·杂病·水肿》作"闭"。

物与否，实由于水火二气，非脾胃之能也。火盛则脾胃燥，水盛则脾胃湿，皆不能化物，乃生诸病。水肿之证，盖水盛而火不能化也。导水补火，使二气和平，则病去矣。

水病宜救肺气膀胱

喻嘉言曰：《内经》谓：三阴结，谓之水。三阴者，太阴也。足太阴脾、手太阴肺气结不行，即成水病。而水之源出自肾，故少阴肾亦司之。但当言肺、脾、肾，不当言肺、胃、肾者，何也？胃不必言也。胃本五谷之海，五脏六腑之大源。脾不能散胃之水精于肺而病于中，肺不能通胃之水道于膀胱而病于上，肾不能司胃之关门、时其输泄而病于下，所以胃中积水，浸淫无所底止耳。仲景论杂证，于水气一门极其精详，惟恐足太阴脾之健运失职，手太阴之治节不行，足少阴肾之关门不开，并其府膀胱之气化不行。所用药方皆不蹈重虚之戒，立于无过之地。海藏集仲景治肺痈葶苈大枣泻肺汤为例，是欲以泻肺之法为泻水之法矣。集仲景治伤寒痞连两胁、支饮在胁下之十枣汤为例，是欲以泻胸胁及膀胱为泻水之法矣。后人依样葫芦，更改一味二味，即成一方，不伤脾即泻肺，不泻肺即泻膀胱，乃致积水滔天，载胥及溺，绝无一人迫悔从前用药之咎。水病门中，成方百道，求一救肺气之膹郁，而伸其治节之方，无有也；求一救膀胱阻绝，而伸其气化之方，无有也。节取数方，发明备用，临病者自出生心化裁，是所望矣。

治肿宜清火补土之法

朱丹溪曰：治水肿宜清心火、补脾土，火退则肺气下降而水道通，脾旺则运化行而清浊分。其清者，复回为气、为血、为津液；浊者，为汗、为溺而分消矣。又曰：水病当以健脾为主，使脾实而气运，则自能升降，宜参、术为君，视所挟证加减。运动其枢机，则水自行，苟徒用五苓利水等药，多致不救。

治肿宜温补

《医贯》曰：治肿满先以脾土为主，宜补中益气汤见劳倦门、六君子汤见脾胃门。或疑水胀湿满，而用纯补之剂，不益胀满乎？曰：肺气既虚，不可复行其气；肾水既衰，不可复利其水。纯补之剂，初觉不快，过时药力得行，渐有条理矣。［按］温补即所以化气，气化而全愈者，愈出自然；消伐所以逐邪，邪逐而暂愈者，愈由勉强也。

治水三法

经曰：去菀陈莝，开鬼门，洁净府，故水在上、在表者汗之，在下、在里者分利之。仲景云：诸有水者，腰以下肿，当利小便；腰以上肿，当发汗乃愈。又曰：诸病水者，渴而不利，小便数者，皆不可发汗。

［按］治水有三法，实土者守也，泄水者攻也，兼之发汗为三治。三治备举，广略以取胜也。

仲景治伤寒有水气，用小青龙散表邪，使水从汗出，所谓开鬼门法也。用十枣逐里邪，使水从二便出，所谓洁净府、去陈莝法也。

《准绳》云：治水当如仲景法，量轻重虚实施治。今俗医因病者急求一时之效，以破气去水为功，不知过一二日，病复生则不可救矣。

诸水用药察脉不可轻忽六条①

喻嘉言曰：凡治水肿病，不分风水、皮水、正水、石水、黄汗五证及脾、肺、肾三脏所主，恣用驱水恶劣之药，及禹功舟车导水等定方者，杀人之事也。

水病，有当发汗散邪者，不知兼实其卫，致水随汗越，浸淫皮腠，不复顺趋水道，必致淹缠。

水病，遇渴而下利之证，误利其水，致津液随竭，中土坐困，

---

① 六条：原脱，据底本目录补。

甚者脉代气促，摈①于死亡。

水病，遇少腹素有积块疝瘕，误行发表攻里，致其人浊气上攻胸胃，大呕大逆，痛引阴筋，卒死无救。

水病，不察寸口之脉浮沉迟数、弦紧微涩，以及趺阳脉之浮数微迟紧伏，则无从辨证用药，必动罗凶祸。

水肿黄汗证，乃胃热酿成疸水，若误用热药转增其热，必致贻患痈脓。

水气病阳水治法

《准绳》云：肿病不一，或遍身肿，或四肢肿，面肿脚肿，皆谓之水气。然有阳水、阴水，并可先用五皮饮见后，或加白术，兼磨沉香、木香，或除湿汤见湿门加木瓜、茯苓。如未效，继以四磨饮见气门，仍用赤小豆〔批〕赤小豆甘酸，下行利水消肿煮粥食之。阳水见阳证，脉必沉数，先肿上体、肩背、手膊、手三阴经，遍身水肿，喘呼烦渴，小便赤涩，大便多秘，此上下表里俱病，为湿热甚而气上实也。〔批〕阳水先肿上体，阴水先肿下体。从上肿者，多外感风邪，故宜乎汗从；下肿者，多内生湿邪，故宜乎利。轻者，宜四磨饮加生枳壳，兼进保和丸见饮食门；重者，宜疏凿饮见后。亦有虽烦渴而大便已利者，不可更利，宜五苓散见痰饮，加木通、大腹皮，以利小便。

阴水治法

阴水见阴证，脉必沉迟，先肿下体、肚腹、胫跗、足三阴经，肢体浮肿，色悴声短，不烦渴，大便自调或溏泄，小便虽少而不赤涩，此脾胃虚寒，土不能制水，故水妄行而浮肿，以无郁热，故口不渴，而便不秘，宜实脾饮见后。亦有小便多少如常，有时赤，有时不赤，至晚则微赤，无滞涩者，亦属阴也，不可遽补，

---

① 摈：《医门法律·水肿门·水肿论》作"滨"。滨，通"濒"。《国语·齐语》："夫管夷吾射寡人中钩，是以滨于死。"

宜木香顺气汤见气门，继进复元丹见后。若大便不溏，气急胀^①满，宜四磨饮下黑锡丹见中风门。

四肢肿血分肿

四肢肿，谓之肢肿，宜五皮饮见后加姜黄、木瓜，或四磨饮见气门。水气四肢浮肿，乌鲤鱼汤见后；血分四肢浮肿，瘀血沉滞，血化为水，皮上赤纹，名血分，调荣饮见后。

面与脚肿治法

面独肿，苏子降气汤见气门，兼气急者尤宜，或服后更磨没香一呷。一身惟面与脚肿，早则面甚，晚则脚甚，除湿汤加木瓜、大腹皮、白芷，或同苏子降气汤见气门各半贴服。面目手足浮肿，脾湿有余，气不宣通者，导滞通经汤见后。

经云：面肿为风，脚肿为水，乃风湿所致，须问其大小府通秘，别其阴阳证用药。

湿热致肿治法

感湿而肿者，其身虽肿，而自腰下至脚尤重，腿肿满尤甚，气或急或不急，大便或溏或不溏，但宜通利小便为佳，五苓散见痰饮主之。间进除湿汤，加木瓜、大腹皮、炒莱菔子各五七分洁古法，防己黄芪汤调五苓散。湿热内攻，水肿腹胀，小便不利，大便滑泄者，大橘皮汤见胀病门。因热为肿者，八正散见淋病。如热燥于肺为肿者，乃绝水之源也，当清肺除湿，水自生矣，栀子豉汤见后加黄芩。如热在下焦，阴肿，使气不得化者，当益阴而阳气自化，黄柏内加黄连此本《准绳》，但曰黄柏内加黄连，不知何方，用者以意消息之可也。

患疮致肿治法

患疮用干疮药太早，致遍身肿，宜消风败毒散见后。若大便不通，升麻和气饮见后；若大便如常或自利，当导其气自小便出，宜

---

① 胀：原作"服"，据《证治准绳·杂病·水肿》改。

五皮饮见后和生料五淋散见淋。若肿只在下，宜除湿汤见湿门和五苓散，加木瓜如泽泻之数。

病后肿不服水土致肿治法

大病后浮肿，此系脾虚，宜六君子加黄芪、白芍、木瓜、大腹皮，姜、枣煎。小便不利，间入五苓散；脾肺气虚，不能通调水道，宜补中益气见劳倦门兼六味丸见劳损门；小便不利，有心火克肺金，不能生肾水而成水证者，宜人参平肺散见喘门兼滋肾丸见癃闭门；不服水土而肿，或呕或泄者，胃苓汤入五皮饮，加木瓜、防己。

小儿身肿

小儿一身尽肿，卒冒风寒，或因疟痢脾虚，宜胃苓汤见湿门加后药。头面肿初起，略加麻黄；喘加桑皮、杏仁；小便黄赤，加木通；身肿，加五加皮；腹胀，加砂仁、白蔻、丁香、枳壳；脚冷不温，加附子、上桂、防己，入姜煎服。出《幼幼集成》。〔批〕小儿患肿，切忌盐。盐助水邪，服之愈甚。必待肿消之后，以盐煅过，少少用之。

病后过饮足股尽肿治案

张景岳曰：余曾治一陶姓友人，年逾四旬，病后喜饮，忽病足股尽肿，胀及于腹，按之如鼓，坚而且硬。余因其前病中气本伤，近又因酒湿为患，遂以加减肾气汤连服数剂，皆不效。余熟计其前后病因，本属脾肾大虚，方中兼以渗利，未免减去补力，于是悉去利水等药，专用理阴煎见后加参、附、白术，大剂与之服，二十余剂全痊。

夏月饮水水停不化治案①

李士材曰：太学何宗鲁，夏月好饮水。一日，为炎威所逼，饮水计十余碗，遂腹胀不能食。越旬日，腹如抱瓮，气高而喘，

---

① 案：原作"法"，据底本目录改。

求治于余。余曰：皮薄而光，水停不化也。且六脉坚实，其病暴成，法当利之。遂以舟车丸见胀病门每服三钱，香薷汤送，再剂而二便涌决如泉，复进一钱五分，腹减如故，后用六君子十贴，全愈。〔批〕此肿病之实者。

酒色所伤体肿脐突治案

武林文学钱赏之伤于酒色，秋初腹胀，冬杪①遍体肿急，脐突皆平，法在不治。勉用金匮肾气丸料大剂煎服，兼进理中汤，五日无效。再用人参一两，生附子三钱，牛膝、茯苓各五钱，二日之间，小便解下约有四十余碗，腹有皱文，计服附子一斤，姜、桂各一斤而瘥。〔批〕此肿病之虚者。

肿病门方

越婢汤《金匮》　治风水恶风，一身悉肿，脉浮不渴，续自汗出，无大热。

麻黄六两　石膏生，一斤　生姜三两　甘草二两　大枣十五枚

先煮麻黄，去上沫，内诸药煮，分温三服。风水在肌肤之间，故用麻黄辛热以泻肺，石膏甘寒以清胃，盖肺主通调水道，胃主分别水谷也；甘草佐之，使风从毛孔中出；姜、枣调和荣卫，不使大发散以耗津液也。恶风甚者，表阳虚也，加附子以壮其在表之阳。〔批〕恶风，加附子一枚，炮。

防己黄芪汤《金匮》　治风水脉沉身重，汗出恶风。方见湿门。

防己大辛苦寒，通行十二经，开窍泻热，为治风肿、水肿之主药；黄芪生用达表，治风注风痛，温分肉，实腠理；白术健脾燥湿，与黄芪并能止汗；防己性险而峻，故用甘平以缓之，又能补土制水；姜、枣辛苦发散，调和荣卫。腹痛者，阴阳气塞不得升降，再加芍药和之。〔批〕腹痛加芍药。

附：后贤加减法：喘加麻黄，有寒加细辛，气上冲加桂枝，热肿加黄芩，寒多掣痛加干姜、肉桂，湿加茯苓、苍术，气满坚

---

① 杪（miǎo 秒）：指年月或四季的末尾。

痛加陈皮、枳壳、苏叶。

麻黄附子汤《金匮》

麻黄二两　甘草二两　附子炮，一枚

水煎，温服。

《金匮》云：水之为病，其脉沉小，属少阴。浮者为风，无水。虚胀者，为气水，发其汗即已。脉沉者，宜麻黄附子汤；浮者，宜杏子汤。

《金鉴》云：为"气水"之"气"字，当是"风"字。若是"气"字，则无发汗之理，且通篇并无气水之病。水之为病，其脉沉小，属少阴水也，今脉不沉小而浮，浮者为风，非少阴水也。若无水虚胀者，为风水也，发其汗即已。

沈明宗曰：麻黄、附子通阳开窍，治水妙剂。今人惟用肾气汤、丸壅补其内，致阳气不宣，转补转壅，邪无出路，水肿日增，咳血而死者，不知凡几矣。

杏子汤《金匮》

麻黄四两　杏仁五十个　甘草二两，炙

水煮，温服，得汗止服。

大腹皮散《金匮》　续法，治风水身体浮肿，肢节疼痛，上气喘急。

桑白皮生用　大腹皮　川芎各二两　防己　羌活　青皮去白　大黄炒　槟榔　桂心各一两　甘草炙，五钱

每五钱煎。

防己茯苓汤《金匮》　治皮水四肢肿，水气在皮肤中，四肢聂聂动者。

防己三两　黄芪三两　桂枝三两　茯苓六两　甘草三两

水煮，分温三服。

喻嘉言曰：此邪在皮肤而肿也。风入于卫，阳气虚滞，则四肢肿。经谓：结阳者肿四肢，即皮水也。皮毛受风气虚而肿，所谓水气在皮肤中，邪正相搏，风虚内鼓，故四肢聂聂而动，是因表虚也。盖三焦之气同入膀胱，而行决渎，今水不行，则当使小

便利而病得除。故防己、茯苓除湿而利水，以黄芪补卫而实表，表实则邪不能容，甘草安土而制水邪，桂枝以和荣卫，又行阳化气而实四末，风从外出，水从内泄矣。

越婢加术汤《金匮》

麻黄六两　石膏八两　生姜三两　甘草二两　大枣十二枚　白术四两

水煮，去渣，分温三服。

《金匮》云：里水者，一身面目黄肿，其脉沉，小便不利，故令病水。假如小便自利，此亡津液，故令渴也，越婢加术汤主之；无热，甘草麻黄二味汤主之。

《金鉴》云：里水之"里"字，当是"皮"字，岂有里水而用麻黄之理，知是传写之讹。

枳实白术汤《金匮》　治心下坚大如盘，边如旋盘，水饮所作。

枳实七枚　白术二两

水煮，分温三服

《金鉴》云：心下坚大如盘，边如旋盘，此里水所作也。似当下而不可下者，以坚大而不满痛，是为水气虚结，未可下也。故以白术倍枳实，补正而兼破坚，气行则结开，两得之矣。此里水不可下之和剂也。

李彣曰：枳实消胀，苦以泄之也；白术去湿，苦以燥之也。后张元素治痞用枳术丸，亦从此汤化出。但此乃水饮所作，则用汤以荡涤之；彼属食积所伤，则用丸以消磨之。一汤一丸，各有深意，非漫无主张也。

桂枝去芍药加麻黄附子细辛汤《金匮》　治气分心下坚大如盘，边如旋杯，水饮所作。

桂枝三两　甘草二两　生姜三两　大枣十二枚　麻黄　细辛各一两　附子一枚，炮

水煎，分温三服。当汗出如虫行皮中，即愈。

喻嘉言曰：心下，胃之上也。胃中阳气不布，乃为水饮之阴占据，坚大如盘，阻其上下出入之坦道，只从旁边辗转，总由阳

气不伸所致。必用桂枝汤去芍药之走阴，而加麻黄、附子、细辛共散胸中之水寒。以少阴主内，水寒上入，即从少阴温经散寒之法而施治也。所以方下云"当汗出如虫行皮中即愈"，可见胃中之阳不布，即胸中之阳亦虚，胸中阳虚，并卫外之阳亦不固，故其汗出如虫行皮中，尚显阳气涩滞之象。设非桂、麻、细辛协附子之大力，心下水寒能散于皮中乎？水寒散，斯重云见睍，而心下之坚大者，豁然空矣。

海蛤丸《金匮》　续法治石水四肢细瘦，腹独肿大。

海蛤煅粉　防己各七钱　陈皮去白，炒，五钱　赤茯苓去皮　葶苈隔纸炒，各一两　郁李仁炒，五钱

蜜丸梧子大，每服二三十丸，米饮下。

海蛤治水气利小便，防己泄湿热，皆下焦血分药；陈皮利水导滞，赤苓利血分湿热，桑皮、葶苈、郁李皆下气行水之品也。

槟榔散《金匮》　续法治石水，腹光紧急如鼓，大小便涩。

槟榔五钱，另研　商陆　生姜各一两　桑白皮一两五钱　甘草炙，二钱五分

除槟榔煎，五更初分二服，每服调槟榔末二钱五分，至平明当利，未利再服。

槟榔苦温泻气，商陆沉阴下行，生姜辛温助阳，桑皮下气行水，甘草补土制水也。

白术汤《金匮》

白术　泽泻各五钱

为末，每三钱煎，或丸亦可，煎白茯苓汤下，黄芪建中汤之类调养之。忌房室、猪、鱼、盐、面等物。

黄芪芍药桂枝苦酒汤《金匮》　治黄汗。

黄芪五两　芍药三两　桂枝三两

上三味以苦酒一升，水七升，和煮取三升，温服一升后当心烦，服至六七日乃解。〔批〕黄汗，汗出则元府开，入水浴则凄怆之水寒，藏于腠理皮肤之中，则身肿发热也。

问曰：黄汗之为病，身体肿，发热，汗出而渴，状如风水，

汗沾衣，色正黄如柏汁，脉自沉，何从得之？师曰：以汗出入水中浴，水从汗孔入得之，宜此汤主之。

尤怡曰：黄汗之病，与风水相似，但风水脉浮而黄汗脉沉，风水恶风而黄汗不恶风为异。其汗沾衣，色正黄如柏汁，则黄汗之所独也。风水为风气外合水气，黄汗为水气外合热气，热被水遏，互郁交蒸，汗液则黄。用黄芪、桂枝、芍药三味，行阳以益阴，则荣气和而卫气周，盖欲使荣卫大行，而邪气毕达耳。

桂枝加黄芪汤《金匮》　治黄汗发热，两胫自冷，身痛身重，腰上有汗，腰下无汗，小便不利。

桂枝　芍药　甘草各二两　生姜三两　大枣十二枚　黄芪二两

水煎，温服。

此阳虚①而阴不通，上下痞隔，故用黄芪以固阳，桂枝以通阴。阴阳通，荣卫和，则正汗出，小便利，而诸证退矣。

黄芪汤《济生》　治脾胃有热，汗出逢闭，或浴水遏，湿与热盦而成黄。

黄芪蜜炙　赤芍　茵陈各二两　石膏四两　麦芽去心　淡豉各一两

每四钱，姜五片煎。一方用竹叶十四片，不用姜，有炙草五钱。

蔓菁散《纲目》　治黄汗染衣，涕唾小便俱黄。

蔓菁子为细末

平旦以井华水服一匙，日再服，加至二匙，以此为度。每夜以片帛浸小便中，逐日看之，其色渐白，则小便清而病自瘥，不过服五升而愈。

［按］此方退阴黄之不涉虚者，平中之奇。

五皮饮《局方》　治水病肿满，上气喘急，或腰以下肿。

五加皮　地骨皮　赤苓皮　大腹皮　生姜皮

水煎，温服。一方有陈皮、桑白皮，无加皮、骨皮。忌一切生冷、油腻、坚硬之物。

———————————

①　虚：《医方集解·救急良方》作"通"。

加皮祛风胜湿，骨皮退热补虚，腹皮下气行水。水为阴邪，生姜辛散助阳，赤苓渗湿健脾，于散泻之中，犹寓调补之意。皆用皮者，水溢皮肤，以皮行皮也。

香苏散 治水气虚肿，小便赤涩。

橘红去白　防己　木通　香附　紫苏叶

姜煎服。

《汇参》云：五皮饮合香苏散，用姜、橘、紫苏、腹皮，辛以散之；赤苓、防己、木通、桑皮，淡以渗之，是开鬼门、洁净府同用也。

疏凿饮《济生》 治水气，通身浮肿，喘呼气急，烦渴，大小便不利。〔批〕阳水。

泽泻　茯苓皮　商陆　大腹皮　槟榔　羌活　秦艽　赤小豆炒椒目

加姜，煎服。

秦艽解表祛风，使湿以风胜，邪由汗出，以升之于上；大腹、苓皮、姜皮辛散淡渗，以行水于皮肤；商陆、椒目、槟榔、小豆，去胀攻坚，以行水于腹里；木通泻心肺之水，达于小肠；泽泻泻脾肾①之水，通于膀胱。上下内外分消其势，亦犹神禹疏江凿河之意。

实脾饮严氏 治阴水发肿，用此先实脾土。〔批〕阴水。

白术土炒　茯苓　炙草　黑姜　附子炮　草豆蔻　大腹子　木香　厚朴　木瓜

加姜五片，枣一枚，煎。

苓、术、甘草，补脾之虚；姜、附、草蔻，温脾之寒；大腹子，利脾之湿；木香，行气平肝；厚朴，散满平胃；木瓜酸温，能于土中泻木，兼能行水，与木香同为平肝之品。土之不足，由于木之有余，使木不克土而肝和，则土能胜水，而脾实矣。经曰：湿胜则地泥，泻水所以实土也。

---

① 肾：原作"胃"，据《医方集解·利湿之剂·疏凿饮子》改。

喻嘉言曰：治水以实土为先务，不但阴水为然，方云因阴水发肿，用此先实脾土。然则其后将用何药耶？俨然阴水当补、阳水当泻之义，横于胸中，故其言有不达耳。夫阴水者，少阴肾中之真阳衰微，北方之水，不能蛰封收藏，而泛滥无制耳。倘肾气不温，则真阳有灭顶之凶矣。实土以堤水，宁不为第二义乎？方中不用桂，而用川、朴、槟榔，尚有可议耳。

复元丹《三因》　治脾胃俱虚，发为水肿，四肢虚浮，心腹坚胀，小便不通，两目下肿。

附子炮，二两　木香煨　甚①香炒　独活　川椒炒，出汗　厚朴去皮，姜制　白术炒　陈皮去白　茱萸炮，炒　桂心各一两　泽泻一两，五钱　肉蔻煨　槟榔各五钱

为末，糊丸，紫苏汤送下。

喻嘉言曰：此与前方俱主脾胃之治，而此方温暖肾脏之药居多，较前方稍胜。然不用茯苓，仍用槟榔、厚朴，终落时套耳。

乌鲤鱼汤《类方》　治水气四肢浮肿。〔批〕四肢肿。

白术　陈皮　桑白皮　赤小豆各三钱　乌鲤鱼半尾

葱白五根煎。先吃鱼，后服药，不可入盐。

喻嘉言曰：此方用乌鲤鱼暖胃行水，合之赤豆、葱白，以开鬼门、洁净府，更合之白术、陈皮、桑皮清理脾肺，一种深心，殊可采用。

调荣饮　治瘀血留滞，血化为水，四肢浮肿，皮上赤纹，名曰血分。〔批〕血分四肢肿。

蓬术　川芎　赤茯苓　当归　元胡　槟榔　陈皮　赤芍　桑白皮　腹皮　甜葶苈　瞿麦各一钱　大黄一钱五分　细辛　官桂　甘草炙，各五分

加姜、枣煎。

喻嘉言曰：瘀血化水，赤缕外现，其水不去，势必变瘀之血亦尽化为水矣。此方只作一服，原不欲多用之意，但服后其水不行，

---

① 甚：《三因极一病证方论》作"茁"。

赤缕不减，未可再服。宜用治血补气之药调三五日，徐进此药，虚甚者必参、附合用，得大力者主持其间，驱逐之药始能建功也。

导滞通经汤《宝鉴》 治脾湿有余，气不宣通，面目手足浮肿。

陈皮 桑白皮 木香 白术各五钱 白茯苓一两

为粗末，每五钱煎，空心温服。

喻嘉言曰：脾喜燥恶湿，脾湿有余，气不宣通，即是脾中健运之阳不足。先加意理脾之阳，候体中稍快，用此方退其面目浮肿，乃为善也。

分气香苏饮 治因气面肿，其脉沉伏，或腹胀，或喘急。

桑白皮蜜水炒 陈皮 茯苓 大腹皮 香附炒，各一钱 紫苏子一钱五分 桔梗 枳壳八分 草果仁煨，六分 五味子十五枚

姜三片煎，入盐少许，食前服。一方无枳壳、五味、香附，有甘草。见胁痛。

消导宽中汤 治气滞食滞，水肿胀满。

白术一钱五分 枳实炒 厚朴 陈皮 半夏 茯苓 山楂 神曲炒 麦芽 莱菔子炒，各一钱

加姜，煎服。

消风败毒散 治风毒瘾疹，及风水皮水流注在表，患疮急治，至遍身肿，宜汗解者。〔批〕风水。

羌活 独活 柴胡 前胡 川芎 枳壳 陈皮 厚朴 桔梗 茯苓 防风 藿香 僵蚕 蝉蜕 人参

上等分，加姜三片，水煎，温服。

喻嘉言曰：此方治风水、皮水，凡在表宜从汗解者，必用之剂。然仲景之用汗法，必兼用黄芪实表，恐表虚之人，因身之水乘表药外涌，尽溃皮腠，反为大累耳。此方用人参为君，固护元气，是以用之无恐。即是推之，元气素虚，腠理素疏，参、芪合用，允为当矣。此证亦有以荆防败毒参用者。

胃苓汤 治胃与膀胱之水。方见湿门。〔批〕不服水土，呕泄而肿。

喻嘉言曰：此方宣导胃水，膀胱水顺道而出，水患在所必用。

然亦相其人津液不亏，肾水不竭，乃可用之，恐蹈重虚之律也。其远人无病，不服水土而肿或呕泄者，尤宜服此。

导水茯苓汤　治头面手足遍身肿，如烂瓜之状，手按而塌陷，手起而突，喘①满倚息，不能转侧，饮食不下，小便秘涩，溺出如割，虽有，如黑豆汁。

赤茯苓　白术　泽泻　麦冬去心，各三两　桑白皮　紫苏　槟榔　木瓜各一两　大腹皮　陈皮去白　砂仁　木香各七钱五分

每五钱，灯心二十五茎煎，连三服，小便渐利。重者，可用药五两，再加麦冬二两，灯草五钱，水一斗，煎至一大碗，去渣，再煎至一大盏，五更空心服，渣再煎服。连进三服，小水自利，一日添如一日。

喻嘉言曰：此方药味甚平，而其煎法则奇，盖得仲景百劳水之意而自出手眼者，可喜！可喜！

防己散　治皮水肿，如裹水在皮肤中，四肢习习发动。

防己　桑皮　黄氏　桂心各一两　赤茯苓二两　炙草五钱

水煎，温服。

喻嘉言曰：此即《金匮》防己茯苓汤加桑白皮，以桂心易桂枝也。然皮水者，郁其荣卫，手太阴肺气不宣，治法金郁者泄之，桑皮固可加，然不过泄肺气；桂心固能行水，然不能如桂枝之发越荣卫。大凡变易仲景之方，必须深心体会，假如荣卫通行，水道不利，又当以桂枝易桂心矣，此活法也。

麻豆汤《千金翼》　治遍身肿，小便涩者。

麻黄二两，熬研　乌豆一斗，煮浓汁一斗　桑白皮三升

以豆汁煮取六升，日二服，三日令尽，豆少不能取效。

千金方　治水肿气息不通，命在旦夕者。

牛黄二分　椒目三分　昆布　海藻俱洗，去咸，炙　牵牛　桂心各八分　葶苈六分，捣如膏

和丸桐子大，每服十丸，日二，稍加，以小便利为度。〔批〕此

---

① 喘：前原衍"满"，据《医门法律·水肿门》删。

方《外台》加泽漆叶、桑皮、甘遂、郁李仁。

外台方 治气兼水身面俱肿，垂死者。

桑白皮 白茯苓 郁李仁各四两 陈皮二两 海藻二两，洗 赤小豆一升

水煎，分三服。

沉香琥珀丸 治水肿一切难证，小便不通。

琥珀 杏仁去皮，留尖 泽泻 紫苏 赤茯苓各五钱 葶苈炒 郁李仁去皮 沉香各一两五钱 陈皮去白 防己各七钱五分

蜜丸梧子大，麝香为衣，空心服三钱，加至五钱，人参汤下。〔按〕此只宜于有余之证。

禹余粮丸《三因》 治十种水气，脚膝肿，上气喘急，小便不利。〔批〕此方兼治有形之积块。

蛇含石大者，三两。新铁铫盛，炭火烧石与铫子一般红，钳石倾入醋中，候冷取出，研极细 禹余粮三两 真针砂五两，先以水淘净炒干，用米醋二升同禹粮入铫内煮，醋干为度，后用铫并入炭火中煅通红，钳出倾地上，候冷研极细。〔批〕真针砂，即炼钢针砂以磨针者，莫认为海金沙也。

三物为主，其次量人虚实入下项，治水多是取转。惟此三物，既非甘遂、大戟、芫花之比，又有下项药扶持，故老人虚人亦可用。〔批〕转，专去声，以力转物也。

羌活 木香 茯苓 川芎 牛膝 桂心 干姜 青皮 附子 三棱炮 蓬术 白蔻 大茴 白蒺藜 当归酒浸一宿，各五钱

为末，入前药拌匀，以汤浸蒸饼，揿去水，和药杵丸梧子大，食前温酒、白汤任下三十丸至五十丸。最忌盐，不可一毫入口，否则发疾愈甚。日三服，兼以温和调补气血之药助之。真神方也。

许学士、丹溪皆云：此治膨胀之圣药，但是水气悉皆治之。喻氏曰：昔人用之屡效者，以其大能暖水脏也，更以补气血药助之，故不为峻。

加减金匮肾气丸 治肺肾虚，腰重脚肿，小便不利，或肚腹肿胀，四肢浮肿，或喘急痰盛，已成蛊证。其效如神。

熟地四两　白茯苓三两　山药微炒　丹皮酒洗　山茱肉酒蒸　泽泻酒浸　牛膝酒浸　车前盐水炒　肉桂各一两　附炮，五钱

蜜丸，空心白汤下，亦可作汤服。〔批〕此丸补火生土，而有水郁折之之法存焉。

喻嘉言曰：此方《济生》以附子为君，此薛新甫重用白茯苓为君，合之牛膝、车前，治腰以下之水，其力最大。然而肾之关门不开，必以附子回阳，蒸动肾气，其关始开，胃中积水始下，以阳主开故也。关开即不用茯苓、牛膝、车前而水亦下；关阖即茯苓、车前用之无算，亦莫如之何矣。用方者，将君茯苓①乎？抑君附子②乎？

〔按〕土为防水之堤，肾为置水之器。肾为胃关，而开窍于二阴，土恶湿，肾恶燥，而命门之气藏于肾，为生土之母，主化津液而利膀胱，故肾气旺则土旺，而水有所堤，自无汛滥之患。若肾火衰则气不化而水溢，溢则泛滥而妄行矣，故有水胀之病。此丸既能益火以生土，又能化气而利水。此其为治肿之圣药之欤。

麦门冬汤《澹寮》　治水溢高源，肢体皆肿。

麦冬五十枚，去心，姜汁炒　粳米五十粒

煎服。

吴鹤皋曰：肺非无为也，饮食入胃，游溢精气，上输于脾，脾气散精，上归于肺，通调水道，下输膀胱，肺热则失其下降之令，以致水溢高源，淫于皮肤而为水肿，医罕明乎此，实脾导水，皆不能愈。故用麦冬清肺，开其下降之源；粳米益脾，培乎生金之母，此治病必求其本也。

水溢高源，其证肢体皆肿，小腹不急，初起便有喘满，此其候也，余论见前。

犀角汤　治结阳证，四肢手足关节肿痛。

犀角　元参各一钱　升麻　木通各八分　芒硝　麦冬去心，各四

---

① 茯苓：《医门法律·水肿门》作"附子"。
② 附子：《医门法律·水肿门》作"茯苓"。

分　连翘　柴胡各六分　沉香　射干糯米汁漂　甘草各五分

水煎。

犀角、元参清热制火，升麻升清胜湿，木通、芒硝利水，麦冬清心，连翘、柴胡泄热散结，沉香升降诸气，射干能泻实火，甘草泻火和脾。

三和汤　治脾湿肿满。

陈皮　厚朴　白术　槟榔　紫苏　木通　海金沙

加姜、枣，煎服。

当归散《三因》　治水肿之病，多由火不养土，土不制水，故水气盈溢，脉道闭塞，渗透经络，发为浮肿。

当归　桂心　木香　赤苓　木通　槟榔　赤芍　丹皮　陈皮白术　木瓜

加紫苏五叶，煎。

煨肾丸　治肾家水肿。

甘遂三钱

獖猪腰子一个，披破，少入盐椒，淹透，掺甘遂末于内，荷叶包，煨熟，温酒嚼服。

栀子豆豉汤　治伤寒烦热懊憹，湿热燥肺为肿。

栀子十四枚　香豉四合

上用水四升，先煮栀子得二升半，纳豆豉，再煮至一升半，去渣，分二次温服。得吐者，存一次后服。

升麻和气饮《局方》　治疮毒内攻，遍身浮肿，大便不通。

干姜五钱　葛根一两　枳壳五钱，炒　大黄酒蒸，五钱　桔梗苍术炒　升麻各一两　白芍七钱五分　陈皮　甘草各一两半　当归半夏　白芷　茯苓各二钱

共研末，每四钱，以姜、灯心煎水冲服，或等分以水煎服。

鸡金散　治肿病。

鸡内金一具，焙　沉香二钱　砂仁三钱　陈香橼①去白，五钱

---

① 橼：原作"橡"，据文义改。

共为末，姜汤下。虚者，人参汤下。

理阴煎《全书》 治真阴虚弱，胀满呕哕，痰饮恶心，吐泻腹痛，妇人经迟血滞。

熟地三五七钱或一二两　当归二五钱或五七钱　干姜炒黄色，一二三钱　炙草一二钱

或加肉桂一二钱，水二钟，煎七分，热服。本方加附子，名附子理阴煎。再加人参，即名六味回阳饮，治命门火衰，阴中无阳，及本方下等证。

简便方七条①

《外台》治水病洪肿气胀，不消食。用香薷内釜中，水煮浓汁熬，令可丸桐子大，每服五丸，日三服，小便多止。又土狗一名蝼蛄焙干为末，用上半节即消上身之水，下半节消下身之水，左消左，右消右，方士以此为神奇之药也。又冬瓜多少任吃，鲤鱼一斤以上者煮熟取汁，和冬瓜、葱白作羹食之。

水肿不消，用葫芦壳煎水吃，效，加牵牛子尤妙。又用鲤鱼一尾，入蒜满腹煮食，大小便齐通，后服健脾丸。又伏龙肝烧红，以好酒淋之，澄清服，效。

肿病气喘，中下二焦气不升降，为阴寒痞隔，水凝不通，速用附子、生姜煎汤，沉香磨浓汁对服，不拘剂数，以愈为度。

身面浮肿，坐卧不得，取向东桑枝烧灰淋汁，煮红豆数升，每饥即食之，不得别饮汤水。

洪玉友治一人患黄肿，三年不愈，用小田螺三十余枚，打碎，炊，水酒服三四次全愈。又治一人患气肿腹硬，服利水和解之剂，皆不效，用荞麦粉每日炊稀粥吃数次，气下即愈。

水膨满身皆水，按之如泥者，当引其水从膀胱而出，宜牵牛、甘遂、肉桂、车前子，水煎服出《秘录》。

丹房奇术治肿胀，不服药，水自去。用巴豆研，去油，四钱，水银粉二钱，生硫黄一钱，同研成饼，先用新绵一片布脐上，次

---

① 七条：原脱，据底本目录补。

以饼掩之，外用帛缚，如人行三五里，自然泻下恶水，待下三五次，去药以粥补之。久患者，隔日取水。治其一饼，可救二三十人。

水蛊，用商陆根赤者，杵烂贴脐上，以帛缚定，水自小便出。

水肿，从脚气入腹则难治，用红饭豆五升，水煮极熟，取汤四五升，温浸两膝之下，冷则再暖。若已入腹，则红豆煮汤，日日服之亦消。盖红豆之功，专于行湿利小便故也。

脚肿，掘杉木根切碎煎浓汤，先熏后洗，一二次自愈。切断，内色红者为油杉，方可用，切开色白者，不用。

胀病门

总　论

李士材曰：虚人气胀者，脾虚不能运气也。虚人水胀者，土虚不能制水也。水虽制于脾，实则统于肾，肾本水脏而元阳寓焉。命门火衰，不能自制阴寒，又不能温养脾土，则阴不从阳，而精化为水，故水肿之证多属火衰也。设不明虚实，而专守下则胀已之一法，虽得少宽于一时，真气愈衰，未几而肿胀再作，遂致不救，殊可悼叹。故余于此证察其实者，直清阳明，收功反掌。设苟虚者，温补脾肾，渐次康复。其有不大实亦不大虚者，先以清利见功，继以补中调摄。又有标实而本虚者，泻之不可，补之无功，极为危险。病名有鼓胀与蛊胀之殊。鼓胀者，中空无物，腹皮绷急，多属于气也。蛊胀者，中实有物，腹形充大，非蛊即血也。在女科有气分、血分之殊。气分者，心胸坚大，而病发于上，先病水胀，而后经断；血分者，血结胞门，而病发于下，先因经断，而后水肿。在治法有理肺、理脾之殊。先喘而后胀者，治在肺；先胀而后喘者，治在脾以上。诸法是其大略也。

胀病脉候

盛而紧，大坚以涩，迟而滑，皆胀也。关上脉虚则内胀。胀脉浮大而洪实者易治，沉细微弱者难治。唇偏举者，脾偏倾，则善满善胀。胀兼身热，或兼如疟状，皆不可治。腹胀便血，其脉大时绝，是逆也。呕咳腹胀且飧泄，其脉绝，是逆也。

阳盛阴盛

《金鉴》云：腹胀身热，阳盛胀也。若吐衄泻血，则亡阴矣。四肢瘦冷，阴盛胀也。若数泻不止，则中脱矣。肿胀之病多实，服利下之药，旋消旋起，则为正不胜邪，亦不治。

阴阳虚实

李士材曰：大抵阳证必热，热者多实；阴证必寒，寒者多虚。先胀于内而后肿于外者为实，先肿于外而后胀于内者为虚。小便黄赤、大便秘结为实，小便清白、大便溏泄为虚。脉滑数有力为实，弦浮微细为虚。色红气粗为实，色悴声短为虚。凡诸实证，或六淫外客，或饮食内伤，阳邪急速，其至必暴，每成于数日之间。若是虚证，或情志多劳，或酒色过度，日积月累，其来有渐，每成于经月之后也。

五脏胀

心胀者，烦心短气，卧不安；肺胀者，虚满而喘咳；肝胀者，胁下满而痛引小腹；脾胀者，善饥，四肢烦冤闷乱，体重不能胜衣，卧不安；肾胀者，腹满引背，央央然腰髀痛。

六腑胀

胃胀者，腹满，胃脘痛，鼻闻焦臭心为焦火气也，妨于食，大便难；大肠胀者，肠鸣而痛濯濯，冬日重感于寒，则飧泄不化；小肠胀者，小腹膜胀，引腰而痛；膀胱胀者，小腹涩而气癃；三焦胀者，气满于皮肤中，轻轻然而不坚；胆胀者，胁下痛胀，口中苦，善太息。

鼓胀蛊胀

朱丹溪曰：脾具坤顺之德，而有乾健之运，故能使心肺之阳降，肝肾之阴升，而成天地相交之泰，是为平人。今也，七情内伤，六淫外感，饮食失节，房劳致虚，脾土之阴受伤，转输之官失职，故阳升阴降，而成天地不交之否，清浊相混，隧道壅塞，郁而为热，热留为湿，湿热相生，遂成胀满，经曰鼓胀是也。以其外虽坚满，中空无物，有似于鼓，以其胶固难治，又名曰蛊，若虫之侵蚀，而有蛊之义焉。〔批〕蛊胀与肤胀无异，但腹有筋起为别。宜补其脾，又须养肺金以生水，使脾无贼邪之患；滋肾阴以制火，使肺得清化之权。〔批〕李士材曰：制火固可保金，恐其有害中土，属热者宜之，若阳虚者，反益其病。却咸味、断妄相、远音乐、无有不安，若急于取效，喜行利药，而元气伤矣。〔批〕蜘蛛虫胀，单腹肿而大，四肢极瘦，此劳伤脾气虚极，真脏已伤，为不治之证。

《汇参》云：蛊胀与鼓胀有别。诸病有声，鼓之如鼓，为鼓胀，此其中空无物，腹皮绷急，多属于气。蛊胀者，中实有物，腹形充大，非虫即血也。其证腹胀大，按之有块，四肢瘦削，发热不退，脉滑数，唇红腹痛，多嗜肥甘，此为蛊也。

肤　胀

经曰：寒气客于皮肤之间，鼛鼛然不坚，腹大，身尽肿，皮厚，按其腹，窅〔批〕窅，音杳，深也而不起，腹色不变，此其候也。士材曰：肤胀者，阳气不行，病在气分。气本无形，故不坚；气无所不至，故腹大，身尽肿。若因水而肿则有水处肿，无水处则不肿也。

寒胀热胀

经曰：胃中寒则胀满，脏寒生满病，胃气隔塞不通，腹善满，失衣则腹胀，此皆中满寒胀也。又有脾胃久虚之人，或多食寒凉，胃中寒则胀满，此则内伤寒胀也。经曰：诸腹胀大，皆属于热，湿热相生，则为热胀也。

水胀气胀

张景岳曰：观《水胀篇》言寒气之胀，按其腹窅而不起，水肿之病。以手按其腹，随手而起，如囊裹水之状，此其候也。然以愚察之证验，若以此相反。凡是水证，必按之窅然不起，此其水在肉中，如糟如泥，按而散之，猝不能聚，未必如水囊之比。凡随按随起者，亦惟虚无之气，其速乃尔，故辨当如此也。〔批〕血气不通，则水亦不通而尿少，尿少则水积而为水胀，宜中满分消丸。

李士材曰：气亦有随手而起者，水亦有窅而不起者，未可以起不起为的辨。但当察皮厚色苍，或一①身尽肿，或自上而下者，多属气；若皮薄色泽，或肿有分界，或自下而上者，多属水。

谷　胀

痞闷停酸，旦食不能暮食，由脾元虚弱，不能克制于水，水气上行，浸渍于土，且土湿不能运化水谷，水不宣流，故令人中满。旦，阳气方长，谷气易消，故能食。暮，阴气方进，谷不得化，故不能食也。〔批〕脉沉实滑者，宜鸡矢醴。

血　胀

瘀蓄死血作胀，腹皮上见青紫筋，小水反利，脉或芤涩者是也。盖气不通利为气胀，血不通利为血胀，但气分心下坚大而病发于上，血分血结胞门而病发于下。

单腹胀

四肢头面不肿胀，惟在腹，故名为单腹胀，其实脾胃病也。又以其血气结聚，不可解散，其毒如蛊，故亦名蛊胀。

治胀病大法

《准绳》曰：凡治胀病，必会通经旨，然后能识脏腑之部分形证，邪气之所自来。纵是通腹胀满，卒难究竟者，亦必有胀甚之部，与病先起处，即可知属何脏腑之气受邪。若脾胃受邪，便先是胃脘心下痞气起，渐积为通腹胀也。胀属脾也，属脾胃者，则饮食少；属他脏腑者，则饮食如常，此亦可验。又须分其表里浅深，以胀在皮肤经络之间者，饮食亦如常；其在肠胃肓膜之间者，

---

① 一：原作"以"，据《医宗必读·水肿胀满》改。

则饮食少减，其气壅塞于五脏，则气促急不食而病危矣。更要分虚寒实热，其脏腑之气本盛，被邪填塞不行者为实。其气本不足，因邪所壅者为虚。邪从外入内而盛于中者，先治其外，而后调其内，阴气下逆，上而盛于中者，先抑之而调其中；阳从上降下而盛于中者，先举之，亦调其中，使阴阳各归其部。故《内经》治法，去菀陈莝，开鬼门，洁净府，宣布五阳，巨气乃平，此之谓也。

治胀病贵清补得宜

汪讱庵曰：胀证多不同，清补贵得其宜。气虚宜补气，血虚宜补血，食积宜消导，痰滞宜行痰，挟热宜清热，湿盛宜利湿，寒郁者散寒，怒郁者行气，蓄血者消瘀，不宜专用行散药，亦有服参、芪而胀反甚者，以挟食、挟血、挟热、挟寒，不可概作脾虚气弱治也。

治胀病不宜耗气散气

喻嘉言曰：治病用药，贵得其宜。病有气结而不散者，当散其结。甚有除下荡涤，而其气之结尚未遽散者，渐积使然也。今胀病乃气散而不收，更散其气，岂欲直裂其腹乎？收之不能遽收，亦渐积使然，缓缓图成可也。若求快意一朝，而用耗气、散气、泻肺、泻膀胱诸药者，杀人之事也。

腹胀下脘不通

经曰：饮食不节，起居不时者，阴受之，阴受之则入五脏，入五脏则膜胀闭塞。又云：下脘不通，则胃气热，热气熏胸中，故内热。下脘即幽门，胃之下口也。人身之中，上下有七门，皆下冲上也。幽门上冲吸门，吸门即会压气喉，上掩饮食者也，冲其吸入之气，不得下归肝肾，为阴火相拒，故咽膈不通，致浊阴之气不得下降，而大便干燥不行，胃之湿与阴火俱在其中，则腹胀作矣。治在幽门，使幽门通利，泄其阴火，润其燥血，生其新血，则幽门通利，而大便不闭，吸门亦不受邪，咽膈得开，胀满俱去矣。是浊阴出，下窍浊阴走五脏、归六腑，得下归于地也。经曰：中满者，泻之于内，此法是也，宜通幽汤、润肠丸见秘结。

中满腹胀下焦虚损

李东垣曰：脾乃阴中之太阴，同湿土之化。天为阳，为热火也，主运化；地为阴，为湿水也，主长养。在人则为脾，脾湿有余，腹满食不化，无阳则阴不能生化。故云：脏寒生满病。因饮食劳倦，损伤脾胃，始受热中，未传寒中，水谷聚而不散，而成胀满，皆水气寒湿为之也。经曰：太阴所致为蓄满，诸湿肿满皆属脾土，治宜大辛热之剂，宜木香塌气丸见后。

外感致胀治法

外感风寒暑湿而胀，宜藿香正气散见霍乱门。有胸腹身面俱肿，六脉不出，用紫苏、桔梗之类，汗出而愈。胸膈胀满身面尽浮，鼻塞咳逆，清涕流出，宜小青龙汤见痰饮。外感风寒，自表传里，寒变为热，胃实腹满，日晡潮热，大渴引饮，谵语，大实大满者，大承气汤见痉病下之。

脾虚脾实胀满

脾虚满者，黄芪建中汤见劳损门。脾实满不运，平胃散见脾胃。东垣云：腹胀满，气不转者，加厚朴以破滞气。腹中夯闷，此非腹胀满，乃散而不收，可加芍药收之。是知气急而胀，宜厚朴散之；气散而胀，宜芍药收之。〔批〕气急胀而厚朴散之，气散胀宜芍药收之。脾胃虚寒，心腹胀满，厚朴温中汤见腹痛门。日久元气虚，脾胃弱而胀，宜参术健脾汤见后。劳倦所伤，脾胃不能运化而胀，补中益气汤见劳倦门。气虚有痰，脾虚鼓胀，六君子汤见脾胃门。脾肾大亏，已成蛊证，加减肾气丸见肿门。

内伤寒胀热胀

《汇参》云：热胀者，或伤酒湿面及厚味之物，膏粱之人，或食已便卧，使湿热之气不得施化，致令腹胀满，亦是热胀，宜中满分消丸见后。寒胀者，或多食寒凉，及脾胃久虚之人，胃中寒则胀满，或脏寒生满病，宜中满分消汤见后。

胁痛胸胀治法

胀而两胁刺痛肝火盛也，脉弦而细，及气不宣通，胸膈痞闷脾胃受伤，中气不运，大便不利经曰：浊气在上，则生䐜胀，清阳不升，浊阴不降也，宜木香顺气汤见气病门。经曰：留者行之，结者散之。以柴胡、升麻之苦平，行少阳、阳明，发散清气，运行阳分为君；原方二味系一分，此用一钱，以生姜、半夏、草蔻、益智之甘辛大热，消散中寒为臣；以厚朴、木香、苍术、青皮之辛苦大温，通顺滞气；以陈皮、当归、人参之辛甘温，调和荣卫，滋养中气；浊阴不降，以吴茱之苦热泄之；气之薄者，为阳中之阴，茯苓、甘草、泽泻咸平气薄，引浊阴之气自上而下，故以为佐。气味相合，散之泄之，上之下之，使清浊之气各安其位也。

血胀治法

烦躁漱水，迷忘惊狂，痛闷喘恶，虚汗厥逆，小便多，大便血，人参芎归汤见后。瘀蓄死血而胀腹，皮上见青紫筋，小水反利，脉芤涩妇人多有此病，桃仁承气汤见胁病。如虚人不可下者，当归活血散见后。

病后胀满治法

大病后，饮食失调，脾胃受伤而生胀，先以化滞调中汤见后，次以参苓白术散见脾胃补其脾；泻痢后，并服通利药，以致脾胃大弱，专以补脾为主，若泻未止，间用胃风汤见便血。

截疟成胀临危救安治验　以下八条，俱出《寓意草》。

刘泰来年三十二岁，面白体丰，夏月惯用冷水灌汗，坐卧曲巷当风。新秋病疟，三五发后，用药截住，遂觉胸腹间胀满日增。不旬日外，腹大胸高，上气喘急，二便全无，食饮不入，能坐不能卧，能俯不能仰，势颇危急。其医以二便不通，服下药不应，商用大黄二两作一剂。病者曰：不如此不能救急，可速煎之。余骇曰：此名何病，而敢放胆杀人耶？医曰：伤寒肠结，下而不通，惟有大下一法，何谓放胆？余曰：世间有不发热之伤寒者乎？伤寒病因发热，故津液枯槁，肠胃干结，而可用下药，以开其结。然有不转失气者不可攻之戒，正恐误治太阴经之腹胀也。此病因腹中之气散乱不收，故津水随气横决四溢作胀，全是太阴脾气不能统摄所致。一散一结，相去天渊，再用大黄猛剂大散其气，若不胀死，定须腹破！即以一束面①辨数十条，而定理中汤一方于其后。病者勉强服药一剂，喜疾势不增，略觉减可。余遂以三②剂料作一剂，加人参三钱，服过又进一大剂，少加黄连在内，腹胀大减。次日戚友俱至，病者出厅问药。余曰：腹中原是大黄推荡之泄粪，其所以不出者，以膀胱胀大，腹内难容，将大肠撑紧，任凭极力努挣③，无隙可出。看吾以药通膀胱之气，不治大便，而大便自至，足为证验。于是以五苓散本方与服，药才入喉，病者即索秽桶，小便先出，大便随之，顷刻泄下半桶。观者动色，竞称华佗再出云。

治肾气涣散胀病根源

顾鸣仲有腹疾近三十年，朝宽暮急，每一大发，腹胀十余日方减。食湿面及房劳，其声如响，腹左隐隐微高，鼓呼息触之，汩汩有声。以痞块法治之，内攻外贴，究莫能疗。余为悬内照之鉴，先与明之，后乃治之。人身五积六聚之证，心、肝、脾、肺、肾之邪，结于腹之上下左右，及当脐之中者，皆高如覆盂者也。胆、胃、大小肠、膀胱、命门之邪，各结于其本位，不甚形见者也。此证乃肾脏之阴气，聚于膀胱之阳经，有似乎痞块耳。何以知之？肾有两窍，左肾之窍从前通膀胱，右肾之窍从后通命门，邪结于腹之左畔，即左肾与膀胱为之主也。六腑惟胆无输泻，其五腑受五脏浊气传入，不能久留，即为输泻者也。今肾邪传于膀

---

① 面：原作"而"，据《寓意草·力争截疟成胀临危救安奇验》改。

② 三：《寓意草·力争截疟成胀临危救安奇验》作"二"。

③ 努挣：原作"弩睁"，据《寓意草·力争截疟成胀临危救安奇验》改。

胱，膀胱溺其输泻之职，旧邪未行，新邪踵至，势必以渐透入膜原，如革囊裹物者然。经曰：膀胱者，州都之官，津液藏焉，气化则能出矣。然则肾气久聚不出，岂非膀胱之失其运化乎？夫人一团之腹，大小肠、膀胱俱居其中，而胞又居膀胱之中，惟其不久留输泄，是以宽乎亦有余地。今肾之气不自收摄，悉输膀胱，膀胱之气蓄而不泻，有同胆腑之清净无为，其能理乎！宜其胀也。经曰：肾病者善胀，尻以代踵，脊以代头。倘膀胱能司其输泻，何至若此之极耶？治法补肾水而致充足，则精气深藏，而膀胱之胀自消；补膀胱而令气旺，则肾邪不蓄，而输化之机自裕。所以然者，以肾不补不能藏，膀胱不补不能泻。然补肾①易，而补膀胱则难。以本草诸药，多泻少补也。经于膀胱之不足者，断以死期。后人莫解其故，吾试揣之，岂非以膀胱愈不足则愈胀，胀极，势必逆传于肾，肾胀极，势必逆传于小肠，小肠胀极，势必逆传于脾，乃至通身之气，散浸而无统耶。医者于未传之先，早见而预图之，能事毕矣。

单腹胀吐酸治法

圣符病单腹胀，腹大如箕，紧硬如石，胃中时生酸水，吞吐皆然，经年罔效。盖由医辈用孟浪成法，不察病之所由起，与病成而变之理增其势耳。夫圣符之疾，起于脾气不宣，郁而成火。使当时用火郁发之之法，升阳散火，病已豁然解矣。惟其愈郁愈湮，渐至胀满，而身中之气，一如天地不交而成否塞，病成而变矣。证似无火，全以火为之根，不究其根，但治其胀，如槟榔、厚朴、莱菔子之类，皆能耗气助火。于是为转入胃，日渐一日，煎熬津液，变成酸汁，胃口有如醋瓮，胃中之热有如曲蘖②，俟谷饮一入，顷刻酿成酸味矣。有时新谷方咽，旧谷即为迸出，若互换者。缘新谷芳甘未变，胃爱而受之，其酸腐之余，自不能留也。

---

① 肾：原作"胃"，据《寓意草·论顾鸣仲痞块锢疾根源及治法》改。
② 蘖（niè 聂）：原作"柏"，据《寓意草·论吴圣符单腹胀治法》改。蘖，酿酒的曲。

盖人身天真之气，全在胃口，今暗从火化，津液升腾屑越，已非细故。况土曰稼穑，作甘者也；木曰曲直，作酸者也。甘反作酸，木来侮土，至春月木旺时，必为难治。及今可治，又治其胀，不治其酸，曾不思酸水入腹，胀必愈增，不塞源而遏流，其势有止极耶？试言其概。治火无过虚补、实泻两法。内郁虽宜从补，然甘温除热泻火之法，施于作酸中，其酸转增，用必无功。故驱其酸而反其甘，惟有用刚药一法。刚药者，气味俱雄之药，能变胃而不受胃变者也，参伍以协其平，但可用刚中之柔，不可用柔中之刚。如六味丸加桂、附，柔中之刚也。于六味作酸药中，入二味止酸药，当乎不当乎？刚中之柔，如连理汤丸是也。刚非过刚，更有柔以济其刚，可收去酸之绩矣。酸去而后治胀，破竹之势已成，迎刃可解矣。

论善后之法

凡病有逆传、顺传，种种不同，然谓病成之机则然。至于病去之机，从来无人道及。前论圣符之病，乃自脾传入于胃，今酸去胀消，亦自胃复返于脾。故善后之法，以理脾为急，而胃则次之。设胃气未和，必不能驱疾，惟胃和方酸减谷增，渐复平人容蓄之常。然胃喜容蓄，脾未能健运，倦怠多睡，惟乐按摩①者有之；受食一盏，身若加重，受食三盏，身重若加一钧者有之；步履虽如常候，然登高涉险，则觉上重下轻，举足无力者有之；脾阳弗旺，食后喜溉沸汤，借资于有形之热者有之。故理脾则百病不生，不理脾则诸疾续起，久之仍入于胃也。又其始焉酸胀，胃中必另创一膜囊，如赘庞者，乃肝火冲入，透开胃膜，故所聚之水，暗从木化变酸，久久渐满，膜囊垂大，其腹之胀，以此为根。观其新谷入口，酸物迸出，而芳谷不出，及每食饴糖，如汲②筒入喉，酸水随即涌出，皆可征耶？若非另一窠臼，则其呕时宜新腐

---

① 按摩：原作"披靡"，据《寓意草·论善后治法》改。
② 汲：原作"吸"，据《寓意草·论善后治法》改。

并出，如膈气之类，何得分别甚清耶？订方用六君子汤，煎调赤石脂末。因其膜囊既空，而以是填之，俾不为异日患耳？

窠臼证据

许叔微《本事方》曰：微患饮澼三十年，始因少年夜坐写文，左向伏几，是以饮食多坠左边，中夜必饮酒数杯，又向左卧。少时不觉，三五年后，觉酒止从左下有声，胁痛、食减、嘈杂，饮酒半盏即止，十数日必呕酸水数升。暑月只右边有汗，左边绝无。遍访名医及海上方，间或中病，只得月余复作。自揣必有澼穴，如水之有窠臼，不盈科不行，但清者自行，而浊者停滞，无路以决之。故积至五七日，必呕而去。脾土恶湿，而水则流湿。莫若燥脾以去湿，崇土以填窠臼，乃制苍术丸见呕吐门，服三月而疾除。由此观之，痰饮小患，尚有窠臼，岂胀满大病，反无窠臼乎？但叔微酸水积至数升，必尽呕去，故不下渗于腹，若圣符则积之经年，腹中已容数斗。喉间连谷上涌者，不过数口而已。向非吾先治胃中酸水，腹内再可加一年之积乎！

单腹胀脾虚将绝之候

从来肿病，遍身头面俱肿，尚易治；若只单单腹胀，则为难治。此其间有所以然之故，不可不辨也。盖传世诸方，皆是悍毒攻劫之法，耗伤元气，亏损脾胃，可一不可再之药，纵取效于一时，倘至复肿，则更无法可疗。且遍身俱肿者，五脏六腑各有见证，故泻肝、泻肺、泻膀胱、泻大小肠之药，间有取效之时，而单单腹胀，则中州之地，久窒其四运之轴，而清者不升，浊者不降，互相结聚，牢不可破，实因脾气衰微所致，而泻脾之药，尚敢漫用乎？且肿病之可泻者，但可施之西北壮盛及田野农夫之流，岂膏粱老少之所能受？设谓肿病为大满大实，必从乎泻，则病后肿与产后肿，将亦泻之耶？所以凡用劫夺之剂者，其始非不遽消，其后攻之不消矣，其后再攻之如铁石矣。不知者见之，方谓何物邪气若此之盛。自明者观之，不过为猛药所攻，实有如驱良民为寇之比，此谓赤子盗兵，弄于潢池，亶其然哉！明乎此，有培养一法，补益元气是也；则有招纳一法，升举阳气是也；则有解散一法，开鬼门、洁净府是也。三法具不言泻，而泻在其中矣，无遗蕴矣。

郭台尹将成血蛊之病

郭台尹年来似有劳怯意，胸腹不舒，治之罔效，茫不识病之所存也。余见其精神言动，俱如平人，但面色痿黄，有蟹爪纹路，而得五虚脉应之。因窃疑而诘之曰：足下多怒乎？善忘乎？口渴乎？便秘乎？胸紧乎？胁胀乎？腹疼乎？渠曰：种种皆然，此何病也？余曰：外证虽未显，而内形已具，将来血蛊之候也。曰：血蛊乃妇人之病，男子亦有之乎？曰：男子病此者甚多，而东隅沿海一带，比他处更多。医不识所由来，漫用治气、治水之法尝试，夭枉不可胜计，总缘不究病情耳！所以然者，以东海擅鱼盐之饶。鱼者，甘美之味，多食使人热中；盐者，咸苦之味，其性偏于走血。血为阴象，初与热合不觉，其病日久月增，中焦冲和之气，亦渐积而化为热矣。气热则结，而血始不流矣。于是气居血中，血裹气外，一似妇女受孕妇者然，至弥月时，腹如抱瓮矣。究而论之，岂但东方之水土致然！凡五方之因膏粱厚味、椒、姜、桂、糯〔批〕糯，音胥，粮也，即稌米也成热中者，除痈疽、消渴等证不常见外，至胀满一证，人多有之。但微则旋胀旋消，甚则胀久不消而成蛊耳。要知人之有身，执中央以运四旁者也。今中央反竭，四旁以奉其锢，尚有精华发见于色脉间乎？此所以脉细皮寒，少食多汗，尪羸之状不一而足也。

吾昔治广陵一血蛊，服药百日后，大腹全消，左胁肋始露病根一长条，如小枕然，以法激之，呕出黑污汁斗许，余从大便泄去，始消。可知凡患蛊胀，不论气血痰水，总必自辟一宇，如寇贼蟠据，必依山傍险，方可久聚。《内经》论五脏之积，皆有定所，何独于六腑之聚久为患，如鼓胀等类者，遂谓漫无根底区界乎？是亦可补病机之未逮。

食滞气胀治案

尝治一姻家子，因食滞气胀，其人年力正壮，平日饮酒亦多，失饥伤饱。一日偶因饭后，胁肋大痛，且兼呕吐。余用行滞破气等药，呕痛渐止，而左乳胁肋之下结聚一块，胀实拒按，脐腹隔闭，不能下达，每于戌、亥、子、丑之时，则胀不可当。因其呕吐既止，可用下药，而愈攻愈胀，只得用手揉按其处。彼云肋下一点，按着则痛连胸腹，及细为揣摸，则正在章门穴也。章门为脾之募，为脏之会，且乳下肋间，正属虚里大络，乃胃气所出之道路，而气实通于章门。余因悟其日轻夜重，本非有形之迹，而按此连彼，则病在气分无疑。但用汤药以治气分，本非不善，然经火则气散，而力有不及。乃制神香散见胃脘痛门，使日服三四次，兼用艾火灸章门十四壮，以逐散其结滞之胃气，不三日胀平，食进而愈。

蛊胀有虫治案

孙一奎曰：予在吴下，与吴生名震者，偶谈及鼓胀，诘予曰：鼓有虫否乎？予因思《本事方》云，脐腹四肢悉肿者为水，只腹胀而四肢不肿者为蛊。注曰：蛊，即鼓胀也。由是参之，古人曾以鼓、蛊同名矣。盖鼓胀者，气虚中满，外坚中空；蛊胀者，中实有物，积聚既久，理或然也。惜诸书未之言及耳。岁万历癸巳，余至淮阴，有王乡官者，其子年十六，新娶后腹胀大，按之有块，形如梢瓜，四肢瘦削，发热昼夜不退，已年半矣。医惟以退热消胀之剂投之，其胀愈甚，其热愈炽，喉中两耳俱疮。余诊视之，脉则滑数，其唇则红，其腹则疼，又多嗜肥甘。吾思诸凡腹痛者，唇色必淡，不嗜饮食，今渠证若此，得非虫乎？遂投以阿魏积块丸见后，服之果下虫数十，大者二条，一红一黑，长尺余，虫身红线自首贯尾，虫腹中复有虫，大者数条，小者亦三四条，虫下则热渐减，胀渐消，三下而愈。

肤胀治案

洪玉友曰：一妇年八十，患两足浮肿，皮下红丝乱纹，发热，每日放湿地下，退火三四次，稍得安坐。诸医用利水和脾之药，皆不应。余诊之曰：此证名为肤胀，非肿证比也。遂用红商陆一两，丹皮、生地、红花、木通、赤芍、木瓜、牛膝、归尾各五钱，黄柏、桑皮、甘草各三钱，为末，每服四钱而安。

胀病门方

厚朴七物汤《金匮》　治胀满发热十日，脉浮而数，饮食如故。

厚朴半斤　枳实五枚　大黄二两　甘草三两　桂枝二两　大枣十二枚　生姜五两

水煮，温服。呕加半夏，下利去大黄，寒多加生姜。

中满分消丸东垣　治中满鼓胀、气胀、水胀、热胀。〔批〕治热胀。

厚朴炒，一两　枳实麸炒　黄连炒　黄芩炒，各五钱　姜黄一钱　砂仁　干姜各二钱　陈皮四钱　半夏姜制，五钱　知母炒，四钱　猪苓一钱　泽泻三钱　人参　白术炒　炙草各一钱　茯苓二钱

蒸饼为丸，热服。

汪𬮿庵曰：厚朴、枳实行气散满，兼能破宿血；黄连、黄芩泄热消痞；姜黄、砂仁暖胃快脾；干姜益阳燥湿；陈皮理气和中；半夏行水消痰；知母治阳明独胜之火，润肾滋阴；苓、泻，泻脾胃妄行之水，升清降浊。少加四君，以补脾胃，使气运而胀消，此乃合六君、四苓泻心，二陈平胃，而为一方者，但分两有多寡，则所治有主客之异耳。

中满分消汤东垣　治中满寒胀，寒疝，二便不通，四肢厥逆，食入反出，腹中寒，心下痞，下虚阴燥，奔豚不收。〔批〕治寒胀。

川乌　干姜　生姜　毕澄茄各二钱　吴茱萸　草蔻仁各五分　益智仁三分　青皮五钱　厚朴五分　升麻三分　柴胡梢二钱　茯苓三分　泽泻三钱　人参二钱　黄芪五分　木香三分　当归二钱　麻黄二钱　半夏三分　黄柏五分　黄连二分

水煎，热服。

汪𬮿庵曰：川乌、干姜、生姜、澄茄、吴茱、草蔻、益智诸药，除湿开郁，暖胃温肾，以祛其寒；青、朴以散其满，升、柴以升其清，苓、泻以降其浊，参、芪以补其中，木香以调其气，

当归和血，麻黄泄汗，半夏除痰，柏、连去湿中之热，又热因寒用也。

李东垣曰：中满治法，当开鬼门，洁净府。中满者泻之于内，惟脾胃有病，令上下分消其湿。下焦如渎，气血自能分化。如大实大满，二便不利者，从权以寒热药下之。

广茂溃坚汤东垣　治中满腹胀，内有积聚，坚硬如石，其形如盘，令人不能坐卧，大小便涩滞，上气喘促，面色痿黄，遍身虚肿。

广茂煨〔批〕广茂，香烈，行气消积　黄连　柴胡　生草　神曲炒　泽泻各三分　陈皮　青皮俱去白　升麻　吴茱萸汤泡，各二分　黄芩去心　草蔻煨　厚朴　当归梢　益智各五分　红花二分　半夏七分

水煎，热服。渴加葛根四分。忌房劳、酒面、生冷、油腻等物。二服后，中满减半，只积不消，再服下方。广茂，音术，即蓬术根，出广南者佳，故名。

半夏厚朴汤东垣　治同上。

半夏一钱　厚朴八分　神曲炒，六分　归尾　猪苓　三棱醋炒　升麻各四分　肉桂　苍术　白苓　泽泻　生黄芩　橘皮　草蔻　生草　柴胡各五分　木香　青皮各二分　吴茱　干姜　黄连各一分　红花　苏木各半分　桃仁七粒，去白　昆布少许

渴加葛根三分，稍热服。二服后，前证又减半，却于前方中加减服之。

七气消聚散　治积聚相攻，或疼，或胀。

香附制，一钱五分　青皮　枳壳炒　蓬术　三棱俱醋炒　木香　砂仁各一钱　厚朴　陈皮各一钱二分　甘草炙，四分

姜三片煎。〔批〕蓬术，入肝经血分，破气中之血；三棱，入肝经血分，破血中之气。

沉香交泰丸　治胀病大便燥结，脉沉之洪数，浮之弦者。

沉香　橘红　白术各三钱　厚朴姜制，五钱　吴茱汤泡　枳实炒　青皮去白　木香　白茯苓　泽泻　当归各三钱　大黄酒浸，一两

蒸饼为丸，每服五七十丸，微利为度。

舟车丸河间　治水胀口渴，面赤气粗，腹坚，大小便秘。

黑牵牛四两，炒　大黄二两，酒浸　甘遂　大戟俱面裹煨　芫花醋炒　青皮醋炒，一两　木香五钱　化橘红一两　轻粉一钱

水丸椒目大，空心服五丸，日三服。痞闷者多服，烦满者宜初服二丸，每加二丸，快利为度。

［按］此河间治一切水湿痰饮，水道壅塞，形气俱实之方。故取牵牛、大黄、甘遂、大戟、芫花行水之厉剂，以通行十二经之水。肿属于脾，胀属于肝，脾不运则水不行，肝木盛则侮土。是以不能防水而泛滥，故用青皮、木香疏肝而舒脾。轻粉无窍不入，能去积痰，故少加之，然非实证不可轻投。

浚川散子和　治一切痰饮，十种水气。

郁李仁　大黄炒　牵牛取头末，各一两　木香　芒硝各三钱　甘遂面裹煨，五分

滴水丸，白汤下。

导水丸子和　治水胀，大小便不通。

大黄　黄芩各二两　滑石　黑牵牛取头末，各四两

为末，滴水为丸，温汤下。

大橘皮汤　治湿热内攻，心腹胀满，小便不利，大便滑泄及水肿等证。

滑石六钱　甘草　赤苓一钱　猪苓　泽泻　白术　肉桂五分　陈皮一钱五分　木香　槟榔三分

加姜煎服。

大异功散　治谷胀及气胀。

三棱　莪术　青皮　陈皮　藿香　桔梗　半夏曲　枳壳炒　香附炒　益智仁各一钱五分　炙草五分

姜、枣煎。

分心气饮①　治大怒而胀。

柴苏梗一钱五分　青皮去白　白芍　大腹皮　陈皮去白，各一钱

----

① 饮：原作"散"，据底本目录改。

木通　半夏八分　赤茯苓　桑皮炒，各五分　肉桂六分

姜三片，灯心十茎煎。

木香塌气丸　治中满腹胀，下焦虚损。

木香　青皮　草豆蔻各三钱　莱菔子炒　陈皮各五钱　胡椒二钱　蝎梢去毒，二钱五分

面糊丸，桐子大，每服三十丸，温米饮下，服白粥百日，重者一年。若阴囊红肿冰冷，须用青盐、干姜、白面等分，水和膏涂之，或摊纸上贴之。

人参芎归汤　治烦躁迷忘惊狂，痛闷喘急，虚汗厥逆，小便赤，大便黑，名血胀。

人参　肉桂去皮　五灵脂炒，各二钱五分　乌药　蓬术煨　木香　砂仁　炙草各五钱　川芎　当归　法半夏各七钱五分

每服一两五钱，姜三片，枣二枚，紫苏四叶，同煎，空心服。

当归活血散　治瘀蓄死血而胀腹，皮上见青紫筋，小水反利，脉芤涩，虚人不可下之证。

生地　赤芍　当归尾酒洗，各一钱五分　桃仁去皮，留尖，研泥　红花酒洗　香附童便浸，炒，各一钱　丹皮酒洗　元胡索　蓬术煨，各八分　三棱煨　青皮各七分

水煎，空心服。

香砂调中汤　治饮食所伤，脾胃虚弱，水谷不化，呕噫胀痛。

藿香　砂仁各一钱五分　苍术漂炒，二钱　厚朴制　陈皮　半夏　茯苓　青皮　枳实炒，各一钱　甘草三分

水煎。

化滞调中汤　助脾之健运，以消气分之胀。

白术一钱五分　人参　云苓　陈皮　厚朴制　楂肉　半夏各一钱　神曲　麦芽炒，各八分　砂仁七分

姜三片煎。胀甚者，加莱菔子炒一钱，面食伤尤宜。

小温中丸丹溪　治脾虚胀不能运化，不可下之。

陈皮　半夏　神曲炒　茯苓各一两　白术二两　香附不焙，晒　甘草各三钱　针砂醋炒红，一两五钱　苦参炒　黄连炒，各五钱

为末，醋水各一盏，打糊为丸，每服七八十丸，白术六钱，陈皮一钱，生姜一片，煎汤吞下。虚者加人参一钱，本方去黄连加厚朴五钱，忌口。病轻者，服此丸七八两，小便长；病重者，服一斤，小便始长。

温胃汤　治忧思结聚，脾肺气凝，阳不能正，大肠与胃气不平，胀满上冲，饮食不下，脉虚而紧涩。

附子　厚朴去皮，生用　白芍　当归　人参　炙草　橘皮各一钱五分　干姜一钱　川椒去闭口，炒出汗，三分

姜煎。〔批〕一方有白术，无附子，见郁证。

强中汤　治生冷伤脾，遂成胀满，有妨饮食，甚则腹痛。

人参　青皮　陈皮俱去白　丁香各三钱　白术一钱五分　附子炮黑姜　草果仁各一钱　厚朴炒　炙草各五分

姜、枣煎。呕加半夏，伤面加莱菔子。

［按〕此即附子理中汤加青陈皮、丁香、草果、厚朴香燥之药，以强其胃，虚寒者，可用一二剂也。

参术健脾汤　治脾虚兼滞胀满。

人参　云苓　陈皮　法半　甘草　砂仁　厚朴　白术

加姜煎服。

和中丸《心悟》

白术陈壁土炒，四两　扁豆炒，三两　茯苓一两五钱　枳实面炒，二两　陈皮三两　神曲炒黑　麦芽炒　山楂炒　香附姜汁炒，二两　砂仁一两五钱　半夏姜汁炒，一两　丹参二两，酒蒸　谷虫三两，酒拌，炒黄　荷叶一枚

煎水打丸，每日开水，上午、下午吞二钱。寒甚，加干姜、吴茱、肉桂；湿热甚，加川连、连翘；兼瘀血，加厚朴、赤芍；脾虚气弱，用六君子煎汤吞下。

钟龄曰：胀有部分，纵是通腹胀满，亦必有胀甚之部，与病先起处即可知属何脏腑，而用药必以之为主。东垣治胀满，不外枳术、补中二方出入加减，寒热攻补，随证施治。余因制和中丸普送，效者甚多。又气虚中满，宜以白术丸，而以六君佐之，中

空无物，不用枳实，恐伤气也。

木香散《类方》 治单腹胀。

木香 青皮 白术 姜黄 草豆蔻 阿魏 毕澄茄各一两

为末，醋糊丸，生姜汤送下。

阿魏积块丸 治蛊胀。

三棱 莪术俱醋煮 雄黄 蜈蚣全用焙，各一钱二分 自然铜 蛇含石各炒红，醋淬七次，各二钱 木香一钱五分 铁华粉醋炒，一钱 辰砂 沉香各八分 冰片五分 芦荟 天竺黄 阿魏 全蝎洗，全用，焙干，各四钱

为细末，用雄猪胆汁杵炼为丸，黑狗胆汁尤妙，梧子大，每服七八分，重者一钱，蛊下积消为度，不必尽剂。此方并治癥瘕、积聚、癖块一应难消难化者。

秘传蛊胀槟榔丸 治蛊胀。

贯众一两 鹤虱一两 芜荑一两 雷丸五钱 槟榔二两 香附一两 川楝肉一两 三棱醋炒 莪术醋炒，各七钱 胡连五钱 白芷梢八钱 乌梅肉五钱 熟大黄一两 芒硝八钱 荜澄茄一两 法半夏一两

共为末，蜜丸。吞丸作吐者，先用煎鸡子一块先食，随用花椒一钱为末，开水服后，用此丸吞下，即不吐。

乌金散 治蛊胀。

鸡内金不拘多少 紫金皮三钱 五灵脂三钱

为末，水调服。血蛊加元胡子三钱。

香朴四君子汤《金鉴》 治小儿虚胀。

人参 云苓 白术 甘草 香附 川椒 生姜

水煎，温服。

加味荆防败毒散 治疮疥，毒气内陷，肚腹作胀。

荆芥 防风 连翘 枳壳 升麻 薄荷 羌活 独活 葛根 木通 黄芩 川芎 栀仁 炙草 银花

水煎服。上身肿加葱三茎，下身肿加灯心十茎。

凡遍身疮疥，因淋洗涂擦，逼毒归内而腹胀者，轻则以此方升散之，重则集成沆瀣丹微利之，方见小儿胎病门。疮出胀消者

吉，疮不出者凶。

鸡矢醴《素问》 治谷胀蛊胀。

鸡矢白一升 好酒一斗

渍七日，食后临卧温服一盏。一用鸡矢白干者，大黄、桃仁各等分，为末，每二钱，姜汤调服。一方羯鸡矢白一升，炒黄色，研细末，百沸汤三升滤汁，每取一大盏，调木香、槟榔末一钱，空心服，以平为期。一用无灰好酒煎取汁，五更热饮，则腹鸣行黑水二三次，足有皱皮，又饮，皱至膝上而愈。

大戟法易老 治鼓胀。

大枣一斗

置锅内与大戟同煮，水干去大戟不用，旋旋吃枣，无时枣尽即效。

简便方六条①

食胀气胀，用莱菔子一两研细末，水调滤汁，用砂仁一两，以莱菔汁浸一宿，炒干，又浸又炒共七次，为末，每服一钱，米饮下。

食鼓、气鼓、血鼓，用茯苓、人参、雷丸、甘草、白术、大黄、附子、莱菔子，水煎服。得泻利后，以米汤饮下，后用人参、茯苓、苡仁、山药、陈皮、芥子，水煎服。忌盐一月。

气虚鼓胀，必须健脾行气，加利水之药，宜白术、苡仁、茯苓、人参、甘草、枳壳、山药、肉桂、车前仁、莱菔、神曲，水煎服十剂。二条出《石室秘录》。

久患泄泻，昼夜不止而胀，宜用益智仁浓煎汤服之，收其气脱即愈。

虫鼓小腹作痛，四肢浮肿，色红带点，如虫蚀之状，用雷丸、当归、鳖甲、地栗粉鲜者取汁、神曲、茯苓、车前、白矾，水煎服。

血鼓用水蛭炒黑为末，当归、雷丸、红花、枳实、白芍、牛膝、桃仁，水煎服。

---

① 六条：原脱，据底本目录补。

痞满门

总　论

张景岳曰：痞者，痞塞不开之谓；满者，胀满不行之谓。盖满则近胀，而痞则未必胀也。凡有邪有滞而痞者，实痞也；无物无滞而痞者，虚痞也。有胀有痛而满者，实满也；无胀无痛而满者，虚满也。

痞满脉候

胸满脉滑为有痰，数为热多，涩有死血。右手脉紧实是痰积痞病；右关脉多弦，弦而迟者，必心下坚。脉阳微阴弦，则胸痹而痛。

痞由阴伏阳蓄气血不运

汪讱庵曰：痞由阴伏阳蓄，气血不运而成，处心下，位中央，填塞痞满，皆土病也，与胀满有轻重之分。痞惟内觉满闷，胀则外有胀急之形也。有中气虚，不能运化而成者，有饮食痰积及湿土太甚，土邪乘心而成者。

治痞用药之法

刘宗厚曰：古方治痞，用黄芩、黄连、枳实之苦以泄之，厚朴、生姜、半夏之辛以散之，人参、白术之甘温以补之，茯苓、泽泻之淡以渗之，惟宜上下分消其气。果有内实之证，庶可略与疏导。世人苦于痞塞，喜行利药，以求速效，暂时通快，痞若再作，益以滋甚，是皆不察下多亡阴之意也。

有用寒药治热痞，大黄、黄连；有阴阳不和，用寒热药者，大黄、黄连，加附子之类；有阴盛阳虚，用辛热多而寒药少者，半夏、生姜、甘草泻心汤之类。

痞由虚寒外邪

张景岳曰：虚寒之痞，或过于忧思劳倦，或饥饱失时，或病后脾气未醒，或脾胃素弱，妄用寒凉，皆能致之。治此惟宜温补，但使脾胃气强，则痞满自开矣。外邪之痞，必自表入。若邪浅在经，未入于腑，则饮食如故，稍深则传入胸，次渐犯胃口，即不能饮食，治此宜解外邪，或消或散，痞去而胃和矣。

治痞宜兼用血药

李东垣曰：伤寒下早为痞，酒积杂病下之太早，亦作痞。盖下多亡阴，亡阴者，谓脾胃水谷之阴亡也。胸中之气，因虚下陷于心之分野，心主血，心虚邪陷于血分，故致心下痞。宜升胃气，以血药兼之。〔批〕汪讱庵曰：脾无积血，则心下不痞，故须兼血药。若全用气药导之，则痞益甚。甚而复下之，则气愈下降，变为中满鼓胀矣。世有用气药治痞而不效者，盖未明此理也。

伤寒杂病痞满

《集解》云：诸泻心汤皆治伤寒痞满。〔批〕泻心诸汤，不可以治虚邪，而痞满在脾，尤不可以泻心也。满在心胸，不在胃也。若杂病痞满，有寒热虚实之不同。《保命集》云：脾不能行气于四脏，结而不散则为痞。伤寒之痞，从内之外，故宜苦泄；杂病之痞，从外之内，故宜辛散。

痰气死血成痞

戴复庵曰：凡诸痞塞及噎膈，乃是痰为气所激而上，气又为痰所隔而滞，痰与气搏，不能流通也，宜二陈加枳实、砂仁、木香，入竹沥、姜汁。脉右关弦而迟者，必心下坚。此肝木克脾土，郁结痰涎，闭于脏腑，气不得舒，故痞宜木香顺气汤东垣方，见气门。挟死血者，多用牡丹皮、红面、麦芽炒、香附童便浸、桔梗、通草、穿山甲、降香、红花、苏木各一钱，酒、童便各半煎。甚者加大黄，临服入韭汁、桃仁泥。此方，一切大怒之后作痞者，皆可治。

寒热痞结治法

热痞则烦渴溺赤，以苦寒泄之，大消痞丸见后。便结即利之，寒热痞结，肝木过甚，克制脾土，左金丸见胁痛门。寒痞则中清，以辛甘散之，枳实理中丸见后加丁香，或丁沉透膈汤见噎膈门。

气郁劳倦伤食结滞痞闷治法

七气所伤，结滞痞闷，宜七气汤见气病门、导痰汤见痰门加木香。郁者，宜越鞠丸见郁门。伤寒倦而痞，补中益气汤见劳倦门。脾胃弱而转运不调为痞者，宜四君子汤见脾胃门之类，加升降药。湿而痞者，四肢困重，小便短，宜胃苓汤见湿门。饮食伤脾，痞闷轻者，枳术丸见饮食门、大消痞丸见后；甚者，微下之，木香槟榔丸、枳实导滞丸俱见饮食门。兀兀①欲吐者，吐之，宜二陈汤见痰门、瓜蒂散见瘟疫。脾胃不和，气不升降，中满痞塞，启脾丸见饮食门。

痞块危证治验《寓意草》

袁聚东年二十岁，生痞块，卧床数月，无医不投，日进化坚削痞之剂，渐至毛瘁肉脱，面黧发卷，殆无生理。余诊时，先视其块，自少腹至脐旁分为三歧，皆坚硬如石，以手拊之，痛不可忍。其脉只两尺洪盛，余俱微细。谓曰：是病由见块医块，不究其源泉而误治也。初起时，块必不坚，以峻猛之药攻，至真气内乱，转护邪为害，如人厮打纽结一团，旁无解散，故逆紧不放。其实全是空气聚成，非如女子冲、任、血海之地，其月经凝而不行，即成血块之比。观两尺脉洪盛，明明是少阴肾气传于膀胱，膀胱之气，本可传于前后二便而出，误以破血之药兼破其气，遂不能转运而结为石块。以手摩触则愈痛，情状大露，若是血块，得手则何痛之有？此病本一剂可瘥，但数月误治，从上而下，无病之地亦先受伤。始用补中药一剂，以通中下之气，然后用大剂药内收肾气，外散膀胱之气，以解其相厮相结，约略三剂可瘥也。于是先以理中汤少加附子五分，服一剂，块已减十之三，再用桂、附药一大剂，腹中气响甚喧，顷之，三块一时顿没，再服一剂，果然全愈。调摄月余，每遇天气阴寒，必用重裀厚被盖覆，不敢

① 兀兀：昏沉貌。

起身。余谓病根尚在，盖以肾气之收藏未固，膀胱之气化未旺，兼之年少新婚，倘犯房劳，其块复作，仍为后日之累。更用补肾药加入桂、附，而多用河车为丸，取其以胞补胞，而助膀胱之化源也。

郁怒成痞治案《医宗必读》

工部王汉梁郁怒成痞，形坚而痛甚，攻下太多，逐泄泻不止，一日夜计二百余次，一月之间，肌体骨立，神气昏乱，舌不能言，待毙而已。余诊之曰：在证虽无生理，在脉犹有生机，以真脏脉不见也。自揣大虚之后，法当大温大补。一面用枯矾、龙骨、粟壳、樗根之类，以固其肠；一面用人参二两，熟附五钱，以救其气。三日之间，服参半斤，进附二两，泻遂减半，舌转能言。更以补中益气加生附子、干姜，并五贴为一剂，一日饮尽。如是者百日，精旺食进，泻减其九，然每日夜犹下四五行，两足痿废。再用仙茅、巴戟、丁、附等为丸，参附汤并进。计百四十日，而步履如常，痞泻悉愈。

痞满门方

枳实消痞丸东垣　治心下虚痞，恶食懒倦，右关脉弦。

枳实炒　黄连姜汁炒，各五钱　厚朴姜制，四钱　麦芽炒，一钱半夏三钱　干姜二钱　人参　白术土炒　茯苓各三钱　炙草二钱

蒸饼为丸。

此无形气证，以苦泄之之法也。枳实苦酸，行气破血，脾无积血，心下不痞，黄连苦寒，泻热开郁，为消痞之圣药；厚朴苦降，散湿满而化食；麦芽咸温，助胃气而软坚破结；半夏和胃；干姜去恶血，而开五脏六腑，通四肢关节，皆所以散而泻之也。加入四君甘温补脾，使气足脾运而痞自化，既以助散泻之力，又以固本，使不伤真气也。

黄连消痞丸东垣　治久痞壅塞不散，烦渴喘促不宁。

黄连　枳实　厚朴　麦芽　半夏　干姜　白术　茯苓　炙草黄芩　猪苓　泽泻

为末，蒸饼为丸。〔批〕此即前方去人参加黄芩、猪苓、泽泻①。

枳实理中丸　治寒伤荣血，胸膈高起。

人参　白术　茯苓　甘草　炮姜　枳实

为末，蜜丸，白汤下。此有形血证，以辛甘散之之法也。

厚朴枳实汤　治实痞，大便秘。〔批〕痞满下痢者为虚，便秘者为实。

厚朴制　枳实炒，各二钱　木香一钱　大黄六分　黄连　炙草各四分

水煎。〔批〕《金匮》治支饮胸满，用枳实大黄汤，即小承气汤，分两多寡随宜。

平补枳术丸东垣　治虚痞，大便利者。

白术炒，三两　白芍炒，一两五钱　陈皮　枳实炒　黄连姜制，各一两　人参　木香各五钱　荷叶

煎水，打米糊为丸，米饮下。

大消痞丸　治热痞，烦渴溺赤，以苦寒泄之。

厚朴　枳实　木香　大黄　黄连　炙草　姜黄　黄芩　泽泻　砂仁

水丸。或加升麻、葛根以发之。

开结导饮丸东垣　治饮食不消，心下痞闷，腿脚肿痛。

白术　陈皮　泽泻　茯苓　神曲　麦芽　法半　枳实　青皮　干姜

汤浸，蒸饼为丸，温水下。

香橘汤《良方》　治七情内伤，胸膈不快，腹胁胀痛。

香附炒　法半　橘红　炙草

加姜、枣煎。

流气丸　治郁气客于肠胃之间，停留变化成痞。此药能通滞气，和阴阳。虽年高气弱者，亦可缓缓服之，自然有效。

木香　小茴　陈皮　菖蒲　青皮　蓬术　槟榔　神曲　麦芽

---

①　泽泻：原作"宅舍"，据文义改。

枳壳　故子　砂仁　荜澄茄　莱菔子

面糊丸，白汤下。

黄芪补中气东垣　治酒积杂病，下之大过而作痞满，宜升提胃气，以血药兼之。

黄芪　人参各二钱　白术　苍术　陈皮　甘草各一钱　泽泻猪苓　茯苓各五分

水煎，下大消痞丸，加升麻、柴胡。海藏云：治痞独益中州脾土，以血药治之，其法无以加矣。天地不交为否，今以苓、泽从九天之上而降，升、柴从九地之下而升，则可以转否而为泰矣。

栝楼实丸《济生》　治胸膈痞痛，彻背胁胀，喘急烦闷。

栝楼仁捣烂　枳实炒　半夏　桔梗

等分，姜汁糊丸。此方可谓善于治痞闷喘急矣。然痰因火动者，加黄连尤妙。盖黄连佐枳实，消痞甚速也。

桔梗枳壳汤　治伤寒误下，将成痞。《活人书》云：审知是痞，先用此汤。

桔梗　枳壳炒，各二钱　甘草一钱

水煎。

东垣曰：非以此专治痞也。盖因错下必成痞证，是邪气将陷，欲过胸中，故先用此截散其邪气，使不至于痞"先"之一字，早用之之义也。若已成痞而用之，则失之晚矣。不惟不能消痞，而反损胸中正气，则当以仲景法治。

泻心汤钱氏　治少阴面赤，下利，心下痞。

黄连去须，为极细末

每服一字至半钱，一钱止，临卧温水调下。易老单用泻心汤，用钱氏法加减。烦加山栀，燥加淡豉，呕加半夏，满加枳实、厚朴，腹痛加白芍，脉迟加熟附子，下焦寒加干姜，大便硬加大黄。如用姜、附，先煎令熟，使热不僭，后加黄连。

阿魏膏　治一切痞块。

羌活　独活　元参　官桂　赤芍　穿山甲　生地　两头尖〔批〕两头尖，即雄鼠屎也　大黄　白芷　天麻五钱　红花四钱　木

鳖子十粒，去壳　槐柳　桃枝各三钱　乱发鸡子大一团

上药用香油二斤四两煎黑，去渣，入发煎，发化仍去渣。徐下黄丹煎，软硬得中，入芒硝、阿魏、苏合油、乳香、没药各五钱，麝香三钱，调匀，即成膏矣。摊贴患处，铺平，半指厚，以纸盖，用热熨斗熨良久，如消耗，再加熨之，二时许，方贴膏药。

丁沉透膈丸《局方》　治脾胃阳火内衰，脉沉微而迟者，及虚寒呕吐，噎膈不通。

白术二两　香附　砂仁　人参各一两　丁香　麦芽炒　木香青皮　白蔻炒　肉蔻煨，各五钱　厚朴姜制　沉香　藿香　陈皮各七钱五分　炙草一两半　神曲炒　半夏洗七次　草果煨，各二钱五分

上研末，每四钱，姜三片，枣一枚，煎。亦可以药等分，加姜、枣，水煎服。

盦痞气法

萝白子三合　生姜二两　葱白七茎　橘叶一握　白面半合

共捣匀，炒令温，盦痞处，绢帛缚之，候半日许，胸中烦热即解去，以热手揉之，不拘寒热虚实，皆可用。无橘叶，以椒叶代之。

熨痞方

一层用麝香二三分掺①肉上，二层阿魏一二钱，三层芒硝一二两铺盖于上。先用荞麦面和成条，量痞大小围住，铺药于内，以青布盖之，随烧热砖四五块，轮流布上熨之，觉腹中气行宽快，即是痞消之兆。以手烘热摩之，亦妙。内须服调养气化之药。

简便方四条②

痞证发热盗汗，胸背疼痛，用甘遂面裹，以浆水煮十沸，去面，又以细糠火炒黄为末。大人三钱，小儿一钱，冷蜜水卧时调服。忌鱼肉油腻。

腹胁痞块，用雄黄、矾石为末，面糊纸，贴十多日，必待大

---

① 掺：原作"糁"，据《景岳全书·宇集·古方八阵》改。
② 四条：原脱，据底本目录补。

便肛门重，药力始到。又用茱萸煮酒，摩痞块上，再四磨之，自消。

又法：用生姜一斤，捣汁另贮，只用渣炒药，布包熨心胸胁下，其痛豁然而愈，姜冷易之。

栝楼子一味，熟炒，连皮，或煎或丸，最能荡涤胸中垢腻。

积聚门

总论癥瘕痃癖

《难经》曰：积者，五脏所生；聚者，六腑所成。积始发有常处，其痛不离其部，上下有所终始，左右有所穷处；聚始发无根本，上下无所留止，其痛无常处。仲景谓：积者，脏病也，坚而不移；聚者，腑病也，发作有时，推移不定。又有縻〔批〕縻，音庆，侧出泉也，犹倾也气者，即饮食之气渗注停积之名也。胁下痛，按之则愈复发是也。《巢氏病源》于积聚之外，复作癥瘕之名，谓由寒湿不调，饮食不化，与脏气相搏结所生。其不动者，癥也；虽有癖而可推移者，瘕也。癥者，征也，按之应手；瘕者，假也，假物成形。癥瘕另详妇科。如血瘕、石瘕之类，又有痃癖者，痃，皮厚也，在肌肉之间而可见者也；癖者，僻也，内结于隐僻，外有所见也。痞与痃癖，乃胸膈之病；积与聚，为肚腹之病，多见于男子；癥与瘕，独见于脐下，常得于妇人。

积聚脉候

坚强者生，虚弱者死。细沉附骨者，积脉也。沉而有力为积。沉紧者有寒积。浮而牢，积聚也。脉弦，腹中急痛为瘕。细微者为癥。

脾　积

脾积为痞气在胃脘，大如盘，或如覆杯，痞塞不通，背痛心疼，饥减饱见，腹满吐泻，久则四肢不收。或发黄疸，饮食不为肌肤，足肿肉消，胀浮大而长。

肝 积

肝积名肥气，在左胁下，如覆杯，有头足，久不愈，令人咳逆。或两胁痛，牵引小腹，足寒转筋，久则如疟，脉弦而细。

肺 积

肺积名息贲，在右胁下，大如覆杯，气逆背痛，或少气善忘，目瞑肤寒，皮中时痛，如虱缘针刺，久则咳喘，脉浮而毛。

心 积

心积名伏梁，起脐上，大如臂，上至心下，久不愈，令人病烦心，腹热咽干，甚则吐血，脉沉而芤。外有二证。其一，少腹盛，上下左右皆根，裹大脓血，居肠胃之外，不可治；其一，气溢于大肠，而着于盲膜之原，故环脐而痛，其风根不可动之。

肾 积

肾积名奔豚，发于少腹，上至心，若豚状，或下或上，无时，饥①见饱减，小腹急，腰痛口干，目昏骨冷，久不已，令人喘逆，骨痿少气，脉沉而急。

积病多在血聚病多在气

张景岳曰：积者，积累之谓，由渐而成者也；聚者，聚散之谓，作止不常者也。故有形者曰积，或以饮食之滞，或以脓血之留，凡汁沫凝聚，旋成痞块，坚硬不移者，皆积之类，其病多在血分，血有形而静也；诸无形者曰聚，或胀或不胀，或痛或不痛，凡随触随发，时往时来，或聚或散者，皆聚之类，其病多在气分，气无形而动也。

癖 积

陈飞霞曰：癖者，血膜裹水，侧癖胁旁，时时作痛，时发潮热，或寒热往来似疟，故疟家多有此证。凡疟疾发过之后，必令

---

① 饥：原作"饱"，据《证治准绳·杂病·诸气门》改。

其热退极尽，方可饮食，若热未尽而饮食之，则中脘多蓄黄水，日久而成癖积。小儿脏腑和平，脾胃壮实，则荣卫宣畅，津液流通，纵使多饮水浆，不能为病；惟脾胃不胜，乳哺不调，三焦不运，水饮停滞，冷气搏之，结聚而成癖也。

治积聚初中末三法

李士材曰：积之成也，正气不足，而后邪气踞之，如小人在朝，由君子之衰也。正气与邪气势不两立，若低昂然，一胜一负。邪气日猖，正气日削，不攻去之，丧亡从及矣。然攻之太急，正气转伤，初、中、末三法，不可不讲也。初者，病邪初起，正气尚强，邪气尚浅，则任受攻；中者，受病渐久，邪气较深，正气较弱，则宜且攻且补；末者，病魔经久，邪气侵凌，正气消削，则任受补。盖积之为义，日积月累，匪朝伊夕，所以去之亦当有渐，太急则伤正气，正伤则不能运化，而邪反固矣。余尝制阴阳二积之剂，药品稍峻，用之有度，补中数日，然后攻伐，不问其积去多少，又与补中，待其神壮，则有复攻之，屡攻屡补，以平为期。此予独得之诀，百发百中者也。经曰：大毒治病十去其五，小毒治病十去其七。又曰：大积大聚，其可犯也，衰其半而止，过则死。故去积及半，纯与甘温调养，使脾土健运，则破残之余积，不攻自走，必欲攻之无余，其不遗人夭殃者鲜矣。

治饮食之积

张景岳曰：饮食之积，其暂者，不过饮食偶伤，必在肠胃之内，故可行可逐。惟饮食无节，以渐而成者，多成痞积于左胁膈膜之外。盖以胃之大络，名曰虚里，出于左乳下，其动应衣，此阳明宗气所出之道也。若饥饱无伦，饮食叠进，阳明胃气一有所逆，则阴寒之气得以乘之，脾不及化，余滞未消，乃并肠外汁沫搏聚不散，渐成癥积矣。当以渐消渐磨法治之，慎毋欲速，妄行攻伐，致伤胃气也。

治癥瘕之积

癥瘕之积，或上或下，或左或右，本无定所。大都血积多在下，而气积、食积则上自胃脘，下自小腹，凡有留滞，无处不可停蓄。余尝治一食癥作痛者，乃在小腹中右角尖处，自后屡见此证，方知食道之行，必由小腹下右以入广肠也。别有治案在腹痛门。

疳 积

积久成疳，乃经络壅滞，致动肝脾阳明之火，故为颊肿口糜，牙龈臭烂之证。此其在外当用膏药、艾火以破坚顽，在内当用芦荟等丸以清疳热。

治积攻诱之法

李东垣曰：许学士云，大抵治积或以所恶者攻之，所喜者诱之，则易愈。如治积诸药，各随其类可也。若用群队之药分其势，则难取效。须要认得分明是何积聚，兼见何证，然后增加佐使之药。不尔，反有所损，要在临时通变，随所积而行之。节饮食，慎起居，和其中外，可使必已。

积聚气块饮癖治法

积聚痞块初起，保和丸见饮食门加白术、香附、黄芩、厚朴、枳实、黄连；饮食不消，或再加人参。实积，木香槟榔丸、枳实导滞丸俱见饮食门。胃弱少食，勿与攻下，二肾散见痰门，常服块亦自消，有块加姜黄，气滞加香附，气虚加沉香。惊气成块，妙应丸见饮食门。胁痛有块，芦荟丸见火门加姜黄、桃仁各五钱，或加白鸽粪。欲癖结成块，在胁腹之间，病类积聚，用破块药多不效，此当行其饮，宜导痰汤、五饮汤俱见痰门。何以知其为饮？其人先曾病瘥，口吐涎沫清水，或素多痰者是也。

癥瘕痃癖治法

凡一切五积五脏六聚六腑，七癥蛟、龙、鱼、鳖、獭、狐、蛇，又有米、虱、发等名八瘕青、黄、燥、血、脂、狐、蛇、鳖，余名同上，随气上下，心腹疠痛，上气窒塞，小腹胀满，大小便不利，俱宜大七气汤见后，随脏和减，兼吞各丸。脾积，本方煎吞痞气丸见后。肝积，本方煎熟待冷，用铁器烧红，以药淋之，热服兼吞肥气丸见后。肺积，本方加桑白皮、半夏、杏仁各五分，煎吞息贲丸见后。心积，本方加石菖蒲、半夏各五分，吞伏梁丸见后。肾积，本方倍桂，加茴香、楝子肉各五分，吞奔豚丸见后。破癥消瘕，宜红丸子见饮食门。余详妇科癥瘕门。

消积诸药

酒积，轻者葛根、枳椇、神曲、黄连、白蔻，甚者甘遂、牵牛。气积，轻者木香、枳壳、厚朴、橘红，甚者枳实、牵牛。血积，轻者干漆、桃仁、牡丹、归尾、赤芍、红花，甚者大黄、虻虫、水蛭、穿山甲、花蕊石。痰积，轻者半夏、栝楼，甚者礞石、海石、瓦楞子、白芥子。水积，轻者猪苓、茯苓，甚者商陆、甘遂、芫花。茶积，轻者姜黄、芝麻，甚者朱萸、椒姜。癖积，轻者三棱、蓬术，甚者巴霜、大黄。谷积，轻者麦芽、谷芽、神曲、砂仁，甚者鸡内金。肉积，轻者山楂、阿魏，甚者硇砂、硝石。蛋积，白蔻、橘红、豆豉、姜汁。菜积，丁香、肉桂、麝香。面积，莱菔子、姜，酒煎。鱼鳖积，紫苏、橘皮、木香、姜汁。狗肉积，杏仁、山楂、芦根汁。虫积，雄黄、锡灰、槟榔、雷丸、芜荑、榧子、使君子。疟积，鳖甲、草果。涎积，雄黄、腻粉。果积，麝香。索粉积，用紫苏煎浓汁，加杏仁研泥服之，索粉近之即烂。牛肉积，捣马鞭草汁及生姜汁饮之。鳖积，白马尿、白鸽粪最能消食。

寒积治案

李时珍曰：一妇年六十余，溏泻五载，犯生冷油腻肉食即作痛，服升涩药泻反甚，脉沉而滑。此乃脾胃久伤，积冷凝滞，法当以热药下之。用蜡匮巴豆丸五十粒，服二日遂愈。自是每用治寒积泻利，愈者近百人。

橘皮汤能下脾中冷积治验

《泊宅编》①曰：莫强中，食已，辄胸满不下，百治不效。偶而家人合橘皮汤，尝之似有味，连日饮之。一日坐厅事，觉胸中有物坠下，目瞪汗濡，大惊扶归，腹疼痛下数块如铁弹，臭不可闻，自此胸次廓然。盖脾之冷积也，半年服药，不知其功乃在橘皮。方用橘皮一斤，甘草、食盐各四两，煮干点服，一名二贤散。蒸饼为丸，名润下丸。

积聚门方

秘方化滞丸　理诸气，化诸积。夺造化，有通塞之功；调阴阳，有补泻之妙。久坚沉锢者，磨之自消；暴滞积留者，导之自去。

木香　丁香　青皮　陈皮　黄连各三钱五分　莪术煨　三棱各五钱　半曲三钱

以上共为细末。

巴豆去壳，滚汤泡，去心膜，用好醋浸，少顷，慢火熬至醋干，用六钱研细，入前药，又研匀，再入后乌梅膏、巴豆若干，止用乌梅四钱五分　乌梅肉焙干为末，用五钱，以米醋调，略清，慢火熬成膏，和入前药

和匀，用白面八钱调厚糊为丸，空心，陈皮汤下。不欲通者，以津下。知所积物，以本汁冷下。停食饱闷，枳壳汤下。因食吐不止，以津咽下即止。妇人血气痛，当归汤下。赤冷痢，甘草汤下。白冷痢，干姜汤下。心痛，石菖蒲汤下。诸气痛，生姜陈皮汤下。小肠气，茴香汤下。

若欲推荡积滞，热姜汤下，未利再服，利多不止，饮冷水一二口即止。小儿疳积，量大小饮，妊娠勿服。

大硝石丸《千金》　治热积。〔批〕热积，寒取之，寓补于削法也。

硝石六两　大黄八两，另研　人参　甘草各三两

共为细末，用陈醋三升置器中，以竹片为准，则每入一升刻

---

① 泊宅编：原作"治宅篇"，《泊宅编·卷八》有相似文字。据改。

一痕，先入大黄，不住手搅，使微沸，尽一刻，乃下余药，又尽一刻，微火熬，丸梧子大。每服三十丸，白汤下。

醋煮三棱丸神效　治一切积聚属热者，不拘久近。

三棱四两，醋煮，竹刀切片，晒干　川芎二两，醋煮微软，切片　大黄五钱，醋浸，湿纸裹煨，切片

为末，醋糊丸，每服三十丸，无时温水下。

感应丸　治新旧冷积，泻痢等证。

肉豆蔻　丁香　木香各一两五钱　杏仁去皮尖，百四十粒　炮姜一两　巴豆七十粒，去心皮膜，研，去油　百草霜一两

上将巴豆、杏仁另研，同前药末和匀，用好黄蜡六两熔化，滤去渣，好酒一升于砂锅内煮数沸，候酒冷蜡浮，用清油一两铫内熬热，取蜡四两，同化成汁，就铫内和前药末，乘热拌匀，丸如豆大，每服三十丸，空心姜汤下。〔批〕肉蔻逐冷消食；丁香暖胃回阳，宣壅除癖；木香升降诸气，和脾疏肝；杏仁降气散寒，消积润燥；干姜能逐癖冷，而散痞通节；巴豆善破沉寒而夺门宣滞，寒积深癖，非此莫治；百草霜和中温散，亦能消积，治痢为佐。

赵氏曰：此方神妙不可言，虽有巴豆，不令人泻，其积自然消化。

化气汤《三因》　治息积胁下满，气逆息难，频哕不已。

砂仁　桂心　木香各二钱五分　甘草炙　茴香炒　丁香皮　陈皮　青皮炒　干姜炮　蓬术炮，各五钱　胡椒　沉香各一钱

为细末，每二钱，生姜、紫苏汤下。

陈米三棱丸　消积聚，去米面、五谷等积。

陈仓米一两，用新巴豆五枚，去壳，同米慢火炒巴豆焦色，去巴豆不用陈皮　三棱煨　砂仁　麦芽各二钱　南木香一钱

共为末，醋糊丸，食远，姜汤下。

阿魏丸丹溪　治肉积。

阿魏醋煮作糊　糖球子各一两　黄连六钱　连翘五钱

以阿魏糊作丸，白水下。

胜红丸《简易》 治脾积气滞，胸膈满闷，气促不安，呕吐清水。

三棱　蓬术各醋煮　青皮　陈皮　干姜　良姜各一两　香附二两，炒

共为末，醋糊丸，姜汤下。

消积丸 此方消食水气，痞胀肿积，其功甚捷，虚羸者不宜。〔批〕虚者，以补药下之。

香附酒炒，一两　灵脂淘净，一两　黑牵牛炒，取头末，二两

共为末，醋打面糊为丸，食远，姜汤下。

痞气丸东垣　治脾之积，在胃脘。

厚朴姜炒，五钱　黄连八钱　吴茱泡，三钱　黄芩　白术各二钱　茵陈酒炒　砂仁　干姜炒，各一钱五分　茯苓另末　人参　泽泻各一钱　川乌炮　川椒各五分　巴霜另末　肉桂各四分

另研外，余同为极细末，旋旋入茯苓、巴霜和匀，蜜丸桐子大。初服二丸，日加一丸，渐加至大便微溏，再从二丸加起，周而复始，积减大半勿服。秋冬用厚朴一两，减黄连五钱。

肥气丸东垣　治肝之积，在左胁下。

柴胡二两　黄连七钱　厚朴五钱　川椒炒出汗，四钱　甘草炙，三钱　广茂煨　昆布　人参各二钱五分　皂角去皮弦子，煨，另研　白茯苓另研，各二钱五分　川乌炮，一钱二分　干姜　巴霜各五分

上除茯苓、巴霜、皂角另研外，如前蜜丸，服法同上。春夏加黄连五钱。

息贲丸东垣　治肺之积，在右胁。

厚朴姜炒，八钱　黄连炒，一两二钱　人参二钱　干姜炮　茯苓另研　川椒炒出汗　紫菀去苗，各一钱五分　桂枝　桔梗　三棱炮　天冬　陈皮　川乌炮　白蔻各一钱　青皮五分　巴豆霜另研，四分

丸法、服法如前。春冬厚朴用一两，黄连用六钱。

伏梁丸东垣　治心之积，起脐上。

黄连一两五钱　人参　厚朴姜炒，各五钱　黄芩　肉桂　茯神　丹参炒，各一钱　川乌炮　干姜炮　红豆　石菖蒲　巴霜各五分

服法如前。秋冬加厚朴五钱，减黄连五钱，黄芩不用。

奔豚丸东垣　治肾之积，发于小腹，上至心下。

厚朴姜炒，七钱　黄连炒，五钱　楝子酒煮，二钱　茯苓　泽泻菖蒲各一钱　元胡一钱五分　附子　全蝎　独活各一钱　乌头炮　丁香各五分　巴霜四分　肉桂二分

丸、服法如前。秋冬另加厚朴五钱。如积势坚大，服前药不减，于一料中加存性牡蛎三钱，疝、带下勿加。如服药觉热加黄连，气短加川朴，闷乱减桂，诸方皆然。

上五积，如积满腹或半腹者，先治其所起是何脏积，当先服本脏积药，诸疾自愈，是治其本也。《集解》云：此东垣方也。虽有破滞削坚之药，多借人参之力赞助成功。吴鹤皋谓：非东垣方，故《医方考》中俱未录。

奔豚丸《心悟》　治肾积。

川楝子煨，去肉，一两　茯苓　橘核盐酒炒，各一两五钱　肉桂二钱　附子炮　吴茱泡，七次，各五钱　荔核煨，八钱　小茴香　木香各七钱

共为细末，熬沙糖为丸。每服二钱，淡盐汤下，有热去桂、附。

新制攻积丸士材　去积聚、癥瘕、痃癖、蛊血、痰食，不明阴阳寒热。

吴茱萸汤泡，五次　干姜　肉桂去皮　川乌炮，各一两　黄连酒炒　半夏　橘红　茯苓　元胡索炒　槟榔　厚朴制　枳实炒　石菖蒲　人参　沉香　琥珀另研　桔梗各八钱　巴豆霜另制，五钱

为细末，皂角六两，煮汁滴成丸，绿豆大，渐加至一钱五分，姜汤下。

此方药品稍峻，用之有度，补中数日，服此攻伐，不问其积去多少，又与补中，待其神旺，则复攻之，屡攻屡补，以平为期，此百发百中者也。

大七气汤　治多饮成酒癖积块，腹胀疼痛，身肿肌黄，少食。

三棱　莪术　青皮　陈皮俱去白　藿香　桔梗　益智仁　肉桂香附炒，各一两五钱　甘草七钱五分

每五钱，酒煎。

破癖汤《千金翼》

白术　枳实炒　柴胡各三两

水五升，煮取二升。分三服，日三。

赭石挨癖丸　治腹中癖块，或生寒热，或时作痛，小儿壮实饮食素强者，方宜用之。

代赭石火煅，醋淬至酥，研末，水飞过用　青皮醋炒　蓬术煨　木香末　化桂各三钱　巴霜去净油，一钱　大黄二钱

共为细末，醋煮面糊为丸，莱菔子大。每服五丸，淡姜汤送下。

消癖丸　治癖在胁下，面黄肌瘦，午后发热，有似疟证。

人参　焦术　陈皮酒炒　云苓乳蒸　青皮醋炒　川朴姜制　枳实炒　法半　砂仁酒炒　六曲炒　麦芽炒，各二钱　鳖甲炙，三钱　三棱煨　蓬术煨　木香　肉桂　炮姜各一钱　川连姜汁炒，二钱

共为细末，早米粉糊为丸。每服一二钱，量儿大小加减，米饮下，癖消药止。

倒仓法丹溪

以黄牡牛肉肥嫩者二三十斤，切碎洗净，用长流水、桑柴火煮糜烂，滤去渣，取净汁再入锅中，文武火熬至琥珀色则成矣。择一静室，明快不通风者，令病人先一夜不食，坐其中，每饮一钟，少时又饮，饮至数十钟，病在上者必吐，病在下者必利，病在中者吐而且利，视所出物可尽，病根乃止。连进之，急则逆上而吐多，缓则顺下而利多，视病之上下而为缓急。吐利后必渴，不得与汤，其小便必长，取以饮之，名曰轮回酒，非惟止渴，兼涤余垢。迨倦觉饥，先与米饮，次稀粥。三日后，方用厚粥、软饭、菜羹调养，半月余，精神焕发，沉疴悉痊矣。须戒色欲半年、一年，戒牛肉数年。

五仙膏

大黄　皂角　生姜　连根葱　大蒜各半斤

共捣烂，水煎取汁，再熬成膏，黑色为度，摊绵纸上，先以

针刺患处后贴膏。

握药宣积方

巴豆　干姜　白芥子　良姜　硫黄　甘遂　槟榔

等分，饭丸如中指头大。早起，先以川椒汤洗手丫，麻油涂掌中，握药一丸，移时便泻，欲止泻，即以冷水洗手，宜两手俱握。

霞天膏

如倒仓法，用牛肉十二斤，可熬膏一斤，夏月水浸，可留三日，寒天久留生霉，用重汤煮，瓷罐盛之，入煎剂调服；入丸药，每三分，加面一分，或用蜜炼。朱丹溪曰：牛，坤土也；黄，土之色也。以顺为德，而法健为功者，牡之用也。肉，胃之药也；液，无形之物也。积聚而形质成，依附肠胃回薄曲折之处，以为窠臼。岂铢两之丸散所能窥其藩篱乎？肉液充满流行，无处不到，如洪水泛涨，浮垄陈朽，皆顺流而下，不可停留。凡属滞碍，一洗而空，泽枯润槁，补虚益损，宁无精神焕发之乐乎。其方传于西域异人，中年后行一二次，亦却病养寿之一助也。王纶云：牛肉补中，非吐下药，借补为泄，以泄为补，亦奇方也。

简便方六条①

癖积心腹，内结如拳，脐腹痛不可忍，用大黄一两酒蒸，炮姜五钱，熟附子三钱，鳖甲八钱，用好醋将鳖甲煮一时久，取起，酥炙黄色为度。共为细末，用陈米醋一升熬至半升，和前末为丸，空心米汤下，取下积如鱼脑、败酱即愈，后用补脾调理。

小儿好食茶叶成癖，用鲜榧子一斤，空心，晌午、黄昏每服十四枚，吃完即愈。

小儿食积痞块，用大红枣一斤，皮硝一两，同煮，以水干为度，晒干，每日食此枣，徐徐食之，自消。

虚寒积癖在背膜之外，流于两胁，气逆喘急，久则荣卫凝滞，溃为痈疽，多致不救，用胡椒二百五十粒，蝎尾四个，生木香二

---

① 六条：原脱，据底本目录补。

钱五分，为末，粟米饭丸，绿豆大，每二十丸，橘皮汤下。

消积顺气方，治五积六聚，用枳壳三斤去瓤，每个入巴豆仁一个，合定扎住，慢火水煮一日，待时足汁尽，去巴豆，取枳壳切片，晒干为末，勿炒，醋煮糊丸，白汤下。

腹胁积块，用风化石灰半斤，瓦器炒热，稍入大黄末一两炒热，又入桂心末五钱略炒，以米醋搅成膏，摊布上贴之。又方用大黄二两，朴硝一两，为末，以大蒜同捣膏贴之，或加阿魏一两，尤妙。

虫证门

总　论

关尹子曰：人之一身，内包蛲蛔，外蒸虮虱，万物有依人身以为生者，是吾身一小天地也。蛲蛔为人身所常有之虫，倘寒侵火，迫则不安，其位亦能为病。若饮食不慎，血气虚衰，又能变生诸虫，不可名状，如发癥、鳖瘕、劳瘵、传尸之类。至于杀身灭门，虫之为患，若斯其酷也。是以先贤以法杀之，苟人不能杀虫，则虫必且杀人矣。

虫证外候

虫证外候，肘后粗，以下三四寸热者，肠中有虫，面上白斑，唇红，能食心嘈，颜色不常，脸上有蟹爪路，腹痛时作时止，肚大青筋。

生虫之因

《汇参》云：虫由湿热郁蒸而生，观之日中有雨，则禾节生虫，其理明矣。善乎！张戴人推言之也，曰：木火属春夏，土属季夏，水从湿土化，故多虫焉。人患虫积，多由饥饱调燮①失宜，或过餐鱼脍白酒，或多食牛羊，或误啖鳖苋，中脘气虚，湿热失

---

① 燮（xiè 谢）：调和。

运，故生寸白诸虫，或如蚯蚓，或似龟鳖。小儿最多，大人间有。其候心嘈腹痛，呕吐涎沫，面色痿黄，眼眶鼻下青黑，以致饮食少进，肌肉不生，沉沉默默欲眠，微有寒热。如不早治，相生不已。古人云：虫长一尺则能害人，虫若贯串，杀人最急，治宜追虫取积。

五脏虫

《本事方》云：心虫曰蛔，脾虫曰寸白〔批〕寸白虫者，长寸许，色白，如蛆，母子相生，肾虫如寸截丝缕，肝虫如烂杏，肺虫如蚕，皆能杀人，惟肺虫为急。肺虫居肺叶之内，蚀人肺系，故成瘵疾。咯血声嘶，药所不到，治之为难。

酒鳖气鳖血鳖

《直指方》云：嗜酒人血郁于酒，为酒鳖；多气人血郁于气，为气鳖；虚劳人败血杂痰，为血鳖。如虫之行，上侵人咽，下蚀人肛，或附胁背，或隐胸腹，惟用芜荑炒，兼暖胃理气血之药，乃可杀之。

蛔音回虫

张景岳曰：诸虫之中，惟蛔虫最多，古方皆用逐治之法，然旋逐旋生，终非善策，欲杜其源，必须温养脾胃，脾胃气强，虫自不生矣。故凡于逐虫之后，或于未逐之先，或攻或补，自有缓急先后之宜，所当详辨，未可任意忽略也。

《医余》曰：蛔虫亦九虫之数，人腹中皆有之。小儿失乳而哺早，或食甜过多，胃虚而热，生虫。令人腹痛恶心，口吐清水，腹上青筋。用火煨使君子与食，以壳煎汤送下，尤妙。

小儿虫证

陈飞霞曰：小儿虫证，面白唇红，六脉洪大，心腹疼痛，口中涎沫及清水，出腹内结聚成团，摸之硬起一条，或腹有块，时痛时止，痛止即能饮食者，虫痛无疑。〔批〕小儿腹痛，一痛即死者，亦是虫证。

治虫之法

按古方书多言：月初虫头向上，中旬头横，下旬向下。又言：上半月向上，下半月向下。如《医余》又云：中旬、下旬用药，则不入虫口，所以不验。然设遇虫证甚急者，又安能待其时乎？岂用药之果无一验乎？丹溪有云：以望前望后辨虫头，亦若渺茫无据，但治法惟宜先一日不食，至五更用香饵之物嚼之，勿令下咽，良久吐出，虫闻香气，饥而求食，头皆向上，与之药食，虫即下矣。此治法之善者。

治虫之药

吴鹤皋曰：古方杀虫，如雷丸、贯众、干漆、蜡矾、百部、铅灰之类，皆其所常用之也。有加附子、干姜者，壮正气也；加苦参①、黄连者，虫得苦而伏也；加乌梅、诃子者，虫得酸而软也；加藜芦、瓜蒂者，欲其带虫吐出也；加芫花、黑丑者，欲其带虫泻下也。用雄黄、川椒、蛇床、樟脑、水银、槟榔者，治疮疥之虫也；用胡桐泪、韭子、蟾酥者，治龋齿之虫也；用川槿皮、海桐皮者，治疯癣之虫也；用青葙子、覆盆叶者，治九窍䘌蚀之虫也；用败鼓心、桃符板、虎粪骨、死人枕、獭爪、鹳骨者，驱劳瘵之虫也。诸疮痍，白莶草，尸虫所畏，沐浴最佳，根叶皆可用。

吐蛔治案

张景岳曰：一胡宅小儿，甫三岁，偶因饮食不调，医者过用清火化滞等剂，损伤胃气，溏泄，吐蛔细如灯草，甚于成团而出，早晚不绝，所下者亦如之。羸困至极，求治于余。因与温胃饮二三剂，其虫朝夕不止，其多如故。初不识其何所从来，而神化若此。再以前药倍加人参、附子二三剂，而呕吐渐稀，泻亦随止。乃以理阴煎、温胃饮出入间用，十余日而虫渐少。一月余而饮食

---

① 苦参：原作"若参"，据文义改。

进，肌肉生，复元如故矣。凡逐虫之药，无有不伤胃气，设不壮胃强脾而只知逐虫，使胃气再伤，此儿尚有生理乎？

又一王宅少妇，素嗜瓜果生冷，因常病心腹疼痛，每发必至吐蛔，自少而多，旬日不食。所经诸医，但知攻虫，旋去旋生。余知其伤于生冷，以致脾胃虚寒，阴湿气聚而成此也，宜温养脾胃，以杜寒湿化生之源。因制温脏丸与之，药未完而病随愈矣。

虫嘈治案

李士材曰：给谏侯启东腹中嘈杂，余按其左胁，手不可近，凡饮食到口，喉间若有一物接之者然。余曰：脉大而数，腹痛呕涎，而色痿黄。此虚而有湿，湿热相兼，虫乃生焉。当煎人参汤送雄槟丸见后以下虫积，虫若不去，虽服补剂，无益也。以过谨之，至不敢轻投，终莫能起。

产后吐蛔治案

《石室秘录》云：一妇产后吐蛔。凡蛔在胃中，大寒不居，大热亦不居。若人藏既绝，虫亦寂然，今纷然上吐，是胃中尚有气以逼迫之。吾安其胃气，则虫自定。方用人参、白术、榧子肉、白薇、肉桂、神曲，煎服。

附同人治案

小儿虫积热渴欲死证验

一稚子素有虫积，发则心腹疼痛，口中涎沫，时出清水。医者不知涎沫清水为虫下常候，误以其为寒也，用椒梅理中加入杀虫等味，服数剂，陡发狂躁，面赤唇红，大热大渴，口中吐蛔，腹内绞痛，俯伏地上，狂叫欲绝，少顷昏迷不语矣。时藻友陈赞卿在舅家司理质库，病家与之近，因而求救于陈，陈随往视。见其证势危险，亦不暇与诊，急捡石膏、知母、川连、陈米、生姜共数两，促令煎就，因其渴甚津伤，旋煎旋灌，灌至数碗，诸证渐宁，始抱上床，睡卧半夜苏醒，即跃然而起，后服理脾生津之药数剂，前证不复发矣。客有问于陈者曰：子用白虎而治虫证，不知古有是法乎？陈曰：此非古人已试之法，不过一时权巧耳。凡虫之所生不一端，或因于风湿，或伤于生冷，或过嗜甘肥，或失于饥饱，人之脏腑有寒热虚实之不同，故治法亦有清温攻补之各异，而其大要，总以调养脾胃为主。盖脾喜燥恶湿，胃喜湿恶燥，蛔在胃中，大寒不居，大热亦不居也。俗医昧于此理，辄以椒梅理中为治虫通剂，不审寒热虚实，随手使用。虚寒者服之犹可，实热者投之，保无助火为患耶？如此证，虫因火迫而耗其胃津，津愈不足，则火愈炽，而蛔愈不安。至于纷然上吐，是不安而乱之甚也。此而无法治之，转瞬津竭而死矣。余用石膏、陈米养胃生津，知母、川连苦寒清火，使津生火降，而蛔复返于胃，如鱼之得水，饥之得食，不治虫而虫自安，又何必拘泥古法乎？余闻之，喜曰：吾友此论，天机勃发，得未曾有，此其读书细心处，亦其聪颖过人为不可及也。笔之于此，以广医者之见闻。

虫证门方

乌梅丸《金匮》　治寒厥吐蛔，亦治胃腑发咳，咳而呕，呕甚则长虫出。

乌梅　细辛　桂枝　人参　附子炮　黄柏　黄连　干姜　川椒　当归

用苦酒浸乌梅一宿，去核蒸熟，和药蜜丸。

汪讱庵曰：蛔得酸则伏，故以乌梅之酸伏之。蛔得苦则安，故以连、柏之苦安之。蛔因寒而动，故以桂、附、椒、姜温中，以细辛、当归润肝肾，人参以助脾，乌梅兼以敛肺也。

集效丸《三因》　治虫啮腹痛，作止有时，或耕起往来。

大黄炒　鹤虱炒　槟榔　诃子皮　芜荑炒　木香　干姜炒　附子炮

共为细末，炼蜜为丸。食前乌梅汤，妇人醋汤下。

[按] 诃子皮亦酸敛之品，可以伏虫。用木香者，辛温以顺其气也。

雄槟丸 *治腹痛胃痛，干痛有时。*

雄黄　槟榔　白矾

等分，饭丸。每用五分，食远服。

［按］雄黄辛毒，槟榔苦降，白矾酸涩，皆杀虫之品也。

化虫丸 *治肠胃诸虫为患。*

鹤虱　胡粉炒　苦楝根东引未出土者　槟榔　芜荑　使君子　枯矾

共为末，酒煮，面糊作丸。量人大小服之，一岁之儿只可五分。

使君子丸 *治盅胀腹痛，及食劳发黄，喜食茶、米、炭、土等物。*

使君肉一两　南星姜制，一两　槟榔一两

上药合炒。如喜食生米，用麦芽一斤炒；喜食茶叶，用茶叶炒；喜食炭土，用炭土炒。去麦芽、茶叶、炭土不用，取药为末，蜜丸，晨，沙糖水下。

芜荑散《直指》　*治诸虫。*

槟榔　芜荑　木香

为末，以酸石榴根煎汤调，五更温服。

芜荑散　*治虫咬心痛，贯心则杀人，宜亟服之。*

芜荑　雷丸各五分　干漆炒令烟尽，一两

为末，温水下三钱。

迫虫丸　*取①一切虫积。*

黑牵牛取头末　槟榔　雷丸醋炙　木香

共为细末，用茵陈、大皂角、苦楝根煎汁为丸。五更时，沙糖水吞下。

安蛔理中汤　*治小儿吐蛔。虫死不能动者，脾败不能养虫也。*

花椒三分　干姜　白术　人参　附子炮　炙草各一钱　丁香二分

水煎服。一方有乌梅、砂仁、炒米，无丁香。

---

①　取：疑作"去"。

榧子煎 治寸白虫。

用细榧子四十九枚，以沙糖水半盏，砂锅煮干，熟食之。每月上旬，平旦空心服七枚，七日服尽，虫化为水，真神方也。

圣效方 治寸白虫神效。

槟榔五钱　木香二钱

共为末。五更时，浓米饮调下三钱。

麦门冬饮 治肺劳热生虫〔批〕其形如蚕，令人咳逆咯血，或忧、恚、寒、热、气五者之隔，皆从劳气所生，名曰膏肓病，针灸不到，药所不到，治之为难。

麦门冬去心，十两　干姜炮　蜀椒去目并合口者，微炒出汗，各一两　黄芪　百部焙　白术　人参　肉桂去皮，各一两二钱五分　远志去心　附子炮　细辛去苗　甘草炙，各一两五钱　杏仁去双仁皮尖，面炒，五钱

蜜丸，如酸枣大，含化咽津。一方有槟榔，无白术。

桑根白皮酒

桑白皮取东引者，锉，一分　吴茱萸根皮取东引者，刷去土，净，五两　狼牙去连苗处，刷去土，净，三两

酒七升，煮取二升，分三服，每日一服。

前胡汤 治脾劳热有白虫，长一寸，令人胸中咳，好呕，即呕而不出。

前胡　白术　枳壳炒　细辛去苗　赤茯苓　常山锉　松萝　旋覆花各一两五钱　胆草　杏仁去皮尖，各一两

每五钱，竹叶十片，洗净细切同煮，空心服，吐之即瘥。若腹中热，加芒硝、栀仁、黄芩、苦参，枳壳易枳实。

茱萸根浸酒方

吴茱萸根东引者，一尺，锉　麻子八升　陈皮去白，炒，三两

先捣陈皮、麻子如泥，后拌茱萸根，酒一斗浸一宿，慢火煎，分五服，空心下。合药时，忌说合杀虫药。

雷丸丸 治心劳热，有长虫，名曰蛊，长一尺，贯心为病。

雷丸灰火炮过　橘皮去白，焙　桃仁去双仁皮尖，麸炒，各二两二钱五分　贯众大者去须，五钱　白芜荑炒　青葙子炒　干漆炒令烟尽，各

一两　狼牙去连苗处，刷净，十一两五钱　乱发如鸡子大，烧灰，研

蜜丸，铁臼内杵丸。一方有僵蚕、茱萸皮根。

贯众散　治肾劳热，四肢肿急，有蛲虫，如菜中虫，生于肾间。

贯众大者三枚，去须　干漆炒，令烟尽，二两　吴茱萸汤泡七钱，焙干，炒，一两五钱　槐白皮锉　白芜荑炒，各一两　胡粉炒黄色，研，一两　杏仁去皮尖，五钱

为细末，每二钱，空心井花水调下，日晚再服。〔批〕肝虫方缺，贯众散亦可用。

扫虫煎景岳　治诸虫上攻，胸腹作痛。

青皮　小茴香炒　槟榔　乌药　榧肉敲碎　吴茱　乌梅　甘草朱砂　雄黄二味为细末

将前八味水煎，去渣，入后二味，再煎三四沸，搅匀徐服。

温脏丸景岳　治诸虫积，既逐而后生者，多由脏气虚寒，宜温养脾胃，以杜其源。

人参　白术　当归　芍药酒炒　茯苓　榧肉　川椒炒出汗，去闭口者　使君肉煨　槟榔　炮姜　吴茱汤泡一宿，炒

为末，神曲糊丸，白汤下。

集成肥儿丸　治小儿脾胃虚弱，饮食不消，肌肤瘦削，多服能令儿肥。

建莲肉二两四钱，去心皮，炒　砂仁六钱，酒炒　焦白术　人参一钱　山楂肉炒　白术酒炒　陈皮酒炒　法半各四钱　云苓一两，酒蒸，晒　川连二钱，姜制　苡米炒　神曲各六钱，炒　炙草二钱

共为末，蜜丸弹子大。每日早、午、晚各服一丸，米饮下。

芦荟丸《良方》　治疳癖，肌肉消瘦，发热潮热，饮食少思，口干作渴，或肝火食积，口鼻生疮，牙龈蚀烂等证，服之效。

芦荟　胡连　川连炒焦　木香　白芜荑炒　橘皮各五钱　当归结苓　陈皮各一两五钱　甘草炒，七钱

上为末，米糊丸梧子大。每服七八十丸，米饮下。一方无当归、陈皮、茯苓，加三消、青黛、虾蟆吊干，炙、麝一分、君子肉，加减芦荟丸，尤治小儿疳积腹胀，湿热蛊证。

简便方七条①

虫痛用连头葱香油炒食，又老葱头煎水饮，亦治吐虫。盖葱能化虫为水也。

外治法：用花椒、苦楝根皮各一两，捣烂，又用生姜一两，灰面二两，煮糊，敷肚上，一炷香久，虫即动，随服化虫丸即安。

虫痛口渴，饮水不已，此虫在胃脘，吸其津液，用苦楝根皮东引未出土者，洗净土，以刀刮去红皮，只取白皮五钱，煎水，加麝香二分，服之即止，真神方也。

诸虫心痛多吐，冷气上攻，满闷，用鳗鲡鱼淡炙食之，能补虚、杀虫、去风，并治骨蒸劳瘵。出《圣惠方》。

寸白虫，色白形扁，居肠胃中，时或自下，乏人筋力，耗人精气，红藤根织草履者浸浓水饮之，虫自出。又方，榧子、槟榔、芜荑等分为末，先吃烧牛肉脯，后温酒调末二钱服之，令为水泻出。

《千金》治大孔虫痒方：用银朱四五分揩厚纸上点着，置一干碗中，上用一湿碗露缝覆之，其烟皆着于湿碗之上，刮下，以蒸烂枣肉和捻作饼，绵裹纳肛门中一宿，无不神效。须留绵带在外，以便出之。此烟揩擦发中，覆以毡帽，可杀头虱，或擦放猪鸡热肝之间，贴诸疮癣之有虫者，皆效。

《本草》云：应声虫，服雷丸愈。板蓝汁一盏，分三次服之，亦可愈。

---

① 七条：原脱，据底本目录补。

卷 十

目 录

霍乱门

总　论

刘河间曰：吐下霍乱，三焦为水谷传化之道路，热气甚，则传化失常，而吐泻霍乱，火性燥动故也。世俗只谓是停食者，误也。转筋者，亦是脾土衰，肝木自盛，热气燥烁于筋，则筋挛而痛，亦非寒也。张戴人则以风湿暍三气合而为邪，盖脾湿土为风木所克，郁则热乃发，发则心火炎上，故呕吐。呕吐者，暍也。脾湿下注，故注泻湿也。风急甚，故转筋，转筋者，风也。王海藏亦谓：风湿热外至，生冷物内加，为内外合病。

霍乱脉候

霍乱遍身转筋，肢疼腹痛欲绝，脉洪，易治；脉微，舌卷囊缩者死。霍乱阳气已脱，或遗尿不知，或气少不语，或膏汗如珠，或大燥欲入水，或四肢不收，皆不可治。

脉微而涩，或代而散，或隐而伏，或大而虚，或结或促，皆不可断以死脉，乱故也。吐泻之后，代脉勿讶。

霍乱之证

陈无择曰：霍乱者，心腹卒痛，呕吐下痢，憎寒壮热，头痛眩晕，先心痛则先吐，先腹痛则先泻①，心腹俱痛，则吐痢并作，甚至转筋入腹。此阴阳反戾，清浊相干，阳气暴升，阴气顿坠，阴阳痞隔，上下奔逆，治之惟宜温暖，更详别所因而调之。

霍乱之因

《金鉴》云：霍乱者，因风寒暑热，饮食生冷之邪，杂揉交病于中，正不能堪，一任邪之挥霍撩乱也。邪在上焦则吐而不痢，在下焦则利而不吐，在中焦则吐而且痢，表甚则有头痛身痛、发热恶寒之证；里甚则有呕吐、渴痢、腹痛之证；寒甚则转筋、厥

---

① 泻：《证治准绳·杂病·诸呕逆门》作"例"。

逆、冷汗；暑甚则大渴引饮不已，证既不同，宜审所因而施治也。又霍乱吐泻多生于夏秋之交，纵寒月有之，亦多由伏暑而然。病之将作，必先腹中疠痛，吐泻之后，甚则转筋，此兼风也；手足厥冷，气少唇青，此兼寒也；身热烦渴，气粗口燥，此兼暑也；四肢重着，骨节烦疼，此兼湿也。

霍乱转筋

陈氏曰：转筋者，以阳明养宗筋，属胃与大肠。今暴吐下，津液顿亡，外感四气，内伤七情，饮食甜腻，攻闭诸脉，枯削于筋，宗筋失养，必致挛缩，甚者舌卷囊缩，难治也。

刘宗厚曰：冷热不调，阴阳相搏，故转筋挛痛，甚者遍体转筋，此实阴阳之气反戾，风寒乘之，筋失血气所荣而然也。又河间论转筋皆属火，丹溪谓属血热，《准绳》曰：亦有血虚者，二公之论转筋，非因于霍乱者也。霍乱转筋则陈氏、刘氏备矣，亦有荣血中素有火热，卒①然霍乱而风寒外束，荣热内郁，其势猖狂，大抵霍乱见此证，甚者多不可救，宜急治之。

伤寒霍乱证治

《保命集》云：夫伤寒霍乱者，其本在于阳明胃经也。胃者水谷之海，与脾脏为表里，皆主中焦之气，湿热相合，中焦气滞，或因寒饮，或伤水毒，或感湿气，冷热不调，水火相干，阴阳相搏，上下相离，荣卫不能相维，故转筋挛痛，经络乱行，暴热吐泻。中焦，胃气所主也。头痛发热，热多饮水者，五苓散以散之。寒多不饮水者，理中汤以温之依法加减。吐痢后，有表者解之，宜桂枝汤以和之。汗出厥者，四逆汤温之。此皆治湿土霍乱也。既吐且痢，小便利，汗大出，内寒外热者，亦温之。吐下后，汗出厥逆不解，脉微欲绝者，四逆等汤治之。吐泻转筋，胁下痛，脉弦者，木克土也。痛甚，宜小建中汤加木瓜、柴胡名建中加木瓜柴胡汤。平胃散加木瓜，亦可治伤寒吐泻后，大小便不通。胃中实痛

---

① 卒：原作"亦"，据《证治准绳·杂病·诸呕逆门》改。

者，宜四君子汤见脾胃门加大黄。伤寒吐泻转筋，腹中痛，体重，脉沉而细者，宜四君子加白芍、良姜。四肢拘急，脉沉而迟者，此少阴霍乱也，四君子加生姜、附子、厚朴。四肢逆冷，脉微缓者，此厥阴霍乱也，宜小建中汤加附子、当归。

中暑霍乱证治

林澜曰：霍乱要审察寒热而治。若果夏月中暑，霍乱脉虚，小便赤少，不可用附子、干姜，惟利止、恶寒、脉微，乃可用耳。又曰：中暑霍乱，只宜五苓散加香薷、扁豆、葛根、姜汁、黄连。

《秘录》云：中暑霍乱，欲吐不吐，用香薷饮。不纳者尤为至凶，法当从治，方用白术、茯苓、白芍、藿香、紫苏、陈皮、花粉、肉桂、香薷、白蔻，水煎冷服，下喉即纳，此方妙在白芍为君，而佐以苓、术，则肝气自平，不克脾土，而霍乱自定。

《汇参》云：夏月中暑，霍乱吐泻，心腹撮痛，大渴烦躁，四肢逆冷，汗自出，两脚转筋，通宜三物香薷饮见暑门，井底沉，极冷服。暑气极甚，因动得知中暑霍乱，脉洪大而数，宜子和桂苓甘露饮见暑门。

暑月饮冷乘风脾胃受湿霍乱证治

暑月多食瓜果及饮冷乘风，成痞隔，食留不化，霍乱转筋，宜六和汤见后倍藿香。冒暑伏热，引饮过多，脾胃受湿，水谷不入，清浊相干，阴阳气逆，霍乱吐泻，宜大顺散见暑门。

霍乱胸痞腹疼厥冷吐泻证治

霍乱胸痞腹疼，气不升降，甚则手足厥逆，冷汗自出，吐泻兼作，或吐而不泻，或泻而不吐，或吐泻不透，宜苏合香丸见中风以通其痞塞，继进藿香正气散见后加木香五分，仍以苏合香丸调来复丹见暑门，若泻已甚者，不可用来复丹。泻而不吐，胸膈痞满，先以阴阳汤见后或浓盐汤顿服，以导其吐。已吐未吐，并宜藿香正气散，间进苏合香丸。吐而不泻，心腹疼痛，频欲登圊，苦于不通，藿香正气散加枳壳一钱，欲捷则用生枳壳，多下来复丹。若不能奏效，逼迫已甚，其势不容，用神保丸见胁痛。若隔于上而不能下神保丸虽能通利，亦入大肠而后有功，转服转秘，须用来复丹研末汤调，吞养正丹见气门百粒庶可引前药到下。吐泻兼作，心腹缠扰未安者，藿香正气散加肉蔻、木香各五分。不愈，则投四顺汤即理中汤倍甘草。

霍乱厥冷阴盛格阳证治

吐利不止，元气耗散，病势危笃，或水粒不入，或口渴喜冷，或恶寒战掉，手足厥冷，或发热烦躁，欲去衣被，此阴盛格阳，宜理中汤见中寒，甚则加附子。不效，则四逆汤见呕吐门，并宜冰冷与服。肉冷脉绝，宜通脉四逆汤见痢疾，药与上同，但君臣异耳。

霍乱胸膈高起七情郁结风暑合邪证治

霍乱吐泻后，胸膈高起，痞塞欲绝，枳实理中汤即理中加枳实、茯苓。七情郁结，五脏六腑互相刑克，阴阳不和，吐利交作，宜七气汤见气门。风暑合邪，霍乱后转筋，石膏理中汤本方加熟石膏一钱。

霍乱烦渴证治

陈氏云：阴阳反戾，清浊相干，水与谷并，小便秘涩，既去津液，肾必枯燥，引饮自救，烦渴必矣，止渴汤见后主之。暑月霍乱烦渴，缩脾饮见暑门去扁豆，能解伏热，清暑毒，止吐利，霍乱后服热药太多，烦躁作渴者尤宜。霍乱后烦渴饮水，宜茯苓泽泻汤即五苓散去猪苓加甘草，每四钱，入姜煎。

转筋寒热分治之法

《汇参》云：霍乱转筋，宜木瓜煮汁饮之，栀子二十粒烧，研末，熟水调下热者宜此。理中汤去术加生附子一枚，或理中汤加炒阿胶一钱，或以造曲蓼汁暖热浸之，或浓煎盐汤浸之寒者宜之，仍令其紧缚腿胫。若筋入腹及遍身转筋者，皆不治。

转筋用木瓜之法

李时珍曰：肝虽主筋，而转筋则因风寒湿热袭伤脾胃所致。

转筋必起于足腓，腓及宗筋皆属阳明，木香治转筋，取其理脾以伐肝也，土病则金衰而木盛，故用酸温以收脾胃之耗散，而借其走筋以平肝邪，为土中泻木以助金也。

治转筋手挽之法

张景岳曰：转筋者，以其足腹之筋拘挛〔批〕阳明养宗筋，属胃与大肠，今暴吐下，顿亡津液，宗筋失养，故致拘挛急痛，甚至牵缩阴丸，痛迫小腹，手指足指，扳挽屈曲，其男患者，以手挽其阴；女患者，以两手牵两乳，近于两旁。此《千金》法也。

治干霍乱盐汤吐法

《全书》云：干霍乱者，欲吐不吐，欲泻不泻，胸腹搅痛，胀急闷乱，此必内有饮食停阻，外有风寒闭遏。邪浅者易于行动，故即见吐利；邪深者阴阳格拒，气道不通，最为危候。宜先用盐汤探而吐之，一以去其膈滞，一以通其清气，但使清气得升，然后浊气得降，从泻而去，庶不致害。后以温中散滞等剂调之。〔批〕有用解散者不用凉药，但用二陈汤加川芎、苍术、防风、白芷。

治干霍乱刺委中戛曲池之法

景嵩崖曰：干霍乱〔批〕干霍乱，用食盐一两，生姜五钱切片，同炒变色，水一碗煎，不宜热服。又方用炒红盐、皂角各一两，煎服，吐出即效证病人，头顶上必有红发，急寻拔之，取青蒿汁和水，饮之自愈。或以手旋温水于病人两膝下湾①横纹中间两筋之内即委中穴〔批〕委中穴，脾脉、肝脉、督脉皆从此经过，拍打见有紫黑点处，以针刺一分深，挤出紫黑恶血即愈。又法，以香油拍两手曲池穴，即肘内湾处，以苎麻蘸油戛之，刮起红沙，立刻即愈。曲池穴，肺脉、心脉、包络脉皆从此过，亦疏散之意也。〔批〕《秘录》云：霍乱腹痛，吐泻不得，四肢厥逆，身青囊缩，此乃下虚寒，而上感暑热之气，阴阳拂乱，上下不接，当用阴阳水探吐之。若不应，急以人参、香薷、吴茱、茯苓、白术、附子、霍香、木

---

① 湾：据文义，当作"弯"。下同。

瓜煎服，下喉即生。

治绞肠痧刺指背之法

陈飞霞曰：干霍乱，俗名绞肠痧，但有阴阳。阴痧腹痛，手足冷，看其身上有红点，以灯火于红点上淬之。阳痧腹痛，手足暖，以针刺其十指背近爪甲处一韭叶许，血出即安，仍先自两臂捋下其恶血，令聚指头，然后刺之。

小儿霍乱治法

《集成》云：小儿先泻后吐，脾胃虚寒，神衰自汗，六脉沉细，宜理中汤见中寒门加藿香、木瓜。先吐后泻，脾胃有热，喘促唇红，面赤，渴饮水浆，脉洪而数者，宜五苓散见湿门加藿香以和解之。

汪讱庵曰：霍乱有寒热二证，药中能治此者甚多，然未尝分别言之。仓卒患此，脉候未审，慎勿轻投偏寒偏热之剂，曾见有服姜汤而立毙者，惟饮阴阳水为最稳。

霍乱吐泻腹痛者，切忌热汤及米饮，食之必死，必待其吐泻后一二时久，服药过后，候胃气稍回，渴止知饥，方可以稀粥与之。

［按］霍乱一证，前贤论之既详，而主治各有不一。如方谷则主温中散寒，以二陈加减为和解，一忌表药以提其吐，一忌参术以助其邪，一忌香燥以伤其气。景岳悉指为寒湿伤脾之证，主和胃健脾，所用多温补。而景嵩崖又云：投以温热即毙。汪讱庵曰：有寒热二证，慎勿轻投偏寒偏热之剂，惟宜饮阴阳水为最稳。以愚论之，上法均不可废，亦不可执，而其大要，则以和胃为是。盖阳明者，万物所归，凡外而风寒暑湿，内而生冷炙煿，旱潦水热，四时不正之气，脏腑感受之邪，莫不由之。故热者宜清，寒者宜温，湿者宜利，不得其平者宜和，风暑之邪，即于和胃之中而兼以祛邪之味，中土一安，则四脏皆安，正胜则邪自去。活法在人，神而明之可也。

中暑霍乱治案

罗谦甫治一人，年七十九岁，中暑霍乱吐泻，昏不知人，脉七八至，洪大无力，头热如火，足冷如冰，半身不遂，牙关紧急，此年高气弱，不任暑气，阳不维阴则泻，阴不维阳则吐，阴阳不相维则既吐且泻矣。前人见寒多以理中，热多以五苓散作定法治之。今暑气极盛，阳明得令之际，况因动而得之，中暑明矣。非甘辛大寒之剂，不能泄其暑热坠浮焰之火，而安神明也，遂以桂苓甘露饮见暑门泻热补气，加茯苓以分阴阳，冰水调灌之，渐省人事，诸证悉去。三日后，用参术调中汤〔批〕参术调中汤，即调中汤，见后泄泻门以意增减，服之理其正气，逾旬平复。

霍乱厥逆治案

洪玉友治一人患霍乱，水药皆不能入，手足冷至节，举家惶然。用烧针丸见呕吐门二颗，研末水调，以茶匙挑入鼻中，随下喉中，少顷，又挑入鼻中，三次后即以理中汤见中寒门灌之，下即不吐。又用八味地黄汤见中寒门二剂，手足即暖，次日吐泻皆止。但腹中绞扰不宁，莫可名状，乃吐空泄尽，虫无所养而然，投以安蛔理中汤见虫证二剂，全愈。

景岳刮痧治①案

向余荆人，年及四旬，于八月终初寒之时，因暴雨后偶中阴寒痧毒之气，忽于二鼓时，上为呕恶，下为胸腹搅痛，势不可当。时值暮夜，药饵不及，因以盐汤探吐之，痛不为减，遂连吐数次，其气愈升，则其痛愈剧，因而上塞喉嗌，甚至声不能出，水药毫不可入，危在顷刻间矣。余忆先年曾得秘传刮痧法，择一光滑细口瓷碗，别用热汤一钟，入香油一二匙，欲将碗口蘸油汤内，令其暖而滑，乃两手覆执其碗，于病者背心轻轻向下刮之，以渐加重，碗干而凉，则再浸再刮〔批〕愚意宜光以两碗浸油汤内，冷则更换用之。良久，觉胸中胀滞，渐有下行之意，稍见宽舒，始能出声。顷之，忽腹中大响，遂大泻如倾，其痛遂减，泻后得睡。一饭顷，复通身瘙痒之极，随发出疙瘩风饼如钱大者，不计其数，

---

①　治：原脱，据底本目录补。

至四鼓而退。愈后细穷其义，盖五脏之系咸附于背，故向下刮之，邪气亦随而降，凡毒气上行则逆，下行则顺，改逆为顺，所以得愈。虽近有两臂刮痧之法，亦能治痛，然毒深病急者，非治背不可也。至若风饼疙瘩之由，正以寒毒之气充塞表里，经脏俱闭，故致危剧。令其脏毒既解，然后经气得行，而表里俱散也。可见寒邪未散之毒，凡脏气未调，则表亦不解，表邪未散，则脏必不和，此其表里相关，义自如此，故治分缓急，权衡在人矣。

霍乱门方

藿香正气散 治外感风寒，内停饮食，头疼寒热，或霍乱吐泻，痞满呕逆，及四时不正之气，疟痢伤寒等证。

藿香 紫苏 桔梗 白芷 大腹皮 陈皮 半曲 茯苓 甘草 白术 厚朴

加姜、枣煎，热服取汗。〔批〕一方加木瓜，以其气脱能收，气滞能和。

汪讱庵曰：藿香辛温，理气和中，辟恶止呕，兼治表里，为君。紫苏、白芷、枳壳三者散寒利膈，佐之以散表邪。厚朴、腹皮行水消满，橘皮、半曲散逆除痰，佐之以疏理滞气。苍术、甘草益脾去湿，以辅正气，为臣使也。

吴绶曰：若太阳伤寒，头痛发热，骨节痛者，此方全无相干，如妄用之，虽汗出，亦不解，变成坏证者多矣。凡伤寒发热，脉沉，元气虚人，并来阴伤寒发热者，皆不可用。戴氏云：肥人气盛于外而歉于内，中恶霍乱，当以此和星香散见痰门治之。

六和汤《澹寮》 治暑湿伤脾，客邪犯胃痞膈，霍乱呕吐，瘟疾寒热等证。

半夏 人参 炙草 砂仁 杏仁 川朴 赤茯苓 扁豆炒 藿香 木香

姜、枣煎服。〔批〕另一方见暑门。

石膏建中汤 治霍乱，表虚自汗，风暑合病。

白芍 官桂 石膏 甘草

加姜、枣煎。

桂苓白术散　治冒暑伤食，湿内盛，霍乱吐泻转筋，脐腹急痛。

桂枝　人参　白术　茯苓　泽泻　甘草　石膏　寒水石　滑石

共为细末，白汤或姜汤下。

罗谦甫治一人，因食酒肉，饮钟乳，得呕吐霍乱证，脉沉数，按之无力，所伤之物已出矣。即以新汲水调此散，徐徐服之，稍安，更用地浆调服，渐渐气和，吐泻遂止。

二香散　治暑湿相抟，霍乱转筋，烦渴闷乱。

藿香　白术　厚朴　陈皮　茯苓　半夏　紫苏　桔梗　白芷　香薷　黄连　扁豆　腹皮　甘草

加姜五片，葱白三根，水煎服。

吴茱萸汤《良方》　治冒暑，或伤冷物，或忍饥，或大怒，伤动胃气，转筋逆冷。

吴萸　木瓜　食盐各五钱，同炒焦

先用水煮，令百沸，入药煎服，如无药，用盐一撮，醋一钟，煎八分服。

四顺附子汤　治霍乱、转筋、吐泻，手足逆冷，六脉沉绝，气少不语，身冷汗出。

附子生　白干姜炮　人参　炙草

每服五钱，水煎，食远服。一方去人参，加羌活，兼治客寒犯脑，痛连齿，名羌活附子汤。

冷香汤　治生冷伤脾，阴阳相干，遂成霍乱、腹痛、呕泄。

良姜　白檀香　草豆蔻面裹煨　附子炮　炙草　丁香

水煎，用井水浸冷，于呕时服之效。

活命散　治干霍乱，不吐泻，腹胀如鼓，心胸痰塞。

丁香七粒　菖蒲根五钱　炙草一两　生姜五钱　盐一合　童便一盏半

煎一盏，分二次温服。

诸葛武侯平安散　治干霍乱，或吐泻腹痛，遍体紫黑，名乌痧胀。

朱砂二钱　麝香　冰片各五厘　明雄黄　硼砂各五分　白硝一分

上五味共研极细末，用小瓷瓶收贮，每用清水以骨簪点二三厘在人眼角内，如点眼药法，点后忌热茶饮食，半日即愈。〔批〕一方加乳香、没药、儿茶、枯矾为末，点眼角，男左女右，名人马平安行军散。

四①陈汤　治同上。

陈皮去白　陈香圆去瓤　陈枳壳去瓤，麸炒　陈茶叶等分

为末，每服三钱，开水点服。

诃子散《三因》　治老幼霍乱，一服即效。

诃子炮，去核　炙草　厚朴　干姜炮　神曲炒　良姜炒　茯苓　麦芽炒　陈皮　草蔻

等分为末，水煎，入盐少许服之。热者忌服。

四生散　治中气不和，霍乱吐泻，但一点胃气存者，服之可以回生。

陈皮去白　藿香各五分

为末，水煎服。

止渴汤《良方》　治霍乱烦渴。

人参　麦冬去心　茯苓　桔梗　花粉　葛根　泽泻　炙草

各五钱，为末。每服二钱，蜜汤调下。

小麦门冬汤《良方》　治霍乱已愈，烦热多渴，小便不利。

麦冬去心　茯苓　半夏　陈皮　白术各钱五分　人参　小麦　炙草各一钱　乌梅少许

姜煎。

乌梅散《良方》　治霍乱后痢不止，冷汗出，腹胁胀。

乌梅肉微炒　黄连炒　当归炒　附子炮　熟艾叶各七钱五分　阿胶炒令燥　肉豆蔻面裹煨，去壳　赤石脂各一两　炙草五钱

---

① 四：原作"回"，据底本目录改。

共为细末，每服二钱，不拘时，粥饮下。

黄连丸《良方》 治霍乱后，下痢无度，腹中疞痛。

黄连 黄柏俱炒 厚朴姜汁炒，各七钱五分 当归炒 炮姜 木香 地榆各五钱 阿胶炒黄燥，一两

共为细末，蜜杵丸，粥饮下。

阴阳水 治霍乱初起。

沸汤对火沸者 井水各半钟

和匀服。

邪在上焦则吐，在下焦则泻，在中焦则吐泻交作，此中焦分理阴阳之法也。阴阳不和而交争，故上吐下泻，而霍乱饮此辄定者，分其阴阳，使和平也。

熨法 治腹痛不可忍。

食盐二碗，炒热，布裹，顿①其胸前并腹上，以熨斗火熨之，气透则苏，续更熨其背上，则十分无事。

吐法《三因》 二条②

用极咸盐汤三升，热饮一升，指探令吐宿食便尽。不吐更服，吐讫仍饮，三吐乃止，此法胜他治远矣。

又法治干霍乱，忽然心腹胀满搅痛，欲吐不吐，欲泻不泻，躁乱愦愦无奈。

烧盐炒

热童便三饮而三吐之。

此证俗名搅肠痧，由脾土郁极而不得发，以致火热内扰，阴阳不交，或表气发为自汗，或里气不通而作腹痛，邪不得出，壅遏正气，关格阴阳，其害甚速。用盐者，以其吐泻不得，邪结中焦，咸能软坚，可破顽痰宿食，炒之则苦，故能涌吐。童便本身降下之气，引火下行，乃其旧路，味又咸寒，降火甚速。盐涌于上，溺泄于下，则中通矣。方极简易，而有回生之功。

---

① 顿：放置，安放。

② 二条：原脱，据底本目录补。

《准绳》曰：盐调童便，非独用以降阴之不通，阴既不通，血亦不行，兼用行血药也。此诚良方。一方食盐一两，生姜五钱，捣碎，同盐炒黑色，水一大碗煎数沸，温服。《良方》以指探吐，或不吐，即泻。

取地浆法　于墙阴掘地约二尺许，入新汲水搅之，澄清，用取重阴之气也，阴中之阴能泄阳中之阳证，由暑热内伤而得之者，非至阴之气，何由息乎？

简便方六①

霍乱吐泻，诸药不效者，绿豆、胡椒各二十一粒，研细，水煎服。如口渴甚者，以新汲井水调服即安。一用六一散一二钱，姜汤调服，盖六一散凉、姜汤热，亦寒热互调之意，夏月更妙。一用阴阳水一碗，加炒盐一撮，打百余下，起泡饮之。凡有上焦欲吐而不能吐者，立吐。

吐泻不止，用绵纱一团煎水，饮即效。

妊娠霍乱，用香附、苏叶、陈皮、甘草、霍香、砂仁煎服。如转筋加木瓜，夏月加芩、连、香薷，冬月加炮姜。

《石室秘录》云：腹痛之最急者，绞肠痧也。方用马粪一两炒黑，入黄土一撮微炒，用黄酒乘热服五钱，一剂即止。盖马粪最能止痛，而治腹痛尤神。

吐痢门

风木寒水吐痢之证

经曰：厥阴所至为呕泻。木太过曰发生，发生之纪，上征则气逆，其病吐痢〔批〕《脉经》云：心乘肝，必吐利，是风木之为吐痢者也。又水太过曰流衍，流衍之纪，其动漂泄、沃涌，漂泄谓泄痢，沃涌谓吐沫也，是寒水之为吐痢者也。

吐痢与霍乱异

成无己曰：若止呕吐而痢，经谓之吐痢是也。上吐下痢，躁

---

① 六：原脱，据底本目录补。

扰烦乱，乃谓之霍乱，其与但称吐痢者有异也。盖暴发于旦夕者为霍乱，可数日，久者为吐痢，以此为别。

上争下夺宜主理中之法

舒驰远曰：上吐下泄者，表证虽重，不可发汗。盖为上争下夺，法主理中，急用黄芪、白术、人参、茯苓、半夏、炮姜、砂仁、吴萸。若兼腹痛、厥逆，更加附、桂、川椒。若误用表药，重耗其阳，中气立断，阴阳两脱矣。

诸吐痢治法

《汇参》云：丹溪治泄泻呕吐，用生姜汁调六一散见暑门。有痰而泄痢不止，甚则呕吐痢下而不能食。洁古云：此由风痰羁绊于肠胃之间，宜水煮金花丸见痰门。脾有停湿痰饮〔批〕停湿痰饮，胃寒则呕，湿盛则泻，痞隔满闷，宿食不消而作呕泻，此土湿太过，脾虚不能健运，宜平胃散见脾胃门。上吐下泻不止，当渴而反不渴，脉微弱者，宜理中汤见中寒门。脾胃虚弱，饮食不消，或吐或泻，土为万物之母，脾土受伤则失其健运之职，饮食既少，众脏无以禀气，则虚弱日甚，诸病丛生矣，宜参苓白术散见脾胃门。吐痢，小便短涩，宜藿苓汤见后。

寒毒吐泻治法

张景岳曰：凡胃寒者多呕吐，而中寒毒者，又必吐而兼泻。余在燕都，治吴参军因食鲜蘑菇致大吐泻，医谓速宜解毒，乃以黄连、黑豆、桔梗、甘草、枳实之属连进，而病益甚，胸腹胀大，气喘，水饮皆不能入，危窘已迫，延救于余。投以人参、白术、甘草、干姜、附子、茯苓之类，彼疑不敢用，余曰：毒有不同，岂必如黄连、甘、桔，乃可解耶？即于蘑菇一物，产于深坑枯井，或沉寒极阴之处，是其得阴气最盛，公中此阴寒之毒，而复解以黄连之苦寒，其谓之何，兹用姜、附，非所以解寒毒乎？用人参、白术，非所以解毒伤元气乎？强用一剂，呕少止，再剂而胀少杀，随加熟地黄，以兼救其泻亡之阴，前后二十余剂，复元如故。

《石室秘录》云：感冒暑邪吐泻，宜用青蒿、干葛、香薷、茯苓、白术、白扁豆、陈皮，解热消暑，治之既安。此方妙用青蒿、茯苓为君，青蒿最能解暑而去热，一物而两用，引其暑热尽从膀胱出也。

吐痢[①]门方

黄芩汤《外台》　治干呕下利。

黄芩　人参　干姜三两　桂枝一两　半夏半升　大枣十二枚

水煎，去渣，温服。

丁香散《良方》　治霍乱呕吐不止。

丁香　藿香　枇杷叶拭去毛

加姜煎，热服。

橘半胃苓汤　治呕吐泄泻，胀满不食。

橘红　法半　苍术漂　白术炒　厚朴　人参　炙草　茯苓　泽泻　茅根　姜汁

水二钟，煎一钟，入姜汁再煎一二沸，陆续饮之。

藿苓汤　治吐痢小便短涩。

苏叶　藿梗　腹毛　桔梗　甘草　陈皮　茯苓　白术　厚朴　半曲　白芷　泽泻　猪苓

加姜、枣煎。

泄泻门

总　论

《汇参》云：泄泻之病，水谷或化或不化，并无努责，惟觉困倦。若滞下则不然，或脓或血，或肠垢，或糟粕相杂，虽有痛不痛之异，然皆里急后重，逼迫恼人。《机要》论泄泻，有属风、属湿、属寒、属火，此因于外感者也。《三因》言七情感动，脏气不平，此因于内伤者也。又有因饮食所伤而泄泻者，因痰积上焦致

---

① 痢：原作"利"，据上文改。

大肠不固而泄者，有脾胃气虚而泄者。

泄泻脉候

胃脉虚则泄。脉滑按之虚者，必下痢。肺脉小甚为泄。肾脉小甚为洞泄。泄脉洪大者逆。腹大而泄，脉当细微而涩，反紧大而滑者死。下痢日十余行，脉反实者死。飧泄脉小，手足寒难已，手中温易已。腹鸣而满，四肢清，泄，脉大者，十五日死。泄泻吐痰不已，为上下俱脱，死。脉细，皮寒，气少，泄痢饮食不入，此谓五虚，不治。大便不禁，大孔不固者死。

泄泻证辨

凡泄泻肠鸣腹不痛者，湿也；饮食入胃即出，或完谷不化者，气虚也；腹痛肠鸣泻水，痛一阵泻一阵者，火也；时泻时止，或多或少者，痰也；腹痛甚而泻，泻后痛减者，食积也；渴而饮，饮而泻，泻而复渴复饮者，饮泻也。〔批〕《集成》云：凡泻不止，精神好者，脾败也；吐泻而唇深红者，内热也；色若不退者死；面黑气喘者死；遗尿不禁者，肾绝也。

泄泻色辨

泄泻之色，暴注下迫，属火；水液澄清，属寒；老黄色属心脾肺实热，宜清解；淡黄色属虚热，宜调补；青色属寒，宜温；白色属脾虚，宜补；酱色属湿气，宜燥湿；酸馊气属伤食，宜消。〔批〕馊，音搜，白酒也。

刘河间曰：泻而水谷变色者为热，不变色而澄澈清冷者为寒。若肛门燥涩，小便黄赤，水谷虽不变，犹为热也，此由火性急速，食入即出，无容克化，所谓邪热不杀谷也。

春伤于风夏生飧泄解

经云：春伤于风，夏生飧泄。又曰：清气在下，则生飧泄。又曰：久风入中，则为肠风飧泄。夫脾胃，土也，气冲和以化为事。今清气下降而不升，则风邪入而干胃，是木贼土也。故冲和之气不能化而令物完出，或饮食太过，肠胃受伤，亦致米谷不化，俗呼水谷痢，法当下者举之而消克之也。

风泄之证

喻嘉言曰：风邪伤人，必入空窍，惟肠胃为最。所飧之食，由胃入肠，胃空而风居之，少顷，糟粕传去，肠空而风亦居之。风既居于肠胃，则其导引之机如顺风扬帆，不俟脾之运化，食入即出，以故飧已即泄也。不知者以为脾虚完谷不化，用长夏洞泄、寒中及冬月飧泄之法，反以补脾刚燥之药助风性之劲，有泄无已，每至束手无策。倘能从春令治之，仍以桂枝领风从肌表而出，一二剂可愈也。识此意也，虽三时之伤于风者，亦可会而通之。

久泻脾泄之证

《集解》云：久泻名脾泄，肾虚而命火衰，不能生土也。有积痰壅滞，肺气不能下降，大肠虚而作泻者，宜豁痰；有伤风泄泻者，宜散风；脾虚湿泻者，宜燥湿。凡治泻，丸、散优于汤剂。

肾泻脾泻之证

经曰：肾者，胃之关也，前阴利水，后阴利谷。肾属水，水旺于子，肾之阳虚，不能键闭〔批〕仁斋云：肾命之气，交通水谷，自然变化，故将交阳分则泄也。脾泻者，脾之清阳下陷，不能运化阑门，元气不足，不能分别水谷，不痛而泄也。两证皆由肾命火衰，不能上生脾土故也。

酒泄之证

张景岳曰：酒泄一证，饮酒之人多有之。夫酒性本热，酒质则寒，人但知酒有湿热，而不知酒有寒湿也。故凡因酒而生湿热者，因其性也。以曲汁不滋阴而悍气生热也，因酒而生寒湿者，因其质也。以性去质不去，而水留为寒也。

风泄证治

风泄者，风兼湿也，恶风自汗，便清带血，宜胃风汤见便血门。风客于胃，饮以藁本汤，藁本〔批〕藁本能除风湿能除风湿故也。一云风泻，泻而色青，宜六君子加防风、柴胡、白芍治之，中风湿滑泄，宜鞠芎丸见后。

寒泄证治

寒泄，脉沉细或弦迟，身冷不渴，小便清白，或腹中绵绵作痛，宜理中汤见中寒门或附子温中汤见后。寒气在腹，攻刺作痛，洞下清水，腹内雷鸣，米饮不化者，宜上二方吞桂香丸见后；未效，宜姜附汤见中寒门或四柱饮见后，吞震灵丹见后。〔批〕《秘录》云：寒泻宜用五苓散加附子、人参。

暑泄证治

伤暑泄泻，泻定仍渴，宜春泽汤见后。伤暑兼湿泄泻，宜胃苓汤见湿门。阴暑腹痛泄泻，宜理中汤见中寒门加炒白芍。外感盛暑，内伤生冷，腹痛泄泻，宜连理汤即理中汤加黄连、茯苓。暑邪攻里，泄泻腹痛，小便不通，宜五苓散见痰饮加木香。暑泄烦泻①，小便赤，欲成痢疾，薷苓汤见暑去桂加姜煎。伤暑水泻，六一散见暑门。

湿泄证治

湿泄〔批〕久雨泉溢，或运气湿土司令之时，多有此疾即濡泄也。经曰：邪气留连，乃为洞泄。又曰：湿胜则濡泄。丹溪云：泻水腹不痛者，湿也。戴云：体重软弱，泄下多，水湿自甚也。脉濡细乃太阴脾土受湿，泄水虚滑，身重微满，不知谷味，口不渴，宜除湿汤见湿门吞戊丸见后，佐以胃苓汤见湿门，重者术附汤见腰痛门、东垣升阳益胃汤见脾胃门。

湿兼寒泻证治

《甲乙经》云：寒气客于下焦，传为濡泄。戴云：夫脾者，五脏之至阴，其性恶寒湿。今寒湿之气内客于脾，故不能扶助胃气腐熟水谷，致清浊不分，水入肠间，虚莫能制，故洞泄如水，随气而下，谓之濡泄，法当除湿而利小便也。治之以对金饮子即平胃

---

① 泻：疑作"渴"。

散五钱，五苓散二钱，草豆蔻煨，取仁五钱，分作四服，姜、枣煎。〔批〕对金饮子。

鹜泄证治

鹜泄者，寒兼湿也。鹜者，鸭也，大便如水，其中少有结粪者是也。经曰：诸病水液，澄澈清冷者，皆属寒也，宜补中汤见后。若泄不已，更加附子。不喜饮食，水谷不化者，再加砂仁，共成八味。〔批〕洁古云：鹜溏，当用天麻、附子、干姜之类。

溏泄证治

溏泄，湿兼热也。渐下污积黏垢，及身热泄泻，小便不利，宜益元散见暑门、丹溪参萸丸即六一散七两加吴茱萸二两煮过。一方去吴萸加炮姜一两，名温六丸、俱粥丸。〔批〕参萸丸、温六丸。

火泄证治

火泄腹痛，泄水长鸣，痛一阵泻一阵者是也，宜黄芩芍药汤见痢门，或四苓汤见湿门加木通、滑石、黄芩、栀子。泻而身热，小便不利，口渴，益元五苓散。

热泄证治

热泄，脉数疾或洪大，口干燥，身多动，声音响亮，暴注下迫，益元散见暑门加黄连、黄芩、灯心、淡竹叶之类主之。粪色赤黄，弹响作疼，肛门焦疼，粪出谷道犹如汤热，烦渴，小便不利，宜五苓散见痰饮吞香连丸见痢门。泄而脉滑坚者，实热也，宜大承气汤见痓病。

气泄证治

气泄肠鸣，气走胸膈，痞闷腹急而痛，泄则稍愈，须臾又急，亦有腹急气塞不通者，此由中脘停滞，气不流转，水谷不分所致，宜大七香丸见后。久而不愈者，五膈宽中散见后噎膈吞震灵丹见后，仍作以米饮调香附末。〔批〕七情感动，脏气不平。

虚泄证治

虚泄，脾气久虚，不受饮食者，食毕即肠鸣腹急，尽下所食之物方快，不食则无事，经年累月不愈，宜快脾丸见后。气虚泄泻，脾肾两虚，四君子汤见脾胃门加神曲、麦芽、升麻、柴胡，吞二神加木香丸见后。泄而困倦，不便，及脉数虚热者，宜四君子汤加滑石、木通之类。〔批〕困倦虚热。虚寒泄泻，米谷不化，肠鸣腹痛，脱肛及作脓血，日夜无度，宜诃黎勒丸见痢病。

肾水不足泄泻证治

肾水不足之人患泄，或过服分利之剂而渴者，宜加减八味丸见消渴门。小便不利而泻，若已分利而短少者，此脾肺气虚不能生水也，宜补中益气汤见劳倦加麦冬、五味。阴火上乘而小便赤少，此肺气受伤，不能下降也，宜八仙长寿丹见虚损门。肾经阴虚，阳无所生，而小便短少者，用滋肾丸见癃闭门。肾经阳虚，阴无所化，而小便短少者，用补中益气八味丸。若误用渗泄分利，复伤阳气，阴无所生，而小便益不利，则肿胀作而疾危矣。

滑泄证治

滑泄，中焦气弱，腹中雷鸣，或因误下，末传寒中，复遇时寒，四肢厥逆，心胃绞痛，冷汗不止。东垣云：此肾之脾胃虚也，沉香温胃丸缺方，然可以意会。薛新甫云：脾胃虚寒下陷者，补中益气加木香、肉蔻、故纸。脾气虚寒不禁者，六君子加炮姜、肉桂。命门火衰，脾土虚寒者，宜八味丸见劳损门。脾肾气血俱虚者，十全大补汤见劳损门送四神丸见后。大便滑痢，小便秘涩，或肢体尽肿，喘嗽吐痰，为脾胃亏损，宜加减肾气丸见肿门。

久泄热滑寒滑肾虚证治

久泄宜收涩，滑则气脱，脱则散而不收，必得酸涩之药敛其耗散，而后散者可返，脱者可收也。然有寒热二法，火热之证必以暴至，水寒之证必以渐成。故曰：暴泄非阴，久泻非阳。热滑者，脉疾，身动声响，暴注下迫，宜丹溪固肠丸。泄久腹痛渐已，泻下渐少，宜诃子散止之。寒滑者，脉沉而细，身困，鼻息微，宜扶脾丸。泄久不止，诸药不效，诃子丸俱见后，或大断下丸见痢门。寒热滑泄，宜得效固肠丸见后。肾虚久泻，骨碎补研末，入猪肾内，裹煨，空心食之，久泻必属肾虚，故以此补之也。〔批〕肾主二便，不可专责脾胃也。

积滞伤食泄泻证治

积滞泄泻，腹痛方泻，泻后痛止者是也，或腹满，按之坚者亦是也。受病浅者，宜香砂胃苓散即平胃散、五苓散加木香、香附、砂仁加神曲之类消导之随积加药。病深者，必用进退承气之法见本门下之。伤食泄，因饮食过多，脾胃之气不足以运化，噫气如败卵臭，宜治中汤见脾胃门加砂仁。因食生冷之物，停滞伤脾，脾气不暖，食物不化，泻出如故者，亦宜治中汤。食积泄，腹痛而泻，泻后痛减者是也，宜香砂胃苓散。食积饮停，腹痛泄泻，痞满吐酸，及食疟下痢，宜保和丸见饮食门。因伤面食而泄者，宜人参养胃汤即不换金正气散加人参、茯苓、草果、生姜、乌梅加莱菔子，痛加木香，泄甚加炮姜。〔批〕人参养胃汤见瘴病门。

《汇参》云：食积泄，不可遽用治中兜住，宜先消导之。或因食一物过伤而泻，后复食即泄，以脾为所伤未复，宜健脾药，内仍烧所伤之物，存性，加服。

痰泄证治

痰泄，或泄或不泄，或多或少，二陈汤见痰门加海石、青黛、神曲、黄芩、姜汁、竹沥为丸，多者必用吐法。痰盛泄泻，肥人滑泻，多属之痰，脉滑责之痰，不食不饥责之痰，宜青州白丸子见中风门。

肾泄证治

张景岳曰：肾泄一证，每于五更或天将明之时即泄也，盖肾为胃关，开窍于二阴，二便之开闭，皆肾经所主。今肾中阳气不足，命门火衰，故于子丑五更之候，当阳气来复，阴气盛极之时，即令人洞泄。古方有椒附丸见遗溺门、五味子散见后，皆治此之良方也。若必欲阳生于阴而肾气充固，则又惟八味地黄丸见中寒为宜。〔批〕八味地黄合四神丸，治五更肾泻神效。

酒泄证治

朱丹溪曰：因伤于酒，每晨起不泻者，宜理中汤见中寒门加葛根，或吞酒煮黄连丸见暑门。王节斋曰：饮酒便泄者，此酒积热泻也，宜加黄连、茵陈、干姜、木香之属。薛立斋曰：若酒湿未散，脾气未虚，宜用此药分利湿热。若湿热已去，中气被伤，宜用六君调补中气。如元气大伤，宜用葛花解醒汤见酒病门分消其湿。《汇参》云：饮酒多而成酒泄，骨立不能食，每饮一二盏泄即作，几年不愈者，宜香茸丸见后。

飧泄证治

李东垣曰：清气在下者，乃人之脾胃气衰，不能升发阳气，故用升麻、柴胡助甘辛之味，以引元气之升，不令下陷为飧泄也。〔批〕一云桂枝汤加防风，治久风成飧泄。此病宜升宜举，不宜利小便。《灵枢》云：头有疾取之足，谓阳病在阴也；足有疾取之上，谓阴病在阳也；中有疾，旁取之。旁者，少阳甲胆是也；中者，脾胃也。脾胃有疾，取之足少阳。甲胆者，甲风是也，东方春也。胃中谷气者，便是风化也，故曰：胃中胜湿而成泄泻，宜助甲胆，风胜以克之，又是升阳助清气上行之法也，宜升阳除湿汤见湿门。腹满肠鸣，泄食不化，宜补中益气汤见劳倦门，以白芍代当归主之。风冷乘虚客于肠胃，飧泄完谷不化，宜胃风汤见便血门及曲芎丸见后。

泄而口渴亡津证治

凡泄泻证，津液既去，口必渴，小便多是赤涩，未可便作热论，的知是热，方用凉剂。不然，勿妄投以增剧。如泄而口渴引饮，此为内亡津液，宜钱氏白术散见消渴门〔批〕《集成》云：钱氏白术散治小儿阳明本虚，阴阳不和，吐泻亡津，烦渴及痢疾口渴，脾胃虚弱，泄泻之圣药也，或补中益气汤见劳倦门、参苓白术散见脾胃门。

口糜泄泻证治

《金鉴》云：此必实热之所为也。心之窍开于舌，脾之窍开于口，心脾热，故上发口疮、舌赤、糜烂。胃主消化水谷，小肠主盛受消化，心脾之热下移小肠、胃腑，则运化之职失，故下注泄泻也。口糜发时，蚤晚用泻心导赤散，滚汤淬服，即生地、木通、黄连、甘草梢也。下泄泻时，晚用参苓白术散，糯米汤服之。若小便甚少，下痢不止，则为水走大肠，宜用茯苓、车前仁二味各等分煎汤，时时代饮，利水导热。若服寒凉药，口疮不效，则为虚火上泛，宜用理中汤加肉桂，大倍茯苓，降阳利水，阳降而口糜自消，水利而泄泻自止。

小水有宜利不宜利之法

泄泻之病，多见小水不利，水谷分则泻自止。故曰：治泻不利小便，非其治也。然有可利者，有不可利者。如湿胜作泻而小水不利，以一时水土相乱，并归大肠也；有热胜作泻而小水不利，以火乘阴分，水道闭涩也；有寒泻而小水不利者，以小肠之火受伤，气化无权也；有脾虚作泻而小水不利者，以土不制水，清浊不分也；有命门火衰作泻而小水不利者，以真阴亏损，元精枯涩也，此皆小水不利之候。然惟暴注新病者，气强壮者，酒湿过度、口腹不慎者，实热闭涩者，小腹胀满、水道急痛者，皆可利。至于病久者、阴不足者、脉证多寒者、形虚气弱者、口干不渴而不喜冷者，皆不可利。盖虚寒之泻，本非水有余，实因火不足；本非水不利，实因气不行。夫病不因水而利则亡阴，泻以火虚而利复伤气，倘不察其本，而概行分利，未有不愈利愈虚，而速其危矣。

急泻宜灸气海之法

五夺之中，惟泻最急，如药未及效，宜速灸气海，以挽回下焦之阳，仍须多服人参膏。若久泻元气下陷，大肠虚滑不收者，须于补剂中加乌梅、五味、粟壳之属。

泄泻主理中之法

舒驰远曰：凡遇泄泻，法属太阴，宜主理中，世医仅知分利，其气化愈伤，脾土日衰，阳神日陷，阳光渐坠，眼渐昏蒙，甚至双目不开闭，久生瘴而目渐坏。此乃阳气下陷，不能升举，羞光怕日，眼皮欲坠，津液不上腾，目中干涩，紧闭难开，而又谬谓泄动肝火，兼之肾水不足，转与泄火滋水，佐金伐木，谓之泻南补北、益西损东，愈误愈深，不可为矣。法宜黄芪、白术、附子、肉桂补火殖土，回阳止泄，更加白蔻、砂仁宣畅脾胃，故纸、益智收固肾气，则阳回而津自升，目开而瘴自落，有等瞳仁散大，而眼渐昏蒙者，乃为土败火衰，水邪泛滥，法当补火殖土，以御其水。世医皆谓肾水不足，安知水有余而火不足也？如果肾水不足，自必瞳仁缩小，缩小者，火土熬干肾水也。法在壮水之主，以制阳光。

统治泄泻九法

李士材曰：《内经》之论泄泻，或言风，或言湿，或言热，或言寒，此言四气皆能为泄也。又言清气在下，则生飧泄，此明脾虚下陷之泄也。统而论之，脾强者自能胜湿，无湿则不泄，故曰湿多成五泄。若土虚不能制湿，则风寒与热皆干之而为病。治法有九：一曰淡渗，使湿从小便而去，如农人治涝，导其下流，虽处卑湿，不忧巨浸。经曰：治湿不利小便，非其治也。又云：在下者，引而竭之是也。一曰升提，气属于阳，性本上升，胃气注迫，辄尔下陷，升、柴、羌、葛之类，鼓舞胃气上腾，则下注自止。又如地土潮湿，风之即干，故风药多燥，且湿为土病，风为木药，木可胜土，风亦胜湿，所谓下者举之是也。一曰清凉，热淫所至，暴注下迫，苦寒诸剂，用涤燔①蒸，犹当溽暑酷热之时，而商飙飒然倏动，则炎威如失矣，所谓热者清之是也。一曰疏利，痰凝气滞，食积水停，皆令人泄，随证祛逐，勿使羁留。经云：实

---

① 燔：原作"烦"，据《医宗金鉴·泄泻》改。

者泻之。又云：通因通用是也。一曰甘缓，泻痢不已，急而下趋，愈趋愈下，泻何由止，甘能缓中，善禁急速，且稼穑作甘，甘为土味，所谓急者缓之是也。一曰酸收，泻下有日，则气散而不收，无能统摄，注泄何时而已，酸之一味，能助收肃之权。经云：散者收之是也。一曰燥脾，土德无惭，水邪不滥，故泻皆成于土湿，湿皆本于脾虚，仓廪得职，水谷善分，虚而不培，湿淫转甚。经曰：虚者补之是也。一曰温肾，肾主二便，封藏之本，肾虽属水，真阳寓焉，少火生气，火为土母，此火一衰，何以运行三焦，腐熟水谷？故积虚者必挟寒，脾虚者必补肾。经曰：寒者温之是也。一曰固涩，注泄日久，幽门道滑，虽投温补，未克奏功，须行涩剂，则变化不愆，揆度合节，所谓滑者涩之是也。凡此九者，治泻之大法也。

飧泄治案

张子和云：飧泄，腹中雷鸣泄注，水谷不分，小便涩滞，脉浮大而长，身表微热，有病此者，皆以为脾胃虚寒故耳。服豆蔻、乌梅、干姜、附子，曾无一效，热转甚，津液涸竭，瘦削无力，饮食减少。经曰：热气在下，水谷不分，化生飧泄，寒气在上，则生䐜胀。何也？阴静而阳动故也，以桂枝二麻黄一汤见后加姜、枣煎，大剂连服，汗出即愈〔批〕子和云：飧泄以风为根，风非汗不出，次以胃风汤见后和其脏腑，调其阴阳，食进而愈。

久泻亡阴治案出《寓意草》

沈若兹乃郎，因痘后食物不节，病泻。泻久脾虚，病疟。遂尔腹痛胀大，三年来服消导药无算，腹胀及泻痢总不愈。去岁迎医，服参苓白术稍效，医去仍复如故。病本腹胀，更兼肠澼。肠澼者，肠中之气，空洞易走，胃中传下之物，总不停蓄，澼出无度，腥水不臭，十中五死五生之证也。今则病势转深，又加四逆矣。暮热朝凉，一逆也；大渴引汤救急，二逆也；气喘不能仰卧，三逆也；多汗烦躁①不宁，四逆也。无病人腹中之气，运转收摄，

---

① 躁：原作"燥"，据《寓意草·议沈若兹乃郎肠澼危症并治验》改。

是以身体轻快，大便省①约。今为久泻，遂至气散不收。腹之胀，肠之鸣，便出之不自知，皆此故也。气既散而不收，又服行气利水之药，不愈增其散乎！无病人身中荣卫，两无偏胜，故阳胜则发热，阴胜则恶寒。病疟之时，寒热交作，犹是阴阳互战，迨泻久亡阴，整夜发热，一线之阴，为阳所乘，求其相战，不可得矣！内水亏损，燎原之火自焚，不得不引外水以济急。然有形之水不足以制无形之火，徒增胀泻，而重伤其阴气耳！医不清其源，以香燥之药，助火劫阴。如官桂、肉蔻等类，用之误矣。

夫男子气海在于脐下，乃元气之舍，性命之根也。久泻则真气亦散，势必上干清道，而不下行，鼻中鼾鼾有声，不能仰卧，是其征也。夫此已散之气，必不能复归其处，但冀未散之气，不致尽散则可耳。屡服木香、槟榔、苏子、腹皮、厚朴等降气之药，尤误之误矣。至于汗出烦躁，则阴气虚尽，孤阳亦不能久留之兆也。总如岁运，有温热无寒凉，有生长无收藏，人物其能免夭亡疵疠②乎？于此而图转旋之功，亦难之难矣！

若兹强恳用药，因以清燥润肺为主，阿胶、地黄、门冬等类同蜜熬膏三斤。渠男三年为药所苦，得此甘味，日争十余次服之，半月药尽，遂至大效。身凉气平，不渴、不烦、不泻，诸证悉退。另制补脾药末善后，全瘳。

泄泻门方

温脾汤《本事》 治寒泄，锢冷在肠胃间，泄泻腹痛。

厚朴姜制 干姜炮 甘草炙 桂心 附子炮，各二两 大黄四钱

为粗末，每一两，煎服。

附子温中汤《宝鉴》 治寒泄，脉沉细或弦迟，身冷不渴，小便清白，或腹中绵绵作痛。

附子炮 干姜炮，各七钱 人参 甘草炙 茯苓 白术 白芍

---

① 省：原作"有"，据《寓意草·议沈若兹乃郎肠澼危症并治验》改。
② 疵疠：指疫病。

炒，各五钱　草蔻面裹煨，去皮　厚朴姜制　陈皮各三钱

每五钱或一两，以姜煎服。

四柱饮《济生》　治寒气在腹，攻刺作痛，洞下清水，腹内雷鸣，米饮不化。

白茯苓　附子炮　人参　木香各一两

每三钱，姜五片，盐少许，煎，空心服。加肉豆蔻、诃子，名六柱散。《活人》有白术，无诃子。

震灵丹　治同上。

禹余粮火煅醋淬，不计遍数，手捻得碎为度　紫石英　丁头代赭石如禹余粮煅制　赤石脂各四两

并作小块，入瓦罐，盐泥固济，候干，用炭十斤煅通红，火尽为度，入地埋二宿，出火毒，入滴乳香另研，五灵脂去砂石，筛，没药去砂石，研，各二两，朱砂水飞，一两。

共为细末，糯米粉煮糊为丸，如芡实大，晒干出光。每一丸，空心温酒或冷水任服。忌猪羊血。

扶脾丸东垣　治寒滑，脉沉细，身困，鼻息微。

白术　白苓　橘皮　半夏　诃子皮　炙草　乌梅肉各二钱　红豆　干姜　藿香各一钱　肉桂五分　麦芽炒　吴神曲炒，各四钱

荷叶裹，烧饭为丸。

桂香丸《三因》　治脏腑虚寒，为风邪所搏，冷滑注下不禁，危笃者屡效。

附子炮　肉蔻煨　白苓　桂心　干姜炒　木香　丁香

共为末，面糊丸，米饮下。

固肠散　治脾胃虚弱，内寒注泄，水谷不分，下痢脓血，心腹胀满，食减力乏。

陈米炒　木香　肉蔻煨　粟壳蜜炙　炮姜　炙草

共为末，加姜、枣，水煎，温服。忌酒肉、鱼腥、生冷。

健脾理中汤　治脏寒泄泻，完谷不化。

人参　白术　白苓　白芍酒炒　陈皮　苍术　炮姜　升麻　甘草　肉蔻煨　诃子煨，去核

加姜、枣煎。

白术散 治秋冬寒泄。

白术　白芍各三钱　炮姜五钱　炙草二钱

为粗末，每五钱，加姜、枣煎服。甚则去炮姜，加炮附子三钱，辛能发散也。

浆水散洁古　治暴泻如水，周身汗出，一身尽冷，脉微而弱，气少不能语者，甚者加吐，即为急证。

半夏　附子炮　炮姜　肉桂　甘草　良姜

共为末，浆水一钟半煎至半钟，热服。

戊己丸《局方》　治脾经受湿，泻痢不止，米谷不化，脐腹刺痛等证。

黄连炒　吴茱炮，炒　白芍

面糊丸，米饮下。

固肠丸《得效》　治寒热滑泄。

吴茱萸　黄连　罂粟壳去梗蒂

等分，醋糊丸。

黄芩芍药汤 治火泻，痛一阵泻一阵者。

黄芩酒炒　白芍酒炒　生草

加灯心，煎服。

玉龙丸 治一切伏暑之毒，腹胀痛泄。

硫黄　硝石　明矾各一两

滴水丸。

《夷坚志》云：昔虞丞相自渠州被召，途中冒暑得疾，泄痢连月，梦壁间有韵语方一纸，读之其词曰：暑毒在脾，湿气连脚，不泄则痢，不痢则疟，独练雄黄，蒸饼和药，甘草作汤，服之安乐。别作治疗，医家大错，如方制药，服之遂愈。

连理汤 治暑气逼于外，阴冷伏其中而作泄泻。

炮姜　人参　白术　甘草　黄连酒炒　茯苓

加灯心煎。

戴氏云：用之多有奇功。且如今当暑月，若的知是暑泄，自合用暑药；的知冷泄，自合用热药。中间有盛暑，又复内伤生冷，非连理汤不可。下泄无度，肛门弹响，肛门热，小便赤，心下烦渴，且又喜冷，此药为宜。若元是暑泻，经久下元虚甚，日夜频烦，复用暑药，则决不能取效，便用姜附辈，又似难施，疑似之间，尤宜用此。

大七香丸《局方》 治气泄肠鸣，气走胸膈，痞闷腹急而痛，泄则稍可，须臾又急，亦有腹急气塞不通者。

丁香皮三两半 香附二两 麦芽一两 砂仁 藿香 肉桂 甘草 广陈皮各二两半 甘松〔批〕甘松，甘温芳香，理气开郁 乌药各六钱半

蜜丸弹子大，盐酒嚼下，或入米一撮煎服。

〔按〕气泄者，七情感动，脏气不平也，多由中脘停滞，气不流转，水谷不分所致。

快脾丸魏氏 治虚泄，脾气久虚，不受饮食，经年累月不愈者。

生姜六两，洗净，切片，以飞面四两和匀拌，晒干 橘红一两 甘草炙 丁香各二两 砂仁三两

蜜丸弹子大，每二丸，食前姜汤下。

二神加木香丸 治气虚泄泻，脾胃两虚。

破故纸四两，酒浸一宿，炒 肉豆蔻二两，面裹，煨 木香一两 大枣百枚 生姜半斤，切片

同煮，枣烂为度，去姜取枣肉，捣烂为丸，每二钱，临卧姜汤下。〔批〕本方去木香，名二神丸。木香行气而实大肠，用以疏肝和脾，不使水盛克土。

许学士云：有全不进食者，服补脾药皆不效，余授二神丸，顿能进食。此病不可全作脾治，盖肾气怯弱，真元衰削，是以不能化食，如鼎釜之下无火，物终不能熟也。方解见后四神丸。

加味补中益气汤 治元阳虚陷，大孔不收。

炙芪 人参 白术土炒 当归土炒 升麻酒炒 陈皮 诃子肉蔻煨，去油 北五味 乌梅去核 炙草 糯米炒

水煎服。

春泽汤 治肠虚泄泻，小便不利。

人参　白术　茯苓　泽泻　猪苓　肉桂　甘草炙

加姜、枣煎。

此即五苓散合四君子汤。一方五苓散加人参，名同，见消渴。

诃子丸《本事》 治泄久不止，诸药不效。

诃子皮　炮姜　肉蔻面裹煨　龙骨煅　木香　赤石脂煅　附子炮

等分糊丸。〔批〕《济生方》加吴茱、荜茇。

诃子散河间 治久泄腹痛渐已，泻下渐少。

诃子一两，半生半熟　木香五钱　甘草二钱　黄连三钱

为细末，每服三钱，用白术、白芍煎汤调下，如不止，宜因其归而送之，于本方内加厚朴姜制，一两，竭其余邪。

木香、黄连，香连丸也，行气清火，止痢厚肠；甘草、白芍，芍甘汤也，甘缓酸收，和中止痛，加诃子涩以收脱，白术补以强脾；厚朴除湿散满，平胃调中，故更借之以去余邪也。

痛泻要方刘草窗 治痛泻不止。

白术土炒，三两　白芍酒炒，二两　陈皮炒　防风

或煎，或散，或丸，俱可。〔批〕一名白术芍药散。久泻加升麻。

吴鹤皋曰：此与伤食不同，伤食腹痛，得泻便减，今泻而痛不止，故责之土败木贼也。汪讱庵曰：脾虚故泻，肝实故痛。白术苦燥湿，甘补脾，温和中。白芍寒泄肝火，酸敛逆气，缓中止痛。陈皮辛能利气，炒香尤能燥湿醒脾，使气行则痛止。防风辛能散肝，香能舒脾，风能胜湿，为理脾引经要药。数者皆以泻木而益土也。〔批〕按：方内似宜加甘草。

神术散 太无

苍术陈土炒　陈皮　厚朴姜汁炒，各二斤　甘草炙，十二两　藿香八两　砂仁四两

共为末，每服二三钱，开水调下。此方燥湿利脾消滞，为止泻之良药。湿热加连翘，寒湿加炮姜、木香，食积加消导。〔批〕一方

有菖蒲，无砂仁。见瘴气门。

太平丸《局方》 治泄泻。

黄连同吴茱炒，去吴茱 芍药炒，减半

为末，老米糊丸。同干姜炒，加阿胶一半，名驻车丸。

补中汤 治鹜泄糟粕不化，澄澈清冷，小便清白。

人参 白术 炮姜 甘草 陈皮 茯苓各一两

煎服。泄不已，更加附子一两。不喜饮食，水谷不化者，再加砂仁一两。

加味二陈汤 治痰泄，或多或少，时泄时止。

陈皮 法半 白术 白苓 苍术 厚朴 砂仁 车前 木通 淮药 甘草

灯心煎。〔批〕痰泄，宜二陈汤加苍术、木香。

香茸丸 治饮酒过多，骨立不能食，但每饮一二盏泄即作，几年不愈者。

嫩鹿茸酥炙黄 肉豆蔻煨，各一两 麝香另研，一钱

陈米饭为丸，米饮下。

四神丸薛氏 治脾肾虚寒，大便不实，脾泻肾泻。

故纸酒炒，四两 肉豆蔻面裹煨，一两 五味子三两，炒 吴茱萸一两，盐汤泡

共为末，用大枣百枚同姜八两煮烂，去姜取枣肉捣丸，盐汤临卧下，亦可食前白汤下。〔批〕本方单用五味子、吴茱萸。

张景岳曰：此宜用姜汁煮面糊为丸，更佳。

汪切庵曰：肾泻者，五更时泻也。经曰：肾者，胃之关也，前阴利水，后阴利谷，肾属水，水旺于子，肾之阳虚，不能键闭，故将交阳分则泻也。脾泻者，脾之清阳下陷，不能运化阑门，元气不足，不能分别水谷，不痛而泻也。两病皆由肾命火衰，不能上生脾土故也。

汪切庵曰：故纸辛苦大温，能补相火，以通君火，火旺乃能生土。肉蔻辛温，能行气消食，暖胃固肠。五味咸能补肾，酸能涩精。吴茱辛热，除湿燥脾，能入厥阴气分而补火。生姜暖胃，

大枣补土，所以防水。盖久泻皆由肾命火衰，不能专责脾胃，故大补下焦元阳，使火旺土强，则能制水，而不复妄行矣。若平旦服之，至夜药力已尽，不能敌一夜之阴寒也，故宜临卧服。

加味七神丸《心悟》　止肾泻如神。

肉蔻面裹煨　吴茱去梗，汤泡七次　广木香各一两　故纸盐酒炒，二两　白术陈土炒，四两　茯苓　车前子去壳蒸，二两

大枣煎，姜打丸，开水下，每三钱。

五味子丸《本事》　治五更泄泻。〔批〕此治肾泻。

益智仁炒　肉苁蓉酒浸，焙　巴戟去心　人参　五味子　骨碎补　牡蛎　茴香炒　白术　覆盆子　龙骨煅　熟地黄　菟丝子

等分，蜜丸，盐汤下。

易老胃风汤　治风冷乘虚入客肠胃，水谷不化，泄泻注下，及肠胃湿毒如豆汁，或下瘀血，日夜无度。方见便血门。

〔按〕此方名为治胃风者，胃虚而风邪乘之也。风属肝木，能克脾土，故用参、术以补脾而益卫，归、芎以养血而调荣，白芍散肝和脾，肉桂散风平木，故能住血泻、疗风湿也。

白术汤河间　治飧泄，风冷入中，泄痢不止，脉虚而细，日夜数行，口渴，腹痛不已。

厚朴姜制　当归　龙骨各五钱　白术一两　艾叶五分，炒熟

每三钱，姜三片煎。

和气饮　治小儿脐寒泄泻，其候粪色青白，腹痛肠鸣，先用此汤温散之，再以调中汤温补。

苍术　紫苏　防风　赤苓　豆豉　藿香　陈皮　厚朴　炙草

加生姜、灯心煎服。

调中汤　治小儿寒泻。

人参　茯苓　藿香　白术　炙草　木香　香附　砂仁

加煨姜煎服。

益脾镇惊散　治小儿因惊致泻，夜卧不安，昼则惊惕，粪稠若胶，色青如苔，宜镇心抑肝。

人参　白术　云苓　朱砂　钩藤　炙草

共为末，灯心汤调服。

集成止泻散

车前子青盐水炒七次，秤过二两　茯苓炒，二两　山药炒，二两
炙草六钱

共为末，每服三服，炒米汤调，或乌梅汤更妙。此方经验最
多，治久泻如神。

桂枝二麻黄一汤　治证风多寒少，风邪欲散而微寒持之，两俱
不解，故寒热如疟也。服此者，重解其风而轻散寒也。

桂枝一两十七铢　芍药一两六钱　麻黄十六铢，去节　甘草一两二
铢，炙　杏仁十六枚，去皮尖　生姜一两六铢，切　大枣五枚，劈
上先煎麻黄一二沸，去上沫，纳诸药煎，去滓温服。

曲芎丸　治风湿泄泻。

附子　川芎　白术　神曲
等分，面糊丸，米饮下。

简便方四①

水泻，或饮食过度，或饮冷水，冒暑而发，用生姜捣烂三钱，
陈细茶三钱，浓煎汤，饮立止。盖泄泻由脏腑阴阳不和，姜能和
阴，茶能和阳，是以多效。体弱者，加建莲肉二钱。

食下即响，响即泻，诸药不效，以生红柿核纸包，水湿煨熟，
食三四个即止，柿饼内核亦可用。又方用鸡蛋一个，开一小孔，
入胡椒七粒，红纸封口，微火煨熟，用好酒送连椒，一齐吃下
即止。

暴下，用车前子末二钱，米饮，下之立止。

呕吐门

总　论

李东垣曰：呕、吐、哕者，皆属于胃，胃者总司也。以其气

---

① 四：原脱，据底本目录补。

血多少而为声物有无之不同耳。且如呕者，阳明也，阳明多血多气，故有声有物，气血俱病也。吐者，太阳也，太阳多血少气，故有物无声，乃血病也。哕者，少阳也，少阳多气少血，故有声无物，乃气病也。究三者之原，皆因脾气虚弱，或因寒气客胃，加之饮食所伤而致也。

呕吐脉候

阳紧阴数者吐，阳浮而数者亦为吐。寸紧尺涩，胸满而吐。寸口脉数者吐。关上脉微浮，积在胃中，吐蛔。关上脉紧而滑者，蛔动。脉紧而滑者，吐逆。浮而洪为气，浮而弦为积，沉而迟为寒。脉紧而滑者难治。脉弱而呕，小便复利，身有微热，见厥者死。〔批〕少阴吐痢，厥逆烦躁者死。呕吐大痛，色如青菜叶者死。脉小弱而涩者，胃反。

脾胃法天地人论

赵以德曰：夫阴阳气血，随处有定分，独脾胃得之，则法天、地、人而三才之道备，故胃有上、中、下三脘。上脘法天之阳，动而有声，与饮俱出，犹雷震必雨注也。下脘法地之阴，静而无声，与食俱出，象万物之吐出于地也。中脘法阴阳之气交，则呕吐并作，饮食皆出。然在上脘，非不吐食也，设阳中之阴亦病，则食入即吐，不得纳于胃。非若中脘之食已而后吐，下脘之食，久而方出。其下脘非不呕也，设阴中之阳亦病，则吐与呕齐作，然呕少于吐，不若上脘之呕多于吐也。〔批〕有声有物为呕，有声无物为哕，有物无声为吐。王太仆曰：内格呕逆，食不得入，是有火也。病呕而吐，食入反出，是无火也。

朱丹溪曰：河间谓呕者，火气炎上，此特一端耳。有痰隔中焦，食不得下者，有气逆者，有寒气郁于胃口者，有食滞心肺之分，新食不得下而反出者，有胃中有火与痰而呕者，不可不辨。

实邪作呕之证

张景岳曰：实邪作呕者，必有所因，必有见证。因寒滞者，必多疼痛。因食滞者，必多胀满。因气逆者，必痛胀连于胁肋。因火郁者，必烦热燥渴，脉洪而滑。因外感者，必头身发热，脉数而紧。如无实脉实证，不可以实邪治，宜以胃气为主。〔批〕手足心皆热者，是胃热也，胃热而呕者，闻谷气即呕，药下亦呕，或伤寒未解，胸中有热，关脉洪者是也。呕有胃阳格拒之证。

胃虚作呕之证

胃虚作呕者，其证不一。胃脘不胀者，非实邪也。胸膈不痛者，非气逆也。内无热燥者，非火证也。外无寒热者，非表邪也。若无食无火而忽为呕吐，食无所停而闻食则呕，气无所逆而闻气则呕，或吞酸嗳腐，时苦恶心，或朝食暮吐，暮食朝吐，食入中焦不化者，皆胃虚也。若食入下焦而不化者，土母无阳，命门虚也。

上中下三焦呕吐分气积寒证治

李士材曰：洁古老人云，吐证有三，气、积、寒也，皆从三焦论治。上焦在胃口，上通天气，主纳而不出。中焦在中脘，上通天气，下通地气，主熟腐水谷。下焦在脐下，下通地气，主出而不纳。故上焦吐者，皆从乎气。气者，天之阳也。其脉浮而洪，其证食已即吐，渴欲饮水，治当降气和中。中焦吐者，皆从乎积，有阴有阳，气食相假，其脉浮而弦，其证或先痛后吐，或先吐后痛，治当去积和气。下焦吐者，皆从乎寒，地道也，其脉大而迟，其证朝食暮吐，暮食朝吐，小便清利，大便不通，当通其闭塞，温其寒气。〔批〕东垣云：上焦呕者，由乎气，治宜和中降气。中焦吐者，由乎积，治宜行气而消积。下焦吐者，由乎寒，治在温中而散寒。后世更为分别。食顷则吐，谓之呕，用小半夏汤见后。食入则吐，谓之暴吐食才下咽，即便吐出，用生姜橘皮汤见后。食已则吐，谓之呕吐食毕，然后吐，用橘皮半夏汤见后。食久则吐，谓之反胃食久则既入于胃矣，胃中不能别清浊、化精微，则复反而出；食再则吐，谓之翻胃初食一次不吐，第二次食下则吐，直从胃之下口翻腾吐出，洁古紫沉丸见后。旦食暮吐，暮食朝吐积一旦之食，至六时之久，然后吐，此下焦病，半夏生姜大黄汤见后。以上诸证，吐愈速则愈在上，吐愈迟则愈在下，阴阳虚实之间，未易判也。古方通以半夏、生姜为正剂，独东垣云：生姜止呕，但治表实气壅，若胃虚谷气不行，惟当补胃，推荡谷气而已，故服小半夏汤见后。不愈者，服大半夏汤见反胃立愈。此仲景心法也。

挟寒呕吐证治

寒而呕吐，则喜热恶寒，四肢凄清，或先觉咽酸，脉小弱而滑，此因胃虚，伤冷饮食，或伤寒汗下过多，胃中虚寒所致，宜二陈汤见痰门加丁香、炮姜，或理中汤见中寒门加枳实，或藿香安胃散见后。不效，则温中汤即理中汤加丁香，方见后，甚则附子理中汤见中寒门，或治中汤见脾胃门再加丁香，并冷服。胃寒腹痛呕吐，宜不换金正气散见瘴病门。

挟热呕吐证治

热呕，食少则出，喜冷恶热，烦躁引饮，脉数而洪，宜二陈加黄连、栀子、枇杷叶、竹茹、干葛、生姜汁，入芦根汁服。胃热〔批〕手足心皆热，是胃热也而呕者，闻谷气即呕，药下亦呕，或伤寒未解，胸中有热，关脉洪者是也，葛根竹茹汤见后，温胆汤见痎疟门加麦冬、黄连，治小儿热吐。

气逆呕吐证治

气呕吐，胸满膈胀，关格不通，不食常饱，食则气逆而吐，宜二陈汤加枳实、木香、沉香，或茱萸汤见后。不效，丁沉透膈汤见痞满门。

食滞呕吐证治

食呕吐，多因七情而得，有外感邪气，并饮食不节而生，二陈汤加枳实，或加南星、沉香、木香，或导痰汤见痰门加苍术、厚朴、神曲、砂仁之属。

痰隔呕吐证治

痰饮，粥药到咽即吐，非噎膈也，此乃痰气结在胸膈之间，宜姜橘汤见后下灵砂丹见后。中脘伏痰，呕逆眩晕，宜旋覆花汤见咳嗽。伏痰遇冷即发，俗谓之冷痛，宜新法半夏汤《局方》，见后。

停痰宿水呕吐证治

心胸中有停痰宿水，自吐出水后，心胸间虚，气满不能食，茯苓饮见后主之。痰饮水吐无时者，原因饮冷无度，遂令脾胃气弱，不能消化饮食，饮食入胃，则变成冷水，反吐不停，赤石脂散见后。

漏气证治

身背皆热，肘臂牵痛，其气不续，膈间厌闷，食入则先呕而后泻，名曰漏气。此因上焦伤风，开其腠理，上焦之气慓悍滑疾，遇开即出，经气失道，邪气内着，麦门冬汤见后。

食痹证治

食已，心下痛隐隐，不可名，不可忍，吐出痛乃止，名曰食痹。经云：寒气客于肠胃，厥逆上出也。宜紫沉丸见后。

呕苦水清水证治

胆腑发咳，呕苦水如胆汁。经云：善呕，呕有苦，善太息，邪在胆，逆在胃，胆液泄则口苦，胃气逆则呕苦也，宜黄芩加半夏生姜汤见后，或加黄连、陈皮、柴胡。呕清水者，经云：太阴之复，呕而密默，唾吐清液，治以甘温，是呕水属湿也，一味苍术丸见后。士材云：呕清水者，多气虚，宜六君子加赤石脂。

阳黄吐蛔证治

喻嘉言曰：胃中冷，必吐蛔。吐蛔者，人皆知为阴也，然亦有阳证吐蛔者，盖胃中空虚，既无谷气，故蛔上而求食。曾记一人，阳黄吐蛔，皆以冷剂取效，是吐蛔亦有阳证矣。

［按］凡吐蛔者，必因病而吐蛔，非因蛔而致吐也。故不必治其蛔，而但治其所以吐，则蛔自止矣。又寒证吐蛔者多，热证吐蛔者少，宜慎。

病后呕吐证治

病后呕哕，不下食，此由初病时热甚，多服凉药、饮冷水，热势既退，冷气便发，故脾胃虚寒而不和，呕哕不食，腹内雷鸣而泄痢也，宜芦根汤见后。大病后，虚热欲呕，竹叶石膏汤见瘥后。久病虚羸呕逆，橘皮竹茹汤见呃逆门。

胃虚身重恶心欲吐证治

胃气虚弱，身重有痰，恶心欲吐，是风痰羁绊于肠胃之间，当先实其脾土，茯苓半夏汤见后。

干呕哕证治

干呕哕，手足厥者，橘皮汤见后。卒干呕不息，取甘蔗汁温服半升，日三服，或生姜汁、葛根汁俱可服。恶心干呕，欲吐不吐，心下荡漾，人如畏船，宜大半夏汤见反胃门或小半夏加茯苓汤见后、理中汤见中寒门、治中汤见脾胃门。似喘不喘，似呕不呕，似哕不哕，心中愦愦然无奈者，生姜半夏汤见后。吐涎沫，半夏干姜散见后。哕而心下坚痞眩悸，膈间有痰水也，虚而不禁吐者，宜二陈导痰汤见痰门加竹沥、姜汁。

污血作哕证治

污血而哕，或饱后奔走，血入气中，食物则连作，饮酒与汤则不作，至晚发热，脉涩而数，宜桃仁承气汤见胁痛。虚不禁下者，于蓄血门中求轻剂用之。

中气虚呕和以谷食之法

吐而中气久虚，必假谷食以和之，宜白术炒焦黑色、陈皮、茯苓、半夏、甘草、陈仓米、苡仁、谷芽，时时用陈皮饮。有胸中虚热，谷气久虚，发为呕哕者，但得五谷之阴以和之，则自止。

诸药不效必假镇坠之法

吐而诸药不效，必假镇坠之药，以坠其逆气，如灵砂丹见后、养正丹见暑门，皆镇坠之药也。

治呕用香药则通用姜术则泥之法

曾有人用附子理中、四逆等汤加丁香治寒呕，到口即吐。后只以参、附加丁香、木香煎，更磨入沉香，吐立定。盖虚寒痰气凝结，丁、附既温，佐以沉、木二香则通，干姜、白术则泥耳，用者宜知之。

胃虚呕吐用药宜详审气味之法

张景岳曰：凡治胃风呕吐，须详审气味。盖邪实胃强者，能胜毒药，无论气味优劣，皆可容受。惟胃虚气弱者，则有宜否之辨。盖气虚者，最畏不堪之气，不但腥膻耗散不能受，即微香微郁之气，亦不能受；胃弱者，最畏不堪之味，非惟至苦极劣之味不能受，即微苦微咸之味，亦不能受。略有不投，则入口便吐，终无益也。

中毒呕吐治法

张景岳曰：中毒呕吐，当察其所中何物。如中热毒而吐者，宜解以苦寒；中阴寒之毒而吐者，宜解以温热。若因吐泻而脾胃致虚者，非大加温补不可。

呕吐不宜升提脾虚不宜消导之法

方谷曰：近见医家多以藿香正气散见霍乱门为止呕妙药，然服反多吐，何也？盖此方兼有表药，表则升提其气，气升则吐必复作矣。又见医家遇伤食呕吐，多用消导，每以山楂、神曲、麦芽并行，殊不知呕吐者多属虚寒，法宜温散，则存中而且守，自无再吐之患，今反以消导之药伤之，不使脾虚者愈虚乎？又汪讱庵曰：人但知陈皮、生姜能止呕，不知亦有发呕之时，以其性上升，如胃热者，非所宜也，藿香亦然。

呕吐宜节饮食之法

陈飞霞曰：呕吐者，阳明胃气下行则顺，若逆而上行，故作呕吐。凡小儿呕吐，有寒、有热、有伤食，更有寒热拒痛之证，又有虫痛而吐者，先宜节其饮食，相证施治。

呕吐不宜急投汤药之法

凡呕吐不纳药食者，最难治。药入即吐，安能有功？又切不可强灌，胃口愈吐愈翻，万不能止。余之治此颇多。先将姜汤和土，作二泥丸，塞其两鼻，使不闻药气，然后用对证之药煎好，斟出澄清，冷热得中，只服一口，即停之半时之久，再服一口，又停良久，服二口，又停少顷，则胃口已安，任服不吐矣。

呕吐不宜茶水之法

小儿呕吐多渴，不可与之茶水，水入复吐，终不能止，必强忍一二时久而后，以米汤与之，吐自止矣。

止小儿吐乳之法

小儿咳嗽，必待其嗽定，方可与乳，若嗽未定，以乳哺之，其气必逆，乳不消而为痰，痰气壅塞，嗽不得转而吐乳也。

凡溢乳者，因乳食无度，脾胃娇嫩，不能运化，此满则溢也。宜节其乳则吐自止。呃乳者，时时吐乳而不多，似吐非吐，皆胃虚所致也。

中虚谷气少治案《医宗必读》

兵尊高元圃，久患呕吐，阅医颇众，病竟不减。余诊之曰：气口大而软，此谷气少而药气多也，且多犯辛剂，可以治表实，不可以治中虚；可以理气壅，不可以理气弱。投以熟半夏五钱，人参三钱，陈仓米一两，白蜜五匙，甘澜水煎服，二剂减，十剂安。

胃热呕吐治案《景岳全书》

金宅少妇，宦门女也，素任性，每多胸胁痛及呕吐等证，随调随愈。后于秋尽时呕吐更甚，病及两日，至厥脱不省，汤饮诸药入口即吐，无策可施。余因诊之，见其脉乱数甚，而且烦热躁扰，不能名状，意非阳明之火，何以急遽若此。乃以冷水半盏与饮，惟此不吐，因以太清饮见后投之，及药下咽，即酣睡半日，不复呕矣，然后以滋阴轻清等剂调理而愈。故凡见呕证，其有声势勇猛，脉见洪数，证多烦热者，皆以此法愈之，不得概以为胃寒也。

吐蛔成团治案《景岳全书》

胡宅小儿甫三岁，偶因饮食不调，延幼科诊治，所用无非清火化滞等剂，因而更损胃气，反致呕吐清利，遂致吐蛔。初只数条，渐至数十条，细如灯草，甚至成团而出，早晚不绝，所下者亦如之，羸困至极。求治于余，乃与温胃饮见后三剂，其虫朝夕不止，其多如故。再用前药倍加人参、附子，二三剂而呕渐稀，泻亦随止。仍以理阴煎见调经、温胃饮出入间用，调理月余，遂痊。大凡逐虫之药，无有不伤胃气，设使胃气再伤，非惟不能逐虫，其人必无生理。故保生之权，全在知本，但使脾胃日强，则拔去生虫之源，尚何虫泻之足虑哉。

呕吐门方

生姜半夏汤《金匮》　治病人胸中似喘不喘，似呕不呕，似哕不哕，彻心中愦愦然无奈者。

半夏半升　生姜取汁一斤

先煮半夏，纳姜汁再煎，小冷，分四服，呕停止后服。〔批〕此方通治呕吐有声有物。

孙真人曰：呕家多服生姜，乃呕吐之圣药也，气逆者必散之，故以为主；半夏体滑性燥，行水利痰。

小半夏汤《金匮》　治诸呕吐，谷不得下，及支饮呕吐不渴者。方见痰饮门。

呕而渴者，大枇杷叶取汁饮之。

《金匮》云：先呕却渴为欲解，先渴却呕为水停心下，此属饮家。呕家本渴，今反不渴者，以心下有支饮故也。［按］呕吐津液去，必渴，不可因渴而遽以为热。

沈明宗曰：此痰饮多而致呕之方也。外邪内入而呕，必自饮食稍进，此痰饮多而外邪少，拒格胸胃之间，气逆而谷不得入，故用生姜散邪，半夏消痰饮而止呕逆。

小半夏加茯苓汤《金匮》 治卒呕吐，心下痞，膈间①有水，眩悸者。方见痰饮门。

卒呕吐，水气上逆也，心下痞，水停膈间也。半夏、生姜，停水气而散逆气，能止呕吐；茯苓宁心气而泄肾邪，能利小便。火因水而下行，则眩悸止而痞消矣。

小柴胡汤《金匮》 治呕而发热者。

柴胡半斤　黄芩　人参　甘草　生姜各三两　半夏半斤　大枣十二枚

水煮，去滓再煎，温服。

李彣曰：伤寒发热者为表证，然邪欲侵里，里气拒而不纳，则逆而作呕，此半表半里证也，故以小柴胡和解之。

四逆汤 《金匮》云：呕而脉弱，小便复利，身有微热见厥者，难治，此汤主之。

附子一枚，生用　干姜一两五钱　甘草二两，炙

水煮，去滓，分温再服。

《金鉴》云：呕而脉弱，正气虚也。小便复利，中寒盛也。身微热而复见厥，此为寒盛格热于外，非呕而发热可用小柴胡者比。故以生附壮火回阳，干姜温胃治呕，甘草安中，调上下以治内外也。

茱萸汤《金匮》 治呕而胸满。

吴茱萸一升　人参三两　生姜六两　大枣十二枚

水煎服。

徐彬曰：胸乃阳位，呕为阴邪，此胸中之阳气足以御之则不呕，呕亦胸中无恙也。乃呕而胸满，是胸虚邪客，不但胃不和矣。虚邪属阴，故以茱萸之辛温、善驱浊阴者为君，人参补虚为佐，而以姜、枣宣发上焦之正气也。

半夏泻心汤《金匮》 治呕而肠鸣，心下痞者。

半夏半升，洗　干姜　人参各三两　黄连一两　甘草三两，炙

---

① 膈间：原脱，据《金匮要略·痰饮咳嗽病脉证并治第十二》补。

大枣十二枚

水煮，温服。

程林曰：呕而心下痞者，此邪热乘虚客于心下，故用芩、连泻热除痞；干姜、半夏散逆止呕。经曰：脾胃虚则肠鸣。又曰：中气不足则肠为之苦鸣。参、甘、大枣，用以补虚而和肠胃。

半夏干①姜散《金匮》　治干呕吐逆，吐涎沫。

半夏　干姜

等分，杵为散，浆水煎，顿服。

《金鉴》云：呕吐酸苦，胃中热也；呕吐涎沫，胃中寒也。主以半夏、干姜，温中止呕也。

黄芩加半夏生姜汤《金匮》　治干呕而兼痢者。

黄芩三两　甘草二两，炙　芍药二两　半夏半升　生姜三两　大枣十二枚

水煎，温服。此方亦治胆腑发咳，呕苦水如胆汁。

魏荔彤曰：此呕为热逆之呕，痢为挟热之痢。

大黄甘草汤《金匮》　治食已即吐及吐水。

大黄四两　甘草一两

水煎，温服。此方应加姜汁少许引。

《准绳》曰：仲景云，病人欲呕者，不可下。又用大黄甘草汤治食已即吐，何也？曰：欲呕者，其病在上，因而越之可也，而逆之使下，则必抑塞溃乱而益甚。若已吐不止，有升无降，则当逆而折之，引令下行，无速于大黄者矣，故不禁也。《兵法》曰：避其锐，击其惰。此之谓也。丹溪泥之曰：凡呕吐不可下固矣夫。

半夏生姜大黄汤《金匮》　治朝食暮吐，暮食朝吐，小便清利，大便秘而不通，脉大而迟。

半夏　大黄各一两　生姜一两五钱

水煎，分温再服。此下焦吐。

邪在下脘之阴，则血滞谷不消，变而成吐，世谓之反胃。宜

---

① 干：原作"生"。据底本目录改。

通其闭塞，温其寒气，大便渐通，复以中焦药和之，不令大府秘结而自愈。

文蛤汤《金匮》　治吐后，渴欲得水而贪饮，兼微风，脉紧头痛。

文蛤五两　麻黄　甘草　生姜各三两　石膏五两　杏仁五十个
大枣十二枚

水煮，温服，汗出即愈。

李彣曰：此即大青龙汤去桂枝，乃发汗之剂，使水饮从毛窍中泄出，以散水饮于外。经云：开鬼门，洁净府。一方而两得之。以内有麻黄、生姜等表药，故兼主微风，脉紧头痛。

橘皮汤《金匮》　治干呕哕，手足厥者。

橘皮四两　生姜半斤

水煮，温服，下咽即愈。〔批〕一名生姜橘皮汤。

李彣曰：干呕哕，则气逆于胸膈，而不行于四末，故手足为之厥。橘皮能降逆气，生姜呕家圣药，小剂以和之也。

《本事方》用枳壳五钱，木香二钱五分，细末，每一钱白汤下。孙兆方用陈皮二两去白，水煎通口服，或加枳壳一两，此皆破气之剂，气逆者宜之。气逆而虚者，宜橘皮竹茹汤见呃逆。

茯苓饮　治心胸中有停痰宿水，自吐出水后，心胸间虚，气满不能食。

人参　白术　茯苓各三钱　枳实二钱　陈皮五分　生姜四钱

水煎，日三服。

橘皮半夏汤《元戎》　治食已则吐，谓之呕吐。

陈皮去白　半夏炮，各二两　生姜一两五钱

水煎，分三服。

桔梗汤洁古　治上焦气热，食已暴吐，渴欲饮水，大便燥结，气上冲胸而痛，脉浮而洪。〔批〕此上焦气热暴吐，宜先降气和中。

桔梗　白术各一两五钱　半夏二两　陈皮去白　枳实炒　白茯苓
厚朴姜制，各一两

为粗末，每一两煎，调木香、槟榔各二钱，为细末，隔夜空心调服之。三服后，气渐平，然后去木香，加白芍炒，一两，黄芪炙，一两五钱，煎服，病愈则止。如大便燥结，食不尽下，以小承气汤微下之，少利为度，再服前药补之。如大便仍微结，又以小承气汤微利之。

桔梗苦辛上浮，泻热散寒；白术苦温补脾，和中止呕；半夏辛温性燥，和胃下逆；陈皮调中快膈；枳实行气消食；茯苓入肺，泻热而止咳逆，入胃，清火而除呕哕；厚朴平胃调中，能止反胃呕逆也。

紫沉丸洁古　治中焦吐食，或先痛而后吐，或先吐而后痛，脉浮而弦。〔批〕此由食积与寒气相格，故吐而疼，宜去其积，和其气。

砂仁　半夏曲各三钱　乌梅去核　丁香　槟榔各二钱　沉香　杏仁各一钱　巴豆霜五分　白术一钱　白蔻仁五分　木香一钱　陈皮五钱

为细末，入巴豆霜，醋糊丸，黍米大，每五十丸，食后姜汤下。

砂仁和胃调中，半夏曲下逆止呕；乌梅酸收，能除吐逆反胃；丁香辛温，能治胃冷呕哕；槟榔破滞消食，沉香理气调中；杏仁润燥消积，通大肠气秘；巴霜开窍宣滞，去脏腑沉寒；白术补脾和中；白蔻温脾暖胃，并能定痛止呕；木香疏肝和脾，陈皮快膈，并治呕逆反胃。

藿香安胃散东垣　治胃寒腹痛呕吐。

藿香一钱半　丁香　人参各二钱　橘红五钱

为末，每二钱，加姜三片煎。

寒甚加茱萸、草蔻仁、半夏、干姜，不效，用附子理中汤加木香，并冷服。寒遇冷则相入，庶不吐出。

香砂六君子汤　治过食寒凉，食少作呕；或中气虚滞，恶心胀满。

人参　白术　茯苓　炙草　法半　陈皮　砂仁　藿香

加姜，煎服。

丁香理中汤　治中脘停寒，喜食辛物，入口即吐哕。

人参　白术炒　黑姜　炙草　丁香

水煎，温服。

红豆丸 罗谦甫云：诸药不效者，用此即效。

丁香　胡椒　砂仁　红豆各二十一粒

姜汁糊丸，皂角子大。每服一丸，以大枣一枚，去核填药，面裹煨熟①，去面细嚼，白汤下，空心，日三服。

葛根竹茹汤丹溪　治胃热呕吐。

葛根三钱　半夏姜制，二钱　甘草一钱　竹茹一丸

姜、枣煎，并用芦根汁。

黄连石膏汤　治实火呕吐。

川连酒炒　石膏煨　竹茹

加灶心土，煎。

胃关散　治呕吐神倦，胃不纳食，四肢无力。

熟附子　炮姜　肉桂　花椒去目　藿香　砂仁

水煎，热服。

橘皮干姜汤　治恶心呕哕。

人参　干姜　肉桂　陈皮　通草　甘草

水煎服。

芦根汤《千金》　治病后呕哕不下食。

芦根一升　竹茹一升　生姜二两　粳米一合

煎服。

汪讱庵曰：芦根甘寒，降伏火，利小水；竹茹甘寒，除胃热，清燥金；生姜辛温，祛寒饮，散逆气。三者皆能和胃，胃和则呕止。加粳米者，亦借以调中州也。

新法半夏汤《局方》　治伏痰呕逆，遇冷即发，俗谓之冷痃。

大半夏四两，汤洗七次，切作两片，白矾末一两，沸汤浸一昼夜，洗，晒干，一片切作两片，姜汁浸一昼夜，隔汤炖②，干为末，姜汁拌成饼，炙黄用　砂仁研　神曲炒　草果仁各一两　丁香　白蔻仁各五钱　甘草二

---

① 熟：原作"热"，据《证治准绳·类方·呕吐》改。

② 炖：原作"顿"，据《证治准绳·类方·呕吐》改。

两，半生半炙

为细末，每服二钱，先用姜汁调成膏，入炒，盐汤点服。

茯苓半夏汤东垣　治胃气虚弱，身重有痰，恶心欲吐。

神曲炒，三钱　麦芽炒，五钱　橘皮二钱　天麻一钱五分　白术　茯苓　半夏各一两

每五钱，姜三片煎。

一味苍术丸　治呕吐清水。

苍术泔浸，漂，炒

为末糊丸。此属湿病，故用苍术，九蒸九晒为丸。

二术二陈汤　治一切呕吐清水如注。

苍术土炒　白术炒　陈皮　法半　茯苓　甘草炙

加姜、枣煎。

茱连丸丹溪　治湿热吐酸。

黄连陈壁土炒，二两　黄芩陈壁土炒，一两　陈皮　苍术米泔水浸，焙　吴茱萸煮少时，浸半日，晒干，各一两

共为末，神曲糊丸，食后津咽下。或加桔梗、茯苓各一两。

赤石脂散《千金》　治痰饮水吐无时者。

赤石脂捣筛

服方寸匙，酒调，稍加至三匙，服尽一斤，终身不复吐痰水，又不下痢。

麦门冬汤《三因》　治漏气，此因上焦伤风，腠理闭，经气失道，邪气内着，身背热，肘臂牵痛。

麦冬去心　芦根生用　竹茹　白术各五钱　炙草　茯苓各二两　人参　陈皮　玉竹各三两

每服四钱，姜五片，陈米一撮煎。

人参汤《三因》　治下焦实热，大小便不通，气逆不续，呕逆不止，名曰走哺。

人参　黄芩　知母　玉竹　茯苓各三钱　芦根　竹茹　白术　栀仁　陈皮各五钱　石膏煅，五钱

每四钱煎。

参香散　治小儿胃虚作吐，诸药不止。

人参　沉香末　丁香研　藿梗　木香

为末，木瓜汤下。

藿连汤　治小儿热吐不止。

黄连姜汁炒　厚朴姜汁炒　藿叶

加姜、枣煎服。

灵砂丹《局方》　治上盛下虚，痰盛吐逆。

水银一斤　硫黄四两

二味于新铫内炒成砂子，入水火鼎煅炼为末，糯米糊丸，麻子大。每服三丸，空心枣汤、米饮、人参汤任下。忌猪羊血、菜豆。

此丹最能镇坠，升降阴阳，调和五脏，补养元气。呕吐诸药不效，当借此镇坠之药，以坠其逆气。俟药可进，则以顺气导痰之药继之。〔批〕烧针丸，黄丹及朱砂、白矾，等分，煅过为末，黑枣肉捣丸，如黄豆大。每服三四丸，临用时，以针挑于灯上烧过，研烂，滚米泔水送下，以治胸膈呕吐不止。

升灵砂丹

水银一两　硫黄六钱

细研，炒作青砂头，如有焰起，喷醋解之，后入水火既济炉升之，如束针纹者，成矣。已成者，名曰灵砂；未升者，谓之青金丹头。

太清饮　治胃火烦热，发斑呕吐。

知母　石斛　木通各一钱五分　生石膏七钱

水煎，温服或冷服。

温胃饮景岳　治中寒呕吐，吞酸泄泻，不思饮食，及妇人脏寒呕恶，胎气不安等证。

人参　白术炒　扁豆　陈皮　干姜炒焦　炙草　当归滑泄者不用

水煎，温服。

甘草干姜汤仲景　治少阴伤寒，小便色白，吐逆而渴，动气因下反剧，身虽有热反倦，及肺痿吐涎沫而不咳，口不渴，小便数，遗尿，肺中冷，上虚不能制下，眩晕多涎唾等证。

甘草四两　干姜炮，二两

水煮，去渣，温服。

杨仁斋曰：治男女诸虚，出血胃寒，不能引气归元，无以收约其血者。

简便方五条①

呕吐不受汤药，用伏龙肝为细末，每服三钱，米饮下。以其得火土相成之气，故能燥湿治吐逆也。

治吐逆如神。食盐煨三分，蜜三钱，炒米一撮，共煎服。

呕吐黄水，吞酸气痛。用炒盐一撮，豆豉一撮，炒米半盏，吴茱五分，煎服。

热吐格拒不入，用理中汤调六一散，冷服。夏月多有此证。

寒吐格拒，以理中汤一剂，入公猪胆汁，童便少许，将药润湿，炒熟，煎服即止。

吞酸吐酸门

吐酸属寒论

东垣论吐酸曰：《内经》言，诸呕吐酸，皆属于热。此上焦受外来客邪也，胃气不受外邪，故呕。仲景以生姜、半夏治之，以杂病论之。呕吐酸水者，甚则酸水浸其心，其次则呕出酸水，令上下酸涩不能相对，以大辛热药疗之，必减酸味者，收气也。西方肺金旺也，寒水乃金之子，子能令母实，故用大咸热之剂泻其子，以辛热为之佐而泻肺之实。《病机》作热攻之，误矣。盖杂病醋心，浊气不降，欲为中满，寒药岂能治之乎？张景岳谓此论最为得理。

吐酸属热论

河间曰：《内经》以为热，东垣独以为寒，诚一偏之见也。酸

---

① 五条：原脱，据底本目录补。

者，肝木之味也，由火盛制金，不能平木，则肝木自甚，故为酸也。是以肝热则口酸也，如饮食热则易酸矣。戴元礼曰：如谷肉在器，湿热则易于为酸也。

吐酸有寒有热论

丹溪曰：湿热在胃上口，饮食入胃，被湿热郁遏，其食不得传化，故作酸也。吐酸与吞酸不同。吐酸吐出酸水如醋，平时津液随上升之气郁积，久则湿中生热，故随木化，遂作酸味，非热而何？有郁久伏于肠胃之间，咯不上，咽不下，肌表得风寒，则内热愈郁，而酸味刺心，肌表温暖，腠理开发，或得香热汤丸，津液得行，亦可暂解，非寒而何？《病机》言热，言其本也；东垣言寒，言其末也。余尝治吞酸，用黄连以吴茱制炒，随时令迭为佐使，苍术、茯苓为辅，汤浸蒸饼为丸，仍教粝食菜果为养，则病易安。汪讱庵曰：丹溪此论，亦未尽畅，总之此证有寒有热，不可执一。〔批〕按：吞酸吐酸，寒热皆有。如脾胃虚寒，停滞作酸，当从东垣补养脾胃，以治其本；如郁火成热，湿从火化作酸，当从丹溪清热理气，以治其末。

吞酸吐酸病分上中下三脘论

张景岳曰：吞酸、吐酸，证有三种。凡喉间嗳噫，即有酸水，如酸浸心，嘈杂不堪者，是名吞酸，即俗所谓作酸也，此病在上脘最高之处，不是见酸而泛泛不宁者是也。其次则不与吞酸相似，不在上脘，而在中焦胃脘之间，时多呕恶，所吐皆酸，即名吐酸，而濡滞不行者是也。又其次者，则本无吞酸、吐酸等证，惟或偶因呕吐所出，或酸或苦，及诸不堪之味，此皆肠胃中痰饮积聚所化，气味每有浊恶如此，此又在中脘之下者也。其在上中二脘者，无非脾胃虚寒，不能运化之病，治此宜温；其在下脘者，则寒热俱有，当因证以治其吐，吐止，酸自无矣。

吞酸寒热食积停饮火郁证治

吞酸吐酸，病在肝也。挟热者，咽醋丸见后加生姜、竹茹、炒栀仁；挟寒者，咽醋丸加白术、白蔻仁、木香、沉香、干姜。食积停饮，痞满吐酸，保和丸见饮食。膈间停饮，积久必吐酸水，神术丸《本事方》，见痰饮。五饮吞酸，倍术丸见痰门。火郁吞酸，宜左金丸见胁痛门。

东垣丹溪治吐酸法 附景岳

东垣治脾气虚，饮食不能输化，浊气不能下降者，用六君子汤见脾胃门补养脾胃为主，少佐越鞠丸见郁门以清中。又治脾胃虚弱，不能进食，呕吐吞酸者，用藿香安胃散见呕吐门。丹溪治吞酸及自利，湿热滞气者，用六一散七两，吴茱二两〔批〕名参萸丸煮过，湿热盛者，用为向导。又治吐酸，用二陈汤见痰门加栀子、姜炒黄连、苍白术，少加吴茱以为反佐。景岳曰：吴茱性热，最能暖中下二焦，其味辛苦，最能胜酸涩之味，此实正治，非反佐也。又曰：余尝治水泛为饮，觉自脐下上冲，而吐水不竭，以理阴煎见后治之，其效如神。

留饮吐酸治案

一田父，病因留饮，呕酸水十余年，药饵、针灸俱不效。张戴人以苦剂投之，吐涎如胶，二三次，谈笑而愈。

酸块上筑治案

一人因心痛服热药过多，涌出酸苦黑水，如烂木耳汁者。心痛既愈，仍频作酸块，痞自胸筑上咽喉，甚恶，取炒黄连煎浓汁，常服一二匙，自安。

吞酸吐酸门方

平肝顺气保中丸 治脾胃伏火，郁积生痰，呕吐吞酸，嘈杂。

白术土炒，四两 香附童便浸三日，炒，三两 陈皮二两五钱 川芎 枳实 黄连姜制 神曲炒 山楂肉炒，各二两 半夏一两五钱，姜制 栀子姜汁炒 萝白子炒 茯苓 吴茱 干生姜各一两 麦芽炒，七钱 青皮香油炒，六钱 砂仁炒 甘草炙，各四钱 木香三钱

竹沥打神曲糊丸。此治吐酸、吞酸、嘈杂、噫气之通剂也，

常服健脾开胃，除痰消滞。

八味平胃散《三因》 治每晨吐清酸水数口，日间无事，亦有膈间常如酸折者。

厚朴去皮，醋炒 升麻 射干米泔浸〔批〕射干能消心脾老血，行太阴、厥阴积痰 茯苓各一两五钱 大黄酒蒸 枳实麸炒 甘草炙，各四两 白芍五钱

姜煎，空心服。

丁香半夏丸《局方》 治胃寒呕吐吞酸。

丁香 红豆炒 法半 白术炒 陈皮

共为末，姜汁糊丸，姜汤下。

丁香茯苓汤杨氏 治脾胃虚寒，宿食留滞，呕吐涎沫，或呕酸水。

法半 陈皮 茯苓 丁香 附子 肉桂 砂仁 炮姜 木香

加姜、枣煎服。

干姜丸 治酒癖停饮，呕吐酸水。

干姜 枳壳 橘红 葛根 前胡各五钱 白术 半夏各一两 吴茱萸 甘草各二钱五分

蜜丸，每三钱，米饮下。

四味茱连丸 治痰火挟瘀吞酸。

半夏一两半 陈皮五钱 吴茱一钱 桃仁二十四粒 黄连一两

为末，神曲糊丸。

咽醋丸 治吞酸吐酸。

黄连 吴茱 陈皮 苍术 黄芩酒炒

为末，神曲糊丸。

半夏南星白附丸 治风痰眩冒头痛，恶心，吐酸水。

半夏 南星 白附

三味生用，等分为末，滴水丸，以生面为衣，阴干，姜汤下。

理阴煎 治真阴虚弱，胀满呕哕，痰饮恶心，吐泻腹痛，妇人经迟血滞。

熟地三五七钱或一二两 当归二三钱或五七钱 炙甘草一二钱 干

姜炒黄色，一二三钱

或加肉桂一二钱，水二钟，煎七八分，热服。

嘈杂门

总　论

《准绳》曰：嘈杂与吞酸一类，皆由肺受火伤，不能平木，木挟相火乘脾，而脾中冲和之气索矣。谷之精微不行，浊液攒聚，为痰为饮，其痰亦或从木火之威而化酸，肝木摇动中土，扰扰不宁，而为嘈杂如饥状。每求食以自救，苟得少食，则嘈杂亦少止，止而复作，盖土虚不禁木所摇。治法必当补土伐木，治痰饮若不以补土为君，务攻其邪，久久必变为反胃、为泻、为痞、为眩运等病矣。

痰嘈火嘈脾气虚寒证治

张景岳曰：嘈杂一证，或作或止，似饥非饥，似痛非痛，胸中懊恼，莫可名状，有火嘈，有痰嘈，有酸水浸心而嘈。大抵食已即饥，虽食不饱者，火也，宜兼清火；痰多气滞，不喜食者，痰也，宜兼化痰；酸水浸心而嘈者，戚戚膨膨，食少无味，此脾气虚寒，水谷不化也，宜温胃健脾。

诸嘈杂证治

《汇参》云：嘈杂，脉洪大者，多火，宜二陈汤见痰门加姜汁、炒山栀、黄连；脉滑大者，多痰，宜二陈汤加南星、栝楼仁、黄芩、黄连、栀子；肥人嘈杂，二陈汤少加川芎、苍术、白术、炒栀子；脉弦细，身倦怠者，六君子汤见脾胃加川芎、白术、姜汁、炒栀子；服消克药过多，饥不能食，精神渐减，四君子加白芍、陈皮、姜汁、炒黄连。

嘈杂门方

和中汤　治虚火嘈杂。

人参　白术　茯苓　陈皮　半夏　甘草　黄连姜炒　大枣

加粳米一撮，煎服。

三圣丸 治嘈杂神效。

白术四两，炒 橘皮一两，炒 黄连五钱，炒

共为末，神曲糊丸，姜汤下。

术连丸 治嘈杂。

白术四两，土炒 黄连一两，姜汁炒

共为末，神曲糊丸，姜汤下。

软石膏丸 治嘈杂嗳气。

石膏煅 法半 南星制 香附子炒 栀子仁炒

等分，为末，米粥丸，姜汤下。一方无栀仁。

安嘈汤 治痰因火动，嘈杂不宁。

栀仁 川连炒 苍术 陈皮 法半 香附 甘草

水煎服。若久不愈，宜加当归、山药以养血，自无不效。

导饮丸丹溪 治水饮心下嘈杂。

吴茱萸三钱 茯苓一两 黄连五钱 苍术一两 独活七钱

为末，神曲糊丸。

交泰丸 治胸中痞满嘈杂，大便稀则胸中颇快，大便坚则胸中痞闷难安，不思饮食。

黄连二两，姜汁浸，黄土炒 枳实一两，麸炒 白术二两，土炒 吴茱二两，泡，微炒 归尾一两三钱，酒洗 大黄四两，用当归、红花、吴茱、干漆各一两煎，水浸大黄一昼夜，切碎，晒干，仍以酒九蒸九晒用

姜汁打神曲糊丸，不拘时，白汤下。

当归补血汤 治思虑伤心血虚，五更心嘈。

白芍 当归 生地 熟地 白术 茯苓 麦冬去心 栀子炒 陈皮 人参 甘草

米百粒，枣二枚，梅一枚，生姜三片，煎服。

瘴病门

瘴气论

张景岳曰：瘴毒，惟东南之域乃有之。盖岭南地气卑湿，雾

多风少。且冬时常暖，则阴中之阳气不固；夏时反凉，则阳中之阴邪易伤。故人有不知保重，而纵欲多劳者，极易犯之，以致发热头痛，呕吐腹胀等证，重者即伤寒，轻者即疟疾，第在岭南通谓之瘴耳。然阳气外浮之乡，必内多真寒，而外多假热；阴阳不固之人，虽外有表邪，而内必多虚，此岭南瘴疫之大概也。

瘴病门方

太无神术散① 治感山岚瘴气，憎寒壮热，一身尽痛，头面肿大，瘴疟时毒。

苍术泔浸 厚朴姜汁炒，各一钱 陈皮去白，二钱 炙草 藿香石菖蒲各钱五分

水煎服。一方有砂仁、无菖蒲，见泄泻。

陈钟龄曰：此方能治时行不正之气，发热头痛，伤食停饮，胸满腹痛，呕吐泻痢；并能解秽祛邪，山岚瘴气，鬼疟尸疰，中食中恶诸证，其效甚速。

不换金正气散陈氏 治感冒风寒，或伤生冷，或瘴疟，或疫疠。

苍术漂，炒 厚朴姜汁炒 陈皮 炙草 半夏 藿香 人参木香纸裹煨 白苓

加姜、枣煎服。一方无人参、木香、白苓，亦名不换金正气散。治胃寒呕吐，山岚瘴气，疟痢等证。

保和汤 治中染瘴气，发热呕吐，腹满不食。

厚朴姜炒 半夏 大腹皮黑豆水洗 橘红 柴胡 枳壳 甘草

煨姜水煎，温服。

人参养胃汤《局方》 治外感风寒，内伤饮食，寒热头疼，身体拘急，山岚瘴气，痰痢疟疾等证。

半夏 厚朴 陈皮 藿香 草果 人参 茯苓 苍术 炙草

加姜、乌梅煎服。

---

① 散：原作"丸"，据底本目录改。

和解散　治瘴病初作，胸腹满闷，头眩发热。

厚朴　陈皮　甘草炒　藁本　桔梗　苍术漂

共为末，加姜、枣煎服。

槟榔煎　治山岚瘴气，寒热呕吐，腹满不思饮食。

槟榔　苍术　厚朴　陈皮　甘草　草果　煨姜

加姜三片煎，热服。

屠苏酒　辟山岚瘴气瘟疫等证。

麻黄　川椒去闭口者　细辛　防风　苍术　干姜　肉桂去粗皮
桔梗

共为粗末，袋盛，浸酒中三日，空心服一二杯。冒露远行，辟诸邪气，但不宜饮醉。

二味沉附汤　治瘴疾，上热下寒，腿足寒厥者。

沉香磨汁　附子泡，各三钱

生姜三片煎，入沉香汁冷服。

冷汤　治瘴毒内寒外热，咽嗌间躁①烦不解。

人参五钱　大附子一钱　炙草三寸　淡竹叶十四片　大枣五枚

水煎，温服或冷服。甚者倍人参、附子，不可拘此常数。

福建香茶饼　能辟一切瘴气、时疫、秽气，不时噙口中，邪气不入。

沉香　白檀香各一两　儿茶二两　粉草五钱　麝香五分　冰片
三分

共为细末，糯米调饮汤为丸，黍大，噙化。

呃逆门

总　论

《准绳》云：呃逆，即《内经》所谓哕也。按经云，哕以草刺鼻，嚏，嚏而已；无息而疾迎引之，立已；大惊之亦可已。详此三法，正治呃逆之法。赵以德曰：《内经》以哕与咳逆为两证，哕

---

① 躁：原作"燥"，据《景岳全书·宙集·古方八阵》改。

是胃病，咳逆为肺病，谓胃气逆为哕。又谓谷入于胃，胃气上注于肺，因有。故寒气与新谷气，俱还入于胃，新故相乱，真邪相攻，气并相逆，复出于胃，故为哕。仲景言哕，皆在阳明证中。丹溪亦谓，呃逆，气逆也，气自脐下直冲，上出于口而作声之名也。经曰：诸逆冲上，皆属于火。东垣谓是阴火上冲，而吸之气不得入胃，脉反逆，由阴中伏阳而作也，从四时用药法治，古方悉以胃弱言之，而不及火。人之阴气，因胃为养，胃土伤损，阴为火所乘，不得内守，木挟相火乘之，故直冲清道而上。言胃弱者，阴弱也，虚之甚也。病人见此，似为危证，然亦有实者，不可不知。

呃在中焦下焦辨

呃在中焦，谷气不运，其声短小，得食即发；呃在下焦，真气不足，其声长大，不食亦然。

呕哕呃逆辨

呕哕之声，从胃里出口；呃逆之声，气从脐下来，自冲脉出口作声也。

呃逆之证

汪讱庵曰：呃逆，有痰阻气滞，食塞不得升降者；有伤寒汗吐下后，中气大虚者；有阳明内热失下者；有痢疾大下，胃虚而阴火上冲者。

仲景云：湿家下之太早则哕。阳明病不能食，攻其热必哕。皆因下后，胃气虚而哕者也。陈无择云：凡吐痢后，多作哕。此由胃中虚，膈上热，故哕，或至八九声相连。若伤寒久病得此甚恶，《内经》所谓坏病者是也。

呃逆皆本于气

张景岳曰：有伤寒之呃逆，有杂证之呃逆，各有寒热虚实之分。然呃必本于气，气逆于下则直冲于上，无气则无呃，无阳亦无呃也。呃之大要有三：一曰寒呃，可温可散，寒去则气自舒；

一〇二三

二曰热呃，可降可清，火静而气自平；三曰虚脱之呃，此诚危证，最为难治。

相火上冲呃逆证治

朱丹溪曰：人之阴气，因胃为养，土败则木挟相火，直冲而上作呃逆。古人以为胃寒，用丁香、柿蒂，不能清痰利气，惟助火而已，宜参术煎汤下大补阴丸见劳损。

暴怒气上呃逆用参芦探吐证治

暴怒气上，肝主怒，肺主气。经曰：怒则气逆。肝木乘火侮肺，故呃大作，举身跳动，神昏不知人。丹溪用人参芦二两煎汤，饮大碗，探吐之。参芦善吐，痰尽则气降而火息，金气得位，胃气将和而解矣。

无病偶然呃逆证治

无病偶然致呃，此缘气逆而生。重者或经一二日，宜小半夏茯苓汤见呕门合枳实半夏汤二味等分，或煎汤泡莱菔子，研取汁，调木香调气散见气门热服。逆气用之最佳。

气虚肾虚呃逆证治

洪玉友曰：一男子常患呃逆，声低懒言。余朝用补中益气汤见劳倦门加沉香，以升清降浊，暮用六味地黄丸见劳损门加五味子，引气归原，各数剂而愈。又肾虚呃逆，不能摄冲脉之气归原者，宜都气汤见咳嗽门加牛膝。

胃寒水寒阳虚厥逆呃逆证治

吐痢后，胃虚寒者，理中汤见中寒门加附子、丁香、柿蒂，或丁香柿蒂汤见后。水寒相搏者，表未解，内有水气也，宜小青龙汤见痰饮，寒甚加附子温经散寒。阳气虚寒，自汗恶寒，或手足厥冷、大便自痢，或脐腹疼痛、呃逆不食、汗后发痉等证，宜参附汤见劳损门，用半夏、生姜煎，热服；或用丁香、柿蒂切碎煎；或理中汤加枳实、茯苓、半夏，不效，再加丁香。若胃中寒甚、呃逆不止，以附子粳米汤见腹痛门增炒川椒、丁香，每服各二三十粒，效。

补中分寒热之法

刘宗厚曰：呃逆一证，有虚有实，有火有痰，有水气，不可专作寒论。汗吐下后与泻痢日久，及大病后、妇人产后有此者，皆脾胃气血大虚之故也。大抵治法，虚则补之，虚中须分寒热。如因汗吐下后，误服寒凉过多，当以温补之；如脾胃阴虚，火逆上冲，当以平补之；挟热者，凉而补之；若夫实者，为伤寒失下，地道不通，因而呃逆，当以寒下之；如痰饮停蓄，或暴怒气逆痰厥，此等必形气俱实，别无恶候，皆随其邪之所在，涌之泄之，清之利之也。戴复庵云：热呃惟伤寒有之，其他病呃皆属寒。

阳火宜清降阴火宜温养之法

《玉机微义》曰：呃逆本由阴气已虚，阳火暴甚，直冲而上出于胃，入于肺而作声。东垣用凉药者，所以泄热降火也。若阴证呃逆，以阴气先消，阳火亦竭，浮于胸中，亦欲散也。故不用寒药，而反以温药养胃，留其阳气，胃中一和，阳生则阴长之说也。或问，治阳呃者，何以不用知柏？吴鹤皋曰：此少阳虚邪，非实邪也，故用柿蒂、竹茹之味薄者主之。若知柏厚味，则益戕其中气，痞塞不愈甚乎？古人盖深权之矣。

呃逆救阴温中之法

舒驰远曰：打呃一证，有虚寒，有实火。若胃实闭结，阳火上冲而打呃者，真阴立尽之候也其证张目不眠，身轻恶热，法宜急下以救其阴；若脾胃虚寒，健运无权，气不调达而打呃者，其势缓，非死证也其证目瞑倦卧，声低息短，法宜人参、白术、附子、炮姜、甘草、半夏、丁香、白蔻温中散逆。

［按］古人治阴呃，每用桂、附、干姜、吴茱萸、丁香、茴香，多有取效者。治阳呃，多用橘皮、竹茹、柿蒂。

呃逆门方

橘皮竹茹汤《金匮》 治哕逆。

橘皮二斤 竹茹二升 大枣二十枚 生姜半斤 甘草五两 人参

一两

水煮，温服。

尤怡曰：此因胃虚而热乘之则作哕逆。橘皮、生姜，和胃散逆；竹茹除湿热，止哕；人参、甘草、大枣，益虚安中也。

橘皮竹茹汤严氏　治久病虚羸，呕逆不已，亦治吐痢后胃虚呃逆。

橘皮　竹茹　人参　甘草　半夏　麦冬去心　赤茯苓　枇杷叶

加姜、枣煎。

[按]　此本《金匮》方。加麦冬、枇杷叶以清肺，半夏和胃止呕，赤茯苓以降心火。丹溪云：土伤则木挟相火而上冲，故作呃逆。金能平木，肺气清则肝气亦平矣。胃寒去竹茹加丁香，实火者去人参。

丁香柿蒂汤严氏　治久病呃逆，因下寒者。

丁香　柿蒂各二钱　人参一钱

生姜五片同煎。

丁香泄肺温胃而暖肾；生姜去痰开郁而散寒；柿蒂苦涩而降气；人参辅正气，使得展布。火呃亦可用者，盖从治之法也。

时珍曰：当视虚实阴阳，或泄热，或降气，或温或补，或吐或下可也。古方单用柿蒂，取其苦温降气，《济生》加丁香、生姜，取其开郁散痰，盖从治之法，亦有取效者。朱氏但执以寒治热，矫枉之过矣。

丁香柿蒂散《良方》　治胃中虚寒呃逆。

丁香　柿蒂　甘草　良姜　人参　半夏　陈皮　茯苓　生姜

水煎服。

《宝鉴》丁香柿蒂散无人参、甘草、良姜、茯苓、半夏，加青皮，治同。

丁香散《良方》　治心烦呃噫。

丁香　白蔻各五钱　伏龙肝一两

以上三味共为细末，用瓶收贮。每一钱，桃仁、吴茱萸煎汤，调下。

羌活附子散　治呃逆。

羌活　附子　干姜炮　茴香　木香

枣三枚煎。一云：水一盏，盐一捻，煎数十沸，热服立止。此治下元中气两虚，而又外感寒邪者设也，妙在用盐。

姜桂散　治咳逆不止。

肉桂五钱　姜汁三合

水煎服。以大火炙手，摩令背热，时时涂药汁尽妙。此治寒自背入而咳逆者，摩肩法极妙。其曰时时涂药，尽则既服之，外而又以药涂手摩之也。一方加南星、半夏各一两，蒸饼为丸，姜汤下。姜桂丸兼治寒痰脉沉，足寒而逆，痰有黑点而稀。

简便方三条①

呃逆久不愈，连连四五十声者，用生姜捣汁一合，加蜜一匙，温服。

病后呃逆不止，用刀豆子烧存性，白汤下二钱即止。

呃逆，服药不效，用硫黄、乳香等分，酒煎令病人嗅之。一云，用雄黄煎酒嗅之。

噫气门恶心附

总　论

《内经》：以心为噫。又云：心痹者，脉不通，烦则心下鼓，暴上气而喘，嗌干善噫。又二阳一阴发病，主惊骇背痛，善噫善欠，名曰风厥。又《脉解篇》云：太阴所谓上走心为噫者，阴盛而上走于阳明，阳明络属心，故曰上走心为噫也，此乃噫从心出者也。又厥阴在泉，腹胀善噫，得后与气，则快然而衰。又足太阴是动病，腹胀善噫。又寒气客于胃，厥逆从下上散，复出于胃，故为噫。仲景谓上焦受中焦气未和不能消，是故能噫。又云：上焦不归者，噫而酢酸。不归者，不至也。上焦之气不至其

---

① 三条：原脱，据底本目录补。

部，则物不能传化，故噫而吞酸。《准绳》曰：由是观之，噫者，是火土之气郁而不得发，故噫而出。王注解心为噫之义，象火炎上，烟随焰出。如痰闭膈间，中气不得申而嗳者，亦土气内郁也。

噫气脉候

寸口弱而缓。弱者，阳气不足；缓者，胃气有余。噫而吞酸，食卒不下，气填于胸上，寸脉紧寒之实也。寒在上焦，胸中必满而噫。

论嗳气噫气均属气逆之证

《金鉴》云：嗳者，因饱食太急，比时作嗳，转食气也；噫气者，因过食伤食，越时作噫，食臭气也。均属气逆为病。

噫气实滞虚寒证治

张景岳曰：嗳气者，即《内经》所谓噫也。此实脾胃之气滞，起自中焦，而出于上焦。故经曰：上走心为噫也。太饱作嗳者，此系实滞，宜行气化食。食不消化，时多虚闷作嗳者，此系胃气虚寒，治宜温补。

恶心证治

方谷曰：恶心一证，无声无物，心中兀兀，欲吐不吐，欲呕不呕，邪气攻心，如秽上泛。此邪正交争，亦系脾胃邪伤之故。治此宜以和胃为本，用二陈加白术、厚朴之剂。虚加人参，寒加干姜，火加炒连，当无不愈。

代赭旋覆治噫气宜先服四逆理中之法

胃气弱而不和，虚气上逆，故痞硬噫气，宜代赭〔批〕代赭色赤体重，又能养阴血，止反胃旋覆汤见后。《活人》云：有代赭旋覆证，或咳逆气虚者，先服四逆汤见前呕吐；胃寒者，先服理中汤见中寒门，后服此汤为良。周扬俊曰：余每借之以治反胃、噎食、气逆不降者，神效。

噫气门方恶心附

枳壳散《本事》 治心下痞闷作痛，嗳气如败卵。

枳壳 白术各五钱 香附一两 槟榔二钱

为末，米饮调下。

丹溪治宣州人，与此方，证皆除。气上筑胸膈，噫气稍宽，脉之右关弱短，左关左尺长洪大而数，此肝有热，宜泻肝补脾。用青皮一钱、白术二钱五分、木通三分、甘草二分，煎吞保和丸十五粒，见饮食门，**抑青丸**二十粒见胁痛门。

十味保和散 治胃虚气滞作嗳。

人参 白术 茯苓 法半 陈皮 藿香 香附 砂仁 炙草 木香

加姜、枣煎，温服。

加味二陈汤《心法》 治胃有实火，膈有稠痰，故成嗳噫。

半夏 陈皮 茯苓 甘草 香附 栀仁 黄连 苏子炒 前胡 青黛 栝楼

或丸，或煎服。

一方：制南星二钱，半夏三钱，石膏、香附各一钱五分，水煎服。

胃爱散 治中焦气滞，或冷痰上壅，呕吐恶心。

人参 茯苓 白术 炙芪 丁香 炙草 肉蔻煨 干姜炒

每药五七钱，加炒米一两，煎服。

旋覆代赭汤 治伏饮为逆，噫气不除，胃气亏损，心下痞硬，及反胃多痰，气逆并哕者。

旋覆花三两 人参二两 生姜五两 半夏半斤 甘草三两，炙 代赭石一两 大枣十二枚，劈

上水煮，去渣再煎，温服。

喻嘉言曰：旋覆之咸，能软痞硬而下气；代赭之重，能镇心君而止噫。姜、夏之辛，所以散逆；参、甘、大枣之甘，所以补虚。或曰汗吐中虚，肺金失令，肝气乘脾而作上逆，逆气于心，

心病为噫，此方用代赭镇心，亦所以平肝也。无非是究理之论。

又曰：余尝用此方治反胃多痰，气逆并哕者，愈千人矣。

噎膈反胃门

总　论

李士材曰：反胃噎塞，二证皆在膈间受病，故总名为膈。巢氏浪分五噎十膈，支派繁多，惑人滋甚。大抵气血亏损，复因悲思忧恚，使脾胃受伤，血液渐耗，郁气生痰，痰则窒而不通，气则上而不下，妨碍道路，饮可下而食难进，噎塞所由成也。脾胃虚伤，运行失职，不能腐熟水谷，变化精微，食虽入胃，复反而出，反胃所由成也。噎塞之吐，即洁古之上焦吐；反胃之吐，即洁古之下焦吐。王太仆云：食不得入，是有火也；食入反出，是无火也。噎塞大都属热，反胃大都属寒，然亦不可拘也。脉大有力当作热治，脉小无力当作寒医。色之黄白而枯者，为虚寒；色之红赤而泽者，为实热。以脉合证，以色合脉，庶乎无误。审其阴阳，火旺者，养血为亟；脾伤阴盛者，温补为先。忧恚盘礴，火郁闭结，神不大衰，脉犹有力，则微下之。此阴阳虚实之辨，临证之权衡也。

陈无择曰：五膈者，思、忧、喜、怒、悲也。五噎者，忧、思、气、劳、食也。

脉　候

小弱而涩者，反胃。沉缓无力或大而弱，为气虚。寸关沉而涩是气。数而无力或涩小，为血虚。寸关沉，或伏或大而滑数，是痰。反胃之脉，沉细散乱，沉浮则有，中按则无，必死。

三阳并结水火不交之证

经曰：三阳结，谓之膈。子和云：三阳者，大小肠、膀胱三经也。结，谓热结也。小肠主液，热结则液燥而为闭癃。大肠主津，热结则津涸而不能善利。膀胱藏津液，热结竭而不能流通。

三阳并结，则前后闭塞而不行。下既不行，饮食无从消化，所以噎食不下，纵下而复出也。即所谓坎中之阴不升，离中之阳不降，升降失宜，水火不交故也。

噎膈初起之因

朱丹溪曰：噎膈初起之病，其端甚微。或因心事不快，谋虑不决，而积气成痰者有之；或因郁怒难舒，气不能越，而膈塞闭结者有之；或因饮食不谨，外感风寒，内伤七情者亦有之；或食膏粱厚味，偏助阳气，积成膈热者有之；或因心情不乐，强以酒色欲解其忧，而真气耗散，郁气反结者亦有之；或有饥饱不时，脾胃运纳失宜，而膈食不通者有之；或有性急多怒，君火上炎，以致津液不行，清浊相干者亦有之；或有嘈杂、痞闷、吞酸等证，变成此病者有之。若医者不求其本，混以辛香燥热之剂投之，暂时得快，迨后不节七情，气血并竭，浊液易于攒聚，或半月一月，前证复作，死期必矣；或者绵延日久，自气成积，自积成痰，虽有涎沫，皆停聚水饮所化。或痰挟瘀血，遂成窠囊，为痞、为满、为呕逆，死可待矣。

噎膈不治之证

张景岳曰：年高患此者，多不可治，以血气虚败故也。粪如羊矢者，不可治，大肠无血也。吐痰如蟹沫者，不可治。脾气败者，腹中疼痛嘈杂如刀割者，不可治，荣虚之极，血竭于中也。

噎膈脾胃不和证治

脾胃不和，气逆生痰，胸膈痞闷，饮食不进，谷神嘉禾散。脾胃不开，食入反出，调中益气汤俱见脾胃。服耗气药过多，及中气不运而致噎膈者，补气运脾汤即异功散加砂仁、黄芪、姜、枣煎。〔批〕补气运脾汤。

噎膈大便燥结证治

大便燥结及血枯，死血在膈，饮食不下，粪如羊矢，似属血热，止可清热养血润燥，宜滋血润肠汤加大黄炙、姜汁或当归润肠丸。下脘不通，噎塞不开，大便难出，宜通幽汤俱见秘结门。又甘蔗捣汁，和姜汁服，能消痰润燥。

噎膈瘀血在膈证治

瘀血在膈间，食物下咽屈曲，自膈而下，梗涩作微痛者，多是瘀血阻碍气道而成噎，宜大抵当丸见瘟疫，作芥子大，取三钱，去枕仰卧，细细嚼之，令其搜逐停积，至天明利下恶物，自愈。

治噎用补中益气加药法

东垣云：堵塞咽喉，阳气不得出者曰塞，阴气不得降者曰噎〔批〕噎谓饮食入咽而阻碍不通，便溺难下，有下者有不得下者，有吐者有不得吐者。夫噎塞迎逆于咽喉之间，令诸经不行，则口开目瞪，气欲绝。当先用辛甘气味俱阳之药，引胃气以治其本，加堵塞之药以治其标。寒月阴气大助阴邪于外，宜补中益气加吴茱萸，大热大辛苦之味以泻阴寒之气。暑月阳盛，宜加青皮、陈皮、益智仁、黄柏，以散寒滞，泄阴火之上逆，或消渴丸见痎门合滋肾丸见癃闭门，或滋肾丸更加黄连，别作丸，二药空心服七八十丸，少时以美食压之，不令胃中停留也。

膈噎不通冬夏换气用药法

东垣云：冬三月，阴气在外，阳气内脏，当外助阳气，不得发汗，内消阴火，勿令泄泻，此闭藏周密之大要也，吴茱萸丸见后主之。夏三月，阳气在外，阴气在内，病值此时，是天助正气而锉其邪气，不治而自愈矣。然亦有当愈不愈者，盖阴气极盛，正气不能伸故耳。从时用利膈丸见后以泄肺火，黄芪补中汤见痎门送下。如两足痿厥，行步敧侧，臂臑如折，及作痛无力，气短促而喘，或不足以息，用前汤送滋肾丸百五十粒。如痞闷食不下，前汤送消痞丸见痎门五七十粒。当审而用之。

治膈噎气虚血虚忌用香燥之法

丹溪治膈，用童便、韭汁、竹沥、姜汁、牛羊乳，气虚入四君，血虚入四物，有痰用二陈，入气血等药。切不可用香燥，宜薄滋味。

治膈病未久宜分气积寒之法

《汇参》云：三阳俱结，则前后秘涩，下既不通，必反上行，此所以噎食不下，从下而复出也。又曰：胃病者，膈咽不通，饮食不下。夫咽者，咽物之门户也；膈者，上焦心肺之分野。不通者，浊气在上，当降而不降，乃肝肾吸入之阴气不得入，故食不下也。丹溪谓：噎塞反胃之病，得之七情六淫，遂有火热炎上之化，多升少降，津液不布，积而不热，血液虚耗，胃脘干槁，大便秘少若羊矢。然此论膈之久病也。有病未久者，则必如前呕吐条，分气、积、寒三法可也。

噎膈反胃诸治法

汪𬯎庵曰：噎膈反胃，多因气血两虚，胃槁胃冷而成。饮可下而食不可下，槁在吸门，即喉间之会厌①也。食入胃口，当心而痛，须臾吐出，槁在贲门，胃之上口也，此上焦，名噎。食下胀闷，恶心欲吐，良久吐出，完谷不化，此槁在幽门，胃之下口也，此中焦，名膈。朝食暮吐，暮食朝吐，槁在阑门，小肠下口也，此下焦，名反胃。又有寒痰、瘀血、食积壅塞胃口者。如寒痰胃冷，则宜姜、附、参、术。胃槁者，当滋润，宜四物、牛羊乳，血瘀加韭汁。膈塞不通，服香燥药取快一时，破气燥血，是速其死也。不如少服药，饮牛乳、韭汁，或姜汁、陈酒为佳。丹溪禁用香燥，所言补血益阴，润燥调中，却无其方，可以意会。

治反胃当辨新久之法

张景岳曰：治反胃之法，当辨其新久及所致之因。或以酷饮无度，伤于酒湿；或以纵食生冷，败其真阳；或因七情忧郁，竭其中气，总之无非内伤之甚，致损胃气而然。但新病者，胃气犹未尽坏，如饮食未消，当兼去其滞；如逆气未调，当兼解其郁。

---

① 厌：原作"压"，据《本草备要·草部·附子》改。

若久病虚弱之体，则当扶助正气，健养脾胃为主，不可妄行峻利、消导等剂，重伤胃气，以致不救。

下焦阴虚补火扶土之法

虚在下焦而朝食暮吐，或食入而反出者，其责在阴。非补命门以扶脾土之母，则火无以化，土无以生，亦犹釜底无薪，不能腐熟水谷，终无济也。

治反胃补阳补阴之法

反胃证，多有大便闭结者，此下焦之不通，由上气之不化。盖脾肺气虚，然后治节不行，而无以生血，血涸于下，所以闭结不通，此真阴枯槁证也。阴虚兼寒者，宜以补阳为主，而大加当归、肉苁蓉、韭汁、姜汁之属；阴虚兼热者，宜以补阴为主，而加乳汁、童便、酥油、蜂蜜、豕膏之属。但此等证治，取效最难，万无欲速，非加以百日功夫，安心调理，不能愈也。

胃槁胃冷滋血温血之法

汪讱庵曰：胃槁胃冷，脾不磨食，故气逆而成反胃。气血不足，其本也；曰痰饮，曰食积，其标也。胃槁者，滋血生津；胃冷者，温中调气。

反胃得药而愈不可便与粥饭之法

李士材曰：凡反胃证得药而愈者，切不可便与粥饭。惟以人参五钱，陈皮二钱，老黄米一两，作汤细嚼，旬日之后，方可食粥。仓廪未固，不可便进米谷，常致不救。

[按] 反胃噎膈，总是血液衰耗，胃脘干槁。槁在上者，水饮可行，食物难入，此为噎；槁在下者，食虽可入，良久复出，此为反胃。虽有寒热虚实之别，要以安其胃气为本，使阴阳升降均得其平，噎逆自顺而愈矣。

[再按] 噎谓饮食入咽而阻碍不通，梗涩难下。然有下者，有不得下者；有吐者，有不吐者。证虽不同，总之少壮得者，多是痰火七情；年高得者，必是血液干槁。

膈气危病治验《寓意草》

李思萱室人有孕，冬月感寒，至春而发。初不觉也，连食鸡面鸡子，遂成夹食伤寒。一月才愈，又伤食物，吐泻交作，前后七十日，共反五次，遂成膈证，滴饮不入。延诊时，其脉上涌而乱，重按全无，呕哕①连绵不绝，声细如虫鸣，久久方大呕一声。余曰：病者胃中全无水谷，已翻空向外，此不可救之证也。思萱必求良治，以免余憾。余筹画良久，因曰：万不得已，必多用人参。但才出胃中，即从肠出，有日费斗金，不够西风一浪之譬，奈何？渠曰：尽在十两之数，尚可勉备。余曰：足矣。乃煎人参汤，调赤石脂末，以坠安其翻出之胃。病者气若稍回，少顷大便，气即脱出。凡三日，服过人参五两，赤石脂末一斤，俱从大便泻出。得食仍呕，但不呕药耳。因思必以药之渣滓，如稀粥之类与服，方可望其少停胃中，顷之传下，又可望其少停肠中。于是以人参、陈橘皮二味，剪如芥子大，和粟米同煎作粥，与服半盏，不呕，良久又与半盏。如是再三日，始得胃舍稍安，但大肠之空尚未填实，复以赤石脂为丸，每用人参汤吞两许。如是再三日，大便亦稀，此三日，参橘粥内已加入陈仓米，每进一盏，日进十余次，人事大安矣。仍用四君子汤、丸调理，通共用人参九两，全愈。然此亦因其胎尚未坠，有一线生机可续，故为此法以续其生耳。不然者，用参虽多，安能回元气于无何有之乡哉！后生一子，小甚，缘母病百日，失荫之故。

膈气危证用缓治法《寓意草》

咫旭乃室病膈气二十余日，饮粒全不入口。延余诊时，尺脉已绝而不至矣。询其二便，自病起至今，从未一通，止是一味痰沫上涌，奄奄待尽，无法以处。邑庠有施姓者，善决生死，谓其脉已离根，顷刻当坏。余曰：不然。《脉经》明有开活一款云，上部有脉，下部无脉，其人当吐，不吐者死。是吐则未必死也，但

---

① 哕：原作"秽"，据《寓意草·治李思萱乃室膈气危病治验》改。

得天气下降，则地道自通。故此证但宜治中，以气高不返，中无开阖，因成危候。待吾以法缓缓治之，自然逐日见效，于是始独任以观验否。乃遂变旋覆代赭成法，而用其意，不泥其方。缘女病至尺脉全无，则莫可验其受孕，万一有而不知，以赭石、干姜辈伤之，呼吸立断矣。姑阙疑，以赤石脂易赭石，煨姜易干姜，用六君子汤加旋覆花煎调服下，呕即稍定，三日后，渐渐不呕。又三日后，粥饮渐加，举家甚快。但病者全不大便，至是已月余矣，刻刻以通利为嘱。余曰：脏气久结，食饮入胃，每日止能透下肠中一二节，食饮积之既久，脏气自然通透，原议缓治，而得急图耶。盖余以归、地润肠之药，恐滞膈而作呕，硝、黄通肠之药，恐伤胎而殒命。姑拂其请，坚持三五日，果气下肠通，而病全瘳矣。

膈气危证再生治验 《寓意草》

倪庆云病膈气十四日，粒米不入咽，始吐清水，次吐绿水，次吐黑水，次吐臭水，呼吸将绝，医已歇手。余适诊之，许以可救，渠家不信。余曰：尽今一昼夜，先服理中汤六剂，不令其绝，来早转方，一剂全安。渠家曰：病已至此，滴水不能入喉，安能服药六剂乎？余曰：但得此等甘温入口，必喜而再服，不须过虑。渠诸子或庠或弁，亦知理折。金曰：既有妙方，何不即投见效，必先与理中，然后乃用，此何意也？余曰：《金匮》有云，病人噫气不除者，旋覆代赭石汤主之。吾于此病，分别用之者有二道。一者以黑水为胃底之水，臭水为肠中之水，此水且出，则胃中之津液久已不存，不敢用半夏以燥其胃也；一者以将绝之气，止存一线，以代赭坠之，恐其立断，必先以理中分理阴阳，俾气易于降下，然后代赭得以建奇奏绩。一时之深心，即同千古之已试，何必更疑？及阅仲景方，见方中止用煨姜而不用干姜，又谓干姜比半夏更燥，而不敢用。余曰：尊人所噫者，下焦之气也；所呕者，肠中之水也。阴乘阳位，加以日久不食，诸多蛔虫，必上居膈间，非干姜之辣，则蛔虫不下转，而上气亦必不下转，妙处正在此，君曷可泥哉？姑进是药，观其验否。进后果再索药，三剂后，病者能言，云内气稍接，但恐太急，俟天明再服，候旦转方为妥。至次早，未及服药，复请前医参酌，众医交口极沮，渠家并后三剂不肯服矣。余持前药一盏，勉令服之，曰：吾即于众医前立地转方，顷刻见效，再有何说？乃用旋覆花一味煎，调代赭石末二茶匙与之。才一入口，病者曰：好药，吾气已转入丹田矣，但恐此药难得。余曰：易耳。病者十四日衣不解带，目不交睫，惫甚，因图脱衣安寝，冷气一触，复呕，与前药立止。思粥，令食半盏，渠饥甚，竟食二盏，少顷已食六盏，复呕，与前药立止。又因动怒，以物击婢，复呕，与前药立止，以后不复呕。但困倦之极，服补药二十余剂，丸药一斤，将息二月，始能远出，方悔从前少服理中二剂耳。

噎膈治案三条　本李士材。

方春和年近六旬，多欲善怒，患噎三月，日进粉饮一钟，腐浆半钟，且吐其半，六脉细软，此虚寒之候也。用理中汤加人乳、姜汁、白蜜、半夏，一剂便减，十剂而日进糜粥，更以十全大补加竹沥、姜汁，四十贴全愈。

徐奉成膈噎不通，渣滓之物不能下咽。惟日用人乳、醇酒数杯，吐沫不已。余曰：口吐白沫，法在不治，脉犹未败，姑冀万一。用人参、黄芪、当归、白术、陈皮、桃仁、牛乳、白蜜、姜汁，连进十剂，白沫渐少。倍用参、术，三月全安。

钱远之二十五岁，以丧妻悲哀过度，不能食饭，又十余日，粥亦不能食。随食随吐，二便闭涩，自谓必死。余曰：脉按有力，非死证也。以酒蒸大黄加桃仁、当归、砂仁、陈皮，蜜丸与服，凡五服而下燥矢干血甚多，其病若失。

反胃治案四条　本洪玉友。

一人患反胃四五月，诸医不效。余诊得关脉浮芤，因询病由，乃云暴怒吐血数口所致。余曰：脉芤必有瘀血停于胃口。遂用生鹅血一盏食下，忍之再三，勿令即吐，后片时，吐出瘀血半碗。

是夜少试稀粥，竟不吐出，渐次多食，半月后方许食饭。再服八味丸，一料全愈。盖鹅性最凉，利五脏，血能涌吐胃中瘀结，开血结吐逆，此以血引血，同气相求之义也。

一妇患反胃，夜食朝吐，他医用暖胃药罔效。余诊其脉沉迟，小水利，大便秘。此东垣所谓下焦吐者从乎寒也，法当通其秘、温其寒，复以中焦药和之。遂用吴茱、小茴、丁香、肉桂、半夏，二十余剂而安。

张石顽治杨伯乾之子，年及三旬，患反胃，吐出原物，全不秽腐，大便艰涩，小便时白时黄，屡用六君子、理中汤、六味丸，皆罔效。此肾脏真阳大亏，不能温养脾土之故，遂以八味丸，一料而愈。

一人患反胃，热涎口渴，余用蜣螂转土丸一个，淡姜汤调吃一次，又用白螺泥烧酒调吃一次，稍进稀粥，又用真川连三钱，广皮、橘红、半夏各一钱，竹沥，姜汁冲服而愈。

噎膈门方后附反胃

四生丸子和　治一切结热。

锦纹大黄去粗皮，酒洗，纸包煨香，不可过一两　黑牵牛三两，取头末一两　皂角去皮生用，一两　芒硝五钱

为末，滴水为丸，梧子大。每二三十丸，白汤下。

滋阴清膈饮《统旨》　治阴火上冲，或胃火大盛，食不得入，脉洪大有力而数。

当归　赤芍炒，一方用白芍　黄柏盐水炒　黄连各一钱五分　黄芩　山栀　生地各二钱　甘草三分　芦根一两　枇杷叶刷净毛，二钱

水煎，入竹沥、童便各半盏，食前服。

人参利膈丸《发明》　治胸中不利，痰逆喘满，大便秘结，利脾胃壅滞，治膈噎圣药。

人参　当归酒洗　藿香　木香　槟榔　枳实　甘草　厚朴　大黄酒浸

共为末，滴水丸，温汤送下。

推陈致新，治膈之圣药也。然服通利药过多，致血液耗竭而愈结者，当补血润血，而便自行。

补中运脾汤 治中气不运噎膈。

人参二钱　焦白术三钱　橘红　茯苓各一钱五分　黄芪一钱　砂仁八分　炙草四分

生姜三片，大枣二枚，煎服。痰多，加半夏。

启膈散《心悟》 通噎膈开关之剂，屡效。

沙参三钱　丹参三钱　茯苓一钱　川贝去心，一钱五分　郁金五分　砂仁壳四分　荷叶蒂二个　杵头糠五分

水煎服。虚者，加人参。

调中汤 通噎膈，开关和胃。

北沙参三两　荷叶去筋，净，一两　广皮去白，一两　茯苓一两　丹参二两　川贝母去心，糯米拌炒，一两　陈仓米炒熟，三两　五谷虫酒炒焦黄，一两

共为末，米饮调下。

吴茱萸丸东垣 治膈咽不通。

吴茱萸　草蔻仁各二钱二分　益智仁　橘皮　人参　黄芪　升麻各八分　白僵蚕　片姜黄　泽泻　柴胡各四分　归身　炙草各二分　木香二分　大麦芽一钱半　青皮三分　大半夏一钱

汤浸，蒸饼为丸，绿豆大。每三十丸，细嚼，白汤下。〔批〕《外台秘要》云：食噎由脏冷不温，津液少而不能传行饮食故也。

五膈散严氏 治五膈五噎。

人参　白术　甘草　白蔻　半夏　桔梗　干姜　荜澄茄　木香　杵头糠　沉香　枇杷叶炙，去毛

加姜煎服。

五膈宽中散《局方》 治气逆伤脾，阴阳不和，遂成膈噎。

青皮　陈皮　香附童便浸炒　甘草　厚朴姜汁炒　白蔻　砂仁　丁香　木香

共为细末，姜汤点服。

人参豆蔻汤《局方》 治噎膈，宽中顺气。

人参　炙草　白蔻　石菖蒲　白术　陈皮　半曲　莱菔子炒，研　当归　厚朴　藿香　丁香

加姜三片，粟花一撮，煎。

法制陈皮 消食化气，利胸膈，进饮食。

茴香炒　炙草二两　青盐炒，一两　干姜　乌梅肉各五分　白檀香二钱五分

共为末，外以广陈皮半斤，汤浸去白，净取四两，切作细条子，用水一大碗煎，药末三两，同陈皮条子一处，慢火煮，候陈皮极软，控干，少时，用余剩干药末拌匀，焙干。每服不拘多少，细嚼，温姜汤下。

生姜汁煎 治噎食不下，咽喉闭塞，胸膈烦闷。

生姜汁　白蜜　牛酥各五两　人参　百合各二两

入铜铫慢火熬膏，时含半枣，大津咽下。

枇杷叶煎 治五膈立效。

枇杷叶拭去毛，炙　橘红各三钱　生姜半两

水煎，温服。

归芍润燥汤 治服利通药过多，津液耗而膈者。

当归三钱　白芍　生地一钱五分　桃仁　红花　大黄酒制　枳壳一钱

韭汁半杯煎服。

养阴膏 治血槁消瘦。

地黄　麦冬　当归

水煎成膏，入韭汁、人乳、童便、芦根、桃仁泥和，细细呷之。

涤痰丸丹溪 治痰多噎膈。〔批〕痰膈。

法半　枯矾　皂角　元明粉　茯苓　枳壳

等分，霞天膏为丸，每服三十。一方有半曲，无半夏、枯矾。

秦川剪红丸 治噎膈有虫。〔批〕虫膈。

雄黄　木香各二钱五分　槟榔　三棱煨　莪术煨　干漆炒令烟尽

贯众去毛　陈皮各五钱　大黄七钱五分

面糊为丸，每服三十丸，米饮下。

竹皮饮　治噎病声不出。

竹皮一用竹叶　细辛　通草　人参　五味子　茯苓　麻黄　桂枝　生草　甘草各一钱

水煎。

秘传膈噎仙方《绳墨》

白硼砂一钱五分　青黛一钱　沉香二钱

共为细末听用，再用白马尿一斤如反胃者用黑驴尿、萝卜一斤取汁、生姜半斤取汁，共于铜锅内熬成膏，每服用膏三茶匙，加前末药七厘，以好白酒调送下。一日服三次，当日可以通关能食，诚神验仙方也。忌煎炒大荤、滞气生痰之物，并戒恼怒。

开膈食服方

黄连二钱

用水十五杯煎至三杯，下金银器各二钱，浸于汤内，复下田螺汁五个，煎至杯半，次下韭汁一杯，又次下莱菔汁一杯，又次下侧柏叶汁一杯，又次下梨汁一杯，又次下竹沥一杯，又次下童便一杯，又次下人乳一杯，又次下牛乳一杯，又次下羊乳一杯，共煎至杯半成膏，埋土中一宿，出尽火毒。每用一匙，沸汤半杯化下。

开膈外治方

附子一枚

和狗涎、牛涎、童便，入瓷罐内煮二三沸，候附子脐发时，手心中涂麝香少许，取所煮之附子，手中搓弄，就鼻嗅之，亦就罐口嗅之，如是者半日，即粒米滴水不可入者，无不开通。既开之后，力禁粥饭，取人参、陈米、黄老米详见前作汤，细啜旬日之久，方可食粥，始无复闭之患。

治膈噎诸药

韭汁散瘀行血，竹沥、姜汁消痰止呕，童便降火，人乳、牛乳、羊乳润燥补血，芦根汁止呕泄热，茅根汁凉血散热，甘蔗汁和胃，荸荠汁消食，驴尿杀虫，仍入烧酒、米醋、白蜜各少许和匀，隔汤顿服。猪胆汁亦可入。

反胃门方

大半夏汤《金匮》　治反胃呕吐。

半夏二升，洗　人参三两　白蜜一升

以水一斗二升，和蜜扬之二百四十遍，煮药，取一升半，温服一升，余分再服。

李升玺曰：呕家不宜甘味，此用白蜜何也？不知此胃反，自属脾虚。经所谓甘味入脾，归其所喜是也。况君以半夏味辛而止呕，佐以人参温气而补中，胃反自立止矣。

韭汁牛乳饮丹溪　治胃脘有死血，便燥枯槁，食下作痛，反胃便秘。

韭菜汁　牛乳

等分，时时呷之。〔批〕有痰阻者加姜汁。本方去牛乳加陈酒，治血膈。

汪讱庵曰：韭汁辛温，益胃消瘀；牛乳甘温，润燥养血。瘀去则谓无所阻，血润则大肠通而食得下矣。

二汁饮　治反胃。

甘庶汁二分　姜汁一分

二味和匀，每温服一碗，日三服则止。

甘露汤　治反胃呕吐不止，饮食减少，常服之快利胸膈，调养脾胃，进饮食。

干饧糟头柞者，用六分　生姜用四分

上和匀，捣烂作饼，或焙或晒干，每十两，入炙甘草二两，同研为末。每服一钱，用沸汤入盐少许调，不拘时服。一名观音应梦散。

安脾散　治胃气先逆，饮食过伤，血气虚损，下元虚惫。有食罢即吐，或朝食暮吐、暮食朝吐，所吐酸黄臭水，皆是脾败，惟当速治。

木香磨汁　橘红　人参　白术　草果面裹　茯苓　炙草　丁香

胡椒各一两五钱　高良姜一两，用陈壁土三合，以水二碗同煮干，切片

水煎，入盐少许，食远温服；或为末，盐米汤下。

治反胃方

取新汲水一大碗，将半碗水内细细烧香油铺满水面上，然后将益元散七钱，轻轻铺满香油面上，须臾自沉水底，此即阴阳升降之道也。用匙搅匀服，却将所余半碗水荡药碗，漱口令净，吐既止。却将凉膈散末子通其大小便，未效，再如前，进即效，此方极验。〔批〕《汇参》云，按此可治上中焦吐，非治反胃。

治反胃诸药

柿饼烧存性，酒调钱许，数服效。白水牛喉，去两头节并筋膜，节节取下，米醋一碗，炙至醋尽，为末，每钱，米汤下。雄猪胆烘干，为末，酒下三钱。猫胞一具，烘干为末，水调服，效。千叶白槿花阴干，老米汤送下，日服三四次，效。杵头糠，布包，时时拭齿，另煎汤，时时呷之。

简便方十二条①

食膈，用虎肚生者，存渣秽勿洗，新灌封固，煅存性，为末，入平胃散一两，为丸，每服三钱，效。又粟米粉，水丸梧子大，煮七枚，纳醋中，细嚼吞之。

理噎方，尝食干粳米饭，即不噎。又炭末细罗，丸如弹子大，含津细嚼即下。

噎病，喉中如有肉块，食不下。用昆布二两，洗去咸水，小麦二合，水三大盏煎，候小麦烂熟，去滓，时吃一小盏，仍拣出昆布，含二三片，咽津，极效。

卒噎，手巾裹春米杵头细糠，时时拭齿，另刮取吞之，或煎汤，或炼蜜丸，令津咽亦得。杵头糠、人参末、石莲肉末、柿霜、元明粉等分，舌舐吃。又云，枇杷叶试去毛炙、陈皮去白，各一两，姜五片煎服。

瘀血在膈，阻膈气道。五灵脂洗净，为细末，黄犬胆和丸，

---

① 十二条：原脱，据底本目录补。

好酒温服，不过三服，效。亦行瘀血之剂也。

华佗治虫膈，以醋蒜食之，令饱则吐物而出，真神法也。

寒积反胃，用橘皮去白一个，生姜一块，面裹纸封，煨熟去面，煎汤下紫沉丸见呕门。

脾虚反胃，用白蔻、砂仁各二两，丁香一两，陈仓米一升，以黄土炒焦，去土，研细末，姜汁和丸，梧子大，每百丸，姜汤下。名大仓丸。

关格门

总　论

喻嘉言曰：关格一证，上下古今，搜采群言，而诸大老名贤，无一论及此者。惟云岐子述其阴阳反胃之状，传其所试九方，譬如航海万里，得一声气相通之侣，欣慰无似，遑详其短乎？然不欲后人相安其说，又不忍缄口无言也。其谓阴阳易位，病名关格。胸膈以上，阳气常在，则热为主病；身半以下，阴气常在，则寒为主病。胸中有寒，以热药治之；丹田有热，以寒药治之。若胸中寒热兼有，以主客之法治之，治主当缓，治客当急，此从《伤寒论》"胸中有寒，丹田有热"立说，实非关格本证。所引《内经》运气治主客之法，亦属无据。至于《灵》《素》《难经》《金匮》之文，绝不体会，所定诸方，浑入后人恶陋窠臼，观之殊不慊耳。方中小疵，杂用二陈、五苓、桔梗①、厚朴、槟榔、木香是也；方中大疵，杂用片脑、香附②、皂角、牵牛、大黄、朴硝是也。夫阴阳不和，各造其偏，而谓阴反在上，阳反在下，可乎？九死一生之证，而以霸术劫夺其阴阳，可乎？仲景之以趺阳为诊者，正欲人调其荣卫，不偏阴偏阳，一味冲和无忤，听胃气之自为敷布，由一九而二八、三七、四六，乃始得协于平也，岂一蹴

---

① 桔梗：《医门法律·关格门·关格论》作"枳壳"。

② 香附：《医门法律·关格门·关格论》作"麝香、附子"。

所能几耶？故不问其关于何而开，格于何而通，一惟求之于中，握枢而运，以渐透于上下，俟其跌阳脉不伏不涩，荣气前通，乃加意于荣，卫气前通，乃加意于卫，因其势而利导之，庶不与药相格耳。若荣气才通，即求之卫，卫气才通，即求之荣，且为生事喜功，况躁不能需，亟思一逞乎？夫死里求生之治，须得死里求生之人，嗒然若丧，先熄其五志交煽之火。治吐逆之格，由中而渐透于上；治不溲之关，由中而渐透于下；治格而且关，由中而渐透于上下。所谓三年之艾，不蓄则不免死亡，蓄之则免于死亡矣，人亦何为而不蓄之耶？或者病余不立一方，此终身不灵之人也。宁无见其方而反惑耶？不得已姑立进退黄连一方，要未可为中人道也。

关格脉候

关格之脉，有以尺寸候者，有以内外候者，有以冲阳候者。浮大之脉，在于尺为关阴，关闭阴气，不得施化，故不得小便；浮大之脉，在于寸为格阳，格拒阳气，不得宣通，故吐逆。浮为正气虚，大为邪气实，此以尺寸候之也。脉上来微小，下去反大，名曰反；脉上来益大，下去微小，名曰覆。反者，病在里，为阴盛；覆者，病在表，为阳盛。阳盛则阴格，阴盛则病关，阴阳盛极，不相交通，则病关格，此以内外候之也。冲阳脉伏，则尺寸之阴阳不升降，故吐逆，水谷不入，名曰格；冲阳脉涩，则三焦之元气不流通，故不得小便，名曰关，此以冲阳候之也。其证头无汗者，阳未离阴，可治。有汗则阳已上脱，不可治矣。

关格脉证与众病不同论

《内经》以人迎、寸口，并诊关格。后世诊法，但取寸口而不察人迎，似于法有未尽。然寸口为脉之大会，而脉见于彼，未有不见于此者，所以但察气口则人迎之脉亦可概见。故凡见寸口弦大至极，甚至四倍以上，且大且数者，便是关格之脉，不得误认为火证。余尝诊数人，察其脉，则如弦如革，洪大异常，故云四倍。察其证，则脉动身亦动，凡乳下之虚里，脐旁之动气，无不振振然与脉俱应；察其形气，则上有微喘，而动作则喘甚，肢体无力，而寤寐则慌张。谓其为虚损，本无咳嗽、失血等证；谓其为痰火，又无实邪、发热等证，此关格之所以异也。本景岳。

格为阳盛之极关为阴盛之极论

经曰：人迎一盛，病在少阳；二盛，病在太阳；三盛，病在阳明；四盛以上，为格阳。寸口一盛，病在厥阴；二盛，病在少阴；三盛，病在太阴；四盛以上为关阴。人迎与寸口俱盛四倍以上，为关格。格者，阳盛之极，故格拒而食不能入也；关者，阴盛之极，故关闭而溲不通也。又曰：阴气太盛，则阳气不能荣也，故曰关；阳气太盛，则阴气不能荣也，故曰格；阴阳俱盛，不得相荣也，故曰关格。关相者，不得尽期而死也。

阴阳相离为关格论

张景岳曰：关格证，在《内经》本以人迎察六腑之阳，寸口察五脏之阴。人迎盛至四倍以上，此阳明经孤阳独见，水不济火也，故曰格阳。格阳者，阴格于阳也。气口盛至四倍以上，此太阴经元阴无主，气不归真也，故曰关阴。关阴者，阳关于阴也。若人迎、寸口俱盛至四倍以上，且大且数，此其阳气不藏，故阴中无阳，阴气不升，故阳中无阴，阴阳相离，故名关格也。总由酒色伤肾、情欲伤精，以致阳不守舍，故脉浮气露亢极如此，此真阴败竭，元海无根，最危之候也。〔批〕《轨范》云，关格之证，《内经》《伤寒论》所指不同，《内经》所云关格之脉，是不治之证；《伤寒论》所云是卒暴之疾，当于通便止呕方法，随加施治。

关格名义解

《准绳》曰：关格之名义，格者，峻拒其外，入者不得内；关者，闭塞其内，出者不得泄，至明且尽。后世妄以小便不通为格，大便不通为关，复有以阴阳格绝之证，通为关格之病者，是非错乱，深可叹焉。

《秘录》云：此证若脾胃未曾亏损，偶因触怒，肝气冲于胃口之间，肾气不得上行，肺气不得下达者，法当以开郁为主，方用柴胡、郁金、白芍、茯苓、芥子、花粉、苏子、荆芥、甘草，煎。

关格宜静养之法

张景岳曰：凡病关格，根本已伤，药饵必不可废。精虚者当助其精，气虚当助其气。然必须远居别室，养静澄心，假之岁月，方可保全。若不避绝人事，加意调理，但靠药饵，恐一暴十寒，得失相半，终无济也。

进退黄连汤法

喻嘉言曰：黄连汤者，仲景治伤寒之方也。而湿家下之，舌上如苔者，丹田有热，胸中有寒，亦用此方，何耶？盖伤寒分表、里、中三治，表里之邪俱盛，则从中而和之，故有小柴胡之和法。至于丹田、胸中之邪，在上下而不在表里，则变柴胡为黄连汤，以桂枝代柴胡，以黄连代黄芩，以干姜代生姜。饮入胃中，听胃气之上下敷布，故不问下寒上热、上寒下热，皆可治之也。夫表里之邪，则用柴芩、用生姜之辛以散之；上下之邪，则用桂连、用干姜之辣以开之，仲景圣法灼然矣。昌欲进退其上下之法，操何术以进退之耶？前论中求之于中，握枢而运，以渐透于上下，俟其荣气前通，卫气前通，而为进退也。然而难言之矣，格则吐逆，进而用此方为宜。盖太阳主开，太阳不开，则胸间窒塞，食不得入，入亦复出，以桂枝为太阳经药，和荣卫而行阳道，故能开之也。至于五志厥阳之火上入，桂枝又不可用矣，用之则以火济火，头有汗而阳脱矣，其关则不得小便。退之之法，从胃气以透入阴分，桂枝亦在所不取，但胃之关门已闭，少阴主阖，少阴之气不上，胃之关必不开矣。昌意中尤谓少阴之脉沉而滞，与趺阳之脉伏而涩，故足虑也。《内经》常两言之，曰肾气独沉，曰肾气不衡。夫真气之在肾中，犹权衡也，有权有衡，则关门时开时阖①；有权无衡，则关门有闭无开矣，小溲亦何从而出耶？是则肾气丸，要

---

① 阖：原作"开"，据《医门法律·关格门·进退黄连汤方论》改。

亦退之之中所有事矣。肾气交于胃，则关门开；交于心，则厥阳之火随之下伏，有不得不用之时矣。进退一方，于中次第若此夫，岂中人所能辨哉。

关格门方

柏子仁汤

人参　半夏　茯苓　陈皮　柏子仁　甘草炙　麝香少许，另研

生姜煎，入麝香，调匀和服。加郁李仁更妙。

喻嘉言曰：此用六君子汤去白术之滞，中和柏子仁、郁李仁之润下，少加麝香以通关窍，非不具一种苦心。然终不识病成之理，不知游刃空虚，欲以麝香开窍，适足以转闭其窍耳。

既济丸　治关格脉沉细，手足厥冷者。

熟附子童便浸　人参各一钱　麝香少许

为末，糊丸，桐子大，麝香为衣，每服七丸，灯心汤下。

槟榔益气汤　治关格劳后气虚不运者。

槟榔　人参　白术　当归　黄芪　陈皮　升麻　甘草　柴胡枳壳

生姜煎服。

皂角散　治大小便关格不通，经三五日者。

大皂角烧存性

为末，米汤调下。又以猪脂一两煮熟，以汁及脂俱食之。

进退黄连汤喻氏

黄连姜汁炒　干姜泡　人参乳拌，蒸，一钱五分　桂枝一钱　半夏姜制，一钱五分　甘草　大枣二枚

进法，用本方七味，俱不制，水三茶盏，煎一半，温服。退法，不用桂枝，黄连减半，或加肉桂五分，如上逐味制熟，煎服法同。但空朝服崔氏八味丸三钱，半饥服煎剂耳。

资液救焚汤喻氏　治五志厥阳之火。

生地黄二钱，取汁　麦门冬二钱，取汁　人参一钱五分，乳拌，蒸甘草炙，一钱　阿胶一钱　胡麻仁一钱，炒，研　柏子仁七分，炒　五

味子四分　紫石英一钱　寒水石一钱　滑石一钱，三味俱敲碎，不为末
生犀汁研，三分　生姜汁二茶匙

上除四汁及阿胶，其八味用名山泉水四茶杯，缓火煎至一杯半，去渣，入四汁及阿胶，再上火略煎至胶烊化，斟出，调牛黄细末五厘，日中分二三次，热服，空朝先服崔氏八味丸三钱。

喻嘉言曰：云岐子关格九方，不达病成之理，漫圆弋获。其以峻药加入六君子汤、补中益气汤，犹可言也。其以峻药加入二陈及八正、承气等方，不可言也。至于片脑、麝香、皂角等药，骤病且不可轻用，况垂毙者乎？彼转出转穷，所以为不学无术、徒读父书之流欤？兹一并录出备览，俾临证制方者惩而改之，亦师资之法也。昌不获已，聊拟二方，为治关格之榜样，至于病变无方，生心之化裁，亦当与之无方，初非以是印定学人眼目，且向痴人说梦也。

斩关丸 舒驰远　治痰气闷塞，及肾气为塞所闭，或至二便不利。

硫黄五两，研末，贯入猪大肠内，线扎，烂煮去肠，滚水淘净，晒干为末，能制两三次，妙　肉桂一两　白蔻仁　川椒　生附子　生白术吴茱萸　法半夏　鸡内金各五钱

上九味，共为末，饭研成丸。每服三五钱，久闭自愈。

卷十一

目　录

面病门

总　论

叶氏曰：手足六阳经之脉，皆上至于头，惟阳明胃脉，起鼻，交頞〔批〕頞，音遏，鼻茎也中，入上齿中，侠口环唇，循颊车，上耳前，过客主人。故人之面部，阳明之所属也。其或胃中有热则面热，胃中有寒则面寒。若风热内盛上攻，令人面目浮肿，或面鼻紫色，或风刺瘾疹，皆为阳明之病。

面　赤

属火，主热，乃心经之色。然三阳之气皆会于头额。其从额上至巅顶，络脑后者，太阳也。从额至鼻下于面者，阳明也。从头角下耳中、耳之前。后者，少阳也。但有红气或赤肿者，以此分之，大头证正要知此部分也。经曰：心热则颜先赤，脾热则鼻先赤，肝热则左颊先赤，肺热则右颊先赤，肾热则颐先赤。若赤而青、赤而黄，相生者，吉。如赤而黑，为相克，则凶。准头、印堂有赤气，枯夭者，死。肝病见赤气，难治。红色见于口唇，及三阴三阳上下，如马肝死血之状者，心气绝，主死；若如鸡冠橘红者，只是心病，有怔忡、惊悸、夜卧不宁之证。久病人耳目及颧骨赤色，五日死。

景岳云：病人两颧鲜赤，如指如缕者，阴虚也。而红不退者，邪盛病进，为难愈。女人颧颊鲜红，名曰带红花，此阴中有虚火，多淫而无子。

面　黄

属土，主湿，乃脾经之色。凡黄而白，黄而红，相生者，吉。若黄而青，相克者，凶。准头、年寿、印堂有黄色明润者，病退也，故病欲愈。目眦黄，长夏见黄白则吉。黄色见于鼻，干燥若土偶之形，为脾气绝，主死。若如蟹膏、桂花，杂以黑晕，只是脾病，饮食不快，四肢倦怠，有妻妾之累。余详黄疸门。

景岳云：久病面转苍黄，为欲愈。面黄润而微赤者，必主湿热。

面　白

属肺金，主气血不足，肝病见之，难治。凡印堂、年寿白而枯夭者，死。白而黑，白而黄，相生者，吉。白而赤，相克，则凶。凡伤寒面白无神者，发汗过多，或脱血所致也。白色见于鼻准，如枯骨及如擦残粉者，为肺绝。若如豕膏腻粉者，只是肺邪咳嗽之病。

景岳云：面白有枯色者，气血俱败也。或兼淡黄，而气不足者，必失血也。

面　黑

属水，主寒，主痛，乃肾经之色。凡黑而白，黑而青，相生者，吉。若黑而黄，相①克则凶。黑气自鱼尾相牵入太阴者，死。黑色自法令、人中入口者，死。耳目口鼻黑色枯夭者，死。心痛，见黑色在头者，死。黑气见于耳，或轮廓内外、命门、悬壁，若污水烟煤之状，为肾气绝，主死。若如蜘蛛网眼、乌羽之泽者，只是肾虚火旺之病。

景岳云：病难愈，而面色如煤不开者，终不吉。平人面色如灰尘，眼不青黑者，必有病至，其病必重。

面　青

属木，乃肝经之色。凡面青而兼白者，必阳虚阴胜之病。面黄而兼青者，此木邪犯土，多不可治。面色青苍者，多主疼痛。华佗曰：凡病人面色相等者，吉；不相等者，凶。相等，谓面目俱青、俱红之谓也。如面青目黑、面赤目青之类，皆为不相等，故曰凶也。

景岳云：女人面色青者，必肝强脾弱，多怒少食，或经脉不调。

---

① 相：原作"柏"，据《古今图书集成医部全录·证治准绳·察色要略》改。

面　热

东垣曰：饮食不节则胃病，胃病则气短，精神少，而生大热，有时显火上行，独燎其面。

《汇参》云：面病皆阳明胃。经曰：阳明为市。盖胃之中，腥膻五味，无所不纳，如市廛之无所不有也。以其腐熟饮食之毒，膏粱积热聚于胃中，阳明经标本俱病，宜先以调胃承气汤见后齿病加黄连、犀角，彻其里热，次以升麻加黄连汤见后治其标热。

〔按〕胃经郁热，面必淡红。风邪冲并，面必见青。淡红为阳明经表热，深红为少阴心经里热。

面　寒

《汇参》云：身体瘦弱，饮食清减者，阳明经标本俱病。先以附子理中汤见中寒温其中气，次以升麻加附子汤见后治其外寒。本不寒者，只用此汤。

丹溪云：面寒，属胃虚。

面　肿

张景岳曰：面肿有虚实，肿者为实，浮者为虚。实肿者，或热或痛，乃风火上炎，邪之有余也。脉必紧数，证必寒热。风则散之，火则清之，壅滞秘结通利之，邪去肿自消也。虚浮者，无痛无热，而面目浮肿；或脾肺阳虚，输化失常；或肝肾阴虚，水邪泛滥。然浮而就上，其形虚软者，多由乎气；肿而就下，按而成窝者，多由乎水。治气者须从脾肺，虚则补之，实则顺之；治水者须从肝肾，虚则化之，实则泻之也。〔批〕《心悟》云：面上浮肿而痛者，风也。书云：面肿为风，足肿为水。

面上风热肿痛，宜升麻葛根汤见感冒加白芷。湿热面肿，宜和中丸见胀病。阳明壅实，二便秘结，头面肿胀，木香槟榔丸见饮食。阳明实热，胃火上冲，面目浮肿，白虎汤见火病。面肿能食，东垣胃风汤见中风。劳倦伤脾，痿黄面肿，参苓白术散见脾胃。饮酒过度，湿热上聚，面目浮肿，七味白术散见消渴。泻痢不止，脾胃气虚，面目浮肿，理中汤见中寒。

面黚黜音赠，面黑气也**面疮**

李氏云：风邪入皮肤，痰饮积脏腑，则面黚黜。脾应见于面，肺应皮毛，二经风湿，搏而为热，湿则面生疮。

面　痛

《准绳》云：面痛皆属火。盖诸阳之会，皆在于面。火，阳类也。心者，生之本，神之变，其华在面。而心，君火也。暴痛多实，久痛多虚。高者抑之，郁者开之，血热者凉血，气虚者补气，不可专以苦寒泻火为事。

鼻颊痛

《汇参》云：鼻颊痛或麻痹，久则连口唇、颊车、发际皆痛皆阳明经脉所过，言语、饮食皆妨。颊、颊常如糊，触之则痛。此足阳明受风毒传入经络，血凝滞不行，故有此证，宜犀角升麻汤见后。

颊车痛

蔡氏云：老年颊车痛，多言不寐，则大发。发剧上连头，下至喉，内及牙龈，皆如针刺，火灼不可手触，言语饮食并废，自觉火光如电闪，涎涕稠黏如丝，每劳与饿则甚，得卧与食则少安虚也。始以清胃散见齿病、犀角升麻汤见后、白虎汤见火病，皆不效。改用参、芪、白术、芎、归、升麻、桔梗之类，稍佐以栀、芩、连翘、牛子，空心进之，食后则服加减甘露饮见口病，遂渐安。〔批〕蔡氏经验证治。

两腮热肿

丹溪云：此膈壅之病也。用葛根、桔梗各钱半，升麻钱，苏叶五分，炙草七分，薄荷钱，姜一片，煎。

两腮肿，以细辛、草乌等分为末，入蚌粉，用猪脂调敷患处。醋调赤小豆末，敷之亦妙。或口含白梅置腮边，良久肿退，出涎自消。

咽痛颔肿

东垣云：咽痛颔肿，脉洪大，面赤者，羌活胜湿汤见湿门加黄芩、桔梗、甘草治之。如耳鸣目黄，颊颔肿，肩臑肘臂外后廉痛，面赤，脉洪大者，以羌活、防风、甘草、藁本通其经血，加黄芩、黄连消其肿，人参、黄芪益其元气，而泻其火邪。

发颐 肿毒发颐另详痈疽门。

人感山岚瘴气、湿热时毒，自口鼻传入阳明，憎寒壮热，一身尽痛，头面肿大，名大头瘟。轻者名曰发颐，肿在两耳前后，甘桔汤见咽喉加薄荷、荆、芩、牛子、连翘、黄芩、姜虫。大便秘者，加大黄酒蒸玄明粉。

雀 斑

《金鉴》云：生于面上，淡黄碎点无数。由火郁于经络之血分，风邪外搏，发为雀斑。宜常服犀角升麻丸见后，外用改容丸见后，早晚洗之，日久自愈。亦有水亏火滞而生雀斑者，宜六味地黄丸见劳损。

肺风粉刺

《金鉴》云：由肺经血热而成，每发于面鼻，起碎疙瘩，形如黍屑，色赤肿痛，破出白粉汁，日久皆成白屑，成如黍米白屑。宜服枇杷清肺饮见后，外敷颠倒散见后，缓缓自收。

面病门方

桂苓五味甘草汤《金匮》 治咳逆倚息不得卧，面热如醉。

本方见咳嗽，此加大黄以利之。

蔡宗玉曰：此证胃热气冲，致肾燥，故用桂枝之辛以润之。肺欲收，故用五味之酸以收之。茯苓行水，甘草补土，加大黄以荡胃热也。

升麻加黄连汤 治阳明标热面热。

升麻 葛根各一钱 白芷七分 炙草五分 黄连酒炒，四分 生犀角末 川芎 薄荷各三分 荆芥四分先浸荆芥、川芎、薄荷，余药以水二盏煎至一盏，入浸药三味，再煎。食后温服。忌酒、面、五辛。

升麻加附子汤　治面寒，身体瘦弱，饮食清减。

升麻　葛根　白芷　黄芪各七分　人参　草蔻各五分　附子炮，七分　智仁三分　炙草五分

葱白二茎，连须煎服。

巴戟丸《发明》　治肺病，面白不悦，或脱气、脱血、脱精、脱神、脱津、脱液。

白术　五味子　巴戟去心　茴香炒　熟地酒浸　肉苁蓉酒浸人参　覆盆子　牡蛎煅　菟丝子　益智去壳　碎补去毛　龙骨

等分为末，炼蜜成丸。

《汇参》云：面白善嚏，或面色恶，脉紧者，寒也。宜以羌活、防风、甘草、藁本以泻足太阳，加附子以通其脉。色恶，悲恐者，更加附子、肉桂、炮姜。

冲和顺气汤　治面黑，忧思不已，饮食失节，脾胃有伤，面色鬶黑，环唇尤甚，心悬如饥，气短而促。

葛根钱半　升麻　防风　白芷各一钱　苍术　白芍各三分　黄芪八分　人参七分　甘草四分

加姜、枣煎。

蔡氏云：阴气上溢于阳中，故黑色见于面；又脾气通于口，其华在唇，今水反来侮土，故黑色见于唇。此阴阳相反，病之逆也。经曰：上气不足，推而扬之，故以升、葛通行阳明之气者，为君。气留不行者，以辛散之，故以防风、白芷散滞气，为臣。苍术苦辛，除阳明经之寒；白芍酸寒，安太阴经之怯弱；参、芪、甘草补益正气，为佐。姜、枣辛温，能和荣卫，开腠理，致津液，以复其阳气，为使也。

犀角升麻汤《本事》　治鼻颌痛，或麻痹，久则连口唇、颊车、发际皆痛。

犀角屑，一钱五　升麻　黄芩　羌活　防风各一钱　川芎　白芷白附子　生甘草各五分

水煎服。

犀角能解胃中饮食之毒。

犀角升麻丸《金鉴》 治雀斑并一切粉刺、酒刺、䵟䵂、靥子等证。

即前方加生地、红花，共为末，和匀，蒸饼为小丸。每二钱，食远，临卧，茶清送下。详见痈疽颊疡。

改容丸《心悟》 治雀斑、粉刺。

大贝母去心 白附子 防风 白芷 菊花叶 滑石各五钱

为末，用大肥皂十荚蒸熟，去筋膜，捣，和药为丸。早晚洗面。

枇杷清肺饮《金鉴》 治肺风粉刺。

枇杷叶 桑白皮鲜者佳，各二钱 黄连 黄柏各一钱 人参 生甘草各二分

水煎，食远服。

颠倒散《金鉴》 治粉刺。

大黄 硫黄等分

为末，共合一处，再研匀，以凉水调服。

简便方十二条①

面黑，因感非常臭气而致者，焚沉檀，安帐中熏之。肾臭腐，脾臭香。腐气入肾，故面黑；香气入脾而胜肾，故愈。

面皮里痛，何首乌末，姜汁调成膏敷之，帛盖，以火炙鞋底，热熨之。

面上细疮，常出黄水，桃花阴干，加当归或杏花作末，洗面。

面上热疮、恶疮，用胡粉、炒黄连等分，为末，猪脂调涂。

五色疮，用盐汤，绵浸涂疮上，日五六度易，瘥。

面上粉刺，用不语唾涂之，或捣菟丝子汁涂，或白矾末少许，酒调涂之。

面上酒齄，生附子、川椒、野葛少许，醋浸一宿，取出，用

---

① 十二条：原脱，据底本目录补。

猪脂同煎，以附子黄为度去滓，时时涂之。或用生硫黄三钱，黄连、白矾、乳香各钱半，轻粉五分，为末，唾津蘸药擦之。

面上黑斑，用苍耳叶，焙，为末，米饮调下，服一钱，一月而愈。

面鼻雀斑，用白芷、甘菊花去梗各三钱，白果二十个，红枣十五枚，珠儿粉五钱，猪胰一个。将珠粉研细，余药捣烂，拌匀，以蜜拌，酒酿，顿化入前药，蒸过，每晚擦面，旦洗去。

赤白汗斑，用苍耳嫩叶尖和青盐捣烂，五六月间擦之，五七次效。

点痣去斑，用石灰水调一碗，如稠糊，拣好糯米粒全者，半置灰中，半露于外，经一宿，灰中米色变如水晶。或面，或手有黑痣、黑靥及纹刺者，先以针头微微拨破，置糯米如水晶者少许于其上。经半日许，靥痣之汁自出，乃可去药，且勿着水，二三日即便壳脱而愈。

指甲抓破面，用生姜自然汁调轻粉敷破处，无痕。

伸欠颊车蹉，但开不能合，以酒饮之，令大醉，睡中吹皂角末，搐①其鼻，嚏透即自止。

有下巴颏落，含乌梅一枚，即止。

目病门

总　论

《医林绳墨》云：目为五脏之精华，一身之至要，盖应乎五脏，而主乎肝者也。夫两眦赤脉属心，若胬肉红起而遮盖白睛者，此心火盛也。乌睛圆大属肝，若乌睛红赤者，此肝火旺也。眼胞上下属脾②，若胞烂红肿有瘤出者，此脾火起也。满眼白睛属肺，若白睛红多而有膜者，此肺火动也。瞳仁属肾，若眼目无光，瞳

---

① 搐：原作"嚚"，据《张氏医通·七窍门下·面热面寒》改。
② 脾：原作"肝"，据《医林绳墨·目》改。

仁反背者，此肾水亏也。此目之统乎五脏，而五脏之传病于目者，然也。经曰：肝者，血之海，开窍于目，故目得血而后能视。血气胜则睛明，血气衰则睛昏，睛昏则视物不明矣。所以视植物为动物，视近物为远物，不能真知，乃神明之不足也，俗呼为近视眼。又有血不足者，遇晚不见，视物蒙蒙焉，如网在目，俗呼为鸡蒙眼。亦有目中赤白不杂，但无神光，视物不真，俗呼为青盲眼。又有名雀目者，不能正视而斜视；名反目者，不能下视而上视，二者皆眸子之病也，非药可除。若夫肝热则多泪，心热则多眵，火盛则多疼，脾虚则多肿，血虚则多酸，气虚则多涩，精竭则多昏，神竭则眼黑，风胜则眼痒，热胜则眼胀，火胜则眼红，湿胜则眼烂。太过则壅塞发肿，不足则涩小难开。又有拳毛倒睫，胬肉扳睛，翳膜侵珠，瞳仁缩小，一由于脾多热，一由于心火盛，一由于肝气郁，一由于肾少水。此五轮之为病，由五脏之虚实而致也。

赵之弼曰：目之为病，因气而发者，则多涩；因火而发者，则多痛；因风而发者，则多痒；因热而发者，则多眵；因怒而发者，则多胀；因劳而发者，则多沙；因色而发者，则多昏；因悲而发者，则多泪；因虚而发者，则多闭；因实而发者，则多肿；飞丝入目，则多胀而红；飞尘入眼，则多胀而涩；胞内发瘤，则珠转而痛；拳毛倒睫，则珠痒而疼；元气不足，则目酸而难开；血虚不足，则目痒而多涩；气虚不足，则羞明而多闭；气血俱虚，则视物蒙蒙而不明；气血空脱，则目睛无光而不见。诸皆可医，惟气虚血少与气血俱亏者，为难治也。

目内外眦

经曰：目眦外决于面者，为锐眦；在内近鼻者，为内眦。上为外眦，下为内眦。眦者，四际睑睫之本也。子和曰：圣人虽言目得血而能视，亦有太过不及也。太过则目壅塞而发痛，不及则目耗竭而失明。故年少之人多太过，年老之人多不及。但年老之人其间犹有太过者，不可不察也。夫目之内眦，太阳经之所起，血多气少；目之锐眦，少阳经也，血少气多；目之上纲，亦太阳经也，血多气少；目之下纲，阳明经也，血气俱多。然阳明与太阳、少阳俱会于目，惟厥阴连于目系而已。故血太过者，太阳、阳明之实也；血不及者，厥阴之虚也。

五轮 气轮、风轮、血轮、肉轮、水轮。

白睛为气轮，属肺金，故独坚；青睛为风轮，属肝木，内包膏汁，涵养瞳神；目角大小眦为血轮，大眦属心君火，大眦赤为实火；小眦属心包相火，小眦赤为虚火；两胞①为肉轮，属脾土，土藏万物，故包四轮，开动为阳以②应用，闭静为阴则睡矣。目中有神膏，此由胆中渗润精汁积而成膏③，能涵养瞳神；有神水，先天真一之气所化，润泽之水也；有神光，原于命门，通于胆，发于心，火之用也；有真血，肝中升运，滋目经络之血也；有真气，目之经络中往来生用之气，先天真一发生之元阳也；有真精，先后天元气所化精汁，起于肾，施于胆，而及瞳神也。目有坚壳数重，真血滋神水，神水包神膏，膏中一点黑莹，乃肝胆所聚之精华，惟此一点，照鉴万物，是曰水轮，属肾水，喻以日月，理实同之。而午前小、午后大，随天地阴阳之运用也。大抵目窍于肝，主于肾，用于心，运于肺，藏于脾。有大有小，有圆有长，由禀受之异。男子右目不如左目精华，女子左目不如右目光明，此各得其阴阳气分之主也。故人之邪正、寿夭、贫贱皆可验目而得之。

大眦即内眦，小眦即锐眦。轮者，目睛运转如轮之意也。白睛为气轮，主肺病。青睛为风轮，主肝病。内外两眦为血轮，主心病。上下两胞为肉轮，主脾病。瞳仁为水轮，主肾病也。

八廓 传导、津液、会阴、清净、养化、胞阳、水谷、关泉。

八廓应乎八卦。脉络经纬于脑，贯通脏腑，达血气往来，以

---

① 胞：原作"脾"，据《医宗金鉴·眼科心法要诀》改。
② 以：《医方集解·明目之剂》作"为"。
③ 膏：《医方集解·明目之剂》作"者"。

滋于目。廓如城廓，然各有行路通往，而匡廓卫御之意也。乾居西北，络通大肠之腑，脏属肺，肺与大肠相为表里，上运精纯，下输糟粕，为传送之官，故曰传导廓。坎正北方，络通膀胱之腑，脏属肾，肾与膀胱相为阴阳，主水之化源，以输津液，故曰津液廓。艮位东北，络通上焦之腑，脏配命门，命门与上焦为阴阳，会合诸阴，分输百脉，故曰会阴廓。震正东方，络通胆腑，脏属肝，肝胆相为表里，皆主清净，不受浊秽，故曰清净廓。巽位东南，络通中焦之腑，脏配肝络，肝与中焦相为阴阳，肝络通血，以滋养中焦，分气以化生，故曰养化廓。离正南方，络通小肠之腑，脏属心，心与小肠相为表里，为诸阳受盛之胞，故曰胞阳廓。坤位西南，络通胃腑，脏属脾，脾与胃相为表里，主纳水谷以养生，故曰水谷廓。兑正西方，络通下焦之腑，脏配肾络，肾与下焦相为阴阳，关主阴精，化生之源，故曰关泉廓。脏腑相配，《内经》已有定法，而三焦分配肝肾络，此目之精法也。盖目窍于肝而主于肾，故有二络之不同。

轮主脏病，廓主腑病，有表里之别。瞳仁为水廓，主膀胱病。黑睛为风廓，主胆病。白睛为天廓，主大肠病。上下两胞为地廓，主胃病。内眦之上为火廓，主小肠病。内眦之下为雷廓，主命门病。外眦之上为山廓，主包络病。外眦之下为泽廓，主三焦病也。

黑珠痛白眼痛

目痛有二，一谓目眦白眼痛，一谓目珠黑眼痛。白眼痛属阳，故昼则疼甚，点苦寒药则效。黑眼痛属阴，故夜则痛甚，点苦药反剧。

楼全善曰：目珠者，连目本。目本又名目系，属厥阴经。夜甚及点苦寒药反剧者，夜与寒亦阴，故也。宜补肝散见后目病。

白眼痛，经云：赤脉从上下者，太阳病；从下上者，阳明病；从外走内者，少阳病。太阳病宜温之、散之，羌活为使；阳明病宜下之、寒之，升麻为使；少阳病宜和之，柴胡为使方俱见后外障。恶寒、脉浮为有表，宜选奇汤见眉骨痛、防风饮子见后目痛。

脉实有力，大府闭，为有里，宜泻青丸见火病、洗肝散见后目痛。肺脏壅塞，毒热上攻，白睛肿胀，日夜疼痛，心胸烦闷，亦有不红不肿，但沙涩昏痛者，乃气分隐伏之火，脾肺之络有湿热，秋天多有此患，通宜桑白皮散。肺脏积热，白睛肿胀，遮盖瞳仁，开张不得，赤涩疼痛，宜元参丸均见后目痛。

亡血过多目痛

经曰：肝受血而能视。又曰：久视伤血。目为血所养明矣。手少阴心主血，血荣于目。足厥阴肝开窍于目，肝亦主血，故亡血目病。男子衄血、便血，妇人产后、崩漏，皆能致之。其证睛珠痛不能视，羞明隐涩，眼睫无力，眉骨太阳因为酸疼，宜芎归补血汤、当归养荣汤、滋阴地黄丸一名熟地黄丸，均见后目痛。亦有痰饮所注而作痛者，但不赤耳。

天行赤热目痛

目赤痛，或睥肿头重，怕热羞明，涕泪交流等证，老幼相传者是也。然有虚实轻重不同，亦因人之虚实、时气之轻重如何。其丝脉虽多赤乱，不可以为赤丝乱脉证。若感染轻，邪不胜正者，七日自愈。火数七，七日，火气尽而愈；七日不愈，而有二七者，乃再传也。二七不愈，必其触犯及本虚之故，防他变证矣，宜局方流气饮见后外障、黄连鸡子白膏见后外治。

血热则目赤，肝热则多泪。热微则痒，热甚则痛。赤肿昏眊①，故昼不能视；阳胜，故夜恶火光。

羞明怕热

谓明热之处而目痛涩，畏避不能开也，总由火燥、血热。己之精光弱而不能敌彼之光，是以阴黑之所则清爽。怕热无不足之证，羞明有不足之证。若目不赤痛而畏明者，乃不足之证，为血不足、胆汁少而络弱，不能运精华以敌阳光之故。今人误热为日，

---

① 眊（mào 冒）：眼睛看不清楚。

则怕热一证无所归矣，决明益阴丸见后目痛。

睑①硬睛疼

不论有障无障，但两睑②硬而睛疼，头或痛者尤急，乃风热在肝。肝虚血少不能荣运于目络，水无所滋，火反乘虚而入，血滞睥③肉，睛因火击而疼。轻则内生椒疮，重则为肿胀如杯，瘀血灌睛等证，宜通肝散见后目痛。

目珠痛如针刺

病在心经，实火有余之候。若痛蓦然一二处如针刺，目虽不赤，亦是心经流火。别其痛在④何部分，以见病将犯其经矣。先服洗心散见后目痛，次服还睛散见后内障、补肝散见后目痛。〔按〕此证有体劳目劳，荣气虚，不能上潮于目，而如针刺之痛者，宜养其荣，若降火则殆矣。

目　赤

倪仲贤曰：此心火乘金，水衰反制之病也。目赤为热，人所共知，然赤分数，治各不同。有白睛纯赤，热气炙人者，乃热淫反克之病；有白睛赤而肿胀，外睑虚浮者，乃风热不制之病；有白睛淡赤，而细脉深红，纵横错贯者，乃七情、五贼、饥饱、劳役之病；有白睛不肿不胀，忽于血贯者，乃血为邪胜，凝而不行之病；有白睛微变青色，黑睛稍带白色，白黑之间赤环如带，谓之抱轮红，此邪火乘金，水衰反制之病。

大眦赤，心经实热；小眦赤，心经虚热。实用黄连，虚用生地、麦冬。但赤不痛，此肝经热，必用龙胆草。

戴云：目赤有数种。气毒赤者、热壅赤者、时眼赤者，无非血壅肝经所致。肝主血，通窍于目，赤眼之病，大半皆由于肝也。

---

① 睑：原作"脸"，据《证治准绳·杂病·七窍门上》改。
② 睑：原作"脸"，据《证治准绳·杂病·七窍门上》改。
③ 睥：原作"脾"，据《证治准绳·杂病·七窍门上》改。
④ 在：原作"则"，据《证治准绳·杂病·七窍门上》改。

抱轮红

目病已久，抑郁不舒，或因目疾误服凉药过多，或因目病时而多房劳，皆能内伤元气，元气一虚，心火亢甚，故火克金。水本克火，水衰不能克，反受火制，故视物不明，昏如雾中，或睛珠高低不平，其色如死，甚不光泽，赤带抱轮而红。上焦有热者，还阴救苦汤；无热者，助阳活血汤。有热、无热，蝉花散均见后目赤。

热淫反克

倪仲贤曰：膏粱之变，滋味过也；气血俱盛，禀受厚也；亢阳上炎，阴不济也；邪入经络，内无御也。热为火，火炎木，肝木生火；母妊子，子以淫胜，祸发反克，肝受克而目亦病也。其病眵多，眊矂紧涩，赤脉贯睛，脏腑秘结者为重，宜芍药清肝散见后目赤。

血为邪胜凝而不行

血，阴物，类地之水泉，性本静，行为阳，是阴中之阳，坎中有火之象。纯阴，故不行，不行则凝，凝则经络不通。五味淫则伤胃，胃伤血病，邪从本生。寒阻风散，血亦病焉，邪从末生，其病环目青黭〔批〕黭，音黯，青黑也，如被物伤状。重者白睛亦黭，或如血贯；轻者或成斑点，然不痛不痒，无眵泪、眊矂、羞涩之患。初起之时，大抵与伤风证相似，一二日即显此证，宜川芎行经散。有热者，消凝大丸子均见后目赤。

瘀血灌睛①

瘀血灌睛，为病最毒。初起不过红赤，次后紫胀，及后则白珠皆胀起，甚则胀为形如虾蟆座。盖其病乃血贯睛中，瘀滞不通也，宜宣明丸、分珠散均见后目赤。

---

① 瘀血灌睛：原脱，据底本目录补。

血灌瞳神

瞳神不见其墨莹，但见其一点鲜红，甚则紫浊色也，病至此，甚危且急。初起一二日尚可救，迟则救亦不愈，恐其人亦不久。盖肾之真元有伤，胆中精汁皆损，故一点元阳，神气灵光，见其血之英色，而显于肾部。今人见瘀血灌睛，便呼为血灌瞳神，谬矣，宜四物汤内用生地、赤芍合益阴肾气丸见后目昏，外用真珠散见后外治点之。

肿胀如杯目赤肿痛

目赤痛，睥①胀如覆杯，乃肝邪实而传脾土，土受木克，火邪乘虚而为炎燥之患，风热上攻而成毒也，宜洗肝散见后目痛、泻青丸见火病。不宜轻用麻黄、木贼、决明、蒙花之类，恐为乌珠胀裂之患。

一云目赤肿痛，作肝实血热治。肝为相火，痛属火，又必外有风寒闭之，火热不得外泄，则内攻而痛。治宜散其风寒，则火热泄而痛止，故防风、荆芥、蔓荆必用。但赤不痛，此肝经热，必用龙胆草。

陈云：小儿眼胞上下肿者，脾经风热也，宜泻黄散。

旋螺尖起

气轮以内乌珠，大概高而绽起，如螺蛳之形，圆而尾尖，视乌珠亦圆绽而中尖高，故名。因亢滞之害，五脏壅塞，故胀起乌珠，在肝独盛，宜救睛丸见后目肿。一云此肝经热盛，必有瘀血，宜石燕丹见后外治点之。先服守真双解散见瘟疫〔批〕瘟疫双解散，即防风通圣减麻黄、芒硝，后以知柏八味丸见劳损，急救少阴伏匿之邪。

状如鱼胞

气轮努胀，不紫不赤，或水红，或白色，状如鱼胞。乃气分

---

① 睥：原作"脾"，据《证治准绳·杂病·七窍门上》改。

之证，金火相搏也。宜桑白皮散、元参汤均见后目痛、泻肺汤见后目肿。

鹘眼①凝睛

其状如火赤绽大，胀于睥间，不能敛运转动，若鹘之睛也。一云此五脏受热毒，致令五轮壅起，目胀不能转动，乃三焦阳邪亢极之害，宜酒煎散见后目赤，热服取汗，其眼即活动。或用四物汤见血门加酒大黄。一法，先用香油调姜汁粉，于额脸项上摩擦，后服酒煎散。又用灯火于太阳、发际各淬三壮，以断风路。

珠突出眶

乌珠忽然突出眼眶，其故不一。有真元将散，精华衰败，络脉俱损，痒极揩擦而出者，其人不久必死；有因酒醉怒甚，及呕吐极而绽者；有因热甚关格尤极而出者。此皆因水液衰少，精血耗损故也。亦有因打扑而出者，虽离两睑②，脉系未断者，乘热捺入，宜用清凉膏贴之见后外治。通治宜分珠散见后目赤，水淋法见后外治。

《心悟》云：眼珠忽突出，属祟证，宜黄连二分，甘草、冰片各一分，硼砂三分，人乳调，点两眼角，立消，名平祟散。《方便集》云：羌活煎汤，熏之，即入。

目 痒

病源非一，有风邪之痒；有血虚气动之痒；有虚火入络，邪气行动之痒；有邪退火息，气血得行，络脉通畅而痒。大凡有病之目，常时不医治而自作痒者，痒一番则病重一番。若治后而作痒，病必去速；若痒极难当，时时频作，自觉低陷者，命亦不久；有极痒而目脱者，死。痒而泪出者，血虚夹火。大抵痛属实，痒属虚，虽有火，亦是邪火乘虚而入，非其本病也。因风者，驱风，一字散见后目痒散之；因火者，宜降火之剂；因血虚者，四物汤见

① 眼：原脱，据底本目录补。
② 睑：原作"脸"，据《证治准绳·杂病·七窍门上》改。

血门加补血药。

一云，因风寒者，姜粉和白蜜点之；风热甚者，宜防风、白蒺藜、羌活、蝉蜕、黄芩、甘草之类；赤肿者，用洗肝散见后目痛加防风、蝉蜕；红肿者，四物汤加羌活、防风、蒺藜、黄芩。

外障翳膜

嵩崖曰：外障者，眼生翳膜，或斑入眼，或努肉扳睛，皆是此。或由赤痛而成，或风痰乘肝而致，治宜发散，不宜疏利，疏利则邪气内搐，为翳益深。又要知邪气未定，谓之热翳而浮，宜羌活、防风、升麻、柴胡、木贼、蒺藜、密蒙花、蝉蜕、菊花、羚角、生地之类。邪气已定，谓之冰翳而沉；坚牢而深，又谓之陷翳。沉与陷，均宜升麻、柴胡、白芷、细辛、川芎、白蔻，燃发之品，佐以木贼、羚角、蒺藜、蝉蜕、密蒙，以去其翳，外障之治，此为最详，但不能速效。新翳所生，表散方、羌活除翳汤。有热者，退云丸。燃发陷翳，保命羚羊角散均见后外障。

黄膜上冲

在风轮下坎位间，神膏之内，有翳生而色黄，与凝脂翳同一气脉，但凝脂在轮外，点药可去，此则在膏，内热郁起，点药所不能除。若漫及瞳神，其珠必损，此是经络阻塞极甚，故大便闭而小便涩也，宜通脾泻胃汤、神消散均见后外障。

赤膜下垂

初起甚薄，次后甚大，大者病急，其患有赤脉贯白轮而下。乌珠上半边近白际起障一片，仍有赤丝牵绊，障大丝粗，赤甚泪涩，珠疼头痛者，病急；丝细赤微，珠不疼、头不痛者，缓。或只赤涩而生薄障，障上仍有细丝牵绊；或障边丝下起星数点，此星亦是凝脂之微病也，宜灸肝散见后外障、通肝散见后目痛。

蟹　睛

神膏绽出黑颗，小如蟹眼，大如黑豆，甚则损及瞳神，内视瞳神，亦如枣核、杏仁状者。有虚实二证，虚者软而不疼，实者坚而多痛。虽有妙手，难免瘢靥之患，宜防风泻肝散；虚者，磁石丸均见外障。

目中努①肉

《金鉴》云：生于目两眦，瘀肉努出，时竟疼痛，总属心火所成。然火有虚实，如大眦红肉，色深红者，心经实火也，宜黑参汤；小眦红丝，色淡红者，心经虚火也，宜决明散均见后外障。俱用清凉圆见后疮疡泡洗，久久自愈。

鸡冠蚬肉

其目大眦内有红肉一块，如鸡冠、蚬肉，乃心经血分之英华，不可误割。宜决明子散见后外障，外用绛雪膏见后外治去麝香加阿魏点之。

内　障

楼全善云：内障先患一目，次第相引，两目俱损者，皆有翳在黑睛，内遮瞳子而然。今考通黑睛之脉者，目系也。目系属足厥阴、足太阳、手少阴三经。盖此三经脏腑中虚，则邪乘虚入，经中郁结，从目系入黑睛内为翳。《龙木论》所谓脑脂流下作翳者，即足太阳之邪也；所谓肝气冲上为翳者，即足厥阴之邪也。治宜疏通此三经之郁结，使邪不入目系而愈。嵩崖曰：内障者，与不病之眼相似，惟睛光昏暗，或瞳内有隐隐青白，此由血少神劳，肝肾两虚，精竭睛昏，神竭眼黑也。治法气虚多涩，四君为主；血虚多酸，四物为主；羞明怕日，八珍汤见劳损为主，加以菊花、牛膝、谷精草、夏枯草、山萸肉、枸杞、五味、二冬之类。

阴弱不能配阳

倪仲贤曰：五脏无偏胜，虚阳无补法；六腑有调候，弱阴有强里。经曰：心者，五脏之专精；目者，其窍也，又为肝之窍。肾主骨，骨之精为神水。故肝木不平，内挟心火，为势妄行，火

---

① 努：《医宗金鉴·外科心法要诀》作"胬"。

炎不制，神水受伤，上为内障，此五脏病也。诸脉皆属于目。相火者，心胞络也，主百脉，上荣于目。火盛则百脉沸腾，上为内障，此虚阳病也。膀胱、小肠、三焦、胆脉，俱循于目，其精气亦上注为目之精。精窠为眼，四腑一衰，则精气尽败，邪火乘之，上为内障，此六腑病也。神水、黑眼，皆法于阴；白眼、赤脉，皆法于阳。阴齐阳侔①，故能为视。阳微不立，阳盛则淫。经曰：壮火食气。壮火散气，上为内障，此阴弱病也。四者皆为阴弱不能配阳也。

青风内障

视瞳神内，气色皆蒙，如山岚淡烟之状，然目视尚明，但比平时光华昏昧耳。宜急治之，免变绿色，变绿则病甚而光没矣。凡阴虚血少之人，及劳心忧思、郁怒太过者，多有此患。宜羚羊角汤、还睛散均见后内障。

乌风内障

色昏气浊，如暮雨中之浓烟重雾，此胆汁亏，真气耗也，不治。或眼虽疼痛，而头不旋，但渐昏暗，如物遮定，全无翳障。或时生花，此肝有实热，宜大黄泻肝散见后内障。

丝风内障

瞳神内隐隐然若有一丝横经或斜经于内，自视全物亦如有碎路者，皆络为风攻，故视物光华有损也。宜六味丸见劳损加细辛、蒺藜，间进皂角丸见后外障。延久则重，不可救矣。

绿风内障

瞳神黑气浊而不清，其色如黄云之笼翠岫，似蓝靛之合藤黄，乃青风变重之证，久则变为黄风。凡病到绿风，十有九不治。一云，此病初患则头旋，两额角相牵瞳仁，连鼻鬲皆痛，或时红白

---

① 侔（móu 谋）：相等，齐。

花起，或吐逆。肝①受热则先左，肺受热则先右，肝肺同病则齐发，宜羚羊角散见后内障、还睛散见后外障。

瞳神散大

东垣曰：心包络之脉出于心中，代君行事也。瞳子散大者，少阴心脉挟目系，厥阴肝脉连目系，心主火，肝主木，此木火之势盛也。其味则宜苦、宜酸、宜凉，大忌辛辣热物，饮食中当知此理。尤忌食冷水，大苦寒之物能损胃气，胃气下陷，胸中三焦之火及心火乘于肺，火主散溢，瞳子之散大者，以此宜滋阴地黄丸见后目痛。

五风内障

初患时头旋，遍肿痛甚，或因呕吐而得，双目皆暗，洁白如霜，却无泪出，乃毒风脑热所致。先用除风汤见后内障，次用皂角丸见后外障、生熟地黄丸见后眼眶痛。

瞳神紧小

倪仲贤曰：此强阳抟实阴也。肾之精上为神水，包络为相火，火强抟水，水实而自收。其病神水紧小，渐至如菜子许。又有神水外围，类虫蚀者，然皆能睹而不昏，但微觉眊矂羞涩耳。是皆阳气强盛而抟阴，阴气坚实而有御。虽受所抟，终止于边鄙皮肤，而内无所伤动也。《秘要》云：瞳子渐渐细小如簪脚，甚则小如针，视尚有光，早治可挽患。因恣色欲，及劳伤血气，思竭心意，肝肾二经俱伤，不能升运精汁，以滋于胆，胆中之精有亏，则所输亦乏，故瞳神亦渐耗损。甚则陷没俱无，为终身之疾。亦有头风热证，攻走蒸干精液而细小者，皆宜早治，抑阳酒连散见后瞳神、还阴救苦汤见后目赤。

瞳神敧侧

歪斜不正②，或如杏仁、枣核、三角、半月之状，此肝胆、肾

---

① 肝：原作"皆"，据《证治准绳·杂病·目》改。
② 正：原作"止"，据《证治准绳·杂病·七窍门上》改。

水、神膏耗损，瞳神将尽，甚为可畏，宜急治之，磁石丸见后外障。一云宜六味地黄丸见劳损加生地、天麦二冬，兼进滋肾丸见闭癃。

瞳神反背

因风热搏击其珠而斜翻转侧，宜通肝散见后目痛加全蝎、钩藤，或用黄芪建中汤见劳损加羌活、防风、归身、全蝎尾。虚则用神效黄芪汤见痹病。

辘轳转关

目病六气不和，或被风邪所击，脑筋如拽，神珠不待人转，而自蓦然插上插下。下不能上，上不能下，或左或右，倏易无时。轻则气定脉偏而珠邪，如神珠将反之状，甚则翻转而为瞳神反背矣。宜天门冬饮子见后瞳神。

目昏目瞑

许学士曰：经云：久视伤血。血主肝，故勤书则伤肝，主目昏。肝伤则自生风热，热上腾致目昏，亦不可专服补药，但服益血、镇肝、明目药，自愈。宜镇肝明目，羊肝丸见后目昏。海藏云：目瞑，肝气不治也。《千金方》牛胆浸槐子，阴干百日，每日食后吞一枚。

目昏花

有视瞻昏眇者，目之内外别无证候，但自视昏眇，蒙昧不清，非因目病而然也。有睛黄视眇者，风轮黄亮如金色，而视亦昏眇也；有干涩昏花者，目自觉干涩不爽，而视物昏花也；有起坐生花者，内外别无证候，但动作少过，起坐少频，或久坐、久立、久眠、久视，便觉头眩、目花、昏晕也；有萤星满目者，自见目前有无数细点、红星，如萤火飞伏扰乱之状。皆宜培养根本，滋阴养水，抑火于本证，诸方选用之。

怒伤目昏

倪仲贤曰：气，阳物也，类天之云雾，性本动。聚，其体也。聚为阴，是阳中之阴，离中有水之象，阳外阴内，故聚也。纯阳，故不聚，不聚则散。怒，七情之一也。经曰：肝在志为怒，怒甚伤肝。伤脾胃，则气不聚；伤肝，则神水散，何则？神水亦气聚也。其病无眵泪、痛痒、羞明、紧涩之证，初但昏蒙，如云雾中行，渐空中有黑花，又渐视物成二体，久则光不收，遂为废矣。宜千金磁珠丸、石斛夜光丸并见内障。有热者，滋阴地黄丸见后目痛。怒气伤肝，血少目暗，八味逍遥散见郁证。

睥急紧小　谓眼棱紧急缩小，乃倒睫拳毛之渐。

楼全善云：阳虚则眼棱紧急，阴虚则瞳子散大。故东垣治眼棱紧急，用神效黄芪汤见痹病，以黄芪补气为君，佐以辛味疏散之，而忌芍药、五味之类，酸收故也。治瞳子散大，用地黄补血为君，佐以酸味收敛之，而忌青葙子、充蔚之类，助阳故也。

倒睫拳毛

眼睫之毛倒卷入眼中央也，乃内急外弛之病，由目急皮缩之故。盖伏热内攻，阴气外行。当去其内热并火邪，使眼皮缓，则睫毛立出。宜黄芪防风饮子见后睥病。

风沿烂眼

丹溪云：风沿眼系上膈有积热，顽痰痞塞，浊气不降，清气不上升。由是火益炽而水益亏，积久，眼沿因溃脓而肿，于中生细小虫丝，至年久不愈而生痒，宜紫金膏见后外治，以银钗脚揩去油腻，点之。若果痒者，又当去虫，以绝根本。湿胜则眼烂，宜苍术、茯苓、白术、黄连、萆薢、防风、荆芥利湿清热之药。湿热必生虫，外用猪肝，去筋膜，掺和白糖，候腌气覆于目上，睡觉则取开，有细虫出，立愈。覆盆子叶捣汁点亦佳。

睥轮振跳

目睥自牵拽振跳，乃气分之病，属肝脾二经络牵振之患，血虚而气不顺也。若有湿烂及头风病者，是风邪之故，治宜祛风。

眼皮翻

《金鉴》云：由胃经血壅气滞而成，小儿多有之。眼皮外翻，如以舌舔唇之状。又如痘①风眼烂，胞肿弦紧者，则眼皮亦翻。治宜泻脾胃之积热，以泻黄散见后服之即愈。

目　泪

经曰：风之中目也，阳气内守于精，是火气燔目，故见风则泣下也，比之火疾风生乃能雨之类。张子和曰：凡风冲泪出，俗言作冷泪者，非也。风冲于内，火发于外，风热相搏，由是泪出，内外皆治，可愈。当归饮子见后目泪。

目疣疣　〔批〕疣，音由，结病也，即赘之肿也。

倪仲贤曰：血气不欲相混，混则为阻而成结，则无所去还，故隐起于皮肤之中，肉高聚于地之有丘，遂为疣病。自上眼睑而起者，乃手少阴、足厥阴气血混结而成也。初起但如豆许，血气虚则不复长，盛则渐长，如杯、如盏、如碗、如斗，皆自豆许致也。气血初混时，药自可及，比结则不及矣，宜防风散结散见后疣疣。〔批〕眼胞上下生毒如菌，渐长垂出，坚凝不痛者，此肝经素有湿热，郁结而生也，宜防风散。

《心悟》云：眼旁生泡，溃而流水，曰眼丹，宜八味逍遥散。

漏　睛

眦头结聚生疮，流出浓汁，或如涎水，粘睛上下，不痛，仍无翳膜，此因心气不宁，并风热停留在睑〔批〕睑，音检，目上下眼弦也中也，宜五花丸见后漏睛。其日间胀痛，流水色黄赤，夜则不痛者，为阳漏，此湿热留滞阳络，宜人参漏芦散见后漏睛去当归，加羌活、甘草。其夜间胀痛，流水腥臭，日不痛者，为阴漏，乃阴中伏火为患，宜四物加细辛、香附、连翘之类。大眦生漏，时流血水，紫肿胀痛，系心经实热火毒，宜栀子金花汤见火门加羌

---

① 痘：原作"豆"，据《医宗金鉴·外科心法要诀》改。

活、蝎尾；小眦生漏，流血鲜红，心胞相火横行之候，宜导赤散见火病加透风清热药。

椒疮粟疮

《金鉴》云：二者皆生于眼胞之里，虽由脾胃血热所致，然粟疮偏于湿盛，故色黄形软，其证易愈；椒疮偏于热盛，故色赤形硬，其疮难消，俱宜清脾凉血汤见后，外以清凉圆洗之见后。若眼皮里有红丝堆累者，乃血热有瘀也。法以灯草刮疮处，令血出即愈。

积热必溃

倪仲贤曰：热为阳邪，邪深则伏，因伏而为积，积久必溃。其病隐涩，稍觉眊矂，视物微昏，内眦开窍如针目，按之则泌，泌脓出。有两目俱病者，有一目独病者。目属肝，内眦属膀胱，此盖二经积邪之所致，名曰漏睛是也，宜竹叶泻经汤见后漏睛。

能远视不能近视能近视不能远视

李东垣曰：能远视不能近视者①，阳气不足，阴气有余也，乃气虚而血盛也；能近视不能远视者②，阳气有余，阴气不足也，乃血虚而气盛也。海藏云：目能远视，责其有火；不能近视，责其无水，宜东垣地芝丸见后近视；目能近视，责其有水，不能远视，责其无火，宜东垣定志丸见后近视。

景岳曰：此但言其不足，不当言其有余。盖不能远视者，阳气不足也；不能近视者，阴气不足也。若东垣以阴气有余、阳气有余皆谓之火，则能视者皆火病也。海藏以能近视责其有水，能远视责其有火，则当责者亦是病也。此等议论，余则未敢服膺。

神光自见黑夜睛明

自见神光出现，如电闪掣，甚则如火焰霞明，时发时止，乃

---

① "能远视"句：《证治准绳·杂病·目》作"能近视不能远视者"。
② "能近视"句：《证治准绳·杂病·目》作"能远视不能近视者"。

阴精亏损，孤阳飞越，神光欲散矣，宜急用七味地黄丸_{见劳损}。黑夜睛明者，乃水火不交精华，关格乘乱不和，阳光飞越之故。宜培养阴精以制阳光，宜知柏八味丸_{见劳损}。

目黄 _{黄疸、目黄详疸病门。}

景岳曰：目黄一证，有实热而黄者，有虚寒而黄者。实热之黄，如造曲者，然此以湿热内蓄，郁蒸而成，热去则黄自退，非清利不可；虚寒之黄，犹草木之凋，此元阳日削，津液消索而然，必大加温补，方能愈病。有黄膜下垂者，此脾胃热结，血凝气滞，膏脂窒塞而成。甚则满目皆黄，不辨人物，宜蝉花散_{见后目赤}加龙胆草、大黄，点以石燕丹_{见后外治}。病人目无精光，若土色，不受饮食者，四日死。

陈云：小儿目内黄者，脾热也，宜泻黄散。

目连眨 _{眨，音贬，目动也。}

目连眨，多泪而痒，不可忍者，风也。风动肝木，吹嘘鼓舞，故连眨不止。无火，固不痛，宜疏风养血，四物汤_{见血门}加防风、荆芥、薄荷、苏叶。痒极加蝉蜕、僵虫。

陈飞霞曰：小儿目连札者，肝有热也。肝风入目，上下左右如风吹之状，故连札也，宜泻清丸_{见火病}。

眼眶痛 _{目痛、脑后枕骨痛。}

元礼曰：眼眶痛，俱属肝经，肝虚见光则痛。若肝经停饮，痛不可开，昼静夜剧也，宜芎辛导痰汤_{见头痛}。眉骨连眼眶痛，不可忍者，宜上清散_{见眉棱痛}、生熟地黄丸、小芎辛汤。目痛、脑后枕骨痛，宜芎辛汤_{俱见后眼眶痛}。

目　盲

经曰：气脱者目不明。平素无他病，外不伤轮廓，内不损瞳神，倏然盲而不见。有气大虚者，宜人参膏服之。或恣酒嗜辣，胃有死血者，脉必涩，以苏木煎汤，调人参膏服；服后，鼻内及两手掌皆紫黑，此滞血行矣，以四物加苏木、红花、桃仁、陈皮煎，调人参末服。

受湿目盲

一人早起，忽开眼无光，急就睡片时，却能见人物，竟不能辨其何人何物，饮食减半，神思极倦，脉缓大，重按则散而无力。丹溪作受湿治，询之，果因卧湿地半月得此证。遂以白术为君，黄芪、茯苓、陈皮为臣，附子为佐，服之即愈。

青　盲

瞳神无损缺，无大小，并无翳障、气色等病，与好人眼无异，只是自看不见，乃六腑幽遂之源，郁遏不得发，此灵明耳。其因有二，伤于七情则伤神，曰失神；伤于精血则胆损，曰胆涩。皆不易治，而失神者尤难。年高心肾不足，虽治不愈，宜救睛丸见后目肿。

雀　盲

俗名鸡朦眼，至晚不见，至夙复明。方书以为木生于亥，旺于卯，而绝于申、酉、戌，木气衰，故不能睹物；至日出寅卯木旺之时，故复明也。宜决明夜光散见后目盲、六味丸见劳损加当归、沙参，常服可保。

《本科》云：高风内障，至晚不明，盖元阳不足之病。

肝胀血喷

眼珠垂下至鼻，大便血出，此名肝胀。宜羌活一味，水煎，数服可愈。

眼内白眦忽黑，见物如旧，毛发劲直，不语如醉，此名血喷。宜五灵脂一味，水飞去沙土，酒调服二钱，可愈。

眼中出血如射，此阴虚相火动也，宜滋阴散。

飞丝入目

风扬游丝，偶然撞入目中而作痛也。若野茧、蜘蛛、木虻之丝，患尚迟；若金蚕、老鹤丝，其目不出三日而迸裂矣。用头垢点入眼中，即出；或用陈墨浓磨，以新笔涂入眼中，闭目少时，以手外擦，其丝自成一块，着在眼白上，用绵轻轻拭之自出，未尽再涂。眼泪出时，其中带墨者，即丝也，用灯草挑丝尽，即愈。

《方便集》云：天丝入目，用石菖蒲捶碎，左目塞右鼻，右目塞左鼻，即出，屡验。

论点药服药

李时珍曰：肝开窍于目，胆汁减则目暗。目者，肝之外候，胆之精华也，故诸胆皆治目疾。《点眼说》云：病有内外，治各不同。内疾已成，外证若无，点之何益？外有红丝赤脉，若初发乃微邪，退后乃余贼，点亦可消，服之犹愈。内疾既发，非服不除；外疾既成，非点不退。内疾始盛，浚流不如塞源，伐枝不如除根，不服药而愈者，未之见也；外障既成，如物污须濯，镜垢须磨，不点而退者，亦未之见也。若内障不服药而外点，反激其火，动其气血，无益反损；若外障既成，服而不点，病初发，浮嫩不定者亦退；既已结成者，虽服药，不发不长，而所结不除，当内外夹攻，方尽其妙。

嵩崖曰：赤肿胀痛，目翳眵泪，实者，治当祛风散热，凉血平肝。祛风用防风、荆芥、蔓荆子；散热用黄连、山栀、胆草；凉血用生地、丹皮；平肝用青皮、赤芍、川芎、当归，再加柴胡、升麻引经，密蒙、木贼去翳，薄荷、菊花清头目，夏枯草止痛，治实之品备矣。治实热用汤、散，宜苦寒辛凉，但不可过用伤脾，脾伤目反不治；若点洗，宜辛热辛平，用苦寒则火郁不舒；如点药，莫要于冰片，以其热则流通，辛则宣散也，然用之太久，则热气内侵，反能伤目。而昏暗翳障者有之，即矫辛热之弊，转用冷水、冷药搵洗，亦致目盲不治。

[按] 赤眼，火邪内炎，上攻于目。汤药用苦寒者，是釜底抽薪也；点药用辛热者，是火郁则发，从治法也；洗药不宜用寒凉者，以火邪既客于目，从内之外，若外用寒凉阻逆之，则火郁内攻，不得散矣。

诸目病治法

《绳墨》云：廓主腑病，轮主脏病。在腑为表，在脏为里。在脏者为久病，当养血清心。在腑者为暴发，当祛风散热。大抵治法，宜四物养血而佐以治火之药。如心火胜，加芩、连、犀角；肝火胜，加芩、连、胆草；脾火胜，加黄连、芍药；肺火胜，加芩、连、山栀；肾火胜，加栀、连、炒柏。五脏不足者，宜用补养之法。如气虚加参、术，血虚加芎、归。或少佐凉剂，凉补而火自除。切不可轻用刀针，及冷水淋洗，过服苦寒，以致血凝而成痼疾。若久患，昏暗无光，或生冷翳，又当滋补下元，以益肾水，如四物加枸杞、人参、甘菊、菟丝之属。

楼全善曰：诚哉！河间之言！目盲耳聋、鼻不闻臭、舌不知味、手足不能运用者，皆由元府闭塞，而神气出入升降之道路不通利也。故①先贤治目，如羊肝丸见后，用羊肝引黄连等药入肝，解肝中诸郁，盖肝主目，肝郁解，则目之元府通利而明矣。黄连之类解热郁；椒目之类解湿郁；芫蔚之类解气郁；芎、归之类解血郁；木贼之类解积郁；羌活之类解经郁；磁石之类解头目郁，坠邪气使下降也；蔓荆下气通中，理亦同也。凡此皆治气血郁结目昏之法，河间之言，洵不诬矣！至东垣、丹溪，用参、芪补气血，亦能明者，盖目主气血，盛则元府得利出入升降而明，虚则元府无以出入升降而昏。此则必用参、芪、四物等药，助气血运行而明也。

方谷曰：治目疾，当分新久虚实，痰郁气滞，脾胃相火，或降，或散，或养荣，或滋肾，或益气，或开郁痰。初无一定，昧者不察，执为火热，一概治以寒凉，伤其脾胃；或以辛热，耗其神明。气血既亏，火邪愈炽，卒至盲瞽，良可悼叹。间有业是科者，久病亦知补养，多用地黄滋阴，如果阴虚火盛者固宜。若中焦气虚有痰，因痰生火为目患者，宁不泥膈助病？

---

① 故：原作"如"，据《证治准绳·杂病·七窍门上》改。

内外障虚实之治

《医学心悟》云：凡暴赤肿痛，畏日羞明，名曰外障，实证也；久病昏花，细小沉陷，名曰内障，虚证也。实者由于风热，虚者由于血少；实则散风泻火，虚则滋水养阴。然散风之后，必继以养血，经曰：目得血而能视也。养阴之中更加以补气，经曰：气旺则能生血也。

外障初起，但于除风热药中略兼消翳，其翳自去。若去宿障，则当专力攻之，然必兼助脾胃以行药力。

凡病察目之法

眼目睛明能识者，可治；睛昏不识人，或反目上视，或瞪目直视，或目睛正圆，或戴眼反折，或眼胞陷下者，皆不治也。凡开目而欲见人者，阳证也；闭目不欲见人者，阴证也。目中不了了，睛不和者，热甚于内也；目疼痛者，属阳明之热；目赤者，亦热也。目瞑者，必将衄血；白睛黄者，必发黄也。凡病欲愈，目眦黄，鼻准明，山根亮也。

陈云：小儿目直视者，肝有热也。热气入目，障其筋脉，目之两角俱紧，不能转运，故直视，宜泻青丸。

目病门方

夏枯草散《局方》 治黑珠痛，肝虚，冷泪不止，夜则痛甚。

夏枯草五钱　香附一两

为末，每五钱，腊茶下。〔批〕一名补肝散。

丹溪曰：夏枯草有补养厥阴血脉之功，其草三四月开花，遇夏至阴生则枯，盖禀纯阳之气也，治厥阴目痛如神，以阳胜阴也；香附行气散肝，和中散郁，推陈致新也。丹溪方，二味各二两，加甘草五钱。

防风饮子 治白眼痛。

人参一钱　炙草一钱　当归钱半　黄连炒，一钱　葛根　防风各五分　细辛三分　蔓荆子三分食后煎服。

此方用人参、炙草以补其气，当归以濡其血，黄连以清其火，葛根、防风以散风热，蔓荆走头面而升阳也。

洗肝散《局方》 治目痛，脉实有力，大府闭之里证。

薄荷 羌活 防风 当归 川芎 大黄 栀子生用 甘草等分

为末，每二钱，茶清调服。

无里证者，除大黄。小便不赤者，除栀子。

一方有木通、石膏，治眼目诸般积热。

肝属木而主目，木喜条达，风热郁于内，故用薄荷、羌、防以升散之；肝藏血，目借血养，故用归、芎以和之、补之；大黄苦寒，泻胃火而通燥结；栀子降心火而利小便，二便利则热毒下降，而赤肿消矣。

桑白皮散 治肺气壅塞，毒热上攻，白睛肿胀，日夜疼痛，心胸烦闷。

桑根 白皮 元参 升麻 旋覆花 赤芍 杏仁去皮尖 甜葶苈炒 甘菊花去枝、梗 防风 黄芩 枳壳麸炒 甘草炙

等分，每四钱，姜三片，煎。

元参丸 治肝脏积热，白睛肿胀，遮盖瞳仁，开张不得，赤涩疼痛。

元参 升麻 汉防己 羚角屑 沙参 车前子 栀仁 桑白皮 杏仁去皮尖，麸炒黄，各两 大麻仁 大黄微炒，各一两半

蜜丸，食后温汤吞下二钱。

柴胡复生汤《原机》 治红赤睛珠痛。

藁本 蔓荆子各三分半 川芎 白芷 羌活 独活各三分半 白芍四分 柴胡六分 炙草四分 五味二十粒 薄荷 桔梗各四分 苍术 茯苓 黄芩各五分

水煎服。

蔡氏曰：此病起自七情五贼，劳役饥饱，故使生意下陷，不能上升。今主以群队升发，辅以和血补血，导入本经，助以相协收敛，用以清利。除湿热，实脾胃也。

当归养荣汤　治血为邪胜，睛珠痛甚，及亡血过多之病。

防风　白芷　白芍　熟地　当归　川芎　独活

水煎服。

蔡氏曰：七情五贼，饥饱劳役，重伤脾胃。脾胃者，多气多血之所，脾胃受伤，则血亦病。血养睛，睛珠属肾，今生意已不升发，又复血虚不能养睛，故睛痛甚不可忍也。方用防、芷升发生意，引入胃经；白芍止痛，益血通血；熟地补肾水真阴；当归、川芎补血行血；独活除风，引入少阴经，为使也。

黄连羊肝丸《济生》　治睛珠痛，目中赤脉红甚，眵〔批〕眵，音鸥，眼脂也多。

黄连二两，研末　羖羊肝一具

以竹刀刮下，如糊，去筋膜，擂细《本事》煮烂捣用，入黄连末，为丸，梧子大。每服三五十丸，茶清下。忌猪肉及冷水，不用铁器。

睛痛者，加当归。《纲目》云：此方但是目疾，及障翳、青盲皆治。

芎归补血汤《原机》　治亡血过多目痛。

当归　熟地黄各六分　川芎　牛膝酒蒸　白芍酒炒　炙草　白术　防风各五分　生地黄　天门冬各四分

水煎服。恶心不进饮食，加生姜。

滋阴地黄丸东垣　治证同上。〔批〕一名熟地黄丸。此方亦治内障，左右眼两眦，翳在大眦，加升麻、葛根；翳在小眦，加羌活、柴胡。

熟地黄一两　当归酒洗，五钱　生地七钱半　地骨皮三钱　黄芩酒炒　黄连酒炒　天门冬　五味子各三钱　柴胡八钱　人参　炙草　枳壳面炒，各二钱

蜜丸，茶清下。

此方以归、地养血，生地骨皮凉血，芩、连泻肺肝之火，天冬润肺滋肾，柴胡散肝升阳，五味收耗敛散，炙草益气补中，枳壳利气行滞也。

《本草》云：枳实、枳壳，皆能明目，故目疾方多用之。忌食辛热寒冷。

洗心散《局方》 治暴风客热，而热胜者。

大黄煨　甘草　当归　赤芍　麻黄　荆芥各三钱　白术二钱半

每二三钱，生姜、薄荷煎服。〔批〕一方有黄连、栀子，无白术、甘草。

此方以白术合大黄入心，故名洗心。而从以麻黄、荆芥，亦是表里药也。

泻热黄连汤东垣　治眼暴发赤痛。

黄芩　黄连俱酒炒　胆草　生地　柴胡各一两　升麻五钱

每四钱，煎，午前热服。

此方除升麻、柴胡，名黄连黄芩汤，东垣治两眼血热赤痛。

决明益阴丸　治羞明怕热目痛。

羌活　独活　归尾　五味子各一两　黄连酒炒，五钱　石决明煨，三钱　草决明　黄芩各一两　防风　甘草各五钱　黄柏　知母各一两

蜜丸，茶汤下。

羌、独能升清阳，归尾行血，五味收敛，黄连去热毒，石决明目磨障，草决益肾疗盲，黄芩去目中赤肿，防风散滞祛风，黄柏助肾水，知母泻相火，甘草协和诸药也。

芎辛散东垣　治两眼风热，昼夜隐涩难开，羞明恶目，视物昏暗，赤肿而痛。

细辛二钱　蔓荆子　川芎各五分　甘草　白芷各钱　防风一钱五分

水煎，临卧温服。

通肝散　治睑硬睛疼。

栀子　蒺藜炒　枳壳　荆芥各四钱　车前子　牛子炒，各二钱　甘草四分

为细末，每二钱，苦竹叶煎汤调下。

一方有羌活、当归，无枳壳、车前，兼治辘轳转关。

补肝散　治目珠痛如针刺。

人参　五味子　茯苓　川芎　藁本各一两　细辛　茺蔚子另研，各一两

共为细末，每一钱，空心米饮调下。

目赤方

蒺藜汤《心悟》　治暴赤肿痛。

白蒺藜面炒，去刺，研，一钱半　羌活　防风七分　赤芍　荆芥一钱　炙草五分

连须葱白二段，水煎服。

伤热食，加连翘、山楂、黄连。伤酒，加葛根。

蝉花散　治肝经风热，毒气上攻，眼目赤痛，并一切内外翳障。

蝉蜕　甘菊花　谷精草　羌活　甘草　白蒺藜炒　栀子炒　防风　木贼　草决明　蔓荆子　密蒙花　川芎　黄芩　荆芥

为末，茶清下。

还阴救苦汤《原机》　治抱轮红证，口苦、舌干、眵多、羞涩，有热者。

升麻　苍术泔浸　炙草　柴胡　防风　羌活各五钱　细辛二钱　藁本四钱　川芎一两　桔梗五钱　红花一钱　归尾七钱　黄连　黄芩　黄柏　知母　连翘　生地　胆草各三钱

每七钱，煎。

此方用升麻、苍术、炙草，诸主脾胃为君，损者温之也；羌、防、柴胡、细辛、藁本，诸升阳化滞为臣，结者散之也；川芎、桔梗、红花、归尾，诸补行血脉为佐，留者行之也；芩、连、知、柏、连翘、生地、胆草，诸除热邪为使，客者除之也。

助阳活血汤　治目赤抱轮红证，无大热者。

黄芪　甘草　当归　防风各五分　白芷　蔓荆子四分　升麻　柴胡各七钱

水煎，稍热服。

芍药清肝散《原机》 治淫热反克，其证眵多，眊瞍紧涩，赤脉贯睛，脏腑秘结者为重。〔批〕眊瞍，音冒燥，目少精血也。

白术三分 炙草二分半 川芎 防风 羌活 桔梗各三分 荆芥 白芍 柴胡 前胡 薄荷 黄芩各二分半 知母 栀仁各二分 滑石 石膏各三分 大黄四分 芒硝三分半

水煎，热服。

此方为热甚大便硬者而设。而用白术、炙草之甘温者，盖恐苦寒败胃，从权用之也。

川芎行经散 治血凝目赤。

枳壳六分 白芷 防风 荆芥 薄荷 独活各四分 川芎 当归 柴胡 炙草各六分 红花少许 茯苓二分 羌活四分 桔梗五分 蔓荆子四分

水煎，热服。

消凝大丸子① 治血凝目赤有热者。

川芎 当归 炙草 桔梗 连翘 菊花各七钱 羌活 荆芥穗 防风 藁本 薄荷各五钱 焦术 黄芩 栀仁 滑石 石膏各一两

共为末，蜜丸。每二钱，茶嚼下。

菊花散《局方》 治风热赤肿。

白蒺藜炒，去刺 羌活不见火 木贼去节 蝉蜕去头足，各三两 菊花去梗，六两

为细末，每二钱，茶清下。

四物龙胆汤海藏 治目赤暴作，云翳，痛不可忍。

生地 川芎 白芍一云赤芍 当归各五钱 羌活 防风各三钱 胆草酒拌，炒焦 防己各二钱

水煎服。

竹叶汤

龙胆饮②

---

① 消凝大丸子：原脱，原文载于眉批位置，据原目录及眉批补。

② 竹叶汤、龙胆饮：原脱，据底本目录补。

宣明丸　治瘀血灌睛。

赤芍　生地　川芎　当归　黄连　黄芩　大黄　薄荷等分

为末，蜜丸。米饮下。

分珠散　治证同上。

槐花　白芷　生地　栀子　荆芥　黄芩　胆草　赤芍　当归身　甘草各一两

水煎服。

春加大黄，夏加黄连，秋加桑白皮，余药如麦冬、防风、元参、芒硝、细辛、白蒺藜之类，皆可随证加用。

酒煎散　治暴露赤眼生翳。

防己　防风　甘草　荆芥　当归　赤芍　牛子　白菊

共为细末，酒煎。食后服。

退血散　治眼赤，不论上下左右，但见一片或一点红血，俨似胭脂抹者。

当归　赤芍　木贼　防风　细辛　龙胆草等分

水煎，乘热熏眼，后温服。

目肿方

清风养血汤　治风热作实而肿。

荆芥　防风　麻黄　白芷　白菊　蔓荆子　桃仁去皮尖　红花酒炒　川芎各五分　当归酒洗　白芍酒炒　草决　石决明　甘草各一钱

水煎，温服。

泄肝散　治肝热目赤肿痛。

栀仁　荆芥　大黄　甘草等分

水煎服。

泻肺散　治暴风客热，白睛肿胀。

羌活　元参　黄芩各两半　骨皮　桑皮　大黄　芒硝　甘草各一两

每五钱，煎。食后，温服。

一方有苦桔梗，无桑皮。

救睛丸 *治旋螺尖起。*

苍术　枳实　甘草　川芎　荆芥　蝉蜕　薄荷　当归　木贼
草决明　谷精草等分

蜜丸，弹子大。食后，茶清下。

此方亦治青盲翳障。

目痒方

驱风一字散 *治因风邪作痒。〔批〕一字，二分半也。*

川芎　川乌炮　荆芥各五钱　羌活　防风各二钱半

薄荷汤调下。

四生散 *治肾风上攻，耳鸣，目痒，昏花。*

白附子　黄芪　独活一用羌活　沙苑蒺藜等分

为末，用猪腰子一枚披开，入末药二钱，湿纸裹，煨熟，细
嚼，盐汤下。风痒，酒下。

外障方

腊茶饮 *治太阳外障，宜温者。*

芽茶一大撮　附子五钱　白芷一钱　细辛　川芎　防风　羌活
荆芥各五分

水煎，或即用茶、盐、附子等分，煎服。

羌活除翳汤 *治太阳外障，宜散者。*

麻黄根二钱半　薄荷二钱　生地酒洗，一钱　当归根　川芎各二
钱　黄柏四钱　知母酒炒，五钱　藁本　荆芥各七分　防风一两　羌
活两半　川椒五分　细辛少许

每三钱，煎。

流气饮《局方》　*治阳明外障，宜下者。*

大黄煨　川芎　菊花去梗　牛子炒　细辛　防风　蔓荆子　山
栀仁　白蒺藜炒，去刺　黄芩　荆芥去梗　木贼去节　炙草　元参各
一两　苍术漂炒，三两　草决明一两半

为末。临卧，冷酒下。

羌活退翳汤 治少阳外障，宜和解。

羌活 升麻 当归 五味子各二钱 黄芩 黄柏酒炒 龙胆草酒洗 白芍 甘草各五钱 柴胡 黄芪各三钱 防风钱半 石膏二钱半

分二服，煎。临卧，入酒少许，热服。

东垣加黄连，治眼中白翳，名当归龙胆汤。

神仙退云丸东垣 治眼生翳膜，阴虚有热。

川芎 当归各一两半 犀角酒洗 枳实 川楝子 蝉蜕洗 薄荷叶不见火 甘菊花各五钱 栝楼仁生用，六钱 蛇蜕 芥穗 密蒙花各二钱，此三味同甘草焙干，去甘草不用 地骨皮洗 白蒺藜微炒，去刺 生地黄酒洗，焙干 羌活各一钱 木贼一两半，去节，童便浸一宿，焙干

为末，蜜丸。每二三钱，米泔下。妇人，当归煎汤下；有气者，木香汤下。使用在人消息。

保命羚羊角散 治陷翳久不得去，用此烑发。

羚角末，二两 升麻两半 细辛一两 甘草五钱

一半为散，泔水调，先服；一半炼蜜为丸，泔水煎吞，后服。

补阳汤东垣 治青白翳。

柴胡去苗，一两 独活 甘草梢 熟地黄 人参 黄芪一方用黄芩 羌活 白术各一两 白芍 泽泻研末 防风 陈皮去白，各五钱 当归酒炒 生地黄 茯苓 知母炒黄色，各三钱 肉桂一钱

每五钱，煎。空心服，药力行尽，方许食。

连柏益阴丸 治外障。

羌活 独活 甘草根炒 当归酒炒 防风 五味子各五钱 黄连酒炒红色，一两 石决明烧存性，五钱 草决 黄芩 黄柏 知母各一两

蜜丸。临卧以渐加服。

若天变，大寒、大风，并大劳役，或先日饮食不调，精神不足，或气弱，俱不得服，候体气和平，天气如常服之。

拨云退翳丸 治风热障翳。

川芎　当归两半　蔓荆子　木贼去节　密蒙花二两　菊花　荆芥　白蒺藜　骨皮一两　蝉蜕　薄荷　楮实子〔批〕楮实子通小便　黄连五钱　天花粉六钱　川椒去目，七钱　蛇蜕〔批〕蛇蜕除郁去翳。炙　甘草炙，三钱

蜜丸，每两作八丸。每一丸，日三服。翳者，米泔下；睛暗，当归汤下；内障，木香汤下。〔批〕一方有羌活。

通脾泻胃汤 治黄膜上冲。

防风　天门冬　大黄　元参　知母　黄芩　麦冬去心　茺蔚子各二两

每五钱，煎。

神消散 治证同上。

黄芩　蝉蜕　木贼　甘草各五钱　谷精草　苍术各一两　蛇蜕三条，炒

为末。每二钱，夜卧，冷水调下。

皂角丸 治一切障膜。

蛇蜕七条　蝉蜕　当归　白术　元精石　穿山甲炒　茯苓　谷精草　木贼各一两　白菊花　赤芍　龙胆草　刺猬皮蛤粉炒　赤芍各两半　羭猪蹄前爪二十个，蛤粉炒〔批〕羭，音焚，割过雄猪也。人参　川芎各五钱

共为末。一半入猪牙皂二挺，烧灰存性，和匀，蜜丸，杏仁汤下；一半入淫羊藿一两，为末，和匀，每服用羭猪肝汤煮药送下。

此丸能消膜去翳，如十六般内障，同生熟地黄丸，用之神效。

[按]《本草》猬皮只主倒睫。

炙肝散 治赤膜下垂。

石决明洗　谷精草各四两　皂角炙，去皮弦子，二钱半　黄芩　木贼各五钱　甘草炙，二两　苍术泔浸七日，切，焙，八两

为细末，每用羭猪肝一叶，去筋膜，批数缝，掺末五钱于缝内，仍掺盐一钱，合定，以湿柳枝三四条搁起，慢火炙香，熟。早晨空心冷嚼尽，仍吃冷饭一盏压之。每旦用新汲水漱口，吃毕

亦然。外用紫金膏洗之。

蕤仁散　治花翳，多年不退。

蕤仁汤浸，去赤皮　秦皮各一两　枳壳炒黄　赤苓各两半　大黄炒五钱　车前　青葙子　赤芍各二钱半　柴胡一两

为末，每三钱，煎，连渣热服。

防风泻肝散　治蟹眼睛疼，针去恶水用之。

防风　羌活　桔梗　羚角　甘草　赤芍　细辛　元参　黄芩

共为末，每三钱，温水调服。

磁石丸　治蟹睛，肝虚肾虚者。

黄芪　人参　青盐　巴戟　苁蓉　覆盆子　附子炮　木香　沉香　防风　牛乳　桂心　干姜　远志　茯苓　熟地　磁石火煅，醋淬七次　苍术泔水浸　白术　陈皮　川芎　槟榔　白芷　青皮　乌药　独活等分

蜜丸，梧子大。每三十丸，盐汤送下。

黑参汤《金鉴》　治目中努肉。

黑参　苦参　栀子炒　菊花　黄连　枳壳炒　草决明　车前仁　防风　大黄炒　升麻二钱

水煎，食后服。

决明散《金鉴》　治目中胬肉。

玉竹　黄连　枳壳炒　川芎　生草　羚羊角　车前仁　青葙子　草决明五钱

为末，每三钱，食后服，卧时再服。

决明子散　治鸡冠蚬肉。

决明子　黄连　升麻　枳壳炒　元参各一两　黄芩七钱半　车前仁子　栀仁　人参　地肤子各五钱

每三钱，煎。

内障方

人参补胃汤东垣　治饮食不节，劳伤形体，脾胃不足，内障眼病。

黄芪　人参各一两　甘草炙，八钱　蔓荆子二钱半　白芍炒　黄

柏酒炒四次，各三钱

每四钱，煎，日二服。〔批〕一名蔓荆子汤。

黄芪、甘草，补中气以强脾胃。蔓荆能升清阳而通九窍，白芍入厥阴而和荣血，黄柏除湿热而滋肾水。使精气足而清阳升，则脏腑和而障翳退矣。〔批〕此方加升麻、葛根各三钱，即益气聪明汤。

楼全善曰①：治目不明。气虚而未脱，故可于参、芪中微加连、柏。若气已脱，则凉药不可施矣。经曰：阳者，烦劳则张，精绝。目盲是其证也。

千金磁朱丸 治内障翳膜，及神水宽大，眼中时见黑花之证。

磁石能吸针者佳，火煅，醋淬七次，晒干，另研极细，二两 辰砂另研细，水飞过，晒干，一两 神曲生末，二两，与前药和匀

外以末一两，水和作饼，煮浮为度，搜入前药中，蜜丸，空心饮汤下。

《准绳》云：此方磁石法水入肾，辰砂法火入心，神曲专入脾胃，乃道家黄婆媒合婴姹②之理。或加沉香五钱，升降水火尤佳。

蔡氏云：磁石辛、咸、寒，镇肾为君，令神水不外移也。辰砂微甘、寒，镇心为臣，肝为心母，子能令母实，肝实则目明也；神曲辛、甘、温，化脾胃中宿食为佐，生用者发其生气，煮熟者敛其暴气也。

石斛夜光丸 治内障，瞳仁淡白绿色。

人参 天门冬去心，蜜水蒸 茯苓各二两 麦冬去心 生地 熟地各一两 菟丝子酒浸 杏仁去皮尖，研 枸杞酒蒸 牛膝酒浸，焙 甘菊花 沙苑蒺藜 山药 草决明各七钱半 石斛去根 五味子 肉苁蓉酒洗 川芎 炙草 枳壳炒 青葙子 防风 黄连 犀角 羚角屑，各五钱

---

① 曰：此后原衍"云"，据《医学纲目·肝胆部·目疾门》删。
② 姹：原作"奼"，据文义改。

为末，蜜丸，温酒、盐汤任下。

此方亦治神水散大，昏如雾露，眼前黑花，睹物成二，久而光不收敛之证。

羚羊角汤 治青风内障，但酸痛，不热不肿者。

羚羊角　人参　地骨皮　元参　羌活各一两　车前子一两半

每三钱，煎。翳陷，加升麻。

楼全善云：此方并后羚羊角散、补肝散、羚羊角饮子，皆用羚羊角入厥阴经，甚捷；元参、细辛入少阴经。海藏云：元参治空中氤氲①之气，无根之火，为圣药也。羌活、防风、车前子行太阳经。如筋脉枯涩者，诸方中更加夏枯草，能散结气，有补养厥阴血脉之功，尝试有验。然此诸方，又当审邪之所在。若气脱者，与参膏相半服之；气虚者，必与东垣人参养胃汤②、益气聪明汤之类相半服之；血虚者，必与熟地黄丸之类相兼服之。更能内观静守，不干尘累，使阴气平复，方能作效。

羚羊角散 治绿风内障。

羚羊角　防风　知母　人参　茯苓　元参　黄芩　车前子桔梗各一两　细辛三钱

每三钱，煎服。

大黄泻肝散 治乌风内障。

郁李仁　荆芥各二钱半　大黄　甘草各五钱

水煎。

还睛散 治内障，目昏泪出，瘀血努肉等证。

龙胆草　川芎　草决明　石决明　荆芥　枳实　野菊花　野麻子　炙草　白茯苓　白蒺藜　木贼　川椒去目　仙灵脾　茵陈蒿各五钱

为末，每二钱，食后，茶清下。

一方有楮实子，无仙灵脾、枳实。

---

① 氤氲（yīnyūn 因赟）：烟气、烟云弥漫。

② 人参养胃汤：《证治准绳·类方·目》作"补胃人参汤"。

益气聪明汤 东垣　治内障初起，视觉昏花，神水淡绿或淡白，渐变纯白，睹物成二。

人参　黄芪　升麻　葛根　炙草　白芍　黄柏　蔓荆子

水煎，临卧服。

黄柏，春夏加之，盛暑倍加，加少则不效。脾胃虚者去之。

此方亦治耳鸣、耳聋。

程钟龄曰：此方治气虚目不明。昔有人目忽不见，丹溪用参膏治之，服至斤余而复，此气脱也。余谓血脱者，亦应照此例治。经云：血脱益气是也。本方内去葛根、黄柏，加白术、当归、陈皮、柴胡、大枣为引亦名益气聪明汤，治之应验。

明目地黄丸《局方》　治肝肾俱虚，风邪所乘，热气上攻，翳障，目涩多泪。

熟地　生地　牛膝　石斛　枳壳　杏仁去皮尖　防风

蜜丸，食前，盐汤下。

《心悟》用生地一斤酒洗，牛膝二两，麦冬六两，当归五两，枸杞三两，以甘菊花八两，熬膏，和蜜为丸，开水下，亦名明目地黄汤，治内障隐涩羞明之证。

羊肝丸《本事》　过治内障。

白羖〔批〕羖，音结，割过牡羊也　羊肝只用子肝一片，薄切，瓦上焙干　熟地两半　蕤仁　泽泻　菟丝子　防风　黄芩　车前子　麦冬　地肤子去壳　杏仁炒　桂心　细辛　茯苓　五味　芜蔚子　枸杞　苦葶苈　青葙子各一两

蜜丸，日三服。

张台卿苦目暗不见物，因得此方，遂明。一人内障，医治无效，因以余剂遗之，一夕曰：适有所见，如隔门缝见火。视之，膜裂如线。

固本还睛丸《正传》　治远年一切目疾，内外翳膜遮睛，风弦烂眼，及老弱人目眵多糊，迎风冷泪，视物昏花等证。

天冬酒浸一宿，另研如泥　麦冬去心　生地酒浸，焙　熟地酒洗　人参　白苓　山药　枸杞　川膝酒洗　石斛酒洗　草决明微炒　杏

仁去皮尖　枳壳炒　甘菊用小金钱　菟丝子酒浸煮　羚角锉末　犀角锉末　青葙子微炒　防风　五味　炙草　白蒺藜取仁　黄连去须　川芎

蜜丸，盐汤下。

瞳神方

熟地黄丸东垣　治足三阴亏损，虚火上炎，目睛散大，视物不的，或昏花，紧涩作痛，羞明兼眵多、燥热赤烂者。此方即滋阴地黄丸，见前目痛门。

肝为心母，子能令母实，故心火旺则肝木实。肝主风，心主火，瞳子散大，风火摇风之致也。水不能制火，则清和之气乖乱，而精液随之走散矣。精液走散，则光华失，故视物不清也。

方中不用茺蔚子，以味辛益肝，是助火也；用芩、连泻上中二焦之火，以酒洗之，寒因热用也；亦不用青葙子，为助阳火也；更加五味子，以收其散大也，诸酸物能助元气。

当归汤《保命》　治瞳神散大，风轮反窄。窄一周，甚则如线者。

黄连　柴胡各一钱　当归　黄芩　白芍各二钱　熟地　炙草各三钱

水煎服。

此证乃邪热郁蒸，风湿攻击，以致神膏游走散坏，初起即收可复。未起内障，而只是散大者，宜收。瞳神有内障者，于收瞳神药内，渐加攻内障药治之。多用攻动真气，瞳神难收，瞳神愈散，障亦不能退矣。

济阴地黄丸　治瞳神散大，肝肾虚弱。

熟地倍用　山药　山茱肉　当归　枸杞　巴戟去心　麦冬　五味　肉苁蓉酒洗　甘菊花

等分，蜜丸，空心白汤下。

抑阳酒连散　治瞳神紧小。

生地黄　独活　黄柏　知母　防风各三钱　蔓荆子　羌活　白芷　前胡　生甘草各四分　黄芩酒炒　栀子　黄连酒炒　寒水石各五分　防己三分

水二盏，煎，热服。

泻胆汤 治瞳神干涩，全无液泪，或白或黑。始则疼痛，后来稍定，而黑不见，至神水将枯者，不治。

地骨皮　元参　黄芩　麦冬　知母各一两　黄芪　茺蔚子每一两半

每五钱，煎。

天门冬饮子 治辘轳转关。

天门冬　知母　茺蔚子各二两　五味子　防风各一两　人参　茯苓　羌活各两半

每五钱，煎。

此方亦治妊娠肝经风热，上攻眼目，带吊失明。

目昏方

镇肝明目羊肝丸 治眼目昏花，肝气不治。

羖羊肝一具，新瓦器中煿，更焙之，肝大只用一半　甘菊花　羌活　细辛　官桂　白术　柏子仁　五味子各五钱　黄连七钱半

蜜丸。

加减驻景丸《易简》 治肝肾气虚，两目昏暗，视物不明。

熟地黄五钱　菟丝子酒浸，八两　当归五两　枸杞子二两　楮实子〔批〕楮实益精强阴　川椒〔批〕川椒补火以逐下焦虚寒，炒　车前子炒，各一两　五味子二两

蜜丸，酒下。

除当归、五味、楮实、川椒，名驻景丸。

张子和曰：目赤肿，是厥阴肝经风热。车前子清肝明目，利小便而不走气，能去肝经风热，得此泄邪，则补药更为得力。

补肾磁石丸 治肾虚、肝虚上攻，目昏，渐成内障。

磁石醋煅七次，水飞　菊花　石决明煅，各一两　菟丝饼酒浸　肉苁蓉酒洗，各二两

共为末，用雄雀十五枚，去毛嘴，留肠，盐煮烂，纳药，捣丸。空心，酒下。

益阴肾气丸 治房劳目昏。

熟地黄　山茱萸　云苓　泽泻　丹皮　生地黄酒洗　山药　当

归尾　五味子　柴胡

蜜丸，辰砂为衣，白汤下。

密蒙花散《局方》　治风气攻注，两眼昏暗，眵泪羞明，并暴赤肿，翳障。

密蒙花　羌活　白蒺藜炒　木贼　石决明各一两　甘菊三两

共为末。食后茶清下。〔批〕一方有白芍、炙草，无羌活，治冷泪昏暗。

睥病方

黄芪防风饮子　治拳毛倒睫。

黄连炒　炙草　黄芪　人参各一两　当归钱半　葛根　防风五分　细辛　蔓荆子三分

水煎，食后服。黄芪实皮毛，一方无，名防风饮子。〔批〕除黄芪、黄连，名神效明目汤。

泻黄散《金鉴》　治眼皮翻。

石膏煅，五钱　栀子仁生，一两　甘草生，三两　防风酒拌，微炒香，二两　豨莶草酒蒸，晒干，四两

共研细末。壮人二钱，弱人一钱，小儿六七分，滚水调下。

目泪方

当归饮子　治风火燔目，目泪不止。

当归　大黄酒浸　柴胡　黄芪　人参　甘草　白芍一两　滑石五钱

每三钱，姜三片，煎。

止泪补肝散　治肝虚迎风泪流不止。

当归　熟地　川芎　白芍　木贼　防风　羌活　香附
共为末服。

俗云霜风眼。肥人加夏枯草，瘦人加桂枝。

疮疣方

防风散结散　治目疮疣。

防风　羌活　白芍　归尾　茯苓　苍术　前胡　独活　黄芩各

五分　甘草　防己各六分〔批〕防己行十二经　红花　苏木少许

水煎。

病在上睫者，加柴胡、黄连；在下睫者，加藁本、蔓荆子。

防风散　治眼胞内生毒如菌。

防风　荆芥　黄芩　石膏　栀仁　薄荷　赤芍　连翘　生地黄　甘草

水煎服。

治偷针方

南星生用为末，二钱　生地黄不拘多少

合研成膏，贴太阳两边，肿自消。一法用生姜捣细盦之，泪出即愈。

清脾凉血汤《金鉴》　治眼生椒疮、粟疮。

荆芥　防风　赤芍　元参　陈皮　蝉蜕　苍术　白鲜皮各一钱　生大黄酒洗　连翘去心，各钱五分　川厚朴盐炒　生草各五分　竹叶三十片

水煎，食远服。

清凉圆《金鉴》　治眼胞菌毒，椒疮粟疮等证。

当归尾　石菖蒲　赤芍二钱　川黄连生　地肤子　杏仁生，各一钱　羌活五分　胆矾二分

共研粗末，以大红绸包之，如樱桃大，甜滚水浸泡，乘热蘸洗，勿见尘土。

漏睛方

疏风清肝汤《金鉴》　治漏睛。

归尾　赤芍　荆芥　防风　川芎　菊花　生栀仁　薄荷一钱　柴胡　连翘钱半　银花二钱　甘草五分

灯心煎服。

五花丸　治眼中流脓，或如涎水黏睛，上下不痛，仍无翳膜。

金沸草四两　巴戟三两　川椒皮　枸杞　白菊花各二两

为末，蜜丸。空心酒下。

人参漏芦散　治眼漏脓水不止。

黄芪二两　防风两半　大黄　人参　当归一作地骨皮　志肉　黄芩　漏芦　赤苓各一两

共为末，白汤调服。一名黄芪散。

〔批〕竹叶泻经汤《原机》治积热漏睛。柴胡、羌活、升麻、炙草各五分，赤芍、茯苓、草决明、车前子、泽泻各四分，栀子、黄连、大黄、黄芩各六分，青竹叶十片，水煎。大便不硬，减大黄。

目近视方

定志丸《局方》　治目不能远视，能近视者。常服益心强志，能疗健忘。不能远视责其无火，法宜补心。

远志　菖蒲　人参二两　茯苓一两

蜜丸，朱砂为衣，白汤下。

地芝丸东垣　治目能远视，不能近视。不能近视，责其无水，法当补肾。

生地焙　天冬四两　枳壳炒　甘菊花二两

共为末，蜜丸。茶清或酒下。用茶者，欲火热之下降；用酒者，欲药力之上行。

眼眶痛方附枕骨痛

生熟地黄丸　治肝虚眼眶痛，或目暗见光则痛。

生地　熟地各两半　甘菊花去蒂，一斤　石斛　枳壳　防风　牛膝各六两　羌活　杏仁各四两

共为末，蜜丸，每服三钱。以黑豆三升，炒，令烟尽即淬〔批〕淬，音倅，火入水为淬，好酒六升，旋盛器内。每用半钟，食前以送丸下。

小芎辛汤《良方》　治眼眶痛。

川芎三钱　细辛五分　白术二钱　甘草一钱

姜三片，煎。

如有停饮，加半夏、南星、橘红、茯苓各一钱，煎服。

芎辛汤《三因》 治目痛，脑后枕骨痛。

熟附子一钱　当归一钱七分　南星制，一钱　炮姜一钱　细辛三分
川芎八分　甘草五分

加芽茶，煎服。

目盲方

决明夜光散 治雀盲夜昏，虽有灯月，亦不能视。

石决明另研〔批〕石决明，镇肾益精　夜明砂另研，各二钱
〔批〕夜明砂，主夜明也　猪肝一两

竹刀切作四片，以二药末铺一片，上以一片合之，用麻皮缚
之，勿令气泄。以米泔水一大碗入砂锅内，煮至半碗，临卧，连
肝并药汁服。

转光丸 治肝虚雀目青盲。

熟地黄　生地黄　白茯苓　山药　川芎　蔓荆子　防风　白
菊花等分　细辛减半

蜜丸，空心桑白皮汤下。

眼病杂方

蝉花无比散《心悟》 通治男、妇、小儿，远近一切目疾，痘疹
风眼，皆效。

蝉蜕去足，二两　羌活　川芎　防风　石决明盐水煮一时　茯苓
赤芍一两五钱　白蒺藜麸炒，去刺，八两　炙草　当归三两　苍术米泔
浸，切片，陈土炒，一两

为末，食后米汤调下，三钱。忌生冷、油面、煎炒诸物。

清心丸 治久病眼目心经蕴热。

枸杞二两　当归　生地　麦冬　黄连　菖蒲　菊花　远志　甘
草各一两半

蜜丸，灯心汤下。

滋阴散 治眼中出血如射。

生地　知母　黄柏　柴胡　黄芩　侧柏叶　红花　当归　白
芍　木通　栀仁

每二钱，水煎。

除风益损汤　治目为物伤。上下左右俱病者宜之。

熟地黄　当归　白芍酒炒　川芎各一钱　藁本　前胡　防风各七分

煎服。

伤于眉骨者，加黄连；伤于頞〔批〕頞，音拙，面颧颊之间也、伤于耳者，加柴胡；伤于頞、交巅、耳上角及脑者，加苍术；伤于耳后、耳角、耳前，伤于颊者，加龙胆草；伤于额角及巅者，加五味子。凡伤甚者，从权倍加大黄①，泻其败血；眵多泪多，羞涩赤肿，加黄芩。

加减地黄丸　治目为物伤，宜以此丸与前汤兼服。

生地黄　熟地黄　枳壳　防风　牛膝　羌活　杏仁　当归

蜜丸，用黑豆令烟尽，淬。好酒空心下。〔批〕此方即生熟地黄丸去石斛、菊花。

泻白散　治小儿久嗽，两眶黑肿，白珠如血。

桔梗　广皮　桑皮　骨皮　炙草

水煎，热服。

外用，生地一两，黑豆一两，用水同浸一夜，取起捣为膏，贴眼皮上，其血自散。

泻黄散　治小儿脾经积热，白珠生黄。

藿梗　栀仁　熟石膏　防风　炙草

水煎服。

谷精散　治痘疮入目，生翳。

谷精草　绿豆皮　蝉蜕　猪蹄退酥炙　菊花

等分，为末，米泔调服。

神功散　治痘入目生翳。

蛤粉　谷精草各一两　羌活　蝉蜕各五钱　绿豆皮四钱

共为末，猪肝一片，同煮熟，一并吃下。

---

① 从权倍加大黄：原作"泻权加大黄"，据《证治准绳·类方·目》改。

外治方

龙脑黄连膏　治目赤及热眼目痛。

黄连八两〔批〕黄连解诸毒　冰片一钱〔批〕冰片去热毒

先以水三大碗，煎黄连，文武火慢熬至大半碗，入瓷器内重汤炖①成膏，旋入冰片点之。

蕤仁春雪膏　治暴热目痛。

蕤仁去油，四两〔批〕蕤仁去热　冰片五分

先以蕤仁研细，入冰片和匀，好生白蜜〔批〕白蜜解毒，和百药钱二分，再研，调匀，点两眦上。

二百味草花膏赵谦　治目赤流涕，或痛或痒，昼不能视，夜恶灯光。

羖羊胆　蜂蜜

入蜜胆中，蒸熟候干，细研为膏，每含少许，或点目中。

羊胆苦寒，益胆泻热；蜂蜜甘润，补中暖肝。曰二百味草花者，以羊食百草，蜂采百花也。

黄连鸡子白膏　治时行赤眼。

黄连少许，研

以鸡子白和入盏内，用匙打起泡，满盏，停，取汁，以鸭毛点之，神效。

真珠散　治血灌瞳神。

水晶　琥珀　马牙硝等分　朱砂加倍　冰片少许

同研如粉，以铜筋取，如半小豆大，点之。

乳汁煎　治阳证风泪湿痒。

黄连七钱半　蕤仁研烂，一两　人乳一升　干姜泡，二钱半

同研细，以乳浸一宿，微火煎，取三合，滤去渣，用黍米大点眦中，勿当风。

---

① 炖：原作"顿"，据文义改。

绛雪膏　治昏暗痒痛，隐涩难开，眵泪生翳。

炉甘石一两　川连一两　当归五钱，先将黄连、当归煎水一碗，去渣，入童便一盏，后将甘石炭火上煅红，淬六七次，以水干为度，水飞过，晒干听用，外加　硼砂钱半，水调，盏内炭火缓缓顿干　黄丹钱半，水飞过　明乳香一钱，炙去油　乌贼骨烧存性，钱半，研细末　白丁香钱半，甘草水浸一宿，飞过，晒干　麝香五分　轻粉五分　炼白蜜四两

先下制净甘石末一两，不住手搅，至紫黑色、不粘手为度，捻作挺子〔批〕先以蜜搅甘石，次下诸味，和作挺子。每用入冰片少许，新汲水磨化，时时点之。忌酒、醋、荞麦。

甘石疗湿收散；黄连去热明目；当归和血脉；硼砂、乌贼骨能消障磨翳；黄丹除热去毒；麝香、乳香通气；丁香主病不移；冰片除赤脉，去外障，为使也。

丹砂散　点治诸眼皆妙，此李时珍方也。

硼砂　海螵蛸去壳　芦甘石上好者，煅，淬，童便七次飞，各一两　朱砂五钱，用此则不粘

共为极细末，瓷器收贮。临用，少加冰片，细末点极妙。

点盐法东垣　明目，去昏翳，大利老眼，得补法之良。

海盐二斤，拣净，以百沸汤泡，滤收清汁于银石器内，熬取雪花白盐，瓷器盛贮。每蚤用一钱擦牙，以水嗽口，用左右手指互以口内盐津细洗两眼大小眦内，闭口良久。却用水洗面，能洞视千里。明目坚齿，极妙之法。

点眼方丹溪　治目中百病。

黄连　人乳

浸点，或煎膏，或加朴硝。

百点膏东垣　治翳遮瞳仁，如云气障隔。

黄连一钱，以水一碗煎至半碗，再入后药　当归　甘草六分　防风八分　蕤仁去皮尖，研，三分

同煎，至滴水不散，去渣，入蜜少许，再煎少时。要病人净心点之，点至目微痛为度，日五七点，使药相续，故曰百点。临卧点尤妙。

石燕丹　点外障诸翳，及胬肉扳睛。

甘草四两　川连二两　木贼　归身　防风　羌活　麻黄各五钱，水二碗，童便一碗，同煎去渣　炉甘石炭火煅红，淬七次，候干，水飞，晒研　硼砂一钱，铜勺内煮干　石燕火煅，醋淬七次，水飞过，一钱　琥珀锉末，钱半　朱砂水飞，钱半　白丁香　上冰片　麝香各一分半

共研如尘，加熊胆三分尤妙。

清凉膏　治打扑伤眼肿痛。

大黄一钱　芒硝　黄连　黄柏　赤芍　当归各一钱　细辛五分　蒲荷八分　芙蓉叶三钱

共为末，用生地黄汁入鸡子清、白蜜同调，贴太阳及眼胞上，即退。

炉甘石散　治烂沿风眼。

炉甘石三两　车前草一斤

捣汁，火煅甘石，淬之，以干为度，澄，研，晒干，临用加冰片少许。

碧云散　治外障等证。

鹅不食草焙干，一两　青黛　川芎焙过，五钱

共为末，先含清水满口，每用一丸，如豆大，搐鼻，时嚏时换。

一方加牙皂末，各一钱，尤妙，以泪出为度。

《金鉴》无牙皂，有辛夷，吹鼻中，能治杨梅结毒头痛。

紫金膏　治目赤膜下垂。

黄连五钱　赤芍　当归　朱砂另研　乳香另研　硼砂另研，各二钱半　雄黄研细末，水飞，二钱　麝香另研，五分

为细末，另研，诸味拌匀，再研，蜜丸，如皂角子大。用一丸，沸汤泡开，于无风处洗之，药冷，闭目少时，半日后再煨热洗。忌铜铁器。

此方暴赤眼肿者勿用。

东坡手录云：凡目赤，不可具汤浴，并忌用汤泡足。汤驱体中，热并集头目，丧明必矣。

黄连散 治眼眶涩烂。

黄连 防风 荆芥 赤芍 五倍子 覆盆子根 蔓荆子等分

煎，入盐少许，滤净，又入轻粉末少许，和匀，洗眼，效。

水淋法 治珠突出眶。

新汲水沃眼中，频数换水，眼睛自入。更以麦冬、桑白皮、栀子煎汤，通口服。

汤泡散 治肝虚风热攻眼，赤肿羞明，渐生翳膜。

杏仁 防风 黄连 赤芍 归尾各五钱 铜青二两 薄荷叶三钱

锉散。沸汤泡，乘热先熏后洗，冷则再暖，再洗，每日三两次。

一方加白盐少许，闭目沃洗，尤能散血。

简便方十条①

目痒不可忍，用姜粉、枯矾、硼砂，唾调如米大。时将一丸纳入大眦内，少顷，枣汤洗下，又将大蒜切片，灸太阳穴，即愈。

目赤目痒，腊月以蜜入胆中，纸笼套住，悬屋檐下，待霜出，扫取点眼。目暗，宜取青鱼胆汁滴目中。

目生胬肉，赤脉贯瞳，白膜遮睛，诸般云雾。用麻雀屎，取竖立者，不拘多少，研末，水飞过，如飞朱砂样，渣不用，俟澄，倾去清水，晒干。每以些微同乳汁研化，点翳上，其翳自去，神方也。

赤眼肿痛，用朴硝一撮，以碗盛②豆腐一块，将硝放豆腐上，饭上蒸之，俟硝已化去，豆腐不用。取汁点眼，自愈。

烂弦风眼，用鲜色铜绿三钱，研细末；以生蜂蜜浓调，涂粗碗内，不使流动；用艾烧烟，将碗覆艾烟上，熏之，须熏至铜绿焦黑为度；取起冷定，以乳汁调匀，饭上蒸过。搽眼皮上烂弦处，百不失一。

洗眼复明，用桑皮一两，烧灰存性，水一钟，煎八分，澄清，洗之。至一年，胜于童子，神效。〔批〕一老人年八十四，夜能细

---

① 十条：原脱，据底本目录补。

② 盛：原作"张"。据《幼幼集成·目病证治·眼目简便方》改。

书。询之，云得一奇方，每年九月二十三日桑叶洗目一次，永绝昏暗。

烂弦风眼及障翳，以红枣一枚去核，入青矾在内，水半盏，饭上蒸热，洗之，数次即愈。

赤障白翳，以羊胆点之，甚效。一方用五味子、蔓荆子，煎汤频洗。

去翳，用杏仁一枚，去皮尖，研碎。入热乳二三滴，浸片时刻，绞出汁，点眼内数次，即效。

拳毛倒睫，先摘去拳毛，取虱子血点入眼内，数次即愈。一法以木鳖子一个，去壳，焙干，锉片为末。用绵裹塞鼻中一夜，其毛自直。

耳病门

总　论

经曰：肾者，精神之舍，性命之根，外通于耳。又曰：肾在窍为耳，肾和则耳能闻五音矣。《保命集》云：耳以窍言之水也，以声言之金也，以经言之，手足少阳俱会其中，有从内不能听者，主也。有从外不能入者，经也。有若蝉鸣者，有若金声者，有若火熇熇然者。各随经见之，其间虚实，不可不察。

心肾俱治耳听斯聪论 暴聋

赵以德曰：耳者，肾之窍，心亦寄窍于耳。十二经除足太阳、手厥阴外，其余脉络皆入于耳。肾治内之阴，心治外之阳，清净精明之气上走空窍，而听斯聪矣。若二气不调，则阳气闭塞，阴气冒明。阳气闭塞者，或因烦劳阴虚气浮，或因卫气不下循脉，或得于邪风与阳并盛，或经藏积热，或大怒气逆。如是者，皆由心气不调，虚则不能治其阳，下与阴交，实则阳强而与阴绝也。阴气冒明者，或忧愁不解，阴气闭塞，不与阳通，或湿饮痞隔，气不升降，或因二气不和，结干耵聍〔批〕耵聍，音汀林，耳所生垢也塞之。如是者，皆由肾气不和，虚则阴气微，不能上交于阳，实则阴气逆，不纳其阳，此暴聋也。

久聋肾气虚实论

又曰：若久聋者，于肾若有虚实之异。左肾为阴，主精；右肾为阳，主气。精不足、气有余，则聋为虚；其人瘦而色黑，筋骨壮健，此精气俱有余，因藏闭塞，是聋为实，此高寿之兆也。又年五十，体重，耳目不聪明，此亦无治。惟暴聋，阴阳隔绝未甚，经脉欲行而未通，作嘈嘈风雨诸声者，可随其邪以为治。

耳为肾候治兼少阳论 耳鸣、耳聋、耳脓

《医林绳墨》云：耳属足少阴肾经，肾之窍也。肾气充实则耳聪，肾气虚败则耳聋，肾气不足则耳鸣，肾气结热则耳脓。经曰：耳为肾之候也。然肾虽通窍于耳，耳之为病，亦兼少阳，治之可①也。盖肾为水脏，水主澄静，故能司听；而相火藏于命门之中，三焦为之府，每挟相火之势而侮所不胜。经所谓一水不胜二火者，是也。其或嗜欲无节，劳伤过度，水竭火胜，由是阴不升而阳不降，无根之火妄动于上，则耳中嘈嘈有声；或少年妄作，或中年多劳、多气，或大病后不断房事，致令肾水枯少，阴火沸腾，故耳中亦哄哄有声。二者俱宜滋阴补肾。经又曰：气虚耳聋，火聚耳鸣，此气者，少阴肾经不足之气也。火者，少阳三焦有余之火也。气则宜补，火则宜泻。

耳聋、耳鸣，有痰、有火、有气虚、有阴虚、有肝火。少壮多属痰火，中年必是阴虚。

宗脉虚则耳鸣论

《脉要》云：耳者，宗脉之所聚也。宗脉者，百脉一宗，肺所主也。百脉之血气，水谷所生，胃所主也。故胃中空则宗脉虚，虚则耳鸣。聋而不痛者，足少阳病也；职而痛者，手少阳病也②。

十二经中除足太阳、手厥阴，其余十经皆入络于耳，然耳之

---

① 可：原作"何"，据《医林绳墨·耳》改。
② 职而……病也：《灵枢·杂病》作"聋而痛者，取手阳明"。

卷十一

一一一一

上、下、前、后，惟手足少阳之经脉往来为多。

论耳鸣虚实之证

张景岳曰：耳鸣当辨虚实。凡暴鸣而声大者，多实；渐鸣而声细者，多虚。少吐热盛者，多实；中衰无火者，多虚。饮酒厚味、素多痰火者，多实；质清脉细、素多劳倦者，多虚。

论肾虚痰火耳鸣五声所属证治

景嵩崖曰：耳鸣半属肾元亏损，虚火上炎所致。气虚有火，四君子汤见脾胃加山栀、柴胡。血虚有火，八珍汤见劳损加山栀、柴胡。因怒者，小柴胡汤见呕吐加川芎、当归、山栀。午前甚，八珍汤去人参、甘草。午后甚，六味丸见劳损。久则补中益气汤见劳倦。盖脾胃一虚，九窍皆为不利，故治脾为耳证第一义，概作肾虚则疏也。要知肾虚耳鸣，哄哄然响不甚；其响之甚者，若蝉噪钟鸣，若火熇熇然，若流水声，若簸①米声，睡着如打战鼓，如风入耳。或时闭塞，皆痰火上升，郁于耳中，郁甚则闭塞。〔批〕痰火上升鸣耳。或先有痰火，一经恼怒，怒则气上，少阳之火遂客于耳中。治以清痰降火为主，再审其声之所属，各加引经药。如钟鼓声属肺，火声属心，米声属脾，风声若肝，水声属肾，五火大炽则为蝉鸣，以蝉非盛暑不鸣也。如是治无不验者。

论②耳聋火闭气闭邪闭窍闭虚闭证治

张景岳曰：耳聋证有五，曰火闭、气闭、邪闭、窍闭、虚闭也。火闭者，因诸经之火壅塞清道，其证必哄哄熇熇，或胀或闷，或烦热，头面红赤者是也，治宜清火，火清而闭自开也。气闭者，多因肝胆气逆，或因恚怒忧郁，气有所结而然，治宜顺气，气顺而闭自开也。邪闭者，因风寒外感，乱其荣卫而然，治宜发散，邪散而闭自开也。窍闭者，必因损伤，挖伤或雷爆震伤，聤耳坏窍，宜用开通之法以治之也。虚闭者，或年衰，或久病，或劳倦

---

① 簸：原作"簌"，据《外科证治全书·耳部证治》改。
② 论：原脱，据底本目录补。

过度，以致精脱肾亏，渐而聋闭，非大培根本必不可也。

又曰：耳聋虽有五证，然总而言之，皆因气闭不通耳。盖火邪、风邪俱令气壅，壅则闭也；怒则气逆，逆则闭也；窍伤则气窒，窒则闭也；虚则气不充，不充故闭也。凡邪盛气逆而闭者，实也；气有不及而闭者，虚也。

耳聋分左右证治

丹溪云：耳聋皆属于热。左耳聋，足少阳、厥阴火也，忿怒之人多有之，宜龙胆泻肝汤、芦荟丸俱见火门；右耳聋，足太阳、少阴火也，色欲之人多有之，宜六味地黄丸见劳损；左右俱聋，足阳明火也，醇酒厚味之人多有之，宜防风通圣散见火门、滚痰丸见痰。

风聋湿聋湿痰证治

风邪入耳，必耳中痒，或头痛，或风气壅塞，头目不清，耳常重听，为风聋，宜清神散见后；湿聋因雨入耳浸渍，必耳内肿痛，凉膈散见火倍酒大黄，或五苓散见痰饮门加陈皮、枳壳、柴、苏、生姜，又酒炒黄芩，加羌活、防风、荆芥，煎；湿痰，神芎导水丸见痰门除黄连、薄荷、川芎，加槟榔二两，水丸。

风虚风热热郁耳聋证治

耳者，宗脉之所附。脉虚而风邪乘之，风入于耳之脉，使经气痞而不宣，必有时乎头痛，宜桂星散、羊肾羹、磁石丸、姜蝎散俱见后、排风散见中风。风热耳聋掣痛，或连头痛，或脓血流出，犀角饮子、茯神散俱见后。风热郁者聋，属热，少阴、厥阴热多，宜开痰散风热，防风通圣散见火。诸药通用酒炒，倍入酒煨大黄，再用酒炒三次，后煎服。

暴聋证治

罗谦甫云：卒耳聋者，由肾气虚为风邪所乘，搏于经络，随其血脉上入耳中，与正气相搏，故令卒聋也。楼全善云：暴聋皆是厥逆之气。经云：暴厥而聋，偏塞闭不通。又云：少阳之厥暴聋，宜于前厥聋条求其治法，外治宜蒲黄膏见后等方。

阴阳不和，烦劳阴虚，得于风邪，经藏积热，大怒气逆，相搏结成核，塞耳，皆令暴聋，宜通耳、调气、安肾之剂。

劳聋水亏火炎耳聋耳鸣证治

劳役伤于血气，淫欲耗其真元，瘦悴方疲，昏昏瞆瞆。能将摄得所，血气和平，则其聋渐轻，益气聪明汤见目内障；水亏火炎，耳鸣耳聋，水不制火，木挟火势，肾脉洪大，不能受峻补者，大补阴丸见劳损。

宗脉虚风热肾虚肾脏风耳鸣证治

宗脉虚，风邪乘虚入耳，气与之搏而耳鸣，先用生料五苓散见痰饮门加炒枳壳、橘红、柴、苏、木香、槟榔、生姜，同煎，以散邪、疏风、下气，续以芎归饮见后和养之；风热、酒热耳鸣，用防风通圣散见火加枳壳、柴胡、南星、青皮、荆芥酒炒，煎服；肾虚耳鸣，如潮声、蝉声无休止者，当坠气补肾，正元散见汗吞下黑锡丹见眩晕，间进安肾丸见遗精；肾脏风，夜间睡着如打战鼓，四肢抽掣痛，耳中觉有风吹，奇痒，宜黄芪丸见后。

气血虚实肝胆虚实午前午后耳鸣证治

血虚有火，四物加山栀、柴胡；中气虚弱，补中益气汤见劳倦；血气俱虚，八珍汤见劳损加柴胡。肝胆气实，触怒便聋，小柴胡加芎、归、山栀；虚用八珍加山栀。午前甚，阳气实热者，小柴胡加黄连、山栀；阳气虚者，补中益气加柴胡、山栀。午后甚者，阴血虚也，四物加白术、茯苓。若肾火虚动，或痰盛作渴者，地黄丸见后。上气不足，必用参、芪者为君，升、柴佐之。耳中哄哄，无阴及液脱者，地黄丸。〔批〕痰盛作渴。耳中哄哄，无阴、液脱。

景岳云：凡治耳聋用补剂，宜佐以川芎、菖蒲、远志、细辛、升麻、柴胡之类。

聤①耳证治

罗谦甫云：耳者，肾气之所通，足少阴之经也。若劳伤气血，热气乘虚入于其经，邪随在耳，热气聚则生脓汁，为聤②耳，宜通气散、蔓荆子散俱见后。

耳肿痛肾风耳痒证治

耳肿，属少阳经相火。经曰：少阳之胜，耳聋，治以辛寒是也，犀角饮子见后。耳湿肿痛，凉脑散见火加酒煨大黄、酒炒黄芩、羌、防、荆芥服之；更以樟脑二分，麝香一分，枯矾研细，吹入耳中。寒热作痛，属肝经风热，小柴胡加山栀、川芎。内热口干，属肾经虚火〔批〕肾经虚火。六味地黄丸加生地、柴胡、五味，杵膏，蜜丸。〔批〕如丸不效，加减八味丸，去附子，加五味；耳痛，用青盐、鹿茸，煎雄、附为剂。坎为耳痛者，气阳运动常显，血阴流行常幽，血如水，故坎为血卦。竟饵此而遂愈。耳中痒，即肾脏风，有一日一作，直剔出血稍愈。此肾脏虚，浮毒上攻，宜四生散见目痒、透冰丹见后。

耳前后跳动肿痛证治

方谷曰：耳前跳动者，此三焦之火动也。火动，则血愈虚而火愈盛，因络会于此也，宜降火清热，治以归、芍、芩、连、山栀、元参、连翘、升麻、石膏之类。又胆经之脉亦络于耳，若耳后攻击作痛、作肿者，此少阳之火妄动于上，治以泻火之剂，而少佐养血，宜元参、黄连、柴胡、胆草、山栀、青皮、归、芍之类。

耳疳震耳缠耳聤耳证治

《金鉴》云：此证耳内闷肿出脓，因脓色不一，而名亦各殊。如出黑水臭脓者，名耳疳；出青脓者，名震耳；出白脓者，名缠耳；出黄脓者，名聤耳；俱由胃湿与肝火相兼而成，宜柴胡清肝散见后

---

① 聤：原作"停"，据文义改。
② 聤：原作"停"，据文义改。

主之。气实火盛者，以龙胆泻肝散见火服之。惟风耳则出红脓，偏于肝经血热，宜四物汤见血门，加丹皮、石菖蒲服之。外俱用酱茄，内自然油滴之，俟脓净，换滴耳油，时时滴入，肿消肌生自愈。

耳痔耳蕈耳挺证治

《金鉴》云：三证皆生耳内。耳痔形如樱桃，亦有形如羊奶者；耳蕈形类初生磨茹，头大蒂小；耳挺形若枣核，细条而长，胬出耳外。俱由肝经怒火、肾经相火，胃经积火凝结而成。微肿闷疼，色红皮破，不当触犯，偶犯之，痛引脑巅，皆宜栀子清肝散见后，外用硇砂散见后点之，渐化。

旋耳疮证治一名月蚀疮①

《金鉴》云：生于耳后缝间，延及耳折上下，如刀裂之状，色红，时津黄水，由胆脾湿热所致。此疮月盈则盛，月亏则衰，随月盈亏，又名月饵疮也，宜穿粉散见后搽之，即可成功。

凡病察耳之法

耳轮红润者生，或黄，或白，或青而枯燥者死，薄而白，薄而黑，皆为肾败。耳聋，耳中疼，属少阳之热，可治；若兼舌卷、唇青，属厥阴，难治。

耳鸣治案《寓意草》

喻嘉言曰：人身有九窍。阳窍七，眼、耳、鼻、口是也。阴窍二，前后二阴是也。阳气走上窍而下入于阴位，则有溺泄、腹鸣之候；阴气走下窍而上入于阳位，则有窒塞、耳鸣之候。故人当五十以外，肾气渐衰于下，每每从阳上逆。而肾之窍开于耳，耳之聪司于肾，肾主闭藏，不欲外泄，因肝木为子，疏泄母气而散于外，是以谋虑郁怒之火一动，阴气从之上逆，耳窍窒塞不清，故近听之尚不碍，而听远不无少碍。高年之体，大率类然。较之聋病，一天一渊。聋病者，其窍中另有一膜遮蔽，外气不得内入，故以开窍为主，

---

① 一名月蚀疮：原脱，据底本目录补。

而方书所用石菖蒲、麝香等药，及外填内攻等法，皆为此而设。至于高年，阴气不自收摄，越出上窍之理，从无一人言及，反以治少壮耳聋药，及发表散气，兼带阴虚为治，是以百无一效。不知阴气至上窍，亦隔一膜，不能越出窍外，止于窍中汩汩有声，如蛙鼓蚊锣，鼓吹不已，以故外入之声为其内声所混，听之不清，若气稍不逆上，则听稍清，气全不逆上，则听全清矣。不肖悟明此理，凡治高年逆上之气，屡有奇效。方中大意，全以磁石为主，以其重能达下，性主下吸，又能制肝木之上吸故也。而用地黄、龟、胶群阴之药补之，更用五味子、山茱萸之酸以收之，令阴气自旺于本宫，不上触于阳窍，由是空旷无碍。耳之于声，如谷之受响，万籁之音，尚可细聆，岂更与人声相拒艰于远听耶？

耳病门方

清神散 治风邪入耳。必耳中痒，或头痛，或风气壅塞，头目不清，耳常重听，为风聋。

甘菊花　白僵蚕炒，各五钱　羌活　荆芥　木通　川芎　防风各四钱　木香　甘草炙　石菖蒲各钱半

为末，每二钱，食后，茶清调服。

桂星散 治寒虚耳聋。

辣桂　川芎　当归　石菖蒲　细辛　木通　木香　白蒺藜炒，去刺　麻黄　炙草各一钱　白芷梢　南星制，各钱半　葱白二茎　紫苏五叶

姜五片，煎。

羊肾羹 治同上。

磁石五两，捣碎，水淘，去赤汁，绵裹悬煎，不得倒铛底　杜仲去粗皮，炙，断丝　黄芪各五钱　羊肾一枚，去脂膜，切　肉苁蓉一两，酒浸一宿，去皮，炙干

水三大碗，先煎磁石，取汁二大碗，下杜仲等，煎取一盏，去渣，入羊肾、粳米一合，葱白、姜、椒、盐、醋，如作羹法，空心服。

磁石丸 治证同上。

磁石火煅，醋淬七次　防风　羌活　黄芪盐水浸炒　木通去皮
桂心不见火　白芍炒，各一两　人参五钱

为末，酒煮羊肾一对，和药捣烂，余酒煮，糊丸，桐子大。
空心温酒下。

上方补血祛风，温肾补肾，如归、芎、熟地、鹿茸、苁蓉、川
椒、川乌、菟丝、远志、菊花、细辛、蔓荆之类，皆可随证加用。

肉苁蓉丸 治肾虚耳聋。

肉苁蓉酒浸，焙　菟丝子酒浸，煮　山茱萸　茯苓　人参　官桂
熟地黄　熟附子　芍药　黄芪　羌活　泽泻　羊肾一对，薄切，去筋
膜，炙干

共为末，蜜丸，空心温酒下。

肾热汤 治肾热，耳流脓血，不闻人声。

磁石火煅，醋淬七次，研　牡蛎盐水煮，煅粉，各五两　生地汁一升
麦冬去心　白芍　白术漂炒，各四两　甘草一两　大枣十五枚　葱白
一升

水煎，分三服。

磁石体重，辛咸色黑，补肾祛热，通耳明目；牡蛎咸寒，软
坚破结；生地泻火滋肾；麦冬补肺清金，肺为肾母，又声属金也；
白芍平肝和血；白术、甘草、大枣皆补脾之品，益土气以制肾邪；
葱白引肾气上通于耳也。

地黄丸《本事》 治肾虚有热。

生地黄　枳壳　羌活　桑白皮各一两　磁石煅，淬，二两　甘草
防风　黄芩　木通各五钱

每四钱，煎。

通肾散 治气闭不通耳聋。

茴香　木通　全蝎　元胡索　陈皮　石菖蒲各一钱　羌活　僵
蚕　川芎　蝉蜕各五钱　山甲二钱　甘草钱半

为末，酒调三钱。

蜡弹丸《三因》 治肺虚耳聋。

白茯苓二两　山药三两　杏仁去皮尖，两半

为末，以黄蜡一两熔和为丸，如弹子大。虚聋者，盐汤嚼下。

山药大补阴气；黄蜡甘温，能续绝阳。

姜蝎散 治久聋。

全蝎四十九枚，去毒，泡湿，以糯米半升，大瓦上铺平，将蝎铺米上，焙，令米黄为度，去米不用。一方无糯米制，只用生姜，砂锅内炒干　生姜切四十九片，每片置一蝎，再焙，焦黑为度，去姜不用

将蝎研为细末，三五日前，每日先服黑锡丹见中风三五服，临服药时，令夜饭半饱，酒随量，勿令大醉，服已，令熟睡，勿得叫醒，却令人轻唤，如不听得，浓煎葱白汤一碗，令饮，五更耳中闻百十攒笙声，便自此开声。

平补镇心丹 方见惊悸。

治劳心太过、耳闭、耳聋。[1]

芎归饮 治风邪乘虚入耳，气抟耳鸣。

川芎　当归　细辛各五钱　石菖蒲　肉桂　白芷各三钱

每三钱，入紫苏、姜、枣煎。

复聪汤 治痰火上升耳鸣。

半夏　赤茯苓　陈皮　甘草　黄柏盐水炒　萹蓄　木通　瞿麦各一钱

姜三片，煎。

通明利气汤 治虚火痰气郁于耳中。

贝母钱半　黄连　黄芩并酒浸猪胆汁拌炒　黄柏酒炒　栀仁炒元参酒洗，各七分　苍术盐水炒　白术　香附童便炒，各五分　川芎四分　木香二分半　甘草二分

姜三片，煎。入竹沥五匙，服。

加减龙荟丸 治证同上。

龙胆草　当归俱酒洗　栀仁炒　黄芩酒炒　青皮各一两　大黄酒

---

① 平补镇心……耳聋：正文脱，据底本目录补。

炒　青黛　柴胡各五钱　芦荟　胆南星各三钱　木香二钱半　麝香五分

神曲糊丸，绿豆大，姜汤下。

即当归龙荟丸去黄连、黄柏，加青皮、柴胡、胆星。

黄芪丸　治肾脏风，夜间睡着如打战鼓，兼四肢抽掣痛，耳中觉有风吹，奇痒。

黄芪一两　沙苑蒺藜炒　羌活各五钱　黑附子大者一枚　羖羊肾一对，焙干

酒糊丸，煨葱盐汤下。

透冰丹　治肾风耳痒。

大黄去粗皮　山栀仁去皮　蔓荆子去白皮　白茯苓去皮　益智子去皮　白芷　威灵仙去芦，洗，焙干，各五钱　香墨烧，醋淬，研　麝香研，各一钱　茯神去木，五钱　川乌二两，河水浸半月，切片，焙干，盐水炒　天麻去苗　仙灵脾叶洗，焙

共研为末，蜜和如饧，以真酥涂，杵臼捣万杵，如干，旋入蜜，捣令得宜成剂，每服时作丸，如梧子大，每二丸，薄荷自然汁、温酒化下。

此方治一切风毒上攻、下疰及瘫痪等证，亦能疗肾风。

柴胡栀子散　治内热痒痛或胀痛者，属肝火伤血，气滞血凝。

白术　茯苓　白芍　甘草　当归　川芎　山栀仁　柴胡　丹皮　牛子

水煎服。〔批〕一方无白术。

犀角饮子　治风热耳肿掣痛，或连头痛，或脓血流出。

犀角屑　木通　石菖蒲　甘菊　元参　赤芍　赤小豆炒，各二钱　甘草炙，一钱

姜五片，煎。热，加生地、麦冬；风，加羌活、枳壳。

茯神散　治证同上。

茯神去木　麦冬各一两　羌活　防风　黄芪　薏苡仁　石菖蒲　蔓荆子　五味子各五钱　薄荷　甘草各三钱半

每三钱，姜三片，煎。

柴胡清肝散 治耳疮内外肿痛，血虚风热，或因怒动肝火。

柴胡 黄芩 人参 甘草 栀仁 川芎 连翘 桔梗

水煎服。

通气散 治聤耳流脓。

郁李仁去皮，研 白芍 人参各五钱 大黄 山药 肉桂各一两 槟榔三枚 丹皮 木香 细辛 炙草各钱半

为末，每一钱，温酒下。

栀子清肝汤《金鉴》 治耳痔、耳蕈、耳挺等证。

栀子生，研 川芎 当归 白芍酒炒 柴胡 丹皮 石膏煅 牛子炒，研，各一钱 黄芩 黄连 生地各五分

水煎，食后服。

滋阴解毒汤 治脓耳溃烂，内热结块，内火攻冲，聚热不散。

生地 当归 赤芍 柴胡 山栀 木通 元参 蔓荆子 甘菊花 升麻 甘草

煎服。

蔓荆子散 治小儿肾气上冲，灌为聋耳。

蔓荆子 葛根 赤芍 前胡 桑皮 木通 怀地 麦冬 赤茯苓① 升麻 甘草

加灯心，煎服。

一方有菊花，无葛根，加姜、枣煎，治聤耳流脓。

消毒散 治小儿耳傍赤肿，内服之药。

羌活 防风 黄芩 连翘 桔梗 人参 川芎 归尾 柴胡 甘草

加灯心、生姜煎服。

外治方

蒲黄膏 治暴聋。

细辛 蒲黄各一分 曲米 杏仁去皮尖，各三分

---

① 赤茯苓：原作"赤芍"，据《幼幼集成·耳病证治》改。

为末，同杏仁研如膏，捻如枣核，裹塞耳中，日一易。

葱涎膏 <small>治耵聍塞耳，不可强挑。</small>

细辛 附子泡，各三钱半

为末，葱汁二合稀调，灌入耳中，或乌头烧灰，菖蒲等分为末，绵裹塞耳中。

红绵散 <small>治聤耳。</small>

白矾 胭脂研匀

先用绵条展去脓及黄水，净，另用绵条蘸药入耳中，令到底即干。

白莲散 <small>治同上。</small>

枯矾 乌贼骨 黄连 龙骨等分

为末，绵裹塞耳中。

硇砂散《金鉴》 <small>治耳痔、耳蕈、耳挺等证。</small>

硇砂一钱 轻粉 雄黄三钱 冰片五厘

共研细末，水调浓。用谷草细梗揉软，蘸，点痔上。

滴耳油《金鉴》 <small>治耳疳、震耳、聤耳等证。</small>

核桃仁研烂，拧油，去渣

得油一钱，兑冰片二分。每用少许，滴于耳内。

龙骨散 <small>治小儿聤耳流脓，以此吹之。</small>

石龙骨煅 明矾煅 铅丹炒，各三钱 胭脂膏二钱 当门子五厘

共为末，以绵展干耳内脓水，用小竹筒吹药入耳。

黄柏散 <small>治小儿耳珠前后生疮，浸淫不愈。</small>

黄柏 枯矾 海螵蛸 滑石 龙骨

等分为末，疮湿干搽。干用猪油调搽。

此方亦治月蚀疮。

通窍丸 <small>治小儿耳忽暴聋。</small>

雄磁石煨，一钱 麝香五厘

共为细末，以枣研烂，和为一丸，如枣核大，绵裹塞耳中。

又以生铁一小块，热酒泡过，含口内，须臾气即通矣。

蛇蜕散　治耳中痛不可忍，或出血水，或干痛。

蛇蜕烧灰存性，为细末，鹅毛管吹入耳中。取蛇之善蜕，以解散郁火也

敷毒散　治小儿耳傍赤肿热毒，恐防作痈。

绿豆粉不拘多少，以老醋成膏，敷肿处，干则易之

穿粉散《金鉴》　治月蚀疮。

轻粉研，隔纸微炒　穿山甲炙　铅粉　黄丹各三钱，水飞过

共研极细，香油调搽。

简便方十三条①

《外台秘要》治聋法：以芥菜子捣碎，人乳调和，绵裹塞耳，数易之，即开。

又《千金方》治耳聋：不效，用大蒜一瓣，中剜一孔，以巴豆一粒去皮膜，慢火泡极热，入蒜内，用新绵包定，塞耳中，三次效。

凡耳窍或损，或塞，或震伤，以致暴聋，或鸣不止者，宜以手中指于耳窍中轻轻按捺，随捺随放，随放随捺，或轻轻摇动以引其气。捺之数次，其气必至，气至则窍自通矣。

耳闭，用细辛、石菖蒲、木通各一分，皂荚半分，麝香半厘，共为末。绵裹塞耳中，少顷抽出，即通。

少年耳聋，用木耳一撮，醋炒白糖拌食。

聤耳流脓，用虎耳草捣汁，灌入耳中，略加枯矾更妙。又方用菖蒲根，洗净，捣汁，用绵展净耳中脓水，然后灌入蒲汁，荡洗数次全愈。一用重苔石榴花，炕枯，研末吹之。

小儿无故耳聋，取龟尿滴入耳中，或以生麻油日滴三五次亦妙。

耳外生疮，用黄丹、轻粉各一钱，松香八分，为末，香油调搽。

耳内生珠，用木鳖子磨水，刷之即愈。

耳后生疮，为肾疳。以地骨皮研末，筛出嫩末，香油调搽，

---

① 十三条：原脱，据底本目录补。

粗末煎水，洗。

　　冻耳成疮，用柏叶三两，微炙为末，杏仁四十九枚，汤浸去皮，研成膏，乱发一两，作如鸡子大，食盐、乳香各五钱，研细，黄蜡两半，清油一斤，先煎令沸，即下乱发，以消尽为度；次下诸药，令焦黄，滤去渣，更以重绵滤过，再以慢火煎之；后下乳香、黄蜡等，搅令稀稠得所，瓷器盛贮，取鹅翎涂之。

卷十二

目 录

鼻病门

总　论

张景岳曰：鼻为肺窍，又曰天牝，乃宗气之道，而实心肺之门户，故经曰：心肺有病而鼻为之不利也。然其经络所至，专属阳明，自山根以上，则连太阳、督脉，以通于脑，故此数经之病，皆能及之。若其为病，则窒塞者谓之齆；时流浊涕而或多臭气者，谓之鼻渊，又曰脑漏；或生息肉而阻塞气道者，谓之鼻齆①音瓮。又有喷嚏、鼻衄、酒皶〔批〕皶，音渣，鼻生泡也，又粉刺也、赤鼻之类，各当辨而治之。

鼻受寒邪不闻臭香之证

《难经》云：心主五臭，肺主诸气，鼻者肺窍。反闻香臭者，盖以窍言之，肺也；以用言之，心也。因卫气失守，寒邪客于头面，鼻亦受之不能为用，是不闻香臭矣。〔批〕刘河间曰：伤风寒于腠理而为鼻塞者，寒能收敛，阳气不通畅也。故经曰：心肺有病，而鼻为之不利也。治宜先散寒邪，后补卫气，使心肺之气交通，则鼻利而闻香臭矣。

论荣运之气不升邪塞空窍之证

李东垣曰：宗气出于鼻而为臭。夫阳气、宗气者，皆胃中生发之气也。若因饥饱劳役，伤损脾胃，生发之气既弱，其荣运之气不能上升，邪塞空窍，故鼻不利，而不闻香臭也。宜养胃气、实荣气，阳气、宗气上升鼻管则通矣。

风寒火邪鼻塞证治

张景岳曰：凡由风寒而鼻塞者，以寒闭腠理则经络壅滞，而多齆嚏。此证多在太阳经，宜用辛散解表，加川芎散、神愈散俱见后，及麻黄、紫苏、荆芥、葱白之类〔批〕遇寒月多塞，或略感风

---

①　鼻齆（wèng 瓮）：因鼻孔堵塞而发音不清。

寒便塞，此肺金素有火邪，治宜清肺降火，凉隔散佐以通气之剂。火邪上炎而鼻塞者，单宜清火。火之微者，多近上焦，出自心肺，宜黄芩知母汤见咳嗽之类；火之甚者，多出阳明，或微兼头痛，宜竹叶石膏汤见瘟后、凉膈散见火门之类。风寒兼火者，宜防风通圣散见火门亦可用。大抵常塞者多火，暴塞者多风寒，以此辨之。

气弱不升痰火郁结鼻塞证治

《医林绳墨》云：气虚之人，气弱不能上升，则鼻常滞塞，所谓九窍不利，肠胃之所生也，多服补中益气汤见劳倦自通。〔批〕鼻塞因饥饱劳役，所伤脾胃，生发之气不能上升，邪害空窍，亦宜补中益气汤。亦有痰火郁结上焦，则元门闭密，而鼻不闻香，口不知味，亦由气弱不能上冲，浊气得以擅权，是虚为本，而痰火为标。亦当以补中益气，加升麻诸风药引之上行，兼用清上化痰开窍丸药自利。

鼻鼽　音求，鼻久出清涕不止，遂至窒塞，不闻香臭也

孙一奎曰：大肠，肺之府也；胃，五脏之所受气者也。经曰：九窍不利，肠胃之所生也。又曰：清气通于天。又曰：鼻主天气。若肠胃素有痰火积热，则其平常上升之气，皆氲而为浊矣。浊气熏蒸，凝聚既久，壅遏郁结，而为涎涕。至于痔珠、息肉之类，皆由积久，燥火内燔，风寒外束，隧道壅塞，气血升降，被其防碍，浇培弥厚，犹积土而成阜也。即非火热主令之岁，有不病者乎，治无拘于运气可也。

外寒内热清涕证治

《绳墨》云：肺开窍于鼻，世所共知。然阳明之脉挟鼻络目，结于迎香，左之右，右之左，去鼻孔各开五分是穴。风从面来，则入阳明，脉道怫郁，气不通畅，故清涕时出，久变为浊。所谓外寒束内热也，须辛以散之。若郁热既久，顿发不开，必加辛凉之味，如枯芩、苏叶，多加甘、桔为舟楫，庶易成功。

胃火伤肺肺寒脑冷流涕证治

景嵩崖云：鼻流清涕，如胃家郁火伤肺，宜桔梗、山栀、薄

荷、麦冬、元参、辛夷、甘草辛凉之类。如脑冷所致，宜苍耳子、川芎、肉桂、干姜、升麻、辛夷、藁本辛热之品。

鼻渊 鼻出浊涕不止也。

经曰：胆移热于脑则辛频鼻渊，传为衄衊〔批〕衊，音灭，鼻血也，污血也瞑目。又云：泣涕者脑也，故脑渗为涕。《原病式》云：风热烁脑，液下渗者。如以火烁金，热极则化为水，肝热甚则出涕，心热甚则出汗，脾热甚则出涎，肺热甚则出涕，肾热甚则出唾。经曰：鼻热甚，出浊涕。故凡痰涎唾涕稠浊者，皆火热盛极销烁以致之也。法宜石膏、防风、花蕊、辛夷、炒芩、桔梗、甘草等药，无不神效。

涕臭属热涕腥属寒治法

景嵩崖曰：涕臭属热，乃胆移热于脑，宜六味地黄丸见劳损加菊花、蒲荷、元参、苍耳子。涕清不臭而觉腥者，属虚寒，宜八味桂附丸见中寒加①川芎、升麻、苍耳子。用肾药者，以脑属肾也。

鼻渊炎上之火宜清火滋阴治法

张景岳曰：鼻渊，总由太阳督脉之火，甚者上连于脑而津津不已，故又名为脑漏。多因酒醴肥甘，或久用热物，或火由寒郁，以致湿热上熏，津汁融溢而下，离经腐败，有作臭者，有臭甚者。河间用防风通圣散见火加薄荷、黄连各二钱以治之，古法有用苍耳散见后者余谓此炎上之火而治兼辛散，有所不宜，故多不见效，莫若清阴火而兼以滋阴，方用芍药、麦冬、丹皮、茯苓、黄芩、生地、石斛各二钱，加苍耳子二三钱，白蒺藜五钱〔批〕此即景岳清化饮，每每获效，此高者抑之之法也。〔批〕《心悟》云：鼻渊起于风热，宜荆芥为末，姜汤下，有火，陈茶调下。

漏久气虚宜补阳治法

又曰：鼻渊脑漏，虽为热证，然流渗既久者，即火邪已去，

---

① 加：原作"如"，据文义改。

流亦不止，以液道不能扃固也。故新病者，多由于热，久病者，未必尽为热，若执用寒凉，恐别生他病。其由漏泄既多，伤其髓海，则气虚于上，多见头脑隐痛及眩晕不宁等证，此非补阳不可。

鼻紫黑证治

丹溪云：酒性喜升，大热有毒，熏蒸面鼻，血得酒为极热，热血得冷为阴气所搏，污浊凝滞而不行，宜其先为紫而后为黑色也。须融化滞血使得流通，滋生新血，病乃可愈。酒制四物汤见血门，加黄芩、酒炒陈皮、甘草、红花、酒炒生姜煎，调五灵脂末，饮之。气弱形肥者，加黄芪酒炒，入好酒数滴为引。

鼻酸痛鼻梁痛证治

《绳墨》云：鼻内酸疼，壅塞不利，此由肺气空虚，火邪内攻，有制于肺，故作酸疼，治宜清金降火，用元参、花粉、黄芩、天冬、桔梗、山栀、桑皮、杏仁之类。又有鼻梁作痛者，不可专责于肺，盖胃之脉络亦系于鼻梁，此因胃火所动，亦宜清金之剂，兼降胃火，如芩、连、山栀、元参、连翘、辛夷、石膏之类。嵩崖云：肺气空虚，肝木乘之，故两鼻酸疼壅闭，宜加味逍遥散见郁，再加杏仁、桔梗以清肝火。《汇参》云：痰火冲肺，鼻膈隐痛，二陈汤见痰门加炒黄芩、山栀、桔梗、麦冬等分煎。

鼻息肉证治

气息不通，不闻香臭，气热则鼻塞，皆胃经湿热熏蒸所致。如湿地得热，则生芝菌也，宜辛夷散见后，外以硇砂五分，枯白矾二钱研末，用少许点之即消，内服胜湿汤见湿门、泻白散见火门。

鼻齄证治

此属阳明血热，多饮酒人，邪热熏蒸，肺受阳明热逼，伏留不散，其鼻乃红，抑或热血遇寒，污浊凝结，而鼻色紫黑。宜化滞血、生新血，兼去风湿，丹参、生地、当归、红花、山栀、桑皮、防风、荷叶煎服。亦有素不饮酒，其鼻亦赤，此肺中素有风热，为肺风也，方中宜加荆芥。或脏中有虫，则用去虫之药。一云：治肺齇、肺风，宜枇杷叶拭去毛，不须炙煎，浓汤候冷，调消风散见斑疹，日三服。

《金鉴》云：鼻齇〔批〕齇，音渣，鼻生泡也生于鼻准头及鼻两边，由胃火熏肺，更因风寒外束，血瘀凝结，故先红后紫，久变为黑，最为缠绵。治宜宣肺中郁气，化滞血，如麻黄宣肺酒、凉血四物汤俱见后择而用之，使荣卫流通，以滋新血，再以颠倒散见面病敷于患处。若日久不愈，以栀子仁丸见后服之，缓缓自愈。

鼻痔证治

《金鉴》云：生于鼻内，形如石榴子，名鼻痔。渐大下垂，色紫微硬，撑塞鼻孔，碍人气息，难通。由肺经风湿热郁凝滞而成，内服辛夷清肺饮见后，外以硇砂散见耳逐日点之，渐化为水而愈。宜戒厚味暴怒，庶不再发。〔批〕一云湿痰流注。宜苍术、黄连、黄芩、半夏、南星、神曲、楂肉、麦芽、白芷、甘草，煎服七八剂，宜服甘露饮、黄连阿胶丸。

鼻疮证治

《金鉴》云：鼻疮生于鼻窍内，初觉干燥疼痛，状如粟粒，甚则鼻外色红微肿，痛似①火炙。由肺壅热，上攻鼻窍，聚而不散，致成此疮。内宜黄芩汤见后清之，外用油纸捻粘辰砂定痛散见后，送入鼻孔内。若干燥者，黄连膏见后抹之。

鼻䘌〔批〕䘌，音匿，小虫也疮证治

《金鉴》云：多生小儿鼻下两旁，色紫斑烂，由风热客于肺经。脓汁浸淫，痒而不痛，宜服泽泻散见后，外搽青蛤散见后即愈。

鼻嚏证治

河间曰：嚏者，鼻中因痒而气喷作于声也。鼻为肺窍，痒为火化，心火邪热干于阳明，发于鼻而痒则嚏也。或故以物扰之痒而嚏者，扰痒属火故也。或视日而嚏者，由目为五脏神华，太阳

---

① 似：原作"以"，据《医宗金鉴·外科心法要诀》改。

真火晃耀于目，心神躁乱而热发于上，则鼻中痒而嚏也。仲景云：其人清涕出，发热色和者善嚏。嚏者阳气和利，故为嚏补足太阳。

〔批〕凡阳虚之人，即气虚也，阳气既虚，则不能嚏。仲景云：欲嚏不能，其人肚中寒。

鼻嚏治法

景嵩崖曰：时常一二嚏者，此阳气满溢上达也。久病阳虚而嚏，忽而作嚏，此阳气渐回，便有回生之兆。若感冒多嚏，此皮毛为邪所闭，阳不得泄，宜表散其邪。欲嚏不能，此阳虚腹中寒，宜理中汤见中寒加升麻，以温中升阳。

察鼻之法

鼻头色青者，腹中痛，苦冷者，死；微黑者，水气；黄色者，小便难；白色，为气虚；赤色者，肺热；鲜明者，有留饮也。鼻孔干燥者，属阳明之热，必将衄血，黑如烟煤，阳毒热深也；鼻孔冷滑而黑，阴毒冷极也。鼻息鼾睡者，风湿。鼻塞浊涕者，风热〔批〕一云清涕属肺寒。鼻孔扇张者，为肺风，肺绝不治。

鼻病门方

丽泽通气汤治久风鼻塞，不闻香臭。

羌活　独活　防风　苍术　升麻　葛根各八分　麻黄四分　川芎五分　白芷一钱　黄芪钱半　甘草七分

加姜、葱煎。冬月，倍麻黄，加细辛三分。夏月，去独活，加石膏三钱。一方有荆芥、木通、细辛，无黄芪，治鼻塞鼻涕。

〔批〕一妇，鼻久不闻香臭，后因他疾，缪仲醇为处方，每服桑皮至七八钱，服久而鼻忽通。

川芎散《医林》　治风寒鼻塞。

川芎　藁本　细辛　白芷　羌活　炙草各一两　苍术米泔浸，五两

加姜、葱煎。

增损①如圣散 治鼻塞，肺气不和。

牛子　桔梗　桑白皮　紫菀各钱半　甘草七分　荆芥二钱

加姜煎。

辛夷散 治鼻塞，肺气不利，头目昏眩，咯唾稠黏。

辛夷　川芎　白芷　甘菊　前胡　石膏　白术　生地　赤苓
薄荷　陈皮去白，各一钱　炙草二两

每五钱，煎。

温肺散 治闭塞，阳明鼻塞。

升麻　黄芪　丁香各一钱　羌活　葛根　炙草　防风　麻黄

加葱白煎，食远服。

川椒散 治肺寒，脑清涕常流，鼻鼽证。

川椒炒出汗　诃子去核　肉桂　白姜生用　川芎　细辛　白术

等分为末。温酒下二钱，或加附子、蔓荆子、枳壳、炙草，
去姜、川椒。

神愈散 治风热在肺，鼻流浊涕，窒塞不通。

细辛　白芷　防风　羌活　当归　半夏　川芎　桔梗　陈皮
茯苓　薄荷

加姜煎服。

川芎茶调散《心悟》 治鼻中时出浊涕，日久寒化为热。

川芎酒拌　荆芥　白芷　桔梗　甘草　黄芩酒炒　川贝母去心，
各一两　黑山栀二两

为末。每五钱，茶清下。

苍耳散《三因》 治鼻浊涕不止，名曰鼻渊。及风热燥脑，液下
渗者②。〔批〕鼽渊遇寒则甚，盖寒伤皮毛，腠理致密③，热气怫郁不
得出，故愈甚也。

---

①　损：原作"减"，据底本目录改。

②　治鼻浊……下渗者：《医方考·鼻疾门第六十三·苍耳散》："鼻流
浊涕不止者，名曰鼻渊。乃风热在脑，伤其脑气，脑气不固，而液自渗泄
也。"

③　密：原作"蜜"，据文义改。

白芷一两　辛夷　薄荷各五钱　苍耳子炒，二钱半

为末，葱、茶煎汤调下。白芷主手足阳明，上行头面，通窍发汗，除湿散风；辛夷通九窍，散风热，能助胃中清阳，上行头脑；薄荷泄肺疏肝，清利头目；苍耳散湿，上通脑顶，外达皮肤；葱能升通阳气；茶苦寒下行。凡头面之疾，皆清阳不升，浊阴逆上之故，清升浊降，风热散而脑液自固矣。

奇授藿香丸《金鉴》　治鼻渊。

藿香连枝叶八两，研细末

雄猪胆汁和丸，如梧子大，每五钱，食后苍耳子汤或黄酒下。

防风汤《宣明》　治鼻渊脑热，渗下浊涕不止，久而不已，必成衄血之证。

防风一两半　人参　麦冬　炙草　川芎　黄芩

共为末，食后，沸汤调服。

脑漏验方　治脑液下渗。

人参　白术　川芎　当归各一钱　黄芪　防风各七分　陈皮八分白芷　木通各五分　辛夷四分　细辛　升麻　炙草各三分

水煎，食后服。

白鲜皮汤　治鼻塞干痛，肺受风，面色枯白，颊时赤，皮肤干燥，此为虚风。

白苓去皮　杏仁去皮尖，炒　细辛　白芷　麦冬　白鲜皮　桑白皮　石膏各一两

每三钱，大豆煮汁煎。

细辛散　治小儿风寒袭肺，津液不收，而鼻流清涕。

人参　前胡　细辛　防风　川芎　炙草

共为末，葱姜汤调下。

桑白皮散　治鼻干无涕。

桑皮　木通　大黄炒，各二两　升麻两半　炙草一两　石膏　葛根各三两

每三钱，煎。外以冰片、马牙硝、瓜蒂等分为末，吹之。

辛夷散《济生》 治肺虚壅塞，涕出不已，或气不通，不闻香臭及鼻生息肉。

辛夷 川芎 细辛〔批〕细辛散热破结，利窍 白芷 升麻 防风 羌活 藁本〔批〕藁本上入巅顶，胜湿祛风 炙草 木通

等分为末，食后茶清下。〔批〕严氏此方无升麻、羌活。

辛夷清肺饮《金鉴》 治鼻痔。

辛夷六分 甘草生，五分 石膏煅 知母 栀子生，研用 黄芩各一钱 枇杷叶三片，去毛，蜜炙 升麻二分 百合 麦冬去心，各一钱

水煎，食远服。或加羌活、防风、连翘、薄荷。

凉血四物汤《金鉴》 治酒齄。

当归 生地 川芎 赤芍 黄芩酒炒 赤茯苓 陈皮 红花酒洗 生甘草各一钱

姜三片煎，加酒一杯，调五灵脂末二钱，热服。

栀子仁丸《金鉴》 治酒齄。

栀子仁研末 黄蜡熔化

和丸如弹子大，每一丸，茶清嚼下。忌辛辣之物。

荆芥散 治肺风，酒齄鼻，生赤疱。

荆芥 防风 杏仁去皮尖 白蒺藜炒，去刺 僵蚕炒 炙草

共为末，食后茶清调下。

黄芩汤《金鉴》 治鼻疮。

黄芩二钱，酒炒 麦冬去心 桑白皮生 连翘 赤芍 桔梗 薄荷 荆芥穗各一钱 栀子钱五分，连皮酒炒 甘草五分

水煎，食后服。〔批〕犬牛骨灰皆治鼻疮。

泽泻散《金鉴》 治鼻蜃疮。

泽泻 郁金 山栀生 甘草生，各一钱

为末，每一钱，甘草汤下。

川芎散 治鼻痛。

川芎 当归 槟榔 肉桂 麻黄去节 防己 木通 石菖蒲 细辛 白芷各钱 木香 川椒 炙草各五分

每三钱，加苏叶、生姜煎。

万金膏 治小儿风热侵肺，鼻齆不闻香臭。

羌活 川芎 细辛 淮通 麻黄 菖蒲

共为末，蜜调姜汤下。

椿根汤 治鼻疳。

椿根去皮，切，一升 葱白细，切，半升 豆豉半升 盐半合 川椒炒出汗，一合 醋 清泔各三升

煎数十沸，去渣再煎，约一升，分三服，有恶物下即效。小儿量大小加减。

外治方

菖蒲散 治鼻内窒塞不通，不得喘息。

菖蒲 皂角

等分为末，绵裹一钱塞鼻中，仰卧片时。

千金细辛膏 治鼻塞，脑冷清涕常流。

细辛 川芎 川椒 黑附子炮 干姜 吴茱萸各二钱半 桂心三钱 皂角屑钱半

将诸药用米醋浸过一宿，次用猪脂二两熬油，入前药，煎附子色黄为度，以绵蘸药塞鼻中。

千金搐鼻法 治鼻齆。

通草 细辛 附子

共为末，蜜调绵裹，塞鼻中。〔批〕一名通草散。

白矾散 治酒齄。

白矾 硫黄 乳香

各等分，为末，绵裹擦之，或用茄汁调敷患处，更妙。

擦鼻法 治鼻疮。

黄连 大黄 麝香

共为细末，擦入鼻中即愈。

辰砂定痛散《金鉴》 治鼻疮。

辰砂末，五分 冰片二分 胡黄连末，二两 石膏二两，煅

为细末，纳入鼻孔。〔批〕一方用杏仁，去皮尖，捣如膏，以人乳调涂。

黄连膏《金鉴》 治鼻疮。

黄连 黄柏 姜黄各三钱 生地一两 归尾五分

香油十二两将药炸枯，捞去渣，下黄蜡四两熔化尽，用夏布将油滤净，倾入瓷碗内，以柳枝不时搅之，候凝为度。

青蛤散《金鉴》 治鼻䘌疮。

蛤粉一两，煅 青黛三钱 石膏一，煨① 轻粉五钱 黄柏末，生，五钱

共为末，用香油调成块，次加凉水调至稀薄，涂患处。

简便方

老人鼻涕不干，用独头蒜五个，捣成泥，贴足心上，每日三五换。

鼻生息肉，用枯矾为末，以绵裹，塞鼻中，数日随落。

鼻痔，用白矾、杏仁、樟脑、麝香、狗胆水、猪油同研，绵裹，纳入鼻中，频换，自消。

鼻息肉，用藕节有毛处一节，烧灰存性，为末，吹患处，立效。

鼻渊流臭水，用老刀豆焙干为末，酒调服三钱，久者不过三服愈。又方，用百草霜研末，每一钱，冷水调，空心服。

鼻赤，用硫黄五钱，入布袋内，外用豆腐煮元明粉五钱，朱砂九分，冰片三分，为细末，晚间用少许，以唾沫调和搽鼻上。

鼻齄，用枇杷叶去毛、大山栀、苦参、苍术漂炒，各等分为末，每酒调钱半，白汤下，或用生白矾末，洗面时置掌中，滴酒擦之，数日即白，或用白盐常擦。

鼻疮，用杏仁研调，乳汁敷之。又方，乌牛耳垢敷之。

口病门

总 论

《医林绳墨》云：口之于味也，皆统于脾。〔批〕嵩崖云：口属

---

① 一，煨：《医宗金鉴·外科心法要诀·鼻䘌疮》作"一两，煅"。

于脾，虽大肠脉挟口交人中，必①竟以脾为主。盖五味入口，藏之于胃，脾乃运化精液以养五脏，故五脏之气皆统于脾，五脏之病皆见诸口也。盖脾热则口臭，脾燥则口裂，脾冷则口紫，脾败则口黑，脾寒则口青，脾虚则口白，脾衰则口黄，脾弱则口冷，脾实则口红。经曰：中央色黄，入通于脾，开窍于口，藏精于脾，故口之为病，乃脾②病也。或舌本强硬，或燥热糜③烂，或当唇破肿，或鹅口生疮，或风热内攻作肿，或积热蕴蓄成④疳，原其所因，未有不由七情所扰，五味过伤于脾者也。又曰：肝热则口酸，心热则口苦，脾热则口甘，肺热则口辛，肾热则口咸，胃热则口淡。〔批〕《集解》云：口苦者胆热，口甜者脾热，口燥咽干者肾热。舌干口燥而欲饮水者，阳明之热也。此五脏之气所统于脾，而亦寄旺于五脏者然也。然脾病亦有从五脏移热而得者，如谋虑不决，肝移热于胆而苦口；劳力过伤，脾移热于肾而口破；相火妄动，肾移热于脾而口干；胃气虚弱，肝移热于脾而口酸；又有膀胱移热于小肠，膈肠不便，上为口糜，生疮而溃烂。此五脏相移之热证也，当从其移热而治之。

脏气偏胜之证

危达斋云：口之津液，通乎五脏，脏气偏胜，则味应乎口。热胜则苦，寒胜则咸，宿食则酸，烦躁则涩，虚则淡，疸则甘，劳郁则口臭，凝滞则生疮。

口苦口淡不皆胃热之证⑤

张景岳云：口苦、口淡等证，在《原病式》皆指为热。以余论之，口苦者未必悉由心火，口淡者未必尽因胃热。如思虑、劳

---

① 必：疑作"毕"。
② 脾：原作"肺"，据《医林绳墨·口》改。
③ 糜：原作"縻"，据《医林绳墨·口》改。
④ 成：原作"或"，据《医林绳墨·口》改。
⑤ 口苦口淡……胃热之证：原作"口苦口淡不专属胃热"，据底本目录改。

倦、色欲过度者，多有口苦、口燥、饮食无味之证，此其咎不在心脾，则在肝肾。心脾虚则肝胆邪溢而为苦，肝肾虚则真阴不足而为燥。即如口淡一证，凡大劳、大泻、大汗、大病之后，皆能令人口淡无味，岂皆胃火使然耶？

口苦外感内伤虚实之证

方谷云：内热则口苦，须分虚实外感。风寒亦口苦，乃邪气实也；久病劳碌亦口苦，盖正气虚也。

口臭有阴阳二证

张景岳曰：口臭虽由胃火，而亦有非火之异。盖胃火之臭，其臭浊秽，亦必兼口热、口干，及别有阳明火证。若无火脉、火证而臭如馊腐，或胃口吞酸，饮食嗳滞，亦犹阴湿留垢之臭，自与热臭者不同，此必思虑不遂及脾弱不化者多有之。一为阳证，宜清胃火；一为阴证，宜调补心脾。

口臭证治

口臭，胃热也，宜加减甘露饮见后、竹叶石膏汤见火病。肺热口臭，口中如胶，舌干发渴，小便多，宜地骨皮丸见后。心气不足口臭，益智仁加甘草少许为末，干咽，或汤点服。口中如胶而臭，宜知母、骨皮、桑皮、栀仁、麦冬、甘草煎服，盐汤含之愈，多饮劳心。肺金有伤，以致气出腥臭，涕唾稠黏，加减泻白散见后主之。

口燥口常流水证治

景嵩崖云：口燥，血所生病，由饮食劳倦致脾液虚竭而然，大忌辛、半、五苓燥热劫阴之药，宜五味子汤见咳。口常流水不干，属胃热，宜清胃散见齿病加益智仁。如属肾热，宜知柏八味丸见劳损。

口甘口苦口酸口辛口淡口咸五脏用药之法

《汇参》云：脾热则口甘，宜生地、白芍、黄连之类，及三黄丸见火门，景嵩崖云：宜白芍、花粉、栀仁、陈皮、兰草。心热则口苦，宜柴胡、黄连、黄芩、苦参、龙胆草之类，及小柴胡汤见呕吐加麦冬、酸枣仁、地骨皮、远志肉景云：宜黄连、生地、麦冬、丹皮。肝热则口酸，宜黄连、龙胆草、神曲、莱菔，小柴胡加胆草、青皮景云：宜柴胡、黄芩、青皮、胆草。肺热则口辛，宜黄芩、栀子、白芍、麦冬，及加减泻白散见后，景云：宜桔梗、山栀、桑皮、黄芩、天冬、麦冬。胃热则口淡，宜白术、半夏、生姜〔批〕胃热而用白术、半夏、生姜，何也、茯苓，六君子汤见脾胃之类景云：宜石斛、青黛、石膏、竹叶。肾热则口咸，宜知母、乌贼骨，及滋肾丸见闭癃、知柏八味丸见劳损之类景云：宜六味地黄丸加元参、知母。

〔按〕此二说互有异同，然证俱属热。景氏方似较确切，存参。

口糜证治

经云：膀胱移热于小肠，膈肠不便，上为口糜。东垣云：好饮人多有此疾，五苓散见痰饮合导赤散见火，服之神效。

《金鉴》云：由阳旺阴虚，膀胱湿水泛滥，脾经湿与热瘀，久则化为热，热气熏蒸胃口，以致满口糜烂，甚于口疮，色红作痛，甚则连及咽喉，不能饮食。初起宜导赤汤见火门。口臭、泄泻脾虚湿者，宜加味连理汤见后。糜烂延及咽喉，日轻夜重者，宜少阴甘桔汤见后；便秘者，宜用凉膈散见火门。外俱以姜柏散见后搽之。

实热口疮证治

心属君火，诸经之热皆应于心，心脉布舌本，心火炎上，熏蒸于口，则为口舌生疮。脾脉布舌下，脾热生痰，热痰相搏，从相火上炎，亦生疮也。胃热脉洪大者，凉膈散见火、甘桔汤见咽喉加黄芩三补丸〔批〕柏皮汤为丸，名三补，或大金花丸俱见火门、黄连升麻丸、绿袍散见后。丹溪以西瓜汁徐徐饮之，外用细辛、黄柏末掺，取涎。好墨研蝼蛄极细，敷之立效胡氏方。

蔡氏云：此治膀胱移热于小肠之正剂也。盖蝼蛄〔批〕蝼蛄专走小肠、膀胱，力峻气猛专走小肠、膀胱，而通利膈肠，力峻气猛，唯实热在上焦者宜之。

虚寒口疮证治

口疮，服寒凉药不愈者，此酒色劳役过度，舌上光滑如无皮，或因忧思损伤中气，虚火泛上无制，用理中汤见中寒，甚者加附子、肉桂嚼之。盖胃虚谷少，则所胜肾水气逆而乘之，反为中寒，脾胃虚衰之火被迫炎上，作为口疮，故用参、术、甘草补其土，姜、附散其寒，则火得所助，接引退舍矣。

虚热虚寒阴火各经传变口疮证治

薛新甫云：口疮，上焦实热，中焦虚寒，下焦阴火，各经传变所致，当分别治之。发热作渴饮冷，属虚热者，轻则用补中益气汤见劳倦，或香砂六君子汤见脾胃。饮食少思，大便不实，中气虚也，用理中汤见中寒加黄芪、附子。手足逆冷，肚腹作痛，中气虚寒也，用理中加附子、肉桂。晡热内热，不时而热，血虚也，八珍汤见劳损加丹皮、五味、麦冬。发热作渴，唾痰，小便频数，肾水亏也，加减八味丸见肿除附子，加五味子。食少便清，面黄肢冷，火衰土虚也，用附桂八味丸见中寒。日晡发热，或从腹起，阴虚也，用四物、参、术、五味、麦冬；不效，宜加减八味丸注上。热来复去，昼见夜伏，夜见昼伏，不时而动，或无定处，或从脚起，乃无根之火也，亦用加减八味丸，及十全大补汤见劳损加麦冬、五味；更以附子末唾津调，擦涌泉穴。若概用寒凉，损伤生气，为害匪轻。

少阴太阴口疮治法

少阴口疮，声绝不出，是寒气①遏绝，阳气不升，宜半夏姜制一两，肉桂、乌头各一字，同煎，分二服名半夏散。太阴口疮，宜甘草二寸，白矾一粟，作子大，含化咽津名甘矾散。〔批〕半夏散。甘矾散。

---

① 气：原脱，据《古今图书集成医部全录·唇口门方·半夏散》补。

鹅口重腭口撮流涎口菌证治

陈飞霞曰：小儿鹅口者，口内白屑满舌，此脾热而心脾为甚，故发于口也。内服沉濬丹见幼科，外以保命散见后吹之。〔批〕嵩崖云：鹅口，先用细绵蘸水拭去白屑，再以口疳药吹之，内服犀角汁。上腭有紫泡胀起如悬痈者，此名重腭。由脾胃挟热而成，用针挑破，刺出恶血，内服沉濬丹，外以碧雪散见后吹之，口疳药见齿病门亦可用。小儿口频撮者，气不和也。盖唇应乎脾，气出于肺，脾虚不能生肺，故口频撮也，宜异功散见脾胃。小儿口撮，面青多哭，此阴寒之至，肝脾虚冷，脐下痛也，宜理中汤见中寒温之。小儿口不能吮乳者，心脾有热，舌不能转运也，宜泻黄散见火清之。小儿两颊流涎，浸渍胸前者，此名滞颐。盖津者脾之液，口为脾窍，脾胃虚寒不能收敛津液故也，宜温脾丹见后。口菌生龈肉上，其形隆起如菌，或如木耳，色紫而黑，属血热气滞，多食火、酒、烟草而生；若属心郁火炽则生舌上，色红而紫，宜口疳药掺之。

鹅口疮证治

《金鉴》云：小儿多有鹅口疮，属心、肺二经之热，初生之儿则系胎热上攻所致。满口皆生白色斑点作痛，甚则咽喉叠叠肿起，难于乳哺，多生啼叫。法用青纱一条，裹箸头上，蘸新汲水，揩去白苔，以净为度，重手血出无妨，随用冰硼散见后搽之，内服凉膈散见火门即愈。

口病门方

升麻饮 治口疮，齿龈肉烂。

升麻 元参 黄连 羚角屑 黄芩 葛根 大黄 麦冬 羌活 防风 菊花各五钱 人参 知母 炙草

每三钱，煎，食后温服。一方有牛子，无人参。

元参散《良方》 治口舌生疮，齿龈烂痛。

元参 黄芩 黄柏 栀仁 大黄 前胡 独活 犀角屑 麦冬 升麻 炙草

水煎，温服。

千金甘露饮　治胃中客热，口舌生疮，咽喉肿痛，牙龈腐烂，时出脓血。

枇杷叶拭毛　生地　熟地　天冬　麦冬　黄芩　石斛　茵陈蒿　枳壳　炙草

水煎，食后服。《本事方》加犀角。一方加桂、苓，名桂苓甘露饮。《宣明》、子和各另有此一方。

加减甘露饮　治胃热口臭。

熟地　生地　天冬　黄芩　枳壳　枇杷叶　茵陈　石斛各一两　犀角　甘草各五钱

每二钱，煎。

地骨皮丸　治肺热口臭，口中如胶，舌干发渴，小便多者。

地骨皮　桑白皮　桃仁　马兜铃　黄芪等分

为末，甘草膏和丸，每一丸，食后含化。

加减泻白散　治膏粱多饮，劳心过度，肺金有伤，以致气出腥臭，涕唾稠黏，咽嗌不利，口苦干燥。

桑白皮三钱　地骨皮钱半　炙草钱半　黄芩五分　知母七分　五味子二十一粒　麦冬五分　桔梗二钱

水煎，日三服。忌酒、湿、面及辛热之物。

《难经》云：心主五臭，入肺为腥臭，此其一也。因洪饮大热之气所伤，从心火刑于肺金，以泻白散，苦，微寒，降肺中伏火而补气为君。黄芩、知母，治气腥臭，清利肺气为臣。五味酸收，肺欲收，急食酸以收之；门冬苦寒，治涕唾稠黏，口苦干燥为佐。桔梗辛温，轻浮，治痰逆、利咽喉为使也。

升麻黄连丸　治多食肥甘，口臭秽恶。

升麻　黄连　黄芩酒炒　生姜　檀香　甘草　青皮

共为末，汤泡蒸饼为丸，细嚼，白汤下。一方用黄连三钱，升麻钱半为末，绵裹，含津咽下，名黄连升麻汤。

加味连理汤《金鉴》　治口糜。

白术炒，二钱　人参　白茯苓　黄连　干姜一钱　炙草五分水煎，热服。

少阴甘桔汤《金鉴》 治口糜。

桔梗二钱　生甘草一钱　川芎　黄芩　陈皮　元参　柴胡六分 羌活　升麻四分

葱白一根，煎，食远服。

冰柏丸《良方》 治口舌生疮。

苏薄叶　黄柏等分　硼砂钱半　冰片一钱

共为细末，生蜜丸，弹子大，每服一丸，噙化。

益胆汤河间 治谋虑不决，肝胆气溢，上为口苦。

人参　炙草　黄芩　茯神　苦参　远志　官桂

水煎服。

温脾丹 治小儿流涎。

木香　法半　炮姜　白术　陈皮　青皮

共为细末，炼蜜为丸，米饮下。热体忌之。

外治方

胡黄连散 治口糜。

胡连五分　藿香一钱　细辛　黄连各三分

为末，每五分，干掺，口内漱吐之。

碧雪散 治一切热壅，口舌生疮，舌强腮肿，咽喉肿痛。

蒲黄　青黛　硼砂　牙硝　生草

共为细末，用少许掺舌上，细细咽下，或饮凉水送下，频用 之，效。

绿云散 治口疮臭烂久不愈。

黄柏蜜炙　青黛等分

为末，用少许掺舌，咽津妙。〔批〕此方加炙草，为末掺之， 含久吐去，名绿袍散。

黄连朴硝散 治口疮绝妙。

黄连　朴硝　白矾各五钱　薄荷叶一两

共为粗末，用腊月黄牛胆将药入内，风前挂两月取下。如遇口疮，将药细研敷之，去其热涎即愈。

阴阳散　一名赴筵散，治口疮效。

黄连一两　干姜炒黑，三钱

为细末，干掺，涎出即愈。

柳花散　治口疮神效。

黄柏一两　肉桂一钱　青黛三钱　冰片一分

共为细末，敷患处。一方有蒲黄、人中白，无肉桂、冰片。

赴筵散《金鉴》　治口疮。

黄芩　黄连　栀子生　干姜　黄柏末　细辛等分

为细末，每用少许，搽患处。

冰硼散《金鉴》　治鹅口疮。

硼砂　元明粉五钱　朱砂六分　冰片五分

共为末，用少许搽疮处。如咽喉肿痛，以竹筒吹之，立效。

姜柏散《金鉴》　治口糜。

干姜　黄柏末，各等分

研末和匀，干搽口内，温水漱口。

保命散　治小儿鹅口。

朱砂　枯矾　牙硝各五钱

为细末，吹之。

简便方

口臭如胶，早起汲井花水井中第一汲水含之，吐弃厕下，即瘥。含鸡舌香即沉香花，如无沉香，可代香薷浓汁含之。

口疮久不愈者，虚火也，用生附子一个，切焙为末，醋和作饼，贴足心，男左女右，引火下行自愈。一方用五倍末擦之，或煎汤漱，或煎水泡白矾，或胆矾漱。酸能收敛也。

口疮破烂，并咽喉喉癣、喉痛，用凤凰衣，即伏鸡子壳内皮也，微火焙黄，以橄榄烧存性，儿茶，三味等分为末，以一钱为则，加冰片五厘。口疮搽患处，喉病吹入之，即能进饮食。

小儿口疮赤烂，此心脾积热，熏蒸而成，宜服沆瀣丹，外以地鸡擂水搽疮上。地鸡即鼠妇，又名地虱，人家砖下有之。

小儿鹅口白厚如纸，以块子胭脂，乳汁调涂之，一宿效。

小儿口角生疮，名燕口疮。以乱发烧灰存性，米饮调服，外即以此敷之。一方于蒸饭时，以盘收贮，甑盖上滴下气水，搽之即愈。凡唇口生疮，此方无不神效。一云用燕窠土，搽之效。

笑欠口不能开，及卒然牙关紧急，水不能入，以致不救。即取盐梅二个，以肉擦牙，即当口开。若不能合，再用擦之，候开合正当，却服治风药，口吐清水，用干蕲艾煎汤啜之《怪证奇方》。

唇病门

总　论

经曰：脾者仓廪之本，荣之居也，其华在唇。故唇上下好者脾端正，唇偏举者脾偏倾，揭唇者脾高，唇下纵者脾下，唇坚者脾坚，唇大而不坚者脾脆，脾病①者唇黄，脾绝者唇②四面肿。又曰：唇舌者，肌肉之本也，人中满则唇反，唇反者，肉先死。

《绳墨》云：唇为口之户，齿为口之门，然口之为病，而见于唇者，唇肿即口肿也。仍从口病门论治。

唇赤白干裂瞤揭茧唇之证

《元珠》曰：上下唇皆赤者，心热也。上唇赤、下唇白者，肾虚而心火不降也。钱仲阳曰：肺主唇白，白如枯骨者死。唇白当补脾肺，盖脾者肺之母也，母子皆虚，不能相荣，其名曰怯，故当补。若深红花色，则当散肺虚热。又上唇挟口，属手阳明大肠；下唇挟口，属足阳明胃经。燥则干，热则裂，风则瞤〔批〕瞤，音牾，目动也，又肉动掣也，寒则揭。若唇肿起白皮，皱裂如蚕茧，名曰茧唇。有唇肿垂出如茧者，有本细末大，如茧如瘤者，或因七情动火伤血，或因心火传授脾经，或因厚味积热伤脾，务要审本证、察兼证，补脾气、生脾血，则燥自润、火自

---

① 病：原作“黄”，据《证治准绳·杂病·七窍门下》改。

② 唇：原脱，据《证治准绳·杂病·七窍门下》补。

除、风自息、肿自消。若妄用清热消毒之药，或用药线结去，反为翻花败证矣。

嵩崖云：唇乃脾胃所主，热则红甚，寒则淡红，血虚亦淡红，实则红活，虚则黄白。

茧唇证治

《金鉴》云：由脾胃积火结聚而成，初起如豆粒，渐长若蚕茧，坚硬疼痛，妨碍饮食。初起及已成，无内证者，用蟾酥饼见齿病贴之，佗僧膏见外科痈疽盖之，日久渐消；或口渴者，宜服清凉甘露饮见后。若面赤、口唇燥裂、便秘者，此属气实，宜凉膈散见火门；若日轻夜重，五心烦躁，两颧现红，脉虚数无力者，地黄丸加五味、肉桂，以滋水养阴。若溃后如翻花，时津血水者，属逆；失于调治，久则变为上消、中消、下消之证，属凶。

《心悟》云：此心脾郁热所致，初起即用艾绒，如麦粒大，灸之，仍服甘桔汤加香附、远志之类。

唇口瞤动证治

风热传脾，唇口瞤皱，或头目眩，或四肢浮肿如风状，宜羌活散见后。景嵩崖云：属肝风，宜柴胡、防风、荆芥、山栀、苡仁、赤小豆、甘草、当归以清风。风热入脾，唇口瞤动，头目眩痛，结核浮肿，宜薏苡仁汤、独活散俱见后。外用松脂五钱，大黄、白蔹、赤小豆、胡粉各二钱半，为细末，鸡子清调涂。

唇裂唇干证治

风热客于脾经，唇燥裂无色，宜泻黄饮子即泻黄散，钱氏方，见火。嵩崖云：唇裂脾热，宜石膏、黄连、生地、石斛、淡竹茹、炙草；如唇干脾燥，宜生地、麦冬、山药、当归、白芍、人参、蜂蜜。

唇瀋〔批〕瀋，音沈，汁也证治

口唇紧小，不能开合，饮食不得，不急治则死。此亦奇病，名曰沈唇，亦曰紧唇。实者泻黄散见火，肿者薏苡仁汤见后。外用乱发、露蜂房、六畜毛烧灰，猪脂调搽。

唇疮证治

经曰：足阳明所生病者，口喝唇胗"胗"，同"疹"，疮也。中气伤损，唇口生疮，恶寒发热，肢体倦怠，宜补中益气汤。思虑伤脾，血耗唇皱，宜归脾汤见血门。思虑过度，蕴热于脾，沈裂无色，唇燥口干生疮，年久不愈，宜五福化毒丹见后。《绳墨》云：心脾火动，口唇生疮，饮食难入，喜寒恶热，治宜降火清热，用生地、归、芍、芩、连、贝母、花粉、连翘、元参之类。

察口唇之法

凡唇口焦干，为脾热，焦而红者吉，焦而黑者凶。痢疾，唇如朱者死。唇口俱赤肿者，热甚也；唇口俱青黑者，冷极也；唇上下生疮者，狐惑也。唇青舌卷，唇吻反青，环口黧黑，口张气直，口如鱼口，口唇摇颤不止，气出不返者，皆不治。

唇病门方

柴胡清①肝散治肝经怒火，风热传脾，唇肿裂及茧唇等证。

柴胡　黄芩炒，各一钱　黄连炒　山栀炒，各七分　当归一钱　川芎六分　生地黄一钱　升麻八分　牡丹皮一钱　甘草三分

煎服。若脾胃弱，去芩、连加白术、茯苓。外用皂角末少许，调涂。

清凉甘露饮《金鉴》　治茧唇。

麦冬去心　知母　黄芩　石斛　枳壳炒　枇杷叶去毛，蜜炙　银柴胡　犀角镑　生地　茵陈　生草一钱

灯心五十寸，淡竹叶一钱，水煎，食远服。

羌活散　治风热传脾，唇口㖇皱。

羌活　茯苓　薏苡仁等分

每四钱，入竹沥，和服。

---

① 清：原作"青"，据底本目录改。

薏苡仁汤 治风湿入脾，唇口眴动，头目眩痛，结核浮肿。

薏苡仁炒　防己　赤小豆炒　甘草炙

等分，姜煎。

独活散《圣惠》 治证同上。

独活　升麻　桑寄生　犀角屑　汉防己　沉香　连翘　大黄各七钱半　炙草五钱

每三钱加白蔹、黄芪、枳壳煎。外用松脂五钱，大黄、白蔹、赤小豆、胡粉各二钱半，为细末，鸡子清调涂。

五福化毒丹 治思虑过度，蕴热于脾，沈裂无色，唇燥口干，生疮，年久不愈。

元参洗，焙　桔梗各二两　人参五钱　茯苓两半　风化硝　青黛各一两　麝香一字　甘草炙，七钱半

蜜丸皂角子大，金银箔为衣，每二丸，薄荷汤化下。

生地黄煎 治脾热，唇焦枯，无润泽。

生地黄取汁　生门冬取汁，各半升　生麦冬去心　葳蕤各二两　黄芪　升麻各两半　细辛　川芎　白术　甘草生用，各一两

细锉，绢裹，酒浸一宿，以猪脂二斤，煎至药色焦，滤去渣，入生地、门冬汁，瓷器盛，每半匙，含咽下。

简便方

唇疮，用橄榄烧灰，猪脂调涂，或用核中仁细研，敷之。八月蓝叶绞汁洗，不过二日瘥。诃子肉、五倍子等分为末，干掺。大铜钱四文，石上以猪脂磨取汁涂。蛇蜕烧灰、晚蚕蛾炙干为末，油调敷。饭甑边气水点之，皆神效。

唇口肿黑，痒痛不可忍，先以磁锋砭去恶血后，用古铜钱磨猪油涂之。冬月唇干裂出血，用桃仁捣烂，猪油调涂。

唇肿，以桑木捣汁涂之。

舌病门

总　论

《医林绳墨》云：舌者，心之苗也，心无舌则不能通畅其声，

舌非心则不能转达其理。而脾者，舌之本也，脾和则知五味，脾热则舌破生疮，脾寒则舌冷而战栗，脾虚则口淡而不知味，脾衰则不能荣养其身，此心脾系乎舌本也。若思虑损伤心脾，或因风痰所中，则舌卷而难言；七情之所郁，则舌肿而难食；三焦蕴热，则舌结燥而咽干。心脾火动，则舌粗重而口苦。又或心热则舌裂生疮，脾热则舌结生苔，胃热则舌本强而难言，肺热则舌燥而声哑，肾热则津液竭而舌枯。〔批〕一云：肝热则舌木而硬，肺热则舌强，热甚则舌燥而锯。热结于舌下，复生一小舌，名曰子舌；热结于舌本，则舌为之肿，名曰木舌，其证俱宜泻心脾之火而滋养肾水。

《准绳》云：心之本脉系于舌根，脾之络脉系于舌傍，肝脉循阴器络于舌本，心脾虚，风热乘之则为病。

孙景思曰：舌者，心气之所主，脾脉之所通，二脏不和，风邪中之，则舌强不能言；热壅攻之，则舌肿不能转。更有重舌、木舌、肿痛出血等证，皆由心脾二经风热所使而然也。

舌苔论

舌者，心之官，法应南方，本红而泽〔批〕鲜红者吉，青为冷，青而紫者为阴为寒。伤寒邪气在表者，舌即无苔，及邪气传里，则生苔矣。舌上苔白而滑者，里有寒也。又曰：丹田有热，胸中有寒，邪气相传入里也。寒变为热，则苔不滑而涩，是热耗津液。而滑者，已干也，若热聚于胃，则舌苔黄。《金匮》云：舌黄者，下之黄自去。若舌上黑色者，为热极矣。经曰：热病，口干黑则死。〔批〕不燥渴，舌上黑苔而滑者，阴毒冷极也，舌苔加积粉。心开窍于舌，黑为肾水，水火相刑，故必死。肾虚有火是无根虚火，舌色淡黑二三点，用补肾降火之药。

论舌黑虚火实火之证

张景岳曰：舌苔舌黑，实火、虚火皆能致之。实热之黑必兼红紫、干渴，或多芒刺。若沉黑少红而带润滑者，非实热也。若六脉细弱，形困气倦，又为最虚之候，是必寒水乘心，火不归源也。

舌肿痛证治

薛新甫云：中气虚热而口舌肿痛，或状如无皮，或发热作渴，宜清热补气汤见后。不应，加炮姜；甚者，加附子。若眼如烟触，体倦少食，或午后益甚，此为阴血虚热，宜清热补血汤见后。不应，用补中益气汤见劳倦加五味子，或乱发烧灰水调下。发热作渴，饮冷便秘，此为肠胃实火，宜凉膈散见火病。若发热恶寒，口渴喜汤，食少体倦，此为脾经虚热，宜加味归脾汤见后。恚怒过度，寒热口苦，舌肿而痛，此为肝经血伤、火动，宜小柴胡汤见呕吐门加丹皮、栀仁。血虚肝火动者，八珍汤见劳损加柴胡、山栀、丹皮，倍参、术，虚甚加炮姜。〔批〕凡舌肿胀，宜先刺舌尖，或舌上，或偏旁，出血泄毒以救急。惟舌下廉泉穴属肾经，禁刺，恐出血不止，慎之。

风寒伤心脾舌肿胀痛治法

舌肿胀痛，风寒伤于心脾，令人憎寒壮热，齿浮舌肿，宜金沸草散见咳嗽〔批〕金沸草散能治舌肿漱口，吐一半，吃一半。世医用此发散伤寒、伤风，及加杏仁、五味子治痰嗽，皆效，独未知用以治舌肿牙痛。昔有人患舌肿满口，粥药不入，其势危急，煎此一剂，乘热以纸笼气熏之，遂愈。一云：黄药子〔批〕黄药子，凉血降火解毒，治诸恶肿疮，每三钱，煎，食后温服。

舌胀满口用蒲黄干姜治法

宋度宗患舌胀满口，御医用蒲黄、干姜等分掺之而愈。时珍曰：观此则蒲黄之凉血、活血可知矣。盖舌为心苗，心包相火，乃其臣使，得干姜，是阴阳相济也。

紫舌胀证治

《金鉴》云：心经火盛血壅，以致舌肿满口，坚硬疼痛。宜用衣针扎箸头上，露锋分许，当舌刺数十刺，令血出，红色者轻，紫色者重。随以温水漱口，搽冰硼散见口病，内用凉膈散见火去朴硝、大黄，加牛子、荆芥，倍用栀子，服之甚效。

痰包证治

《金鉴》云：生于舌下，结肿如匏，光软如绵，塞胀舌下，有妨饮食言语，色黄木痛，由火积①痰涎流注而成。宜用交剪当包上剪破，出痰涎如鸡子清，稠黏不断，拭净，搽冰硼散见口病，服加味二陈汤见后。忌煎炒、火酒等物。

重舌木舌证治

景嵩崖曰：舌下生小舌为子舌，亦名重舌。多痰与火，宜桑皮、僵虫、发灰为末，醋调，敷于舌下。或用金丹见后敷之，更妙。一云：此系上焦热壅，宜砭去其血，仍用清胃之剂加芩、连、川柏。木舌即舌肿也，〔批〕舌根肿胀为重舌，肿而不柔和为木舌。色如猪肝，不能转动，或满口胀塞，粥药难入，此心脾热壅之证。先于舌尖或舌两旁刺出紫血；次用一箸卷绵，蘸甘草汤，润其唇舌；再用蒲黄、干姜、冰片末，四面频吹，阻其延蔓。如唇干难吹，则以蜜润之。吹后，随用元参、升麻、犀角、枳壳、胆星、甘草煎汤服之。大便闭，加大黄；小便闭，加滑石。其吹药内，蒲黄宜生用；舌若出血，则炒用。冰片多用。又一种生在舌下，状如白枣，有青紫筋，初起不痛不寒，热渐渐肿大，此忧郁所致。初用金丹见后、碧丹见后各半，后用金丹，煎服。但舌下紫筋，名舌系，其气通肾，色白肿者，不治。陈云：小儿重舌、木舌，宜服沆瀣丹，外以针刺出恶血，用蒲黄末敷，或以碧雪、竹沥调敷之。

木舌急证重腭重龈证治

舌肿满口，气不得吐，不能转运，为木舌。不急治，则塞闷杀人，宜马牙硝丸见后、牛黄消毒散见后。舌根下生，形如舌而小，谓之重舌；其着颊里及上腭，如此者，谓之重腭；其着牙龈上下者，谓之重龈。皆宜急刺之出血，内服乌犀膏见喉病、牛黄散

---

① 积：《医宗金鉴·外科心法要诀》作"稽"。

见后，外用蒲黄掺之。

木舌，先以布蘸水揩舌，令冷，次以生姜片擦之，然后点乌犀角膏。

重腭热极禁用针刺治法

《金鉴》云：心脾有热，以致上腭生疮，形如梅子，外无寒热，内时作烦，此属热极，禁用针刺，宜黄连解毒汤见火门加桔梗，不时用紫雪散见后噙化，自愈。

舌菌〔批〕菌，音窘，地蕈也。其状如捶，本大末小**证治**

《金鉴》云：由心脾毒火所致，其证最恶，初如豆，次如菌，头大蒂小，故名舌菌。疼痛红烂无皮，朝轻暮重，急用北庭丹见后点之，自然消缩。若失于调治，以致焮肿，突如泛莲，或有状如鸡冠，舌本短缩，不能伸舒，妨碍饮食言语，时津臭涎；再因怒气上冲，忽然崩裂，血出不止，久久延及项颔，肿如结核，坚硬疼痛，皮色如常，顶软一点，色暗木红，破后时津臭水，腐软如烂绵，其证虽坚硬肿痛，仍前不退，此为绵溃，甚至透舌穿腮，汤水漏出，是以又名瘰疬风也。盖舌本属心，舌边属脾，因心绪烦扰则火生，思虑伤脾则气郁，郁甚而成斯疾。其证外势颇类喉风，但喉风咽喉常肿，汤水不能下咽；此证咽喉不肿，可以下咽汤水，胃中亦思饮食。因舌不能转动，送送硬食，故每食不能充足，致令胃中空虚，而怯证悉添，日渐衰败。初起宜导赤汤见火门加黄连；虚者，归脾汤见血门；热甚者，服清凉甘露饮见唇病合归脾汤。便溏者，服归芍异功汤见后。颔下肿核，初起宜用锦地罗蘸醋磨浓敷之；溃后，宜水澄膏见后贴之。自古治法虽多，然此证百无一生，不过苟延岁月而已。

舌疮证治

舌疮咽痛，口干足热，日晡益甚，为肾经虚火，宜六味丸见劳损。夜卧睡觉，以手左右交揉睾丸三五十遍。四肢逆冷，恶寒饮食，或痰甚眼赤，属命门火衰，宜八味丸见中寒。思虑过度，口舌生疮，咽喉不利，此为脾经血虚火动，宜加味归脾汤见后。舌上生疮，久蚀成穴，累服凉剂不效，后服黑锡丹见中风渐愈，此亦下虚故上盛也。〔批〕口舌生疮由上焦热者，治宜清火。心热，舌裂生疮、木舌、重舌，宜三黄丸见火门，或以此丸为末，水调，贴足心。热在气分，口渴生疮，小便淋浊，清心莲子饮见浊病。

舌纵舌瘖证治

舌纵涎下〔批〕经云：廉泉开，故涎下多唾，或口角流涎不止，口眼㖞斜，手足痿软，神龟滋阴丸见痿。有风痰者，宜清心导痰汤见后。流涎喜笑，舌喑，脉洪大，黄连解毒汤见火门加白术、苍术、半夏、竹沥、姜汁服之。舌无故常自瘖者，名舌瘖，由心血不足，不可作风治，理中汤见中寒加当归，或归脾汤见血加炮姜服之。

舌强舌卷证治

赵之弼曰：舌属火，其病上炎，得水所制，气血和平，如无其制，则舌燥而难言；痰涎壅盛，则舌强而难吞；津液结鞕〔批〕鞕，音报，病源也，则舌卷而难伸。此舌之为病，由津液之不生也，生津之法在乎滋阴，阴精上行，则火自降。故治舌，莫若生津降火，莫贵滋阴，虽有痰涎壅盛，苟能通津液，痰自豁也。

《汇参》云：风、寒、湿所中，舌强不能语，宜矾石散见后、牛黄散见后，余详中风。亦有舌卷不能言者，宜小续命汤见中风。挟热者，升麻散见后加桔梗漱之。经云：邪客手少阳之络，令人喉痹舌卷，口干心烦，臂之外廉痛，手不及头，刺手中指、次指爪甲上去端如韭叶，各一痏。唇青舌卷卵缩者死。

嵩崖云：舌缩不能语，治宜补阴。

啮舌证治

经曰：此厥逆走上，脉气皆至也。少阴气至则啮舌，少阳气至则啮颊，阳明气至则啮唇。视主病者，则补之，宜东垣神圣复气汤见腹痛，此方治咬颊、咬唇、咬舌，舌根强硬，如神。

《脉要图注》云：齿者，肾气之所生也。肾脏之生气，厥逆走上，与中焦所生之脉气，相辈而至。则舌在齿之内，而反向外矣；唇在齿之外，而反向内矣；颊在齿之旁，而反向中矣。

弄舌证治

陈飞霞曰：小儿弄舌，脾脏虚热，令舌络紧，时时舐舌，世俗妄称蛇丝惊者是也。切勿以攻药攻下之，少与泻黄散见火门〔批〕外用雄黄一块，点之数次，自愈。不效，四君子汤见脾胃。或渴欲饮水，面无红赤色，此脾胃津液不足，非热也，宜七味白术散见消渴；面黄肌瘦，五心烦热而弄舌者，疳证也，宜集圣丸见外科疳疮；大病后，精神困惫而弄舌者，凶候也，宜十全大补汤见劳损；久病心虚弄舌者，宜归脾汤见血门。

舌吐不收证治　产子舌出不收治案，另妇科临产门。

心经热甚，及伤寒热毒攻心，又或伤寒后不能调摄，往往有之，宜珍珠末、冰片等分，敷之即收。〔批〕舌吐不收，名曰阳强；舌缩不能言，名曰阴强。伤寒后不能调摄者，巴豆一粒去油，取霜纸捻卷之，内入鼻中，自收。伤寒后，阴阳易病，舌出数寸者死。

舌病门方

清热补气汤新甫　治口舌肿痛，或状如无皮，或发热作渴。

当归　白芍　人参　白术　茯苓　甘草各一钱　升麻　五味子麦冬　元参各五分

煎。中气虚者，加炮姜、附子。

清热补血汤新甫　治口舌肿胀，阴血虚热。

熟地　白芍　当归　川芎各一钱　元参七分　知母　黄柏　五味子　麦冬　柴胡　丹皮各五分

煎。

加味归脾汤新甫　治舌肿口渴，食少体倦，脾经虚热。

人参　白术土炒　黄芪蜜炙　甘草炙　茯神　龙眼肉　枣仁炒远智去心　当归酒洗，倍用　木香　柴胡　山栀　丹皮姜、枣煎。

元参升麻汤　治腮颊肿痛，舌本强，为心脾壅热。

元参　升麻　赤芍　犀角　桔梗　贯众　黄芩　甘草

等分，每四钱，煎。

清热化痰汤　治痰盛作渴，口舌肿痛，为上焦有热。

贝母　天花粉　枳实麸炒　桔梗各一钱　黄芩　黄连各一钱二分

元参　升麻各七分　甘草五分

煎。

加味二陈汤《金鉴》　治舌生痰包。

陈皮　法半　白茯苓　黄芩八分　黄连　蒲荷　生甘草

等分，加姜煎服。

紫雪《金鉴》　治重腭。

犀角镑　羚角镑　石膏　寒水石　升麻一两　元参二两　甘草

八钱　沉香锉　木香锉，五钱

水五碗，煎药剩汤一碗，绢滤去渣，将汤再煎滚，投净朴硝三两六钱，文火慢煎，柳条勿停手搅，水气将尽，欲凝结之时，倾入碗内，下朱砂、冰片各三钱，金箔一百张，各预研细和匀，将药碗安入凉水盆中，候冷，凝如雪为度。大人用每一钱，小儿二分，十岁者五分，徐徐咽之即效。或用淡竹叶、灯心煎汤化服亦可。咽喉肿痛等证，吹之亦效。

《集解》《局方》：有丁香、硝石、麝香、磁石，无冰片，治内外烦热不解，狂叫走，发斑黄，口疮脚气，瘴蛊，热与药等毒，及小儿惊痫诸证。

马牙硝丸　治舌肿满口，气不得吐，木舌之证。

马牙硝研，七钱半　铅白霜　太阴元精石　寒水石　麝香细研

大黄炒，各五钱　枯白矾一钱二分　甘草炙，二钱半

为末，蜜丸，含咽。

［按］麝香五分足矣，用五钱者，必方书之误也。

牛黄消毒散　治木舌。

牛黄研　汉防己各七钱半　犀角屑，二钱半　羚角屑　人参　生

地黄　桂心　牛蒡子炒　甘草炙，各五分

为末，每三钱，煎，连渣温服。

飞矾散　治木舌渐肿大满口，若不急治，即杀人。

白矾水飞　百草霜等分

为末，捻糟茄自然汁调服，若口噤，灌之亦妙。

泻黄散　治小儿心脾有热，舌木不能转运。

赤芩　黄芩　黄柏　黄连　栀仁　泽泻　茵陈

加灯心煎。

牛黄散　治重舌、重腭、重龈。

牛黄研　人参　大黄炒　麝香研　甘草炙，各五钱　丹砂研　当归炒，各二钱半　白茯苓去皮，七钱半

为末。每五分，沸汤调服。甚者倍用。

归芍异功汤《金鉴》　治舌菌。

人参　白术炒　陈皮　白芍酒炒　当归身一钱　白茯苓二钱　炙草五分　灯心五十寸

煎，空心服。

栝楼根散　治风热，口中干燥，舌裂生疮。

栝楼根　明黄连　黄芩各七钱半　僵蚕炒　白鲜皮　大黄炒，各五钱　牛黄研　滑石研，各二钱半

为末，每二钱，竹叶汤调下。

升麻散　治热毒，口舌生疮，咽喉肿痛。

升麻　赤芍　人参　桔梗　干葛　甘草

等分煎。一方有黄连、大黄、黄芩、元参、麦冬等分煎。

碧雪《局方》　治积热，舌疮喉痹。

芒硝　青黛　寒水石　石膏煅，各研，飞　朴硝　硝石　马牙硝等分

甘草煎汤，入诸药再煎，柳枝搅，令溶入青黛，搅匀倾砂盆内，令即成霜，每少许津含化。喉痹，以竹管吹入喉中。

清心导痰丸　治风痰舌纵，涎下多唾。

白附子一两　南星姜制　半夏姜制，各二两　黄连炒，七钱半　天

花粉一两　白僵蚕炒，去丝嘴，五钱　川乌盐制，二钱　郁金七钱半

天麻　羌活各五钱

为末，姜汁糊丸。

外治方

本事方　治七情所郁，舌肿满不得息。

草乌　南星各一枚　生姜一块

为末，醋调，贴手足心。

绿云散　治口疮。

铜绿　铅白霜等分，研极细，每用少许掺舌上　白矾

为末，汤泡洗足。

龙石散《三因》　治心热，舌疮、木舌、重舌。

寒水石煅，三两　朱砂研，飞，二钱半　冰片半字，为末，用少许擦

患处　白矾生用

大黄、朴硝擦漱，醋调五灵脂、乌贼骨、蒲黄末涂之，内服散肝经实热之药。

矾石散《三因》　治风寒湿所中，舌强不能语。

枯矾　桂心

等分为末，每一钱，安舌下。或用蛇蜕烧灰存性，全蝎焙干，等分为细末，敷之。

金丹　治重舌。

枪硝〔批〕枪硝，和成黑硝也。钱八分　生蒲黄四分　姜虫一钱

牙皂一分五厘　冰片一分

为末，吹之。

碧丹　治木、重舌。

玉丹三分　百草霜半茶匙　元丹一厘　甘草灰三匙　冰片五厘

薄荷去筋，亦可共为末，吹之。

清溪秘传北庭丹《金鉴》　治舌菌。

硇砂　人中白五分　瓦上青苔　瓦松　溏鸡屎一钱

用倾银罐子二个，将药装在罐内，将口对严，外用盐泥封

固，以炭火煅红，待三炷香为度，候冷，开罐取出，入麝香、冰片各一分，其研细末。用磁针刺破舌菌，以丹少许点，再以蒲黄盖之。

水澄膏《金鉴》 治舌菌。

朱砂二钱，水飞 白及 白蔹 五倍子 郁金一两 雄黄 乳香五钱

为细末，米醋调浓，以厚纸摊贴。

制玉丹法

白矾碎如豆大，入银罐内，炭火煅，搅不住手，以无块为度。再用好硝打碎，徐徐投下十分之三，又用硼砂打碎，亦投下十分之三，少顷，再投生矾，俟烊，又投好硝十分之三，如是渐增，直待铺起罐口，高发如馒头样方止。然后架生炭火烧至干枯，用净瓦一片，覆于罐上，片时取出，又用牛黄末少许，以水五六匙和之，即以匙杪挑滴丹上，仍将罐入火，烘干取下，连罐并瓦覆在净地上，用纸盖之，再用瓦覆之，过七日取，轻松无竖纹者用。

制元丹法

肥白灯草，水润透，将竹笔管完固者，亦以水湿之，以湿纸塞紧一头，筑灯草于管内。又用湿纸塞紧，入炭火内煅至烟尽，其管通红，先湿一砖，取管置于其上，以碗覆之，待冷，刷去外管两头纸灰，其中灯草灰取黑色成团者用之。

简便方

舌上白苔，塞满两腮，此肺热也。用硼砂、雄黄研末，水调鹅毛刷上。舌生黑苔，用青布展指上，蘸蜜糖，磨黑苔上，即退。内服黄连、黄芩、黄柏、栀仁各七分，水煎。一法用薄荷煎汤洗之，舌转红色者，可治。舌生芒刺，结热甚也，燥涩如杨梅刺者，亦宜姜片蘸蜜揩之。内服下药，其刺自消。

舌肿，舌下有卧蚕形，隐于穴处，用火烧热铁钉烙之，内服大黄黄连泻心汤见瘟疫门。一云：急于肿处砭去其血，仍用釜底墨，以盐、醋调敷。舌胀满口，不能出声，用蒲黄末一钱，乳调涂之，以黄连煎汁，细呷。《医统》治一人，诸药不效，用梅花、

冰片为末，敷之即消。一法用百草霜研细，醋调加盐等分，井花水调敷。或用硼砂研细，切生姜蘸药揩舌肿处，即退。肿硬出血者，海螵蛸、蒲黄等分，井花水调敷。一方用雄鸡冠血涂舌咽下，即缩治舌忽肿胀。

木舌、重舌、舌肿，以黑枣一个，去核，用肉贯入青矾一钱，纸包煨热，去枣不用，只用青矾一二分，调水以笔涂之，木舌涂两边，重舌涂舌下，小舌涂数次，即消。此洪玉友经验神方也。

重舌用皂角刺煅、朴硝少许研匀，先以手蘸水擦口，并舌上下将药掺之，涎出自消。又用五灵脂一两，去砂石，研末，米醋大碗煎，时含漱口。又蛇蜕烧灰研细，少许敷之。小儿重舌用桑根、白皮涂母乳上，食之自消。

小舌落，用橄榄并核烧灰存性，研末吹之。又方，用食盐炒热，用箸将大舌根压住，然后点之，即上。

小舌上生红泡，用蛇床子二两入罐内，烧烟吸喉中，立消。小舌忽落，用朱砂为末，吹之二三次，依然复上。

舌肿出血如泉，用乌贼骨、蒲黄等分为末，涂之。

舌胀肿硬，即时气绝，名为翼舌。用皂矾不拘多少，置新瓦上，以火煅红色为度，摊地上，候冷，研细，擦舌上，立愈。重舌、木舌皆效。

小儿绊舌，舌根之下有筋如线，牵绊其舌，令舌短缩不能吮乳，用针轻轻挑断其绊舌之筋，切不可误伤舌根，为害不小。

小儿初生有白膜皮囊舌，或遍舌根，以指甲不时剔破，令血出，以烧矾半，绿豆许敷之，若不摘去，其儿必哑。

咽喉门

总　论

《汇参》云：咽在喉之前，所以咽物。经曰：咽主地气，地气通于嗌，嗌即喉之底处，咽即嗌之高处也。喉在咽之后，所以候气。〔批〕咽者，胃管，主纳水谷而居后；喉者，肺管，专主呼吸而居前。经曰：喉主天气，天气通于肺，谓之肺系。又曰：咽嗌者，水谷之道也；喉咙者，气之所以上下者也；会厌者，声音之户者也；悬雍者，声音之关也。

咽与喉，会厌与舌，四者同在一门，而其用各异。喉以纳气，故通于天；咽以纳食，故通于地。会厌管乎其上，以司开阖，掩其厌则食下，不掩其喉必错，必舌抵上腭，则会厌能闭其喉。四者交相为用，缺一则饮食废矣。

喉痹咽肿诸证皆属火病

《集解》云：十二经脉惟足太阳膀胱在表，别下项，不历咽膈。余经皆循喉咙，历膈，尽得以病之。然统其所属者，乃在君相二火。盖肺主气，天也；脾主食，地也。纳气者，从金化；纳食者，从土化。金性燥，土性湿，至其病也，金燥则涩，涩则闭塞不仁，故在喉谓之痹。土湿则泥，泥则壅胀不通，故在咽，谓之肿。皆火郁于上焦，致痰涎气血结聚于咽喉也。自其咽肿形状分之，则有缠喉风、乳蛾之名。喉痹之暴发暴死者，名走马喉痹。〔批〕凡单蛾、双蛾、木舌、重舌、缠喉风、走马喉风，病同属火，惟缠喉走马杀人最速。又有嗌塞咽喉干者，亦皆因诸经所致，虽有经气之寒热不等，其为火证一也。

喉痹咽嗌痛证

经曰：一阴一阳结，谓之喉痹。一阴，少阴君火；一阳，少阳相火也。盖君相二火独胜，则热结正络，故痛且速也。嗌干咽痛，咽肿颔肿，舌木强，皆君火也。惟喉痹急速，相火也。凡经云喉痹者，谓喉中呼吸不通，言语不出，而天气闭塞也。云咽痛嗌痛者，谓咽中不能纳唾与食，而地气闭塞也。喉痹咽嗌痛者，天地之气俱闭也。病喉痹必兼咽嗌痛，病咽嗌痛未必兼喉痹也。

浮热虚烦热壅实热咽痛证治

咽唾与食则痛者，是也。或实热上攻，或虚火妄行，痰涎结聚则成咽痛。咽疮实火宜升之、散之。若虚火，宜用人参、姜、附，辛热之药，多有过服寒而病反甚者，不可不知。

浮热宜加味荆芥散见后。表散脾肺火热，虚烦上壅，宜利膈汤见热门。热壅咽痛，或痰中带血，宜金沸草散见咳嗽。热壅上焦，吞咽干物①，不若常时之润，睡觉口舌全无津液，宜荆芥散见头痛门加人参、元参，或佐以鸡苏丸见血病、碧雪散见后。实热咽痛，三黄丸见火；或用黄连、荆芥、薄荷为末，蜜和姜汁调，噙；或含山豆根，及用三黄丸，水调涂足心；甚者，祛毒牛黄丸见后。咽痛服冷剂反甚者〔批〕服冷反甚，宜用生姜汁调消风散见斑疹，少少进之或只生姜一味亦可。生疮破损者，勿用用之辣痛，又能散不能收。

暴寒中人咽痛证治

非时暴寒，伏于少阴经，始不觉，旬日乃发，必先咽痛，次必下痢，脉微弱，古谓之肾伤寒，宜半夏桂甘汤见后。

阴虚阳越咽痛证治

阴气大虚，阳气飞越，痰结在上，遂成咽痛〔批〕咽痛，少阴寒热俱有之证，咽干肿痛者为热，不肿而痛者为寒。脉必浮大，重取必涩去死为近，此证皆是劳嗽日久者有之。如用实热喉痹诸方，无益有损。宜补阴敛阳，人参浓煎汤，细细呷之。

运气喉痹乡村病皆相似证治

其证有二：一属火少阳司天所至，宜仲景甘桔汤见后；或面赤斑者属阳毒，宜阳毒诸方见阳毒汗之。一属湿太阴在泉，湿淫所胜，宜半夏桂甘汤见后；或面青黑者属阴毒，宜阴毒诸方见阴毒汗之。通，宜甘桔汤加黄连、半夏、白僵蚕，牛子根等剂发之。挟虚者，加参、芪、当归辈。水浆不入者，先用解毒雄黄丸见后灌之，后用上项药，无不神效以上皆表散之剂。凡乡村病皆相似，属天行运气之邪，治必先表散之，亦大忌酸药点之、寒药下之，郁其邪于内，

---

① 物：原作"吻"，据《证治准绳·杂病·七窍门下》改。

不得出也。〔批〕凡治此病暴者，必先发散，次取痰去恶血。

喉痹脉大滑实证治

喉痹不恶寒者，及寸脉大滑实者，皆属下证，宜外台神验方。上证，及缠喉风痹，其肿透达于外，且麻、且痒、且痛，咽喉肿痛，咽物有碍，或风涎壅塞，口舌生疮，宜玉屑无忧散见后、碧雪《局方》见舌病、玉钥匙方后、清心利膈汤、碧玉散、追风散方俱见后，以上皆寒降之剂。

气壅喉痹证治

喉痹气息不通，宜开关散、七宝散俱见后。又白矾末、乌鸡子清调灌；或枯而吹之，用灯盏底油脚灌下；或胆矾末以箸蘸之，点患处；或用牙皂和霜梅为末，含之以上皆酸收之剂。

痰涎喉痹证治

喉痹，宜取痰，瓜蒂散、乌犀膏、雄黄解毒丸俱见后；或用鹅翎蘸桐油，探吐之；或以鹅翎蘸米醋缴喉中，摘去其痰醋味酸能收，其痰随翎而出；又能消积血；或用射干末，逆流水调，吐之；或皂角揉水，灌下。牙关紧者，一字散见后嗅鼻取之；或用巴豆油染纸作捻子点火，吹灭，以烟熏入鼻中，即时，口鼻流涎，牙关开矣。以上皆取痰之剂。

喉痹恶血不散证治

急喉痹，恶血不散，内外皆肿，缓治则死，雄黄解毒丸见后；或用巴豆油染纸作捻子，吹息带烟刺入喉中，出紫血恶涎即宽此以热攻热之法，热则流通之义也。针刺少商穴大指内侧爪甲根出血；或刺大溪穴足内踝后五分，跟骨上动脉陷中出恶血；或猪牙、皂角、白矾、黄连等分焙为末，吹入喉中少顷，吐出脓血立愈；又皂角去皮弦子生用，五钱，为末，以箸头点少许在肿痛处，更以醋糊调药末，厚涂顶上，须臾便破血出，瘥以上皆破血之剂。

张子和曰：治喉痹，用针刺血最为上策。《内经》火郁发之。发则发汗，出血者乃发汗之一端也。

喉痹肺绝证治

急喉痹有声如鼾，有如痰在喉响者，此为肺绝之候，速宜参膏救之。有痰用姜汁、竹沥和服。如无膏，浓煎独参汤见厥救之。服早者十全七八，次则十全四五，迟则十不及一也。

肝火胃火喉痹证治

张景岳曰：喉痹属肝胆之火盛者，宜芍药、栀子、胆草为主。属阳明胃火者，宜生石膏为主。便秘加大黄，以降其火。凡火浮于上者，最宜清降，切不可用散风升阳之剂，使火得升而愈炽也。

又云：火壅于上，宜梨浆、绿豆饮之类，或以萝卜杵汁，和以清泉，少加元明粉，搅匀，徐徐饮之，既可消痰，亦可清火。

阴虚格阳劳役虚火喉痹证治

景岳云：阴虚喉痹，内热、口渴、喉干，或唇红颊赤，痰涎壅盛，然必六脉无神，多倦少力，此肾阴损，水不制火而然，宜六味地黄丸〔批〕阴虚咳嗽，喉痛，用六味地黄汤加元参、桔梗或知柏八味丸俱见劳损。格阳喉痹，由火不归元，无根虚火客于咽喉，其证上热下寒，脉必微细，宜速用镇阴煎见咯血，或附桂八味丸见中寒，或用蜜附子含咽，亦妙。劳役虚火喉痹，其证喉肿气高，汗流如水，用补中益气汤见劳倦加肉桂，一服即愈。

寒闭热郁喉痹不宜酸收寒下之法

楼全善云：喉痹恶寒者，皆寒折热，寒闭于外，热郁于内，须姜汁散其外寒，则内热得伸而愈矣。切忌胆矾酸寒等剂点喉，反使其阳郁结不伸；又忌硝、黄等寒剂下之，反使其阳下陷入里，则祸不旋踵矣。

〔按〕古人治喉痹表热之证，用荆芥散、本事利膈汤、东垣桔梗汤，皆散剂也。散之不已，则用酸收之法。如单以硼砂一味，或和胆矾、姜虫、白梅霜噙之；或百药煎去皮、硼砂、甘草、生白矾等分为末，每一钱，米饮调，细细噙下。

缠喉风证治

景嵩崖云：此证多由肝火所致，两日前必胸膈气促痰壅，及其发也，喉肿达外，以致连项肿痛，喉内红丝缠绕，势如绞转，且麻且痒，手指甲青，手心壮热，痰气壅盛如锯，四肢逆冷，或颐项色赤，恶寒发热，甚为危候。治法仍从喉痹诸方选用。或内服喉痹饮见后，外吹金丹碧丹俱见舌病。但金丹之性善走而达内，初起宜用碧丹九分，金丹一分；吹过五管后，碧七金三。证若转重则金碧各半，痰涎上壅则金六碧四。相病轻重，定药多寡，最不可忽，且无痰慎用；或用解毒雄黄丸见后；或用针刺患处出血，随以牙硝点之。

《医学心悟》云：缠喉风证，咽喉肿痛胀塞，红丝缠绕，口吐涎沫，食物难入，甚则肿连于外。先用黄齑汁调元明粉少许，灌喉中，搅去其痰，次用蜜水润之。不效，用土牛膝，连根捣烂，和酸醋灌之。如顽痰胶固不出，咽喉胀闭不通，滴水难入者，用解毒雄黄丸见后，酸醋磨下，自然得吐而通。通后，可用牛黄清心丸见后、加味甘桔汤见后。如或肿势达外，延及颈项头面，红如火光，药力难敌，急用磁锋砭去恶血后，以鸡子清调乳香末润之，或用芭蕉根捣汁润之，以解其毒。

走马喉风证治

《心悟》云：走马喉风，暴发暴肿，转肿转大，不急治即杀人。用小刀点出血，淡盐汤洗之，吹以冰片散，内服加味甘桔汤俱见后，加银花一二两。如口噤，用解毒雄黄丸见后灌之，太乙紫金丹见痈疽亦佳，此治咽喉神验药也。

紧喉风证治

《金鉴》云：膏粱厚味太过，致肺胃积热，复受邪风，风热相搏，上壅咽喉，肿痛，声音难出，汤水不下，痰涎壅塞之声颇似拽锯。初发暴速，急刺手大指内侧少商穴，出紫黑血，以泻其热。痰盛者，以桐油饯见后导吐之，吐痰后随用甘草汤漱之，以解桐油之气；内服雄黄解毒丸见后吐下之。喉中吹白绛雪散见后，俟关开之后，宜服清咽利膈汤见后。按法调治，随手应效者，顺；若面青唇黑，鼻流冷涕者，逆。若兼项外绕肿，即名缠喉风，其治法虽与此证相同，然终属险恶难治。

《心悟》云：紧喉风，实证也。此外至之火，宜用灯窝油和浆水灌之，导去痰涎。或用土牛膝，捣烂，和酸醋灌之；或针刺红肿之处，发泄毒血；或用金锁匙见后吹之，俾喉渐松开，饮食可入，声音得出乃止；宜服加味甘桔汤见后。热甚者，兼用黄连解毒汤见火门。谚云：走马看喉痹是也。凡喉肿不刺血，喉风不吐痰，喉痈不放脓，乳蛾不针破，此皆非法。

慢喉风证治

《金鉴》云：有因平素体虚，兼暴怒，或过食五辛而生者；亦有忧思太过而成者，俱属体虚病实。其发缓，其色淡，其肿微，其咽干，舌见滑白苔，大便自利，六脉微细，唇如矾色。若午前痛者，服补中益气汤见劳倦，加以清凉，如麦冬、元参、桔梗、牛子之类；若午后作痛、作渴、身热足冷者，阴阳两虚也，忌用苦寒，宜少阴甘桔汤见口病，以宣达之；若面赤咽干不渴者，其脉必虚大，以甘露饮见口病服之必效。俱兼用冰硼散见口病一钱，加灯心煅灰存性三分，吹之立愈。

《心悟》云：慢喉风，虚证也。此内伤虚火，若午前痛甚者，属阳虚，四君子汤见脾胃加桔梗、麦冬、五味、当归。午后痛甚者，属阴虚，四物汤见血门加桔梗、元参。如不效，必加桂、附以为引导用，加减八味汤即六味加肉桂、五味再加牛膝主之。脉数有热者，六味汤见劳损主之。更有中寒咽痛，治用半夏桂甘汤见后。不可误投凉药。

哑瘴喉风证治

《金鉴》云：此证颇类紧喉，由肺胃蕴热，积久生痰，外复受风邪，与痰热相搏，涌塞咽膈之上而成。初起咽喉肿塞疼痛，汤水难咽，语言不出，牙关紧急，此属险候。急用雄黄解毒丸见后，水化，用细竹管将药水吹入鼻孔，直达咽喉，药入作呕，即令患者吐之，其牙关顿松，咽喉即稍开通。先与米饮饮之，次服清咽利膈汤见后，兼吹冰硼散见口疮。用药不应者，险。若唇黑、鼻流冷涕者，逆。

弄舌喉风证治

《金鉴》云：由心脾实火与外寒郁遏凝滞而成。咽喉肿痛，痰涎堵，音哑言涩，舌出不缩，时时搅动，觉舌胀闷，常欲以手扪之，故名弄舌。急宜用三棱针刺两手少商穴穴在两手大指里侧，去指甲角旁韭叶宽即是，有血者生，无血者死。嚼蟾酥丸见齿病，徐徐咽汁。若痰涎上涌，不能咽药者，急用桐油钱见后探吐，随服清咽利膈汤见后，吹金锁匙见后；若喉内如松子及鱼鳞状，不堵塞者，此属虚阳上浮，急用蜜炙附子片嚼，咽其汁即效。

喉闭证治附酒毒喉闭

《金鉴》云：由肝肺火盛，复受风寒，相搏而成，咽喉肿痛，面赤腮肿，甚则项外漫肿，喉中有块如拳，汤水难咽，语言不出，暴起发寒热。急刺少商穴或针合谷穴，以开咽喉。初宜荆防败毒散见感冒疏散之。寒热已退，即用清咽利膈汤见后，兼吹紫雪散见舌病，随以姜汁漱口，以宣其热；或用醋漱，以消积血。痰壅塞者，桐油钱见后探吐痰涎。者肿发于项外，脓胀满者，防透咽喉，不可轻针，急用皂角末吹鼻取嚏，其肿即破；或兼用皂角末醋调厚敷，项肿须臾即破。初肿时用生羊肉片贴之。喉闭声鼾者，肺气将绝，急宜独参汤见劳倦救之。若卒然如哑，吞吐不利，系寒气客于会厌也，宜蜜炙附子片含之，勿咽。初、终忌用苦寒之剂，恐难消难溃。又有酒毒喉闭，由酒毒蒸于心、脾二经，热壅咽喉，喉肿色黄，面赤，目睛上视，以桐油钱导吐痰涎，宜服鼠粘子解毒汤见后，亦以紫雪散吹之。

乳蛾证治

《金鉴》云：肺经积热，受风凝结而成。生咽喉之旁，状如蚕蛾，亦有形若枣栗者，红肿疼痛，有单有双，单者轻，双者重。生于关前者，形色易见，吹药易到，手法易施，故易治；生于关后者，难见形色，药吹不到，手法难施，故难治。俱宜清咽利膈汤见后，吹冰硼散见口疮。易见者，脓熟，针之；难见者，用鸡翎探吐脓血。若兼痰壅，气急声小，探吐不出者，险。急刺少商穴，出紫黑血，仍吹服前药，缓缓取效。

乳蛾单蛾双蛾证治

《绳墨》云：咽喉之证，皆由肺胃积热甚多，痰涎壅盛不已，致使清气不得上升，浊气不得下降，于是痰热之证生焉。其壅盛郁于喉之两旁，近外作肿，形似飞蛾者，谓之乳蛾。其证有单有双，发于喉旁，红肿有脓，头尖似乳，色白似蛾，一边有者，谓之单乳蛾；两边有者，谓之双乳蛾。或曰：在左者肺病，因气之所得也；在右者胃病，因饮食热毒之所致也。肺病者，宜黄芩、山栀、贝母、天花粉、元参、连翘之类；胃病者，宜大黄、芒硝、元参、花粉、贝母、黄连、连翘之类。

《汇参》云：肿于咽两旁名双乳蛾，一边肿者名单乳蛾，俱圆如小箸头，生于咽喉关上。若生在关下者，难治。

连珠蛾证治

景嵩崖云：乳蛾有一种如白星上下相连者，曰连珠蛾。单轻双重，连珠尤重。一日痛，二日红肿，三日有形，皆由郁火结成。治法不外喉痹诸方，重者初用碧丹五分，金丹均见舌一分，次用碧三金二吹之，再服喉痹饮见后。

喉癣证治

景嵩崖云：此证喉生红丝如戈窑纹，亦如秋海棠叶背之纹，干燥而痒，阻碍饮食，至喉哑则不救。劳证多患之，此虚火上炎，痰壅肺燥所致。要戒盐、酱及诸助火之物。治宜频吹碧丹见舌，含咽清灵膏，再服喉痹饮俱见后。

景岳云：其证满喉生疮，红痛，久不能愈，实水亏、虚火上炎也。宜服滋补真阴之剂。

《金鉴》云：一名天白蚁。咽嗌干燥，初觉时痒，次生苔藓，色暗木红，燥裂疼痛，时吐臭涎，妨碍饮食。此积热于胃，胃火熏肺而成。宜广笔鼠粘汤见后，未溃吹矾精散，已溃吹清凉散俱见后。患者清心寡欲，戒厚味发物，或者十全一二，若调理不谨，致生霉〔批〕霉，音眉，面垢也，又青黑败色也烂，延漫开大，叠起腐衣，旁生小孔，若蚁蛀蚀之状，多致不救。

喉瘤证治

《金鉴》云：由肺经郁热，或损气而成。形如元眼，红丝相裹，或单或双，生于喉旁，亦有项大蒂小者，不犯不痛，或醇酒炙煿，或因怒气喊叫，犯之则痛。忌用刀针，宜服益气清金汤以消瘤，外以碧玉散俱见后点之。

喉菌证治

嵩崖云：状如浮萍，色紫，生喉之旁，因忧思过度，气滞血结而然。妇女多患之，轻则半月，重则月余方愈。宜戒口味，先用碧丹五分，金丹一分，吹之；次用碧丹三分，金丹二分见口舌，内含清灵膏，数服喉痹饮俱见后。

喉疮证治

《汇参》云：喉疮，层层如叠，亦不痛，久则有窍，气出腥臭，不能饮食。宜枸橘叶一味，入烧酒，顿服。又云：喉疮多虚火，游行无制，客于咽喉，宜人参、黄柏蜜炙、荆芥治之。气虚，人参、黄芪加竹沥。血虚，四物加竹沥。

《心悟》云：宜甘草、荆芥煎汤洗之。治同腮痈，见痈疽门。

锁喉毒证治

《金鉴》云：由心与小肠积热，外感风寒，凝结而成。初生于耳前听会穴，形如瘰疬，渐攻咽喉，肿塞痛疼，妨碍饮食。证须速治，宜服牛黄清心丸见后开关解热，兼服清咽利膈汤见后，吹冰硼散见口疮，投方应效，方能成功。

上腭痈证治

《金鉴》云：又名悬痈，生于口中上腭内，心肾二经与三焦经积热而成。形若紫葡萄，舌难伸缩，口难开合，鼻中时出红涕，令人寒热大作，宜黄连消毒饮见外科痈疽加桔梗、元参，兼吹冰硼散见口疮。或日久肿硬，下垂不溃，以烧盐散见后日点三次，兼服射干丸见后。过时失治，饮食不入，烦躁神昏者，逆。

悬痈垂长肿证治

《汇参》云：此即上腭，音声之关，若脏腑伏热上冲咽喉，则悬，或长而肿，有长数寸者，谓之帝钟风。不可针破，针则杀人，宜元参散。若肿胀，宜烧盐散俱见后。

梅核气证治

仲景云：妇人咽中如有炙脔，咽不下，咯不出，如梅核气者，宜半夏厚朴汤即七气汤，见气病。一云：宜甘桔汤加苏梗、橘红、香附、沸草之类，渐次可愈。清咽屑见后亦妙。

统治咽喉之法

程钟龄曰：咽喉之病，挟热者十之六七，挟寒者十之二三，而风寒包火者，则十中之八九。古人开手一方只用甘草、桔梗，《三因方》加以荆芥，其他牛子、薄荷、贝母、川连之类，皆出后人续补。可见咽喉之病，不宜轻用凉药，而专主开发升散者，所谓结者开之，火郁发之是也。及其火势极盛，则清剂方施，结热下焦，而攻治始用，非得已也。

咽喉救急之法

嵩崖云：咽喉之证，气闭不通，死在顷刻。如咽肿痰盛者，宜温汤半碗，入桐油三四茶匙，鹅翎蘸入喉中，探吐痰涎，再探、再吐，以人醒、声高为度，再服清心利咽汤见后，并吹玉钥①匙见后。

---

① 钥：原作"鑰"，据下文"咽喉门方"中方名改。

喉痹乳蛾刺法

景嵩崖云：喉痹急证，肿痛口噤，痰壅气塞，宜以针刺患处，血出而愈。如口噤，则刺两手少商穴，手大指内侧去指甲一韭叶许二分深，血出，喉痹自开。畏针者，则急分开两边头发，挼住一把，尽力拔之，其喉自开。凡使刀针，有两处不可伤，一蒂丁、一舌根下。〔批〕寒伤肾，蒂中肿者，禁刺，盖蒂丁即喉花，关夫性命也。误则杀人，不可不慎。如针乳蛾，宜针头尾，不可针①中间。血鲜者易治，血黑而少者难痊，血不止者以三七末嚼敷即止。

治哽之法

陈无择曰：凡治哽，皆以类推。如鸬鹚治鱼哽，磁石治针哽，发灰治发哽，狸虎骨治骨哽，亦各从其类也。

锁喉风治案

张景岳曰：咽喉肿痛，饮食难入，或痰壅气塞不通者，人皆称为锁喉风。而不知有真正锁喉风，甚奇甚急也。余在燕都见一女子，年已及笄，忽于仲秋，无病而喉窍紧塞，息难出入，不半日而紧塞愈甚。余诊其脉，无火也；问其喉，无肿无痛也；观其貌，面青、瞠目、不能语也；听其声，喉窍之细如针，抽息之窘如线，伸颈求救。余见而怜之，不得其理，意谓风邪闭塞，非辛温不能解散，遂以二陈汤加生姜，煎而与之，丝毫无效。意复用独参汤以救其肺，然见其势危若此，恐滋怨谤，终亦未敢下手。如是者，一日夜而殁，余至今殊自愧也。意必肺气竭绝而然，非独参汤不能救，存此以俟明哲鉴酌。

《心悟》云：此肺气将绝，法在难治。宜用人参膏加橘红汤纵饮之；或用独参汤加橘红亦可，每参一钱，只用橘红一分。

格阳喉痹治案

景岳云：余友王蓬雀，年出三旬，因患喉痹十余日。余见其

---

① 针：原作"计"，据文义改。

头目浮大，喉颈粗极，气息声哑，咽肿口疮，痛楚之甚。察其脉，细数微弱；听其言，声微不振；问所服之药，一派苦寒。此盖伤阴而起，复为寒凉所逼，以致寒盛于下而格阳于上，即水饮已是难入，而尤畏烦热，亦危候也。余与镇阴煎见吐血一剂，冷水退冷，徐徐使呷，过宿而头项肿痛尽消，真神剂也。

洪玉友用此方，以黑铅同肉桂、附子蒸，水冲服。

咽痛治案

立斋治一妇人，咽间作痛，两月后溃而不敛，遍身筋骨亦痛，诸药不应。先以土萆薢煎汤，服数剂而敛。更以四物汤见血，倍加土茯苓、黄芪二十余剂，诸证悉退。又治一弥月小儿，先于口内患之，后延于身，年余不愈，以土茯苓为末，乳汁调服，令其母亦以白汤调服，月余而愈。

[按] 杨梅结毒，有喉间溃烂作痛者，宜仙遗粮汤。见杨梅疮，并用土茯苓煎汤代茶。

阴火喉痹治案

诸物哽喉

喉疔喉疳①

咽喉门方

仲景甘桔汤仲景　治少阴咽痛，喉痹，肺痈止脓，干咳无痰，火郁在肺等证。

甘草二两　桔梗一两

上二味，水煮去渣，温分二服《三因》加荆芥，名荆芥汤。此手太阴、少阴药也。甘草，甘平解毒而泻火也；桔梗，苦辛清肺而利膈，又能开提气血，表散寒邪，排脓血而补内漏。故治咽痛、喉痹、肺痈、咳嗽，取其辛苦散寒、甘平除热也。

---

① 阴火⋯⋯喉疳：正文脱，据底本目录补。

加味甘桔汤《心悟》 治咽喉痹痛，法当清散。

炙草 桔梗各三钱 荆芥 牛子炒 贝母各钱半 薄荷三分

水煎服。内热盛而吐逆，加黄连一钱；便闭溺赤，加黄芩、黄柏、山栀；有肿处，加金银花五钱。〔批〕两头肿盛者，加柴胡、丹皮。

拔萃甘桔①汤 治热肿喉痹。

甘草 桔梗 薄荷 连翘 黄芩

加竹茹煎服。一方有山栀仁。

喉痹饮嵩崖方

桔梗 元参 牛子 贝母 荆芥 薄荷 僵蚕 甘草 前胡 银花 花粉 灯心

水煎服。

清心利膈汤 治风火喉痹。

防风 荆芥 薄荷 黄芩 黄连 桔梗各钱半 山栀 连翘 元参 大黄 芒硝 牛子炒 甘草各七分

水煎。

开关散《宝鉴》 治喉闭，气息不通。

僵蚕炒，去丝嘴 枯矾

等分为末，姜汁蜜水调，细细服之。

咽疮方舒氏

用鸡蛋一个，打一小孔，滤去蛋清，将黄搅碎，以水洗净，灯心筑满蛋内，纸封孔，外包黄泥，晒干，火煅红透，候冷，取出研末。二钱壁钱，以长针穿，灯上烧枯，研末；胆矾，瓦炕，研末；鸭嘴，炕，研末；鸡内金，炕，研末；降香研末，黄丹水飞炒研，各一钱，共研匀，鹅毛管吹。

虚寒咽疮方

用灯心灰一钱，生附子漂去盐、晒干、研末、三钱，共研匀。鹅毛管吹。虚寒、实火何以辨之？凡虚寒者，不赤不热，略可硬饭，而饮水咽津则痛甚。实火痛者，赤热而肿，饮水吞津不甚痛，

---

① 桔：原作"草"，据底本目录改。

而饭则粒糁不能下。

瓜蒂散　治痰壅喉痹，宜此取痰。

甜瓜蒂自干落者，不拘多少

研细末，壮者一字，老幼半字，早辰用井花水调下，一时顷，含沙糖一块，良久涎如水出。年深者，涎尽有一块涎布水上如镜，涎尽食粥一二日。如吐多困甚，以麝香研细，用温水一盏调下半分，此药不大吐逆，只吐涎水。

乌犀膏　治痰塞喉痹。

皂荚二条，捶碎，用水浸一时久，捣汁去渣，入瓦罐熬膏　好酒合焰火硝　百草霜研，各一钱，用皂角膏搅匀令稠　人参二钱，为末　硼砂白霜梅各少许，研入膏中

用鹅翎点少许于喉中，以出尽顽痰为度。隙嚼甘草三寸，咽汁吞津。

牛黄清心丸　治缠喉风，服解毒雄黄丸之后，得吐而通，可用此丸。

胆南星牛胆九制者，一两　麝香五分　珍珠五分　冰片五分　黄连二钱　防风一钱　荆芥二钱　五倍子一钱　桔梗一钱　元参三钱　茯神一钱　天竺黄一钱　明雄黄二钱　当归一钱　犀角末二钱　辰砂水飞，二钱

共为细末，和匀。甘草四两，熬膏为丸，如龙眼大，辰砂为衣，日中晒干，瓷瓶收贮，紧塞勿走气，临服薄荷汤化下一丸。

玉屑①无忧散《三因》　治咽喉肿痛，或风涎壅塞，口舌生疮及缠喉风痹。

元参　黄连各五钱　寒水石三钱　贯众　山豆根　茯苓　滑石　砂仁　荆芥　甘草各五钱　硼砂三钱

为末，每一钱先挑入口，徐以清水咽下。此方能除三尸，去八邪，辟瘟，疗渴。硼砂、元参最能生津，故凡泻火利水之药者，能疗渴也，亦治骨哽。元参、黄连、寒水石能清火；贯众、豆根解毒；茯苓、滑石利水；硼砂软坚，并消骨哽②；荆芥散结；甘草和中。

---

①　屑：原作"层"，据底本目录改。

②　哽：原作"硬"，据文义改。

丹溪曰：咽痛必用荆芥，虚火上炎必用元参。

解毒雄黄丸丹溪　治一切喉痹，水浆不入，危急之证。

雄黄　郁金各一两　巴豆十四粒，去皮油

为末，醋煮面糊为丸，绿豆大，用醋磨下七丸，吐痰即愈，不愈再服。雄黄破结气，郁金散恶血，巴豆下稠涎，诸药气性悍厉，亦不得已而用之也。此方急喉风及乳蛾肿痛皆治，人事昏愦，心头温者，急急研末灌之，茶清亦可下。

清咽利膈汤《金鉴》　治咽喉等证。

牛子炒，研　连翘去心　荆芥　栀子生，研　防风　元参　黄连金银花　黄芩　生甘草　薄荷　大黄　朴硝一钱　淡竹叶二钱

煎服。

鼠粘子解毒汤《金鉴》　治酒毒喉闭。

鼠粘子炒，研〔批〕鼠粘子，即牛子也　桔梗　青皮　升麻黄芩　花粉　生草　元参　黄连　栀子生，研　连翘　葛根　白术炒　防风　生地等分

水煎服。

黄芪散　治咽喉生疮。

黄芪　槟榔　紫菀　牛子　栀仁　赤苓　甘草各五钱　麦冬去心　元参各一两　升麻　黄芩各三钱

每一钱，煎，去渣服。

琥珀犀角膏　治咽疮。

琥珀研　犀角屑，各一钱　人参　杏仁去皮，研　茯神去木　辰砂研，各二钱　冰片研，一字

蜜和为膏，每服一弹子，大麦冬煎汤化下，日五服。

牛黄益金散　治虚火上炎伤肺，咽喉生疮破烂。

黄柏为末，用蜜炙数次，以热为度，另研为极细末　白硼砂　白僵蚕净，各钱半　牛黄二分

为末，蜜调如稀糊，涂敷患处；或丸如龙眼大，含化咽之。

［按］此方必加冰片半分方妙。

半夏桂甘汤《活人》　治暴寒中人，咽痛。

半夏　桂枝　甘草等分

入姜煎。

桔梗汤东垣　治咽肿微痛。

麻黄存节，五分　桔梗一钱　黄芩三钱　甘草一钱　僵蚕二钱
马勃一两　桂枝少许　当归三分

水煎。

养金汤　治咽燥痛，水涸火盛，肺金受制之证。

生地　阿胶　知母　杏仁　沙参　麦冬　桑皮　生姜

煎服。

祛毒牛黄丸《宝鉴》　治热壅上焦，咽痛，心头烦躁。

牛黄研，三钱半　人参　琥珀研　生地黄沉水者佳　犀角屑　桔
梗　硼砂各五钱　雄黄飞，一两　元参　升麻各三钱　寒水石煅，二两
蛤粉水飞，四两　朱砂水飞，研，七钱　铅白霜　冰片各一钱

蜜丸，薄荷汤或新汲水化下。

发声散《宝鉴》　治咽痛妨碍咽物，微痛，不宜寒凉过泄之药。

栝楼一枚　白僵蚕五钱，微炒　桔梗白者，七钱半，炒　甘草二
钱，炒

为细末，每少许干掺喉中，若肿痛左右有红，或只一壁
〔批〕壁，旁边也，红紫长大，水米难下，用此散一钱，加朴、硝
一钱，和匀，掺喉中，咽津下。如喉中生赤肿，或有小白头疮，
用此散一钱，白矾末五分，和匀，干掺。

蜜附子方《三因》　治感寒咽闭，不能咽物。

大附子一枚，去皮、脐，切作大片

以蜜涂，炙令黄，含咽津。甘味尽，更以一片蜜涂炙，含之。

清灵膏　治喉癣。

薄荷三钱　贝母一钱　甘草　百草霜各六分　冰片三分　玉丹三
钱　元丹八分

共为末，蜜调，含化津咽。

广笔鼠粘汤《金鉴》　治喉癣。

生地黄　浙贝母去心，三钱　元参　生草二钱半　鼠粘子酒炒，

研　花粉　射干　连翘二钱　白僵蚕一钱，炒，研　苦竹叶二十片

煎，饥时服。

益气清金汤《金鉴》　治喉瘤。

苦桔梗三钱　黄芩二钱　浙贝母去心，研　麦冬去心　牛子炒，研，钱半　人参　白茯苓　陈皮　生栀子研　薄荷　生甘草一钱　紫苏五分

竹叶三十片，煎服。

元参散　治悬痈胀长，名帝钟风。

元参　升麻　射干　大黄各五钱　甘草减半

水煎，备服，放温水内顿住，时时含咽，良验。

硼砂散　治悬痈，开塞不通。

硼砂研　马牙硝研　滑石　寒水石各二钱　冰片研，五分　白矾一钱半

为末，每五分，新汲水调服。

牛黄清心丸《金鉴》　治锁喉毒。

胆南星九套二两①　雄黄　黄连末，二钱　茯神　元参　天竹黄　五倍子末　荆芥　北防风　犀角末　桔梗　当归身一钱　京牛黄　轻粉三分　冰片　麝香　珍珠五分，豆腐内煮半炷香久

各研细末，共和一处，再研匀，甘草膏和丸，如龙眼大，朱砂为衣，即晒干收入瓷瓶内，封口勿令出气，临用一丸，薄荷汤磨服。

射干丸《金鉴》　治上腭痈。

射干　升麻　杏仁去皮尖，炒　炙草五钱　木鳖子炒　大黄炒，二钱

研末，蜜丸，小弹子大，每一丸口中含化，徐咽。

清咽屑　治七情气郁，痰在喉中，俗名梅核气。

半夏　厚朴　紫苏　茯苓　橘红　大黄酒制，各二钱半　僵蚕炒　桔梗　风化硝各二钱　连翘　诃肉　杏仁　甘草各一钱

---

①　胆南星九套二两：《医宗金鉴·外科心法要诀》作"九转胆星"。

为末，姜汁、韭汁和捏成饼，晒干筑碎如小米大，置舌上，干咽。治此证，七气汤是其主方，但汤药入咽，即过病所，今推广为屑，取其缓下也。

黄芩射干汤 治喉中腥臭，此肺胃两经热毒。

黄芩　射干

二味，水煎服。

百灵丸 治咽中结核，饮食不通。

百草霜蜜丸，芡实大，新汲水化，重者一二丸即愈

杏仁煎丸 治喉中如有物噎塞。

杏仁去皮尖，炒，五钱　枇杷叶去毛，炙　肉桂去皮　人参各两

蜜丸，樱桃大，每一丸，含化。

预防喉病方

凡人于三四月间有喉病者，多因冬天寒气郁结不开，至春而发。须于初交冬时，多买莱菔菜摊在瓦屋上，日晒夜露，任经风雨雪霜，不要收下，直到立春前一日收下，或竹或绳挂在无日处阴干，二三月取来切碎，将酱或盐放在碗中，饭锅煮蒸熟，吃饭时以作小菜，一家永无喉间之病。若有人患此病者，将此菜与之煮汤服，或研细末调下，皆效。

一云：冬月临卧时，食生萝菔三五片，亦无咽喉病之患。

加味荆芥散《宣明》 治浮热虚烦，咽痛，肺风，酒齄鼻，赤疱等证。

荆芥四两　防风　杏仁去皮尖　白蒺藜炒，去刺　僵蚕炒　甘草炙，各一两

上为末，每服二钱，食后茶清调下。

外治方

追风散 治风火喉痹。

黄丹　朴硝　猪牙皂烧灰　砂仁壳烧灰，各五钱

为末。每少许，以鹅翎蘸药入口中，敷舌上下及肿处，然后以温水灌漱此方亦治喉疮。

碧玉散《宝鉴》 治风热喉痹。

青黛 盆硝 蒲黄 甘草

等分，为细末。吹入喉中，细细咽下，或用沙糖为丸，含化。

七宝散 治风火喉痹，喉疮。

僵蚕直者十枚 硼砂 雄黄 全蝎十个，焙，须头尾全者 明矾
猪牙皂一挺，去皮弦，各一钱 胆矾五分

为末，每一字，吹喉内即愈。

一字散 治风痰喉痹。

雄黄另研 生白矾研 藜芦厚者，去皮用仁，各一钱 牙皂七挺
蝎梢七枚

为末，每用一字，吹鼻中，即时吐出顽痰。

玉钥匙《三因》 治风热喉痹，及缠喉风。

硼砂五钱 牙硝一两五钱 僵蚕一钱 冰片一字

共为细末，每用五分，以竹管吹入喉中，立愈。此方加雄黄
二钱，即名金钥匙。

冰片散《心悟》 治喉舌，暴发暴肿，名走马喉风。

冰片一钱 硼砂五钱 明雄黄二钱 黄柏蜜炙，一钱 靛花二钱
炙草三钱 鸡内金煅，一钱 人中白煅，五钱 川连二钱 元明粉三钱
铜青煅，五钱 蒲黄炒，三钱

共为细末，吹患处。一方加牛黄、熊胆、珍珠各一钱，儿茶
八分，麝香三分。

桐油饯 治喉风，痰涎壅塞之证。

温水半碗加桐油四匙搅匀，用硬鸡翎蘸油，探入喉内，捻之，
连探四五次，其痰壅出，再探再吐，以人醒声高为度。

白绛雪散《金鉴》 治喉风。

石膏煅，一钱半 硼砂一钱 焰硝 胆矾五分 元明粉三分 冰
片二分

共为末，以笔管吹入喉内。

金锁匙《金鉴》 治慢喉风。

冰片二分五厘 白僵蚕一钱 雄黄二钱 焰硝一两半 硼砂五钱

各研末，共和匀，以笔管吹入喉内肿痛处。

清溪秘传矾精散《金鉴》 治喉癣。

白矾不拘多少研末，用方砖一块烧红，洒水于砖上，将矾末布于砖上，以瓷盘覆盖四面灰，拥一日夜，矾飞盘上，扫下用，二钱 白霜梅一个，去核 真明雄黄 穿山甲炙一钱

共研末，以笔管吹入喉内。

清凉散 治喉癣。

硼砂三钱 人中白三钱，煅 黄连末，一钱 薄荷六分 冰片五分 青黛四分

共研末，吹入喉癣腐处。

消瘤碧玉散①

罗青散《瑞竹堂》 治乳蛾。

真蒲黄五钱 罗青即大青 盆硝研，各三钱 甘草二钱

为末，每一钱，冷蜜水调，细细咽之，吞不下，鸡翎蘸药，喉内扫之，立效。

烧盐散②

粉香散 治乳蛾。

白矾三钱 巴豆三粒，去壳 轻粉 麝香各少许

于铁器内熬矾，令沸，入巴豆在内，候枯，去巴豆，研末入粉、麝，吹喉中，蛾乳即开。

救命散 治咽疮。

腻粉三钱七分 五倍子二钱半 大黄炒 僵蚕炒 黄连 生甘草各一钱

为末，每用一字，大人竹筒吸之，小儿吹之。如毒攻心肺，用所养男孩儿的乳汁调一字，鸡翎蘸探，呕者生，不呕者死。

碧雪散 治咽喉痛。

白矾研，一钱 巴豆一粒，去壳

---

① 消瘤碧玉散：正文脱，据底本目录补。
② 烧盐散：正文脱，据底本目录补。

以白矾末，瓦上熔成，入巴豆仁在内，候干，研细。每一字吹入喉中，涎出为效。一方用青矾。〔批〕一方去巴豆加食盐烧，共研末，筋头点上腭痈，名烧盐散。

简便方

咽喉肿痛，用射干根、山豆根共为末，吹入，神效。一方用牙硝一两半，硼砂五钱，雄黄、僵蚕各二钱，冰片二分，为末，每用少许，吹之。

喉中忽哽一块如龙眼大，吞吐不得，用厚朴、半夏、茯苓、紫苏各二钱，甘草五分，生姜一片，煎服即愈。或刺两手少商穴出血，亦妙。

急喉风，取蜒蚰入瓶，加乌梅肉压之，即化为水，遇患时取，滴喉间少许，即愈。如无现成收贮者，即取蜒蚰一条，将乌梅一个去核，包蜒蚰在内，扎定，含口中，其水流至喉间，立愈。一方用枯矾一钱，百草霜二分，须釜脐内者佳，同研细末，竹管吹入，呕吐胶涎，立效。一方腊月八日取雄猪胆一个，装入白矾末，阴干研末，次年腊月八日再取猪胆，入前猪胆末，在内阴干，如此三四次，遇患者用一二分吹之，凡单蛾、双蛾、喉痛肿痛，吞吐不得、命在须臾者，皆效。

血壅为痹，宜取红花汁服之，无鲜者，浓煎绞汁亦可；或用茜草一两，煎服；或用杜牛膝捣汁，和醋服。风热喉痹，用灯心一钱，枯矾七分，黄柏五分，冰片、麝香各三分，为末，吹之。

实热喉痹，用绿豆研细，青鱼胆汁调，加黄连七分，硼砂五钱，冰片、麝香各一分，和豆粉研细，吹喉中。又方用天萝研汁服。

喉卒痈肿，吞苡仁二枚，即效。

咽喉生疮，鼻孔亦烂，若作喉风治，立死。宜白霜梅一个烧存性，枯矾一钱，穿山甲一钱烧枯，共为末，吹喉中，即效。

乳蛾甚而不散，宜以小刀就蛾上刺出血，马牙硝吹点咽喉，以退火邪，内服射干、青黛、甘、桔、栀、芩、矾石、大黄之类，随其所利为方，以散上焦之热。外敷以生地龙、韭根、伏龙肝之类，皆可用。一法用蔊菜汁调元明粉灌，去痰涎，吹以冰片散见前，随服甘桔汤见前，自应消散，若不消，以小刀点乳蛾头上，立瘥。

蛾风喉痹，用梁上尘一撮，入食盐少许，研细末，吹入喉内。

蛾碎，宜牡蛎粉四茶匙，陈米醋一茶匙，和入砂锅内煎，数沸候冷，不时含漱，止痛平肿，甚效。

齿病门

总　论

李东垣曰：手阳明恶寒饮而喜热，足阳明喜寒饮而恶热。牙关，肾之标，亦喜寒，寒者坚牢，热则动齿龈〔批〕龈，音恳，齿根肉也，作痛不已，故所治不同。有恶热而作痛者；有恶寒而作痛者；恶热又恶寒；有恶寒饮少热饮多；恶热饮少、寒饮多而作痛者；有动摇而作痛者；有齿袒者；有齿龈为疳所蚀缺少血出者；有齿龈肿起者；有脾胃中有风邪，但觉风而作痛者；有牙上多为虫所蚀，其齿缺少而色变为虫牙痛者；有胃中气少，袒露其齿者；有臭秽气不可近者。病既不一，非一法可尽也。

齿属手足阳明足少阴三经

《集解》云：足阳明胃脉，循鼻外，入上齿中，侠口环唇，循侠车，上耳前，主上牙龈。手阳明大肠脉，上颈，贯颊，入下齿，侠口，主下牙龈。齿者，骨之余。肾主骨，故齿属肾也。

前两大齿谓之板齿，两旁谓之牙，通谓之齿，其根谓之龈，亦作龈。

牙齿十二经各有所属

艾又苾曰：牙之所属，原不止于肾、胃、大肠三经。盖牙床属肠胃，牙齿属肾，此大概也。余尝考诸书，知十二经各有所属。左边尽头，上两牙属胆，下两牙属肝。右边尽头，上两牙属大肠，下两牙属肺。当门，上四牙属君相二火，下四牙属膀胱与肾。两旁，上牙属胃，下牙属脾。

齿病在经在脏在牙之证①

张景岳曰：火病者，必病在牙床肌肉间，或为肿痛，或为糜烂，或为臭秽脱落，或牙缝出血不止，皆病在经络。此必美酒厚味过多，肠胃蓄热上壅。宜戒厚味，清火邪为主。虫痛者，其病不在经而在牙，亦由肥甘湿热，以致生虫，蚀损蛀空，宜杀虫为主。湿热胜者，兼清胃火。肾虚牙痛，其病不在经而在脏。盖齿为骨之所终，而骨则主于肾也。故凡齿脆不坚，或易于摇动疏豁，或突而不实，必是肾虚，宜专补肾气为主。

嵩崖云：齿病，须分在牙床或在牙齿。若床病治齿，齿病治床，鲜有应者。

齿痛有风火燥湿虫蛀之别

景嵩崖曰：齿痛多在内床，内床主嚼，劳而易伤。若是肾虚，则动而不痛，痛则必是风、火与虫。风从外入，火自内出，虫又火之所化。而风火居多，风胜牙肿，火胜牙燥，湿胜牙烂。虫蛀牙黑，啮〔批〕啮，音咬，吃也齿齿碎，啮肉肉痛，不啮微动则肉痒。又或痒或痛，忽然而止，皆虫之为患也。

阳明风冷湿热齿痛之证

《汇参》云：牙齿统属足少阴肾经。肾主骨，齿者骨之余，髓之所养也。上下龂〔批〕龂，音心，齿本也则属胃与大肠，足阳明之支入上齿，手阳明之支入下齿。若骨髓不足，阳明脉虚，则齿之诸病生矣。盖阳明金也，齿属肾水也，乃母气荣卫其子也。故阳明实则齿坚牢，阳明虚则齿浮动。所以齿痛者，乃阳明经有风冷湿热之邪乘虚而入，与齿间之气血相搏击而痛也。诸齿病，皆因阳明之所致也。

风毒热壅齿缝努肉牙肿连颊证治

牙痛有风毒热壅，齲〔批〕齲，音主，虫齿朽缺也蛀肾虚，未

---

① 之证：原作"不同"，据底本目录改。

辨何证，俱用消风散见斑疹揩擦。风毒热壅上攻，牙龈痛，或齿缝有红肉努出，亦宜消风散，食后临卧，入茶调服，仍入荆芥、防风、白芷、蜂房之属，煎，冷，频频漱口。风热壅甚，牙肿连颊，痛不可忍，金沸草散见咳嗽去麻黄加薄荷，煎，熏，漱服。

冬月风寒湿犯脑齿痛摇动证治

冬月大寒犯脑，令人头脑连齿痛，名曰脑风，为害甚速，宜羌活附子汤。风寒湿犯脑，痛项筋急，牙齿摇，肉龈袒脱疼痛，羌活散。冬月，风寒湿头痛，项筋急，牙动摇疼痛，麻黄散见后。

阳明实热牙痛证治

上下牙痛，属手足阳明，牵引头脑。足阳明脉，络脑，满面发热，阳明脉荣于面，其牙喜寒恶热，或牙龈溃烂，或牙宣出血，亦名齿衄。若血多而涌出不止，为阳明热甚，或口唇颊腮肿痛，皆二经热甚，胃有积热也。甚而痛者，承气汤见痢证门；轻者，清胃散见后调之。

因补致痛清凉反甚证治

因服补药及热药，致上下牙痛不可忍，牵引头脑，满面发热，乃足阳明经中热甚，清胃散见后主之。牙痛因清凉药更甚者，宜从治之，用荜茇、川椒、薄荷、荆芥、细辛、樟脑、青盐为末，擦之。

热痛凉止口吸凉风则止证治

得热而痛，得凉则止者，以辛凉药治之。有口吸凉风则痛止者，乃湿热之邪也。阳明多气多血，又加以膏粱之味，助其湿热，故为此病，宜皲鬼散见后。又以调胃承气，去芒硝，加黄连，以治其本，良愈。

膏粱湿热口臭齿摇证治

平昔多食肉人，口臭，牙齿动摇欲落，或出血不止，乃内伤湿热，膏粱之疾，宜神功丸见后。亦用调胃承气见妇科上，去芒硝，加黄连，以治其本。

脾虚肾虚牙痛证治

脾胃素弱牙痛，六君子汤见脾胃加当归、升麻。中气虚而痛，补中益气汤见劳倦。思虑伤脾而痛，归脾汤见血。肾经虚热而痛，六味地黄丸见劳损。齿长摇动，不肿不红而痛，亦属肾虚，亦宜六味地黄汤加骨碎补，有风加刺蒺藜。肾经虚寒，或牙根冷痛，宜还少丹见劳损、桂附八味丸见中寒加细辛。肾虚牙浮而痛，甚则憎寒壮热，全如欲脱之状，宜安肾丸见遗精、八味丸、还少丹之类，间进黑锡丹见眩运。牙不固密，责之肾水虚泛，知柏八味丸见劳损。齿痛连脑，不肿不蛀，此肾经大犯风寒，不问冬夏，肾虚者多患之。缓治则死，宜急用羌活附子汤见后。

牙肿痛痒出血口酸郁火诸证治

上下牙床肿痛，属手足阳明实热者，宜凉膈散见火加石膏、知母、升麻。牙根尽处肿，宜清阳散火汤见后。牙肿动摇而痒，宜玉池散见后。牙宣根肉赤色，齿缝出血，口作酸味，此实火上攻，宜清味饮见后加侧柏叶。亦有胃虚火动，而淡血渗漏不已者，宜清风凉血饮见后，外用掺药。若血虚则龈痒，宜补血药内加白芷。牙床烂而出血，宜犀角地黄汤见血门，外敷人中白散见疳疮。牙痛因郁火所致，宜越鞠丸见郁。

毒痰瘀血牙痛证治

热则生痰，毒气上攻，灌注经络，最能发痛。外证痰甚，咳唾，宜二陈汤见痰加细辛、枳壳、姜、枣、乌梅。风热挟攻龈间，令血出，瘀滞不消，掣痛钻刺，宜犀角地黄汤见血，或加减甘露饮见口病。

齿虚不能嚼物证治

病齿非肿非疼，虚。不能嚼食，宜嘉禾散见脾胃，姜煎，食后服，次以地骨皮煎汤漱之，候空心，以羊腰子一对，切片勿令断，以葱丝、椒末、青盐、蒺藜去刺为末，拌匀，掺于腰子内，荷叶包裹煨熟，食之，服经两日，顿觉快利，饮食如故。

牙宣证治

《金鉴》云：此证牙龈宣肿，龈肉日渐腐癞，久则消缩，以致牙齿宣露。由胃经客热积久，外受邪风，寒凉相搏而成。客热遇寒者，牙龈出血，恶热口臭，宜清胃汤见后；客热受风者，牙龈恶凉，遇风痛甚，宜独活汤见后。外有牙龈腐臭，齿根动摇者，属胃中虚火，而兼肾虚，宜三因安肾丸见遗精。又有牙龈腐臭，时津白脓者，属胃中湿热，宜犀角升麻汤见后。外俱用胡桐泪散见后擦之，以食盐冲汤漱口。惟牙龈摇动，或兼疼痛者，日以李杲牢牙散见后擦之，缓缓取效。若腐烂露牙床骨者，逆。

骨槽风牙漏牙咬牙舓〔批〕舓，音忝，以舌舔物也证治

嵩崖云：齿痛不已，龈肉浮肿，色紫黑而出血，久则溃烂，为骨槽风。此属肾虚兼胃火，宜口疳药见疳疮门加牛黄，倍珍珠、儿茶，频吹之。若久不愈，则成牙漏，齿缝出脓，甚至齿落，如上边龙门牙落者，不治。仍宜口疳药吹之，内服滋阴降火之剂。牙咬，生于牙尽龈音咬中，牙关紧闭，初起势甚，至夜尤甚，然不难愈。先用金丹、碧丹俱见舌病吹牙龈上，外用黄熟香〔批〕黄熟香，既沉香之不沉者是也削钉渐渐撬音扎进牙关，渐开，即将金碧二丹吹患处。牙舓，形如豆大，或内外无定处，此属胃火，先吹碧丹，后敷口疳药。

《集解》云：骨槽风，牙龈连颊，硬肿疼痛，牙龈腐烂出脓血也。牙疳，以骨槽风溃后，肿硬不消，然出臭血而不出脓，皆痘疹癣疾之后而成。

齿䘌证治附方

《金鉴》云：此系齿内生虫，由胃经瘀湿，风火凝聚而成。齿根肿痛腐烂，时出脓血。若口臭甚者，胃火盛极上攻也，宜玉池散见后，外用雀麦连挺一把，苦瓠三十片，洗净，将麦剪长二寸，以苦瓠叶裹作五包，广一寸，厚五分，三年陈醋渍之，至日中时，以两包火中炮炙，令热，纳口中，熨齿外，冷更易之。取包，置

水中，解视之，即有虫，长三分，老者黄色，新者白色，其效如神。

齲齿齘〔批〕齘，音懈，齿相切也**齿证治**

《汇参》云：阳明风热之邪搏齿龈，气血腐化为脓，出臭汁，谓之齿齲，亦曰风齲。海藏云：牙齿齲蚀数年不愈者，当作阳明蓄血治之，用桃仁承气汤见胁病门，细末，蜜丸，服之。好饮过度多得此疾，屡效。外用巴豆一粒，研烂，香油灯上烧过，和乳香末为丸，塞蛀孔中。一云，用皂角一挺，去皮、弦子，隙于每皂子空处，安巴豆一粒，盐泥固济，烧灰研末，用挖耳挑少许，填入蛀孔中。凡人睡中上下牙相磨，切有声，谓之齘齿，亦曰咬牙，皆胃热也。治法，取患人卧席下尘一捻，纳口中，勿令知，即瘥，内服清胃热之药。

牙痈证治

《金鉴》云：由阳明胃经热毒所致。生于牙床，坚肿疼痛，身发寒热，腮颊浮肿。初宜荆防败毒散见瘟疫；若大渴、烦呕者，蟾酥丸见疔疮汗之；便秘者，双解贵金丸见痈疽门下之；肿处宜软刺破，搽冰硼散见口疮。若初时坚肿，破流血水，久不收口，过食寒凉者，必生多骨。俟骨尖刺出，摇则内动，殆可取出，其口方能收敛而愈。

嵩崖云：牙痈，一名牙蜞风。初起有小块，生于牙龈肉上，或上下内外，其状高硬而痛，宜口疳药见疳疮门吹之。

保齿之法

景岳云：古有晨昏扣齿之说。虽亦可行，然谷谷震动，似非尽善。余每因劳因酒，尝觉齿有浮突之意，但轻轻咬实，渐咬渐齐，或日行二三次，而根自固。又于小便时，必先咬定牙根而后解，非但固精，亦能坚齿。余年逾古稀，而齿无一损，亦得此诸方之力也。

《金丹全书》云：凡人一日饮食之毒积于齿缝，当于夜晚洗刷，则垢秽去而齿不坏，或于饮食之后必漱，故能至老坚白，此可见存养之功。今人漱齿每以早晨，是倒置也。

以牙补牙之法

凡人初脱牙齿一个，浓茶刷洗净，焙干，研细末，用大剂六味地黄汤见劳损，加沙苑、蒺藜、骨碎补煎，调牙末服之。初脱时即用此法，以后再不脱矣。盖以牙补牙，其牙自固，屡验不爽。

齿病门方

清胃散东垣　治胃有积热，上下牙痛，牵引头脑，满面发热，其牙喜寒恶热，或牙龈溃烂，或牙宣出血，或唇口颊腮肿痛。

生地黄三分　丹皮五分　黄连三分　当归三分　升麻一钱

水煎服。

一方加石膏。一方加连翘、甘草为末。水煎，候冷，细细呷之。

［按］《心悟》此方加连翘，去当归，深得去取之妙。

清胃饮　治牙痛，面热，胃中火盛。

煅石膏五钱　生地二钱　荆芥　防风　丹皮　青皮各一钱　生甘草五分

按牙加药，上四门牙痛加拣冬、川连；下四门牙加黄柏、知母；上左边牙加羌活、胆草；下左边牙加柴胡、栀仁；上右边牙加大黄、枳壳；下右边牙加炒芩、桔梗；上两边牙加川芎、白芷；下两边牙加白芍、白术。

秘验清胃饮　治一切风热湿痰，牙痛，床肿，血出动摇。

石膏　栀子　黄连　黄芩　当归　生地　白芍　苍术一钱　青皮八分　细辛　藿香　荆芥六分　升麻五分　丹皮　甘草四分

水煎，食后缓缓含饮之，效。

清风凉血饮　治牙宣，根肉色赤，齿缝内出血，实火上攻，治宜清胃。

地黄　石膏　白芍　拣冬　丹皮　栀仁　荆芥　知母　当归赤苓

水煎服。

清阳散火汤 治牙根尽处发肿。

升麻　白芷　黄芩　牛子　连翘　石膏　防风　当归　荆芥　蒺藜　甘草

水煎服。

独活散《金鉴》 治牙宣客热，属风者。

独活　羌活　防风　川芎一钱六分　薄荷　生地　荆芥一钱　细辛七分

为粗末，每二钱，水煎，去渣，日三服。

羌活散东垣 治风寒湿犯脑，项筋急，牙齿摇，肉龈袒脱疼痛。

麻黄去节　白芷各三钱　羌活根一钱半　防风根三钱　藁本　当归各三分　细辛根　苍术　升麻　柴胡根各五分　羊胫骨灰三钱　草豆蔻　桂枝各一钱

为末，先用温水漱口，后擦，痛立止。

麻黄散东垣 治冬月风寒湿头痛，项筋急，牙动摇疼痛。

麻黄根　羊胫骨烧灰　龙胆草酒洗　生地各二钱　羌活一钱半　防风　藁本　升麻　黄连　草豆蔻各一钱　当归　熟地各六分　细辛根少许

为末，水漱后，擦之。

细辛散东垣 治大寒犯脑，脑痛连齿。

麻黄根　羊胫骨烧灰　羌活　防风　藁本　升麻　草豆蔻　当归　桂枝　白芷　柴胡　苍术　细辛根

白芷散东垣 治证同上。

麻黄　羌活　藁本　升麻　草豆蔻　当归　熟地　桂枝　黄芪　白芷　吴茱萸

为末，先漱后擦。

蝎梢散东垣 治同上。

麻黄　羌活　藁本　升麻　草蔻　当归　桂枝　黄芪　白芷　蝎梢

为末，先漱后擦，俱如前法。

[按] 以上五方，亦可煎服。

羌活附子汤东垣 治冬月大寒犯脑，令人头脑连齿痛，名曰脑风。为害甚速，非此莫救。

麻黄去节 附子炮，各三分 羌活 苍术各五钱 黄芪炙，一钱 防风 甘草 升麻 黄柏炒 白芷 僵蚕炒，各三分

水煎，温服。有寒嗽者，加佛耳草三分，即鼠耳草，调中益气，除肺中寒，止咳嗽，外用露风房、川椒炒等分为粗末，煎服。

鼫鬼散 治牙痛得热则痛，得凉则止，以辛凉药治之。

黄连 胡桐泪 新薄荷叶 荆芥穗 升麻 羊胫骨烧灰 麝香少许

为末，擦之，神效。胡桐泪，苦寒，即木律也。齿者，骨之余，故以羊胫骨补之。

当归龙胆散 治寒热皆痛。

升麻 麻黄 生地 归尾 草蔻 白芷 胆草 羊胫骨烧灰 黄连等分

为末，擦之。或加益智仁。

草豆蔻散丹溪 治牙痛，寒多热少，微恶热饮，大恶寒饮。

草蔻一钱二分 黄连 升麻各二钱半 细辛叶 防风各二分 熟地 羊胫骨烧灰，各五分 当归六分

为末，擦之。

立效散东垣 治牙痛连脑，项背恶寒大恶热饮，热多寒少之证。

防风一钱 升麻七分 甘草炙，三分 胆草酒洗，四分，热甚倍之 细辛叶一分

水煎，去渣，以匙挑在口中，煠①痛处，立止。

若恶风作痛，去胆草，加草蔻、黄连，随寒热加减。

升麻散 治上片牙疼。

细辛倍用 黄柏 知母 防己 牛子 蔓荆子 黄连 升麻

---

① 煠（yè 业）：烧。

白芷　薄荷等分

为末，薄荷汤调服，及擦牙龈，或煎服。

白芷散　治下片牙疼

升麻倍　白芷　防风　连翘　熟石膏　荆芥　赤芍等分

为末，服法同上。

犀角升麻汤　治时毒，或风热头面肿痛，或咽喉齿不利，或鬓疽疮腮等证。

犀角镑，末　升麻　防风　羌活各一钱五分　白芷　白附子　黄芩各一钱　甘草六分

水煎，入犀角末，冲服。

玉池散《金鉴》　治齿龂。

当归　白芷　升麻　防风　甘草　地骨皮　川芎　细辛　藁本　槐花各一钱

生姜三片，黑豆三十粒，水煎，去渣，候温，含漱，冷则吐之。用此方煎服更妙。

宣风散　治小儿梦中咬牙，由手足阳明二经积热生风，故令相击而有声也。必在梦中者，风属阳，动则风行于阳，静则风归于里也。

槟榔五钱　广皮两半　黑牵牛一两，炒，取头末　炙草五钱

为末，空心，蜜汤调服。

外治方

雄黄定痛膏　通治牙痛。

大蒜二枚　细辛　盆硝另研，各二两　雄黄另研，一钱　牙皂角四挺

为末，大蒜捣膏成丸，每用一丸，绵裹。左边牙痛塞左耳，右边牙痛塞右耳，良久痛止。一丸可治数人。

二辛煎　治阳明胃火牙根口舌肿痛。

北细辛三钱　生石膏一两

水二碗，煎，取一碗乘热漱之。

胡桐泪散《金鉴》　治牙宣等证。

胡桐泪　细辛　川芎　白芷各钱半　寒水石煅，二钱　生地一钱青盐二分

共研细末，干搽牙龈患处，待用饭时，以温水漱去，少时再上。

李杲牢牙散《金鉴》　治牙宣。

龙胆草酒浸，一两五钱　羌活　地骨皮各一两　升麻四分

共研末，先以温水漱口，用少许擦之。

五倍子散　治阳明脉虚，气血不荣，牙齿动摇。

五倍子　干地龙去土，微炒，各五钱

为末，先用生姜揩牙根，后以药末敷之。五日内不得咬硬物，如齿被外物所伤，初折落时，乘热置齿槽中，贴药齿上，即牢如故。

如神散　治风牙、虫牙、攻蛀疼痛，牙齿动摇，连颊浮肿。

川椒炒出汗　蜂房炙

等分为末，每用二钱，水煎数沸，热漱即止。

露蜂房散　治齿牙不生及齿风痛。

露蜂房炙　荆芥　川椒炒，出汗　地骨皮　老松节　青盐　白矾枯，各一两

为末，每五分，绵裹于患处，咬之有涎，吐之。

瑞竹堂方　治虫牙疼痛不已。

天仙子　不拘多少〔批〕天仙子，即莨菪也。

烧烟，以竹筒抵牙，以烟熏之，其虫即死。

韭子汤　治虫牙。

韭子一撮

小碗器类盛，用火烧烟，以小竹筒引烟熏其蛀齿。如下牙蛀者，以韭子煎浓汤，漱之，虫自出。

去痛齿方

川芎　细辛各一两　草乌　荜茇各五钱

每少许，揩齿痛处，齿自落。

取牙方

茹根

以马尿浸三日，晒干，炒，研，点其牙上即落。又方，用鲫鱼一尾，去肠，入硇砂，或砒在内，泥裹，煨过，瓶收，待有霜起，刮下。〔批〕以针搜开牙根，点少许，咳嗽，牙自落。

简便方

齿痛不可忍，用雄黄、胡椒、良姜、荜茇、细辛各等分为末。另加麝香少许，以纸条捻末在内，火烧，点着于患处，照一二回，其痛即止。

风牙痛，用新摘老天萝擦盐，烧存性，研末揩牙，涎尽则愈。

老人牙痛，用蒺藜去刺，炒黄为末。每一钱，炒，猪肉酒下，最良。此方屡试屡效，痛则止。长出则收，常服固齿不落。

风毒热壅牙痛诸证，用香附炒黑三钱，炒盐一钱，研匀，揩擦牙，皆效。

一方用绿豆十一粒，胡椒七粒，共略捣碎，绵裹如黄豆大，用一粒咬在疼牙上，疼极者先以烧酒漱，吐去，用药咬之立止。

胃热牙痛，牙龈溃烂出血，用大黄炒焦黑存性，香附炒黑，为末，入青盐少许，擦之。

风虫牙痛，龈常出血，渐至粉碎脱落，口臭，用大黄米泔浸软、生地，各切一片，合定，贴上一宿，即效。未效再贴。又方，用墙上白螗窠包胡椒末，塞耳，左痛塞右，右痛塞左，以手掩住，侧卧，额上有微汗出，即愈。

风牙肿痛，用苍耳子水煎，乘热含之，冷则吐去，复含不过一剂，自愈。用茎叶亦可，或入盐少许。一方用羌活酒煮，热漱，荔枝连壳烧存性，研末，擦牙，亦能止痛，或入盐少许。胃热者，用升麻煎汤，热漱，咽之，或加生地。

齿痛，用青盐五钱，石膏一钱，肉桂三分，不必太好，为末，擦之，甚效。又方，以人参或洋参、柿饼烧灰，合擦之。又方，用石膏一两，明矾五钱，俱半生半熟，研末擦之，至老永不齿痛，此仙方也。

牙龈溃烂，诸药不效，用盐橄榄二三个，连皮带核煅过存性，加冰片半分，擦之。一云，用刀豆壳烧灰，加冰片，擦上，涎出即效。

齿牙动摇，用生姜半斤取汁，地黄一斤洗净打烂浸，取自然汁，俱留渣，皂角十茎刮去皮弦，与子将二汁蘸皂角，慢火炙干，再蘸再炙，以汁尽为度，并前药渣同入罐内，火煅存性，为末，擦牙龈上。如髭黄，以铁器盛药末三钱，汤调，浸三日，将汁临卧蘸擦髭发，三夜其黑如漆。

一方用黑铅半斤，大铫内熔成汁，旋入桑条灰，柳木搅，研为末。每早擦牙，温水漱，在盂内洗眼，能明目、乌髭发。

发鬓眉须门

十二经发鬓眉须髭髯所属

李时珍曰：头上曰发，属足少阴、阳明。耳前曰鬓，属手足少阳。目上曰眉，属手足阳明。唇上曰髭，属手阳明。颔下曰须，属足少阴、阳明。两颊曰髯，属足少阳。其经气血盛，则美而长。气多血少，则美而短；气少血多，则少而恶；气血俱少，则其处不生；气血俱热，则黄而赤；气血俱衰，则白而落。

发属心眉属肝须属肾论

发属心，故上生，禀火气也。眉属肝，故横生，禀木气也。须属肾，故下生，禀水气也。经曰：肾者，主蛰，封藏之本，精之处也，其华在发。又曰：肾之合，骨也，其荣，发也。多食甘，则骨痛而发落。甘益脾，胜于肾，故也。

胆荣在须肾华在发论

巢氏《病源》云：足少阳胆之经，其荣在须；足少阴肾之经，其华在发。冲任之脉为十二经血海，其别络上唇口，若血盛则荣于须发，故须发美；若血气衰弱，经脉虚竭不能荣润，故须发脱落。

有须无须须不生论

男子肾气外行，上为须，下为势。女子、宦官无须，冲任之脉不荣口唇，故须不生焉。有人不生须者，此天之所不足也，禀冲任不盛，有气无血，唇口不荣，故须不生。

发落不生发燥证治

东垣云：脉弦气弱，皮毛枯槁，发鬓脱落，黄芪建中汤见劳损主之，或四物汤见血主之。发脱落及脐下痛，四君子汤见脾胃加熟地。黄发燥者，胆有怒火也，胆合膀胱，上荣毛发，风气盛则燥而焦也。

年少发脱不留一茎证治[①]

年少发脱不留一茎，饮食起居如常，脉微弦而涩，轻重皆同。

丹溪云：此厚味成热，湿痰在膈间，又日多食梅，酸味收，湿热之痰随上升之气至于头，熏蒸发根之血，渐成枯槁，遂致一时尽脱。处以补血升阳之药，湿热渐解，发渐长，防风通圣散见火门去芒硝，内大黄酒炒三度，合四物汤酒制，作小剂煎，频频与之。

发鬓眉须门方

元精丹　能乌须黑发。

血余自己发及父子一体者，或童男女与胎发，拣去黄白者，用灰碱洗二三次，再以大皂角四两捣碎，煎水洗净，无油气为度，晒干，每净发一斤，用川椒四两，拣去梗目，于新大锅内，发一层，椒一层，铺匀，以中锅盖之，盐泥固济，勿令泄气，桑柴火慢煅，三炷香退火，待冷取出，约重四两余，于无风处研为细末　何首乌黑豆水拌，九蒸九晒，净末一斤　破故纸炒取净末四两　黑芝麻九蒸九晒，净末八两　生地黄怀庆沉水者，酒浸，捣膏八两　熟地黄九蒸九晒八两　桑椹取汁熬膏四两　女贞子四两　旱莲草取汁熬膏四两　胡桃肉研膏二两　槐角子入牛胆内百日，四两

取出为末，入诸膏末，和匀加蜜，入石臼内杵丸，首乌浸酒送下，日三或只用前制血余一二分，空心酒下。

北方黑色入通于肾，开窍于二阴，藏精于肾，其味咸，其类

---

① 年少……证治：原脱，据底本目录补。

水，其病在骨，此药主之。方内加胶枣肉二两研膏。

天师草还丹海藏　治发黄白。

地骨皮　生地　菟丝子酒浸三宿炒黄　牛膝酒蒸　远志去心　石菖蒲等分

蜜丸，温酒盐汤空心下。

三圣膏　治少年脱发。

黑附子　蔓荆子　柏子仁各五钱

鸡脂和匀，捣研，瓦器封固，百日取，涂脱处，三五日即生。

擦牙乌发方《石室秘录》

桑椹半斤取汁一碗　破故纸一两为末，以桑椹汁浸之，晒干或火焙，再浸以汁，干为度　何首乌生者为末二两，用赤不用白　熟地黄焙干为末二两　青盐一两　没石子雌雄各四对，长者雄，圆者雌　当归一两

共为细末，每日擦牙者七七，擦左右各如其数，一月之内，须黑如漆。

以上药味均不可犯铁器，饭甑蒸则无碍。

乌须方

三月三日取虾蟆子八两，阴干，用桑椹八两，纳瓶内封之，埋屋东墙下一云挂屋东百日百日，自化为泥，取涂髭发，永不再白也。

又方，桑椹一斤，饭窝蒸熟，晒干，无则用叶二斤，何首乌一斤，研末，为丸，朝夕吞服少加白果尤妙，须落，用桑叶七片，每日洗之，一月重生如旧眉落亦然。

眉毛堕落，生半夏、羊矢烧焦，等分为末，姜汁调涂。

发脱，麻叶、桑叶以泔水煮，沐发七次，可长六尺《千金》方。又方，甜瓜叶捣汁，涂之即生。麻子一升，熬令黑，压油敷发上。

卷十三

目　录

虚损虚劳门

总　论

喻嘉言曰：虚劳之证，《金匮》叙于血痹之下，可见劳则必劳其精血也。荣血伤，则内热起，五心常热，目中生花见火，耳内蛙聒蝉鸣，口舌糜烂，不知正味，鼻孔干燥，呼吸不利，乃至饮食不为①肌肤，怠惰嗜卧，骨软足酸。荣行日迟，卫行日疾，荣血为卫气所迫，不能内守而脱出于外，或吐或衄，或出二阴之窍，血出既多，火热进入，逼迫煎熬，漫无休止，荣血有立尽之征，而能不死，何待耶！更有劳乏之极，而血痹不行者，血不脱于外，而但蓄于内。蓄之日久，周身血走之隧道，悉痹不流，惟就干涸，皮鲜滑泽，面无荣润。于是气之所过，血不为动，徒蒸血为热。或日晡，或子午，始必干热，俟蒸气散，微汗而热解，热蒸不已，瘵病成焉，不死又何待耶？亦有始因脱血，后遂血痹者，血虚血少，难于流布，发热致痹，尤易易也。《内经》凡言虚病不及于劳，然以大肉枯槁，大骨陷下，胸中气高，五脏各见危证，则固已言之未有劳乏之极，而真脏脉不见者也。然枯槁已极，即真脏脉不见，亦宁有不死者乎？秦越人始发虚损之论，谓虚而感寒，则损其阳，阳虚则阴盛，损则自上而下。一损损于肺，皮聚而毛落；二损损于心，血脉虚少不能荣养脏腑；三损损于胃，肌肉消瘦，饮食不为肌肤。虚而感热，则损其阴，阴虚阳盛，损则自下而上。一损损于肾，骨痿不能起于床；二损损于肝，筋缓不能自收持；三损损于脾，饮食不能消化。自上而下者，过于胃则不可治；自下而上者，过于脾则不可治。盖饮食多自能生血，饮食少则血不生，血不生则阴不足以配阳，势必五脏齐损。越人归重脾胃，旨哉言矣。

至仲景《金匮》之文，细会其大意，谓精生于谷，谷入少而

---

①　为：《医门法律·虚劳门·虚劳论》作"生"。

不生其血，血自不能化精。《内经》于精不足者，必补之以味。味者，五谷之味也，补以味而节其劳，则积贮渐富，大命不倾。设以鸡口之入，为牛后之出，欲其不成虚劳，宁可得乎？所以垂训十则，皆以无病男子精血两虚为言，而虚劳之候，焕若指掌矣。夫男子平人，但知纵欲劳精，抑孰知阴精日损，饮食无味，转劳转虚，转虚转劳，脉从内变，色不外华，津液衰而口渴、小便少，甚则目瞑衄血，阴精不交自走，盗汗淋漓，身体振摇，心胆惊怯者，比比然也。故血不化精，则血痹矣。血痹则新血不生，并素有之血，亦瘀积不行。血瘀则荣虚，荣虚则发热，热久则蒸其所瘀之血，化而为虫，遂成传尸瘵证。穷凶极厉，竭人之神气，人死则虫亦死。其游魂之不死者，传亲近之一脉，附入血隧，似有如无，其后虫日荣长，人日凋悴，阅三传而虫之为害，非符药所能制矣。

以故狐惑之证声哑嗄①，瘵劳之证亦声哑嗄，是则声哑嗄者，气管为虫所蚀明矣。男子前车之覆，古今不知几千亿人也。仲景于男子平人，谆谆致戒，无非谓荣卫之道，纳谷为宝。居常调荣卫以安其谷，寿命之本，积精自刚，居常节嗜欲以生其精。至病之甫成，脉才见端，惟恃建中、复脉为主治。夫建中、复脉，皆稼穑作甘之善药，一遵精不足者补之以味之旨也，岂有泉之竭矣，不云自中之理。后人补肾诸方，千蹊万径，以治虚劳，何反十无一全，岂非依样葫芦，而徒资话柄耶？及其血痹不行，仲景亟驱其旧，生其新，几防于劳瘵将成未成之间，诚有一无二之圣法，第牵常者不能用耳。试观童子，脏腑脆嫩，才有寒热积滞，易于结癖成疳，待其血痹不行，气蒸发热，即不可为。女子血干经闭，发热不止，劳瘵之候更多。待其势成，纵有良法，治之无及。

倘能服膺仲景几先②之哲，吃力于男子、童子、女子瘵病将成未成之界，其活人之功皆是，起白骨而予以生全，为彼苍所默

---

① 嗄（shà霎）：嗓音嘶哑。

② 先：原作"生"，据《医门法律·虚劳门》改。

相矣。

虚损脉候

凡甚急、甚数、甚细、甚弱、甚涩、甚滑、甚短、甚长、甚浮、甚沉、甚弦、甚紧、甚洪、甚实者，皆劳伤之脉。然无论浮沉大小，但渐缓则渐有生意。若弦甚者病必甚，数甚者病必危。若以弦细而再加紧数，百无一生矣。

《要略》曰：脉芤者为血虚，沉迟而小者为脱气，大而无力为阳虚，数而无力为阴虚，脉大而芤为脱血。

平人脉大而劳，虚极亦为劳，脉微细者盗汗，寸弱而软为上虚，尺弱软涩为下虚，尺软滑疾为血虚，两关沉细为胃虚。

李士材曰：左手脉细、右手浮大劲急，为正虚邪甚，必死。

虚损之证

经曰：脉气上虚尺虚，是谓重虚。又曰：脉细，皮寒，气少，泄利前后，饮食不入，是谓五虚。

张景岳曰：自上而下者，先伤乎气，故一损损于肺，则病在声息肤腠。二损损于心，则病在血脉颜色。三损损于胃，则病在饮食不调。四损损于肝，则病为癥瘕疼痛。五损损于肾，则病为骨痿，二便不禁。此先伤于阳，而后及乎阴，阳竭于下，则孤阴无以独存，不可为也。自下而上者，先伤乎精。故一损损于肾，则病为源泉干涸。二损损于肝，则病为血动精枯。三损损于脾，则病为痰涎壅盛。四损损于心，则病为神魂失守。五损损于肺，则病为喘急短气。此先伤乎阴，而后及于阳，阴竭于上，则孤阳无以独生，不可为也。〔批〕《活法机要》云：自上而下者，治宜以辛甘淡，过于胃则不可治也。自下而上者，治宜以苦酸咸，过于脾则不可治也。故曰：心肺损而神衰，肝肾损而形敝，脾胃损而饮食不归血气，明哲之士当察所由，而预防其渐也。

虚损危证

虚损，两颧红赤或唇红者，阴虚于下，逼阳于上也。仲景曰：

其面戴阳者，下虚故也。

虚而多渴者，肾水不足，引水自救也。

喑哑声不出者，由肾气之竭，盖声出于喉而根于肾。经曰：内夺而厥，则为喑俳，此肾虚也。

虚而喘急者，阴虚肺格，气无所归也。

喉干咽痛者，真水下亏，虚火上浮也。

不眠恍惚者，血不养心，神不能脏也。时多烦躁者，阳中无阴，柔不能济刚也。

易生嗔怒，或筋急酸痛者，水亏木燥，肝无所资也。

饮食不甘，肌肉渐削者，脾元失守，化机日败也。

心下跳动，怔忡不宁者，气不归精也。经曰：胃之大络，名曰虚里，出于左乳下，其动应衣，宗气泄也。

盗汗不止者，有火则阴不能守，无火则阳不能固也。

虚而多痰，或如清水，或多白沫者，此水泛为痰，脾虚不能制水也。

骨痛如折者，肾主骨，真阴败竭也。

腰胁痛者，肝肾虚也。

膝以下冷者，命门衰绝，火不归源也。

小水黄涩淋沥者，真阴亏竭，气不化水也。

足心如烙者，虚火烁阴，涌泉涸竭也。

虚损不治证

虚损既成，有不能服人参、熟地及诸补药者，此为虚不受补，不治。若劳损吐血失血之后，嗽不能止，而痰甚多者，此脾肺虚极，饮食无能化血，而随食成痰。此虽非血，而实血之类也。经曰：出白血者死。故凡痰之最多最浊者，不可治。左右者，阴阳之道路。其有不得左右，眠而侧身难转者，此其阴阳之气有所偏竭而然，多不可治。

凡病虚损者，原无外邪，所以病虽至困，终不愦乱。其有患虚证，别无邪热而谵妄失伦者，此心脏之败，神去之兆也。劳嗽音哑，声不能出，或喘急气促者，肺脏之败也。肌肉尽脱者，脾脏之败也。筋骨疼痛，极不可忍者，乃血竭不能养筋，肝脏之败也。若劳损既久，再加大便泄泻，不能禁止者，肾脏之败也。劳疾久而嗽血，咽疼无声，此为下传上；若不嗽不疼，久而溺浊脱精，此为上传下，皆死证也。〔批〕虚极之病，火炎面红，发喘痰多，身热如火，跗肿溏泄者死；大肉去者死。

虚损分阴阳辨

虚损之由，无非酒色劳倦，七情饮食所致，或先伤其气，气伤必及于精，或先伤其精，精伤必及于气。精气在人，无非谓之阴分。盖阴为天一之根，形迹之祖，凡损在形迹者，总曰阴虚，此大目也。然分而言之，则有阴中之阴虚者，其病为发热烦躁，头红面赤，唇干舌燥，咽痛口疮，上下脱血，二便不利等证；有阴中之阳虚者，其病为怯寒憔悴，气短神疲，头运目眩，呕恶食少，腹痛四逆，二便不固等证。若夫咳嗽吐痰，遗精盗汗，气喘声暗音音，哑也，筋骨疼痛，心神恍惚，肌肉尽削，梦与鬼交，妇人月闭等证，则无论阴阳，病造其极，皆所必有耳。

怒伤肝分阴阳辨

怒生于心，肝必应之。盖肝为阴中之阳脏；故肝病有在阴者，有在阳者。如火因怒动，逼血妄行，以致气逆于上而肿痛喘急者，此伤其阴也。如气以怒伤，而木郁无伸，以致侵脾气陷而呕泄胀痛，食饮不行者，此伤其阳也。

欲伤肾延五脏辨

心耽欲念，肾必应之。凡君火动于上，则相火应于下。夫相火者，水中之火也。静而守位，则为阳气，炽而无制，则为龙雷，而涸泽燎原，无所不至。故其在肾，则为遗淋带浊，水液渐以干枯。炎上入肝，则逼血妄行，而为吐为衄，或为荣虚，筋骨疼痛。又上入脾，则脾阴受伤，或为发热，而饮食悉化痰涎。再上至肺，则皮毛无以扃固，而多汗喘咳，甚至喑哑声嘶音西，声破。是皆无根虚火，阳不守舍，而光焰诣音羿，至也天，自下而上，由肾及肺，本源渐槁，上实下虚，是诚剥极之象也。凡僧尼室女，丧偶之辈，虽非房室之劳，而私情系恋，思想无穷，或对面千里，所愿不得，则欲火摇心，真阴日削，亦多致虚劳不救。

似损非损辨

虚损之证，必有所因。外感之邪，其来则骤。如或身有疼痛，而微汗则热退，无汗则复热，或见大声咳嗽，脉虽弦紧而不甚数，或兼和缓，则虽病至一两月而邪有不解。病终不退者，本非劳损，毋误治也。

脾肾分主气血论

李士材曰：治虚劳当以《内经》为式，第于脾肾分主气血，约而该，确而可守也。夫人之虚，不属于气，即属于血，五脏六腑，莫能外焉。而独举脾肾者，水为万物之元，土为万物之母，二脏安和，一身皆治，百病不生。盖脾具土德，脾安则土为金母，金实水源，且土不凌水，水安其位，故脾安则肾愈安也。肾兼水火，肾安则水不挟肝木，上泛而凌土湿，火能益土运行而化精微，故肾安则脾愈安也。孙思邈云：补脾不如补肾。许学士云：补肾不如补脾。两先生深知二脏为生人之根本，又知二脏有相赞之功能，故其说似背，其旨则同也。

精不足者补之以味论

《准绳》云：肾乃系元气者也，脾乃养形体者也。〔批〕肺肾亏损，当补阴兼调理脾胃。脾胃先损，当补中兼温养肝肾。经曰：形不足者，温之以气。谓真气有少火之温，以生育形体。然此火不可使之热，热则壮，壮则反耗真气也。故曰：少火生气，壮火食气也。候其火之少壮，皆在两肾间。又曰：精不足者，补之以味。五味入胃，各随所喜之脏而归之，以生津液，输纳于肾。若有过节，反成其脏有余，胜克之祸起矣。候其五味之寒热，初在脾胃，次在其所归之脏，即当补其不足，泻其有余。《纲目》曰：补之以味者，谷肉果菜，百味珍馐，无非补也。今之医者不通其法，惟知大补之道，轻则鹿茸、附、桂，重则乳石、丹砂，使火转盛而水愈涸，如此死者，医杀之也。

丹溪曰：味，阴也。补精以阴，求其本也。然乃谷畜果菜出于天赋自然之味，非烹饪偏厚之味也。温养也，温存以养气，使气充则形完也。曰补，曰温，各有其旨。《局方》悉以热药佐补，名曰温补，岂理也哉？补肾理脾，法当兼行，然有患精血不足，欲以甘寒补肾，其人素减食，又恐不利于脾，欲以辛温快脾，又恐愈耗肾水。两者并衡，而较重脾者，以脾上交于心，下交于肾故也。若肾大亏，而势困笃者，则肾又不容少缓。要知滋肾之中佐以砂仁、陈皮、沉香、澄茄之类，壮脾之中参以五味、麦冬、白芍、当归、肉桂之类，此又临时审病，用药之活法也。

补脾保肺论

赵氏曰：王节斋云：凡酒色过度，损伤肺肾真阴者，不可过服参、芪。服多者，死，恐阳旺而阴消也。自此说行而世之，治阴虚咳嗽者，视参、芪如砒、鸩，以知、柏为灵丹，使患此证者，百无一生，良可悲也。盖病起房劳，真阴亏损，阴虚火上，故咳当先以补肾之药，补其真阴，使水升火降，随以参、芪救肺之品，补肾之母，使金水相生，则病易愈矣。世之过用寒凉者，固不知此间有知用参、芪者，不知先壮水以制火，而遽投参、芪以补阳，反使阳火旺而金益受伤，此不知先后之著者也。

李士材曰：补脾保肺，法亦当兼行，然脾喜温燥，肺喜清润，保肺则碍脾，补脾则碍肺。惟燥热甚，能食而不泻者，润肺当急，而补脾之药，亦不可缺。倘虚弱甚，食少泻多，虽喘嗽不宁，但以补脾为急，而清润之品宜戒矣。脾有生肺之能，肺无扶脾之力，故补脾亦尤要于保肺也。〔批〕虚劳之证，疑难不少，阴虚火动，内热灼金，必致损肺，虚热内炽，多服寒凉，必致伤脾。

尝见劳证之死，多死于泄泻，泄泻之因，多由于清润，司命者，能不为之兢兢耶？且虚劳证，受补者可治，不能受补者不治。

故葛可久治劳，神良素著，所垂十方用参者七。丹溪专主滋阴，所述治劳方案，用参者亦十之七，不用参者非其新伤，必其轻浅者耳。

盖肺经有热者，肺脉洪大而实，与参诚不相宜。〔批〕肺热，脉洪大而实，与参不宜。若火能乘肺，肺脉按之而虚，金气大伤，非参不保。前哲有言曰：土旺而金生，勿拘拘于保肺；水壮而火熄，毋汲汲于清心。可谓洞达经旨，深究根本之治者也。

虚损咳嗽治在肺肾

张景岳曰：虚损咳嗽，虽五脏皆能为病，然其责专在肺肾。肾水不能制火，所以克金；阴精不能化气，所以病燥。故为咳嗽、喘促、咽痛、喉疮、声哑等证。治宜甘凉至静之剂滋养金水，使肺肾相生，不受火刑，则真阴渐复，嗽可渐止。

虚损吐血清凉不宜过剂

虚损吐血皆为伤阴。有火盛而载血上行者，急则治标，只可暂用清凉，如芩、连、栀、柏、竹叶、童便之属，血止即当养血，不可过剂。以无实火而专属伤阴者，只宜甘纯养阴之品，如熟地、龟胶、枸杞、女贞子之属，静以制动，使阴气安静，血自归经。

劳损五脏治法

劳损之证，虽五脏各有所主，然五脏证治有可分者，有不可分者。如诸气之损，其治在肺；神明之损，其治在心；饮食肌肉之损，其治在脾；诸血筋膜之损，其治在肝；精髓之损，其治在肾，此其可分者也。然气主于肺而化于精，神主于心而化于气，肌肉主于脾而土生于火，诸血藏于肝，而血化于脾胃，精髓主于肾而受之于五脏，此其不可分者也。及乎既甚则标本相传，连及脏腑，无不皆病。故补虚之法，但当明其阴阳升降，寒热温凉之性，精中有气，气中有精之因，补上及下，补下及上，神而明之，是在临证也。

《难经》治损之法

喻嘉言曰：秦越人发明虚损一证，优入圣域，虽无方可考，然其论治损之法。损其肺者，益其气；损其心者，调其荣卫；损其脾者，调其饮食，适其寒温；损其肝者，缓其中；损其肾者，益其精。即此便是正法眼藏，使八十一难，俱仿此言治，何患后人无俱耶？

虚损有易复难复

原气虚与虚损不同，原气虚可复，虚损难复也。至虚损亦有易复、难复两候，因病致虚者，缓调自复，因虚致损者，虚上加虚，卒难复也。故因病致虚，东垣、丹溪法在所必用，若虚上加虚而致于损，原气索然，每用人参膏至十余斤，多有得生者，其见似出东垣之右。然则丹溪补阴之论，不过救世人偏于补阳之弊耳，岂遇阳虚之病，而不捷于转环耶？

东垣补气丹溪滋阴两法

饮食劳倦，为内伤元气，真阳下陷，内生虚热。东垣发补中益气之论，用人参、黄芪等甘温之药，大补其气，而提其下陷，此用气药以补气之不足也。若劳心好色，内伤真阴，阴血既伤，则阳气偏盛，而变为火矣。是谓阴虚火旺，劳瘵之证。故丹溪发阳有余阴不足之论，用四物加知母、黄柏补其阴，而火自降，此用血药以补血之不足也。益气补阴，一则因阳气之下陷而补其气，以升提之，一则因阳火之上升而滋其阴，以降下之，一升一降，迥然不同，此医学之两大法门，学者不可不察悉之也。

地黄煎①

阴虚不宜知柏四物辨

丹溪论劳瘵主乎阴虚者，盖自子至巳属阳，自午至亥属阴，阴虚则热在午后子前。寤属阳，寐属阴，阴虚则汗从寐时盗出。升属阳，降属阴，阴虚则气不降，气不降则痰涎上逆，而连绵不绝也。脉浮属阳，沉属阴，阴虚则浮之洪大，沉之空虚也。此皆

---

① 地黄煎：原脱，据底本目录补。

阴虚之证。用四物汤加黄柏、知母主之，然用之多不效何哉？盖阴既虚矣，火必上炎。而当归、川芎皆气辛味温，非滋阴降火之药。又川芎上窜，尤非虚炎短乏者所宜。地黄泥膈，非胃热食少痰多者所宜。黄柏、知母辛苦大寒，虽曰滋阴，其实燥而损血，虽曰降火，其实苦先入心，久而增气，反能助火，至其败胃，所不待言。不若用薏苡仁、百合、天冬、麦冬、桑白皮、地骨皮、牡丹皮、枇杷叶、五味子、酸枣仁之属，佐以生地汁、藕汁、人乳、童便等。如咳嗽，则多用桑白皮、枇杷叶，有痰增贝母，有血增薏苡仁、百合、阿胶，热盛则多用地骨皮，食少则用薏苡仁至七八钱，而麦冬常为之主，以保肺金而滋生化之源，往往应手而效。盖诸药皆禀燥降收之气，气之薄者为阳中之阴，气薄则发泄，辛甘淡平寒凉是也。以施于阴虚火动之证，尤当溽暑伊郁之时，而商飙一动，炎歊〔批〕歊，音宵，气上出貌如失矣。与治暑热用白虎汤同意。然彼是外感，外感为有余，故用沉寒藏之药而后能补其偏。此是内伤，内伤为不足，但用燥降收之剂而已得其平矣，此用药之权舆也。

气虚补①

又虚劳，百脉空虚，非黏腻之物填之，不能实也；精血枯涸，非滋湿之物濡之，不能润也。宜用人参、黄芪、地黄、二冬、枸杞、五味之属各煎膏，另用青蒿以童便熬膏，及生地、莲藕、薄荷、人乳等汁，隔汤炼过，酌定多少，并麋角胶、霞天膏合和，每用一匙，热汤化服。如欲行瘀血，加入醋制大黄末、元明粉、桃仁泥、韭汁之属；欲止血，加入京墨之属；欲行痰，加入竹沥之属；欲降火，加入童便之属。

又呼吸少气，懒言语，无力动作，目无精光，面色㿠〔批〕㿠，音访，明也白，皆兼气虚。用麦冬、人参各三钱，陈皮、桔梗、炙草各半两，五味子二十一粒，为细末，水浸油饼为丸，如

---

① 气虚补：原脱，据底本目录补。

鸡豆子大，细嚼津唾下。〔批〕此曰：生脉散加陈皮、桔梗、炙草，名补气丸。

又气虚则生脉散，不言白术；血虚则三才丸，不言四物。前言薏苡仁之属，治肺虚；后言参、芪、地黄膏子之类，治肾虚。盖肝心属阳，肺肾属阴，阴虚则肺肾虚矣。故补肺肾即是补阴，非四物、知柏之谓也。

虚劳吐血用大黄导引之法

古方柴胡饮子、防风当归饮子、麦煎散，皆用大黄。盖能折炎上之势，而引之下行莫速乎？此然惟大便实者乃可，若溏泄，则虽地黄之属亦不宜，况大黄乎？

虚损复受邪热

劳病有一种，真脏虚损，复受邪热者。如《经验方》中治劳热，青蒿煎丸，用柴胡正合宜耳，热去，须急已之，否则偏用，不死何待？又大忌芩、连、知、柏纯苦寒药，反泻其阳，但当用琼玉膏之类，大助阳气，使其复还寅卯之位，微加泻阴火之药是也。

重阴覆阳火不得伸

有重阴覆其阳火不得伸，或洒洒恶寒，或志意不乐，或脉弦数，四肢五心烦热者，火菀汤、柴胡升麻汤，病去即止，不可过剂。

阳郁宜升补之法

服寒凉药，证虽大减，脉反加数者，阳菀也。宜升宜补，大忌寒凉，犯之必死。

虚劳寒热宜调荣卫

凡虚劳病，畏寒发热者，卫虚则恶寒，荣虚则发热耳。当缓调其荣卫，俾不相亢战，则寒热自止。若以外感少阳经主寒热，用小柴胡汤治之，乃至汗多而卫伤于外，便溏而荣伤于内，寒热转加，医之罪也。

虚劳发热不宜用通套退热之药

虚劳多有发热者，须辨其因之内外，脉之阴阳，时之早晚，而定其治。若通套退热之药，与病即不相当，是谓诛伐无过，邪反不服，必致热久血干，津竭不救。

无汗不宜责汗脾虚不宜寒凉

虚劳病多有夺血而无汗者，若认为阳实而责其汗，必动其血，是名下厥上竭。虚劳病，最防脾气下溜，若过用寒凉，必致其人清谷。

骨蒸发热禁用轻扬之药

凡治骨蒸发热，热深在里，一切轻扬之药，禁不可用，用之反引热势外出，而增其炽，灼干津液，肌肉枯槁，热且四出，求其止在内里，时蒸时退，且不可得，安望除热止病乎？

论补气血药中宜用人参

[按] 虚劳证治，虽以脾肾二脏为主，而其要不外补气、补血两途。但补气药多温燥，久行必有耗散之患；补血药多清润，久行必有滑泄之虞。惟人参一味，补气血药中俱不可缺，自王好古燥热伤肺，节斋服参必死之说，印定后人眼目。甘用苦寒，直至上呕下泄，阳气脱离，犹不悔悟，而世之矫其偏者，辄以桂、附为家常茶饭，用至无算。此在火衰者宜之，若血虚燥热之人，能无助火为害耶？《证治要诀》云：治虚劳独用热药者，犹釜中无水而进火也。独用凉药者，犹釜底无火而添水也。非徒无益，而又害之。斯言可谓得中和之旨矣。

[又按] 阳虚者多寒，非谓外来之寒，但阳气不足，阴盛生内寒也。阴虚者多热，此精髓亏耗，水不济火，阴虚生内热也。故阳虚者多补阳以御阴，阴虚者当补阴以制阳。此故正治。然虚劳证多有阴阳两虚者，而所重又在阳气，惟宜甘温益气之品，大补其阳，略兼补阴药一二味。盖阳为有生之本，所谓补气则精自生，阳生则阴自长也，不可不知。

劳损诸证方治劳瘵附

邪热客于经络，痰嗽烦热，头痛目昏，盗汗倦怠，一切血热虚劳，宜人参、清肌散各一两，加黄芩五钱，姜、枣煎。虚热体倦，十味人参散。血虚肺燥，咳嗽潮热，寒热如疟，口干便秘，肌体瘦弱，渐成骨蒸，及已成者，宜逍遥散俱见热病门。怒气伤肝，血少目暗，八味逍遥散见郁病。咳嗽吐血，独五心烦热，将欲成劳，茯苓补心汤见痼寐门。肌骨蒸热，往来寒热，汗后不解，宜柴胡饮子见热病或防风当归饮见劳瘵，兼吞地黄丸俱见后。劳瘵兼痰积，腹胁常热，头面手足寅卯时分乍有凉时者〔批〕腹胁常热，头面手足寅卯时分乍有凉时者，正气行时也，宜霞天膏见积聚入竹沥，少加姜汁，调元明粉行之。蔡氏云：若无膏，以黄明胶、海石、枳实、胆南星代之。肺劳虚热，补肺阿胶散见咳嗽。肺虚劳嗽，百合固金汤见咳血。精血枯涸燥热，宜大补地黄丸见燥门。降心火，益肾水，滋阴养血，宜凤髓丹见遗精。

诸虚用药凡例

陈藏器云：虚劳头痛腹热，枸杞、玉竹。虚而欲吐，虚而不安，加人参。多梦纷纭，龙骨。多热，地黄、牡蛎、甘草、地肤子〔批〕地肤子除虚热。虚而冷，当归、川芎、干姜。冷甚，黄芪、桂心、吴茱萸、附子、乌头。虚而损，钟乳、天门冬、肉苁蓉、巴戟。大热，黄芩、天冬。多忘，茯神、远志。口干，麦冬、知母。虚而汲汲少气，胡麻、覆盆子、柏子仁。多气兼微咳，五味子、大枣。惊悸不安，龙齿、紫石英、小草。冷，紫石英，小草。客热，沙参、龙齿。不冷不热前药全用。身强腰中不利，磁石、杜仲。虚劳小便赤，黄芩。客热，骨皮、黄芪、青蒿。有痰气，生姜、半夏、枳实。小便利，桑螵蛸、龙骨、鸡髀①皮。小便不利，茯苓、泽泻。溺白，厚朴②。髓竭不足，地黄、当归。肺气

---

① 髀（bì 必）：大腿。

② 厚朴：原作"厚桂"，据《医门法律·虚劳门·虚劳门诸方》改。

不足，天冬、麦冬、五味子。心气不足，人参、茯神、石菖蒲。肝气不足，天麻、川芎。脾气不足，白术、白芍、益智仁。肾气不足，熟地、丹皮、远志。胆气不足，细辛、酸枣仁、地榆。神昏，朱砂、预知子〔批〕预知补劳伤、茯神。以上诸药，皆于随证用药，方中加之。

法制诸药俱虚劳至要

七制天花粉一斤，一次姜汁，二次萝白汁，三次梨汁，四次童便，五次人乳，六次藕汁，七次竹沥，每将天花粉浸透，晒干七次。

四制贝母将贝母去心，用茯苓、陈皮、天花粉各四两，共煎汁，竹沥一升，将贝母一斤浸透，又晒又浸，以汁尽为度，其汁要澄清冷定方用。

四制黄柏一斤，一次好酒，二次青盐水，三次童便，四次人乳，各浸一日夜，炒成老黄色。

四制桔梗一斤，枇杷叶四两，去毛，蜜炙，五味子二两，捶碎，各煎汁，各浸一日夜，再用竹沥、人乳各拌透，各致饭上蒸熟，取出晒干。

三制桑白皮一斤，白蜜水、白马骨煎水，麦冬煎水，各浸一日夜，饭上蒸，晒干炒。

劳损门方

小建中汤《金匮》 治虚劳悸衄，里急腹痛，梦遗失精，四肢酸痛，手足烦热，咽燥口干。

桂枝三两，去皮 炙草三两 大枣十二枚 芍药六两 生姜二两 胶饴一升

水煮，去滓，纳胶饴，更上微火消解，温服。

喻嘉言曰：虚劳病至于亡血失精，精血枯槁，难为力矣。宜建其中脏，使饮食增而阴血旺。故但用稼穑作甘之味生其精血，而酸辛咸苦在所不用，舍此别无良法也。又曰甘药太过，令人中满，微觉气阻、气滞，蚕用橘皮、砂仁以行之可也。

黄芪建中汤《金匮》 治虚劳里急诸不足。

于小建中汤内加黄芪一两半，余依前法。气短胸满者加生姜，

腹满者去枣加茯苓一两半，补气加半夏三两，及疗肺虚损不足。

《准绳》曰：血不足而用黄芪，盖其味甘，加以甘草，大能生血，此仲景之妙法。盖稼穑作甘，能补脾胃，胃为气血之海，气血所从生也。《内经》曰：无阳则阴无以生，以甘益胃而生血旨哉。今人但知参、芪为气药，故特表而出之。

乐令建中汤　治脏腑虚损，身体消瘦，潮热自汗，将成劳瘵，此药大能退虚热，生血气。

柴胡　细辛　黄芪炙　人参　橘皮去白　当归洗　白芍　云苓去皮　麦冬去心　炙草各一两　法半七钱半

每四钱，水一盏，姜四片，枣一枚，煎七分。热服不拘时。

喻嘉言曰：治虚劳发热，以此并建其中之荣血。盖荣行十二经脉之中，为水谷之精气，故建其荣血，亦得以建中名之耳。

十四味建中汤　治荣卫失调，气血不足，积劳虚损，形体羸瘠，短气嗜卧，欲成劳瘵。

当归酒浸　白芍　白术　麦冬去心　炙草　肉苁蓉酒洗　人参　川芎　肉桂　附子炮　法半　熟地　黄芪　云苓

各等分，姜三片，枣一枚，煎。空心温服。

喻嘉言曰：此治脏气素虚，以之两建其脾肾之阴阳。盖虚劳病多由脾肾，故引伸建中之法以治之，二方乃后超出之方也。又曰：乐令建中汤，柴胡、细辛为君，意在退热，而阴虚之热，则不可退。十四味建中汤，用桂、附、苁蓉，意在复阳，而阴虚之阳未必可复，又在用方者之善为裁酌耳。

酸枣仁汤《金匮》　治虚劳虚损不得眠。

酸枣仁二升　甘草一两　知母二两　茯苓二两　川芎二两

先以水煮枣仁，后内诸药煮，分温三服。《深思方》有生姜二两。

喻嘉言曰：虚劳虚烦，为心肾不交之病，肾水不上交，心火无制，故烦而不得眠。方用酸枣仁为君，而兼知母之滋肾为佐，茯苓、甘草调和其间，川芎入血分而解心火之烦躁也。

复脉汤《金匮》　治虚损不足，汗出而闷，脉结悸，行动如常，不出百日危急者。

甘草四两，炙　桂枝　生姜各三两　麦冬半升　麻仁半升　阿胶二两　大枣三十枚　生地一斤

上九味，以酒七升，水八升，先煮八味，取三升，去滓，内胶消尽。温服一升，日三服。

喻嘉言曰：此仲景治伤寒脉代结，心动悸，邪少虚多之圣方也。然虚劳之体，多有表热夹其阴虚，所以其证汗出而闷，表之固非即治，其阴虚亦非。惟用此方，得汗而脉出热解，俾其人快然，真圣法也。但虚劳之人，胃中津液素虚，非伤寒暴病，邪少虚多之比，桂枝、生姜分两之多，服之津液每随热势外越，津既外越，难以复收，多有淋漓沾濡一昼夜者，透此一关。呕以本方去桂枝、生姜二味，三倍加入人参，随继其后庶几津液复生，乃致荣卫盛而诸虚尽复，岂小补哉？

大黄䗪虫丸《金匮》　治五劳虚极羸瘦，腹满不能饮食，食伤忧伤，饮伤饥伤，房室伤，劳倦伤，经络荣卫气伤，内有干血，肌肤甲错，两目黯黑，缓中补虚。〔批〕䗪，蝗类虫也，音柘。

大黄十分，蒸　黄芩二两　甘草二两　桃仁一升　杏仁一升　芍药四两　熟地十两　干漆一两　虻〔批〕虻，音盲，吃人虫，又虻散积血虫一升　水蛭百枚　蛴螬一升　䗪虫半升

共为末，炼蜜丸，小豆大。酒饮服五丸，日三。

喻嘉言曰：虚劳证凡本之内伤者，有此七者之分。故虚劳发热未有不由瘀血者，是必饮食起居，过时失节，荣卫凝涩，先成内伤，然后随其气所阻塞之处，血为瘀积，瘀积之久，牢不可拔。新生之血不得周灌，与日俱积，其人尚可生理乎？

仲景施活人手眼，以润剂润其血之干，以蠕动啖血之物行死血，名之曰缓中补虚，岂非以行血去瘀为安中补虚上著耶？然此特世俗所称干血劳之良法也。血结在内，手足脉相失者宜之，兼入琼玉膏，润补之药同用尤妙。

仲景百劳丸　陈大夫传，治一切劳瘵积滞，不经药坏证者，宜服。

当归炒　乳香　没药各一钱　人参二钱　水蛭十四个，炒　虻虫十四个，去翅足　桃仁十四枚，去皮尖

蜜丸。五更用百劳水都作一服送下，取恶物尽为度，服白粥十日。〔批〕本方有大黄四钱，此乃抵当丸再减分两，加参、归、乳、没，消补兼施，较前方稍缓。

［按］方药多险峻，世不敢用，姑录之以示。治虚劳者，知有瘀血之患耳。审是血瘀，可于蓄血证中，择方酌用可也。

十全大补汤　治诸虚不足，五劳七伤，不进饮食，久病虚损，时发潮热，气攻骨脊，拘急疼痛，脚膝无力，喘嗽中满，脾肾气弱，五心烦闷。

黄芪　肉桂　人参　白术　茯苓　炙草　熟地　当归　芍药
川芎

等分，加姜三片，枣二枚，煎，温服。

喻嘉言曰：此方乃合黄芪建中、四君、四物三方，共得十味，合天地之成数，名曰十全大补，以治气血俱衰，阴阳并弱之候，诚足贵也。俱肉桂之辛热，未可为君，审其肾虚腰腹痛，少用肉桂。若荣卫之虚，须少用桂枝调之，取其佐使可矣。

黑地黄丸　治脾肾不足，房室虚损，形瘦无力，面色青黄。

苍术香油浸，炒　熟地各一斤　五味八两　干姜春①冬一两，秋七钱，夏五钱

细末，枣肉丸，米饮或酒下。〔批〕此补虚益胃之剂，治血虚久痔甚妙。

喻嘉言曰：此方治脾肾两脏之虚，而去脾湿，除肾燥，两擅其长，超超玄著②，视后人之脾肾双补、药味庞杂者，相去不已远耶？

还少丹　治一切虚损，血气弱乏，不思饮食，发热盗汗，遗精白浊，肌体瘦削，牙齿浮痛等证。

肉苁蓉酒浸　巴戟天酒浸，能入肾经血分　小茴香炒，各一两，能入肾经气分　熟地二两　枸杞酒浸，两半　杜仲一两，姜汁炒　牛膝酒

---

① 春：原作"秋"。据《医门法律·虚劳门诸方》改。
② 超超玄著：言辞高妙精确。语自刘义庆《世说新语·言语》。

浸　山药各一两半　茯苓乳拌　山茱肉酒蒸　五味　远志去心，各一两
石菖蒲五钱，通心气以交肾　楮实子酒蒸，一两，助阳补虚，充肌壮骨

炼蜜，同枣肉为丸，温酒或盐汤下。

汪讱庵曰：此水火平调，脾肾交补之剂。丹溪去楮实，更名滋阴大补丸。

《本事方》加川续断，名打老儿丸。

喻嘉言曰：杨氏此方缓调心、肾、脾、肺，正合《内经》劳者温之，损者温之之义，温养平和，以俟虚赢之自复耳。虚劳才见端者宜之。若病势已成，此方又迂缓不切矣。

人参养荣汤《局方》　治脾肺诸虚，荣血不足，发热恶寒，短气食少，寝汗惊悸，肌瘦色枯，毛发脱落，小便赤涩。〔批〕此方五脏交养互益，故能纯治诸病，而其要则归于养荣也。

熟地七分　当归酒浸　人参　黄芪炙　白术　陈皮　炙草　桂心各一钱　白芍一钱半　茯苓　五味各七分　远志五分

姜、枣煎。

汪讱庵曰：肺主气，凡补气药皆是补肺，气旺自能生血，便是养荣，便是补心、补脾，理实一贯，况五脏互相灌溉，传精布化，专赖辅相之功，焉得谓养荣不及于肺也哉？古方补血汤，黄芪五倍于当归，而云补血，非明证乎？

参术膏　治中气虚弱，诸药不应，或因用药失宜，耗伤元气，虚证蜂起，但用此药补其中气，诸证自愈。

人参　白术

等分，水熬成膏，热汤化服。

喻嘉言曰：方下所治，非为虚劳设也，而治虚劳，尤在所必用，药品精贵，功效敏速，莫逾于此。后人增苡仁、莲肉、黄芪、茯苓、神曲、泽泻、甘草七味，吾不知于补元气之义何居。而鄙吝之人见之，未有不欣然从事者矣。

人参散叔微　治邪热客经络，痰嗽烦热，头目昏痛，盗汗倦怠，血热虚劳。〔批〕此即人参清肌散加黄芩。

人参　白术　茯苓　赤芍　半曲①　柴胡　甘草　当归　葛根各一两　黄芩两半

每服三钱，加姜、枣煎。

喻嘉言曰：此方治邪热浅在经络，未深入脏腑，虽用柴、葛之轻，全借参、术之力，以达其邪。又恐邪入痰隧，用苓、半兼动其痰，合之归、芍、黄芩，并治其血中之热，且止用二②钱为剂。盖方成知约，庶敢用柴、葛耳。此叔微之方，一种深心，故特表之。

参乳丸 <small>大补气血。</small>

人参末　人乳粉

等分，蜜丸，取无病少年妇人乳，作数次，用锡瓢倾乳少许，浮滚水上顿，再浮冷水上立干，刮取粉用，如摊粉皮法。

人乳乃阴血所化，润燥降火，益血补虚，所谓以人补人也。然能湿脾、滑肠、腻膈，久服亦有不相宜者，惟制为粉，旋用则佳。

大造丸<small>吴球　治虚损劳伤，咳嗽潮热。</small>

紫河车<small>一具</small>　败龟板<small>二两，童便浸三日，酥炙黄</small>　黄柏<small>盐酒炒</small>　杜仲<small>酥炙，两半</small>　牛膝<small>酒浸</small>　天冬<small>去心</small>　麦冬<small>去心</small>　人参<small>一两</small>　地黄<small>二两，茯苓、砂仁六钱同煮，去茯苓、砂仁</small>

夏加五味子，酒米糊丸，盐汤下。冬，酒下。女人，去龟板加<small>当归，乳煮糊丸。</small>

汪讱庵曰：河车本人气血所生，大补气血为君。龟板得阴气最全，黄柏禀阴气最厚，滋阴补水为臣。杜仲润肾补腰，牛膝强筋壮骨，地黄养阴退热，二冬降火清金，合之人参、五味，能生脉而补肺气，大要以金水为生化之源，合之以成大造之功也。

天真丸　<small>治一切亡血过多，形槁肢羸，饮食不进，肠胃滑泄，津液枯竭，久服生血养气，暖胃驻颜。</small>

---

① 半曲：《医门法律·虚劳门·虚劳门诸方》作"半夏曲"。

② 二：《医门法律·虚劳门·虚劳门诸方》作"三"。

精羊肉七斤，去脂膜筋皮，披开，入下药末　肉苁蓉十两　当归十二两，洗，去皮　天冬去心，焙干，一斤　山药湿者，去皮，十两

四味为末，安羊肉内裹缚，用无灰酒四瓶，煮令酒尽，再入水二升，煮，候肉糜烂，再入黄芪末五两，人参末三两，白术末二两，热糯米饭焙干，作饼，将前后药末和丸梧子大。一日二次，服三百丸，温酒下。

喻嘉言曰：此方可谓长于用补矣。人参、羊肉同功，而苁蓉、山药为男子佳珍，合之当归养荣，黄芪益卫，天冬保肺，白术健脾，而其法制甚精允，为补方之首。

仙传班龙丸《青囊》　壮精神，除百病，养气血，补百损，老人、虚人常服，可以延年益寿。

鹿角胶　鹿角霜　柏子仁　菟丝子制　熟地黄各八两　茯苓　破故子各四两

上将胶先熔化，量入无灰酒，打糊丸。空心淡盐汤，温酒任下。

汪讱庵曰：鹿角胶霜、菟丝、熟地，皆肾经血分药也，大补精髓。柏子仁入心而养心气，又能入肾而润肾燥，使心肾相交，心志旺而神魂安，精髓充而精骨壮，去病益寿不亦宜乎？

鹿，一名班龙，睡时以首向尾，善通督脉，是以多寿。头为六阳之会，茸角钟于鹿首，非寻常含血之属所可拟也。成都道士常货班龙丸，歌曰：尾闾不禁沧海竭，九转灵丹都漫说，惟有班龙顶上珠，能补玉堂关下穴。

无比山药丸《局方》　治诸虚损伤，肌肉消瘦，耳聋目暗。常服壮筋骨，益肾水，令人不老。

山药二两　菟丝子三两，酒，浸煮　五味六两　肉苁蓉酒浸，焙，四两　杜仲三两，酒炒　牛膝酒浸，蒸　熟地　山茱萸　泽泻　茯苓　巴戟肉　赤石脂各一两

蜜丸，温酒或米饮下。

六味地黄丸《金匮》　治肾水亏损，小便淋闭，头目眩运，腰腿酸软，阴虚发热，自汗盗汗，憔悴瘦弱，精神疲困，失血失音，水泛

为痰，此壮水制火之剂。

熟地黄八两，九蒸晒　山茱萸酒蒸　山药乳蒸，各四两　丹皮　泽泻　结苓乳蒸，各三两

上为细末，炼蜜丸，空心白汤、淡盐汤任下。〔批〕本方煎服，名六味地黄汤①。

钱仲阳加减法：血虚阴衰，熟地为君。精滑头昏，山茱为君。小便或多或少，或赤或白，茯苓为君。小便淋沥，泽泻为君。阴虚火盛，及有瘀血，丹皮为君。脾胃虚弱，皮肤干涩，山药为君。君者，其分用八两也。

熟地滋阴补肾，生血益精。山茱温肝遂风，涩精秘气。丹皮泻君相之伏火，凉血退蒸。山药清虚热于脾肺，补脾固肾。茯苓渗脾中湿热而通肾交心，泽泻泻膀胱水邪而聪耳明目。六经备治，而功专肝肾，寒热不偏，而兼补气血，苟能常服，其功未易殚述也。

汪讱庵曰：此方熟地温而丹皮凉，山药补而茯苓渗，山茱收而泽泻泄，补肾而兼补脾，有补而必有泻，相和相济，以成平补之功，乃平淡中之神奇，所以为古今不易之良方也。即有加减，不过一二味，极三四味而止。今人多拣补药任意加入，有补无泻，且客倍于主，责成不专，而六味之功反退处于虚位，失制方之本旨矣。

李时珍曰：茯苓、泽泻，皆取其泻膀胱之邪气也。古人补药必兼泻邪，一开一合，此乃元妙。后世不知此理，必致偏胜之害矣。

桂附八味丸　治真阴虚损，真阳不足，虚羸少气，食少肢倦，两尺脉弱。

即前方加桂肉、附子各一两，详见中寒。〔批〕王冰所谓"益火之源，以消阴翳也"。

汪讱庵曰：男女媾精，皆禀此命火以结胎，人之穷通寿夭，皆根于此。乃先天无形之火，所以主云为而应万事，蒸糟粕而化

---

① 汤：原作"丸"，据文义改。

精微者也。无此精阳〔批〕仙经曰：两肾一般无二样，中间一点是阳精之火，则神机灭息，生气消亡矣。惟桂、附能入肾命之间而补之，故加入六味中，为补火之剂。有肾虚火不归经，大热烦渴，目赤唇裂，舌上生刺，喉如烟火，足心如烙，脉洪大无伦，按之微弱者，宜十全大补汤吞八味丸。或问燥热如此，复投桂、附，不以火济火乎？曰：心包相火附于命门，男以藏精，女以系胞，因嗜欲竭之，火无所附，故厥而上炎，且火从肾出，是水中之火也。凡火可以水折，水中之火不可以水折。惟桂、附与火同气，而味辛能开腠理、致津液、通气道，据其窟穴而招之，同气相求，火必下降矣。然桂、附者，固治相火之正药欤。

李士材曰：肾有两枚，皆属于水，初无水火之别，中间穴名命门，相火所居也。详见《内经》藏象篇"七节之旁，中有小心"注。

七味丸　治虚火上炎，形体憔悴，寝汗发热。

即六味丸加肉桂一两。引无根之火，降而归元也。

加减八味丸陈氏　治肾水不足，虚火上炎，发热作渴，口舌生疮，或牙根溃蚀，咽喉疼痛，寝汗憔悴等证。

即前六味丸加肉桂一两，五味子四两，炒，纳泽泻切片，蒸五次，焙用。

共为末，蜜丸，服如前法。

八仙长寿丹　治虚损劳热。

即六味丸加五味子二两，麦冬三两，服如前法。

知柏八味丸丹溪　治阴虚火动，骨痿髓枯，尺脉旺者。〔批〕王冰所谓壮水之主，以制阳光也。

即六味丸加黄柏、知母各一两，丸如前，白汤下。

朱丹溪曰：实火可泻，虚火可补。君火者，心火也，人火也，可以水灭，可以直折，黄连之属可以制之。相火者，天火也，龙雷之火也，阴火也，不可以水湿折之，当从其类而伏之，惟知、柏之属可以降之。

〔按〕知柏八味与附桂八味，寒热相反，而服之者皆能有效，一治相火不足，一治相火有余，缘人之气禀不同，故补阴、补阳各有攸当也。

滋阴降火汤 治阴虚有火，咳嗽劳瘵。

生地　川芎　归身　芍药　知母　黄柏　元参

水煎服。炼蜜为丸，一名坎离丸。

虎潜丸 即补阴丸　治精血不足，骨蒸劳热，筋骨痿弱，足不任地。

黄柏酒炒　知母酒炒　熟地九制，三两　当归酒洗，一两半　白芍酒洗　牛膝酒蒸，二两　龟板酒酥炙，四两　虎骨酒酥，一两　琐阳酒润，两半　陈皮盐水润，二两

共为末，酒煮羯羊肉捣丸，盐汤下。冬月加干姜。

〔批〕即虎潜丸，补阴所以称阳。凡阳胜不必泻阳，只补阴以配之，自无偏胜之弊。冬加干姜，以通阳气。

朱丹溪用治虚劳，以黄柏为君用八两，当归、琐阳加倍为佐。

李士材曰：此方用酒糊为丸更妙。

汪切庵曰：知、柏、熟地三者，所以壮水滋阴；归、芍、牛膝三者，所以补肝养血。牛膝又能引诸药下行，以壮筋骨。盖肝肾同一治也。龟板得阴气最厚，故以补阴而为君。虎骨得阴气最强，故以健骨而为佐。琐阳益精壮阳，养筋润燥。羊肉甘热属火，亦以味补精，以形补形之义。血药既多，加陈皮以利气，使气血交通，阴阳相济也。名虎潜者，虎阴类潜藏也。

喻嘉言曰：虚劳之证，阴虚者，十常八九；阳虚者，十之一二而已。丹溪著阳有余阴不足之论而定二方，与东垣补中益气之法，旗鼓相当。气下陷而不能升，则用东垣；火上升而不能降，则用丹溪。二老入理深谈，各造其极，无容议也。而丹溪之法，用之多不效，愚谓立法者无过，而用法者不得法中之奥，过端四出，盖未常于阳有余阴不足二语，细心推究耳。夫阳之有余，得十之七；阴之不足，得十之三，此所谓真有余、真不足也。若阴之不足者，十存其三，而阳之有余者，十存四五，亦名有余而实则非真有余也，究亦同归不足而已。补阴寒凉之药，尚敢恣用乎？

不知此义而恣用之，岂但不效，其后转成阴盛阳虚，清谷盗汗等患，究竟阴基已坏于前，即欲更补其气，其如胃不能载，何故再致叮咛，俾用昔人法，如持衡在手，较量于轻重之间可矣。

大补阴丸丹溪　治水亏火炎，耳鸣耳聋，咳逆虚热，肾脉洪大，不能受峻补者。

黄柏盐酒炒　知母盐水炒，各四两　熟地黄　败龟板酥炙，各六两

猪脊髓和蜜为丸，盐汤下。

汪讱庵曰：四者皆滋阴补肾之药，补水即所以降火，所谓壮水之主，以制阳光是也。加脊髓者，取其能通肾命，以骨入骨，以髓补髓也。

三才封髓丹附三才汤、凤髓丹①　降心火，益肾水，滋阴养血，润补不燥。

天冬去心　熟地　人参各半两　黄柏三两　砂仁二两半，炒　甘草七钱半，炙

共为末，面糊丸，桐子大。每服五十丸，用苁蓉半两切片，酒一盏，浸一宿，次日煎三四沸，去滓。空心食前送下。

喻嘉言曰：此于三才方内加黄柏、砂仁、甘草，以黄柏入肾滋阴，以砂仁入胃行滞，而以甘草少变天冬、黄柏之苦，俾合人参建立中气，以伸参两之权，殊非好为增益成方之比，故录用之。

本方除后三味等分煎，名三才汤，治脾肺虚劳咳嗽。本方除前三味，名凤髓丹，治心火旺盛，肾精不固，易于施泄。

人参固本丸　治肺劳虚热。

人参二两　天冬炒　麦冬炒　生地　熟地四两

蜜丸。

汪讱庵曰：肺主气，气者人身之根本也。肺气既虚，火又克之，则成肺劳，而发热咳嗽，诸证作矣。盖肺气根于丹田，肺肾为子母之脏，必水能制火，而后火不刑金也。

人参地骨皮散　治脏中积冷，荣中热，按之不足，举之有余，

---

①　附三才汤、凤髓丹：原脱，据底本目录补。

阴不足而阳有余也。

茯苓半两　知母　石膏各一两　骨皮　人参　柴胡　生地各一两五钱

每一两，生姜三片，枣一枚，煎，温服。

喻嘉言曰：脏中积冷，荣中热，冷热各偏，为害不一。此方但可治荣热耳，于脏冷无涉也。岂欲俟荣热稍清，而后兼治脏冷耶！

八珍汤《局方》　治气血两虚，调和阴阳。

人参　白术　茯苓　熟地　白芍　川芎　归身　甘草

水煎服。

二至丸　补腰膝，壮筋骨，强肾阴，乌髭发，价廉而功大。

女贞子冬至日采，不拘多少，阴干，蜜酒拌蒸，过一夜，粗袋擦去皮，晒干为末，瓦瓶收贮听用　旱莲草夏至日采，不拘多少，捣汁熬膏，如前药，为丸

临卧酒服。一方加桑椹，干为丸，或桑椹煎膏加入。

汪讱庵曰：女贞甘平，少阴之精，隆冬不凋，其色青黑，益肝补肾。旱莲甘寒，汁黑入肾补精，故能益下而荣上，强阴而黑发也。

拯阳理劳汤士材　治劳伤气耗，倦怠懒言，动作喘乏，表热自汗，心烦，遍身作痛。

黄芪三钱，酒炒　人参二钱，去芦　肉桂七分，去皮　当归一钱五分，酒炒　白苓二钱，土炒　甘草五分，酒炒　陈皮一钱，去白　五味四分，捣

加姜三片，枣二枚，煎服。

烦热口渴，加生地。气浮心乱，加丹参、枣仁。咳嗽，加麦冬。挟湿，加茯苓、苍术。脉沉迟，加熟附子。脉数实，去桂加生地。胸闷，倍陈皮加桔梗。痰多，加半夏、茯苓。泄泻，加升麻、柴胡。渴，加干葛。夏去桂，冬加干姜。

拯阴①理劳汤士材　治阴虚火动，皮寒骨热，食少痰多，咳嗽短气，倦怠焦烦。

生地黄二钱，姜汁酒炒透　当归一钱，酒洗　麦冬一钱，去心　白芍七分，酒炒　五味三分　人参六分　炙草四分　莲子三钱，不去衣　苡仁三钱　橘红一钱　丹皮一钱

加枣二枚，煎服。此方治阴虚火炽，久服无败胃之虞。

肺脉重按有力，去人参；若洪大，可用白沙参。有血，加阿胶、童便。热甚，加地骨皮、青蒿。泄泻，减地黄、当归，加山药、茯苓。倦甚，倍人参。咳者热痰，加贝母。嗽者湿痰，加半夏、栝楼霜。不寐，加枣仁，汗多亦用之。

李士材曰：此余自制之方，如《准绳》所谓犹溽暑伊郁之时，而商飙飒然倏动，则炎歊如失矣。

补火丸　治冷劳，气血枯竭，肉瘠齿落，肢倦言微。

石硫黄一斤〔批〕硫黄，火之精也，亦号将军，故用之以补火，以其大热有毒，故用猪肠烂煮以解之，有破邪归正，还滞返清，消阴回阳，化魄生魂之力。戴元礼曰：诸凉药皆滞，惟黄连寒而不滞；诸热药皆燥，惟硫黄热而不燥　猪大肠二尺

将硫黄为末，实肠中烂煮三时，取出去肠，蒸饼为丸，如梧子大。每服十丸，日渐加之。忌食诸禽、兽血。

吴鹤皋曰：人身有真火焉，寄于右肾，行于三焦，出入于甲胆，听命于天君。所以温百骸、养脏腑、充九窍者，皆此火也，为万物之父。故曰：天非此火不能生物，人非此火不能有生，此火一息，犹万物之无父。故其肉衰而瘠，血虚而枯，骨衰而齿落，筋衰而肢倦，气浮而言微矣。

汪讱庵曰：人有真阳虚衰，附、桂所不能补者，非硫黄不能补之。硫黄性虽热而疏利，与燥涩者不同。《本草》称为救危妙药，道家以之服食，尊之为金液丹只用硫黄一味。固人所可常服者，且硝与黄，一阴一阳，然皆同类之药，今人惟知用芒硝，而

---

① 拯阴：原作"拯阳"，据底本目录改。

不敢用硫黄，可见今人之不逮古人远矣。

芪附汤^{严用和} 治气虚阳弱，虚汗不止，肢体倦怠。

黄芪炙　附子泡

等分，为咀。每四钱，加姜煎。

参附汤^{严氏} 治真阳不足，上气喘急，自汗盗汗，气短头晕。

人参五钱　附子泡，一两

为咀，分作三服，加姜煎。

喻嘉言曰：虚劳之病，阳虚十中岂无一二，严氏二方，似不可少，其方从《金匮》术附汤生出，投之得当，通于神明，其虚劳失血宜之者尤多，以其善治龙雷之阴火耳。但以参、芪为君，附子为佐，虽每服一两，不嫌其多，方中止用芪、附各半，人参五钱，附子一两，分三服，能无补乎？

大补元煎^{景岳} 治气血大衰，精神失守，危剧等证。

人参　山药　熟地　杜仲　当归泄泻者去之　山茱萸畏酸、吞酸者去之　枸杞　炙草

水煎，食远温服。

元阳不足，加附子、肉桂、炮姜。气虚，加黄芪、白术。滑泄，加五味、故纸。

左归饮^{景岳} 此壮水之剂，凡命门阴衰阳胜者宜之。

熟地　山药　枸杞　炙草　茯苓　山茱萸

水煎，食远服。

肺热，加麦冬。血滞，加丹皮。心热，加元参。脾热，加芍药。肾热、骨蒸、多汗，加骨皮。血热妄动，加生地。阴虚不宁，加女贞子。上实下虚，加牛膝。血虚而燥滞，加当归。

右归饮^{景岳} 此益火之剂也，凡命门阳衰阴胜者宜之。

熟地　山药　山茱萸　枸杞　炙草　杜仲姜制　肉桂　熟附子

水煎，食远服。

如气虚血脱，必大加参、术。

左归丸^{景岳} 治真阴肾水不足，虚热往来，自汗盗汗，精髓内亏，津液枯涸等证，俱速宜壮水之主，以培左肾之元阴。

大熟地　山药　山茱萸　枸杞　川牛膝酒洗，蒸　菟丝子　鹿胶炒珠　龟板炒珠

蜜丸，滚汤或淡盐汤下。

如真阴失守，虚火上炎者，宜用纯阴至静之剂，于本方去枸杞、鹿胶，加女贞子。火烁肺金，干咳者加百合。小水不清，加茯苓。气虚，加人参。

右归丸景岳　治元阳不足，命门火衰，脾胃虚寒，呕恶胀痛，怯寒畏冷，肢节痹痛等证，宜益火之原，以培右肾之元阳。

熟地　山药炒　枸杞炒　鹿胶炒珠　菟丝子制　杜仲姜炒　当归　肉桂　熟附子

蜜丸，白汤下。〔批〕本方有山茱萸炒。

如阳衰气虚，必加人参为主。精滑便溏，加故纸。饮食减少，加炮姜。腰膝酸痛，加胡桃肉连皮。

四阴煎景岳　治阴虚劳损，相火炽盛，津枯烦渴，咳嗽吐血，多热等证，此保肺清金之剂。

生地　麦冬　白芍　百合　沙参　生草　茯苓

水煎，食远服。

如痰多气盛，加贝母、阿胶。金水不能相滋，喘嗽者，加熟地。多火便燥，肺干咳咯者，加天冬或童便。火载血上者，去甘草，加炒栀子。

劳瘵门

五劳六极七伤骨蒸风劳传尸劳瘵论

〔按〕《内经》止有重虚、五虚，但言虚而无劳瘵之名。至仲景《金匮要略》明立虚劳门，于是巢元方撰《病源》遂有五劳、六极、七伤、五蒸、二十三蒸之说。《本事方》更分传尸、鬼疰，至于九十九种。士材谓其凿空附会，不足深信，兹集故不概录，姑节数条，以广学者之识。至劳伤蒸极，诸方亦只录其寒热虚实，审辨精详者，以备采择。传尸则录紫庭说，余繁不载。

虚劳五劳

巢氏《病源》云：夫虚劳者，虚损劳伤蒸瘵也。一曰志劳，二曰思劳，三曰心劳，四曰忧劳，五曰瘦劳。

又曰：肝劳，尽心谋虑而成。心劳，曲运神机而成。脾劳，意外致思而成。肺劳，遇事过忧而成。肾劳，矜持志节而成。

六　极

一曰气极，二曰血极，三曰筋极，四曰骨极，五曰肌极，六曰精极。《金鉴》云：胸胁逆满，恒欲大怒，气少不能言，气极也。而无血色，眉发堕落，血极也。数转筋，十指爪甲痛，筋极也。牙齿动，手足痛，不能久立，骨极也。身上往来如鼠走，削瘦干黑，肌极也。气少无力，身无膏泽，赢瘦，眼无睛光，立不能定，身体苦痒，搔之生疮，精极也。

七　伤

一曰大饱伤脾；二曰大怒逆气伤肝；三曰强力举重，久坐湿地伤肾；四曰形寒寒饮伤肺；五曰忧愁思虑伤心；六曰风雨寒暑伤形；七曰大恐惧不节伤志。

《金鉴》云：恐惧不解则伤精，怵惕思虑则伤神，喜乐无极则伤魄，悲哀动中则伤魂，忧愁不已则伤意，盛怒不止则伤志，劳倦过度则伤气。

五　蒸

骨蒸、脉蒸、皮蒸、肉蒸、内蒸。

二十三蒸之证

胞、玉房、脑、髓、骨、血、脉、筋、肉、皮、肤、气、肝、心、脾、肺、肾、膀胱、胆、胃、三焦、大小肠也。

肺蒸，鼻干，乌梅、紫菀、天冬、麦冬。皮蒸，舌白唾血，桑白皮、石膏。肤蒸，昏瞒嗜卧，牡丹皮。气蒸，遍身气热，喘促鼻干，人参、黄芩、栀子。大肠蒸，鼻右孔干痛，芒硝、大黄。心蒸，舌干，黄连、生地。脉蒸，唾白浪语，经络溢，脉缓急不调，当归、生地。血蒸，发焦，地黄、当归、桂心、童便。小肠蒸，下唇焦，木通、赤苓、生地。脾蒸，唇焦，白芍、木瓜、苦参。肉蒸，食无味而呕，烦躁不安，白芍。胃蒸，舌下痛，石膏、粳米、大黄、芒硝、葛根。肝蒸，眼黑，前胡、川芎、当归。筋蒸，甲焦，川芎、当归。胆蒸，眼白失色，柴胡、栝楼。三焦蒸，乍寒乍热，石膏、竹叶。肾蒸，两耳焦，石膏、知母、生地、寒水石。脑蒸，头眩闷热，羌活、防风、地黄。髓蒸，骨中热，当归、地黄、天冬。骨蒸，齿黑，腰痛，足逆冷，疳虫食脏，鳖甲、当归、地骨皮、生地。玉房蒸，肢细跗肿，脏腑俱热，石膏、黄柏。胞蒸，小便黄赤，生地、泽泻、茯苓、沉香、滑石。膀胱蒸，左耳焦，泽泻、茯苓、滑石。

凡此诸蒸，皆因热病后食肉油腻，行房饮酒犯之而成，久蒸成疳，病即死矣。

骨蒸劳热

李东垣曰：昼热夜静者，是阳邪旺于阳分也。昼静夜热者，是阳邪下陷入阴中也，名曰热入血室。昼夜俱热，是重阳无阴也，当急泻其阳，峻补其阴。昼病则在气，夜病则在血。

火炎水竭，真阴销铄，故肌骨之间，蒸蒸然热也。

风劳骨蒸

血风劳者，肝血虚，而风热成劳也。风劳、冷劳，因虚乘袭，日久变成劳热也。气虚者气不足，热劳者血不足，至骨蒸劳瘵，大都难治矣。

风为阳邪，在表则表热，在里则里热，附骨则骨蒸。

传尸劳

男子自肾传心，心而肺，肺而肝，肝而脾。女子自心传肺，肺而肝，肝而脾，脾而肾，五脏复传六腑则死，或连及亲族，至于灭门。

苏游论曰：传尸之候，先从肾起，初受之，两胫酸疼，腰背拘急，行立脚弱，饮食减少，两耳飗飗，直似风声，夜卧遗泄，阴汗痿弱。肾既受讫，次传于心。心初受气，夜卧心惊，或多恐怖，心悬悬，气吸吸欲尽，梦见先亡，有时盗汗，饮食无味，口内生疮，心气烦热，惟欲眠卧，朝轻夕重，两颊口唇，悉皆纹赤如敷胭脂，有时五心手足烦热。心受已，次传于肺。肺初受气，咳嗽上气，喘卧益甚，鼻口干燥，不闻香臭，如或忽闻，惟觉朽腐气，有时恶心欲吐，肌肤枯燥，时或疼痛，或似虫行，干皮细起，状如麸片。肺既受已，次传于肝。肝初受气，两目晃晃，面无血色，尝欲颦眉，视不能远，目常干涩，又时赤痛，或复睛黄，尝欲合眼，及时睡卧不着。肝既受已，次传于脾。脾初受气，两胁虚胀，食不消化，又时泻利，水谷生虫，有时肚痛，腹胀雷鸣，唇口焦干，或生疮肿，毛发干耸，无有光润，或时上气，撑肩喘息，利赤黑汗，见此证者，乃不治也。

传尸劳治法

《紫庭方》云：传尸劳者，由尸气所感，邪气一生，传流五脏，蛊食伤心，虽有诸候，其实不离乎心阳、肾阴也。若明阴阳，用药可以返魂夺命，起死回生。今人多用凉药，则损胃气，虽卢扁亦难矣。余之所论，但在开关把胃。盖劳病者，血气不运，遂至干枯，此关脉闭也。故先用开关药，通其血脉，既开关则须起胃。五脏皆有胃气，邪气附之，则五脏衰弱，若不把胃，则他药何由而行？然必须明阴阳，且如起胃，阳病不可过暖，阴病不可过凉，此论上合黄帝、岐、扁，下明脏腑阴阳，非患人有福，亦不遭逢，宝之。

劳瘵痰积治法

喻嘉言曰：劳瘵，若顽痰在膈上胶固，难治者，必以吐法吐之，或滚痰丸见痰饮、透膈丹见后之类，下之甚，则用倒仓法见积聚。若肝有积痰，瘀血结热，而劳瘵者，其太冲脉与冲阳脉不相应，宜以补药吞当归龙荟丸见火病门。

劳瘵初成宜用急①峻剂导血之法

凡治劳瘵发热，乘其初成，胃气尚可胜药，急以峻剂加入人参，导血开囊，退热行瘀，全生保命，所关甚大。迟则其人胃虚气馁，赢脊不堪，即医良法妙亦何为哉？

妇人劳瘵宜急用导血之法

妇人劳瘵，十中二三，冲为血海，瘀血不行，乃至血干经断，骨蒸潮热，夜梦鬼交，宜急导其血，加人参以行之，成功且夕可也。若以丸药缓治，用图王道，必致坐以待毙。

鬼疰治法②

许叔微③《本事方》云：葛稚川言：鬼疰者，是五尸之一，疰诸鬼邪为害，其变动不一，大约使人淋漓，沉沉默默不知所苦，而无处不恶，累年积月，渐就顿滞，以至于死，传于旁人，乃至灭门。觉知是证者，宜獭肝丸见后，日三服，效。未知，再服此方神良。

治瘵虫法

《直指方》云：瘵虫食人骨髓，人气虚腹馁，最不可入劳瘵之门，吊丧问疾，衣服器皿中皆能乘虚而染，日久莫不化而为虫，治以安息、苏合、阿魏、犀、麝、丹砂、雄黄，更以天灵盖行乎其间，鬼气飞越，不复附人，于是乎瘥。

验传尸伏尸法

紫庭云：传尸、伏尸俱有虫，用乳香熏病人之手，仍仰手掌，以帛覆其上，熏良久，手背上出毛长数寸，白而黄者可治，红者稍难，青黑者即死。若熏久无毛者，非此证。又法，烧安息香，令烟出，病人吸之，嗽不止，乃传尸也，不嗽者非。

---

① 急：原脱，据底本目录补。
② 治法：原脱，据底本目录补。
③ 许叔微：原作"许叔和"，据文义改。

劳瘵门方

续断汤《济生》 治肝劳虚寒，口苦骨疼，筋挛烦闷。

续断酒浸 当归酒洗 川芎 陈皮去白 半夏制 干姜炮，各一两 肉桂另研 甘草炙，各五钱

为末，每四钱，姜三片，煎。

羚羊角散 治肝劳实热，关格不通，两目赤涩，烦闷热壅。

决明子 羚羊角锉 柴胡 黄芩 当归 羌活 赤芍 甘草炙

等分，煎同上。

远志饮子 治心劳虚寒，惊悸恍惚，神志不定。

人参 黄芪 茯神去木 肉桂 枣仁炒 远志甘草水煮，去心 当归酒洗，各一两 甘草炙，五钱

煎同上。或加莲肉去心。

黄芩汤 治心劳实热，口舌生疮，烦渴，大小便不利。

生地黄 泽泻 栀仁 黄芩 麦冬去心 木通 黄连 甘草炙

等分，煎同上。

白术散 治脾劳虚寒，气胀胸满，善噫不食，腹痛泄泻。

白术 人参 草果仁煨 厚朴制 陈皮 木香 肉蔻仁面裹，煨熟 麦芽炒，各一钱 甘草炙，五分

煎同上。

小甘露饮 治脾劳实热，身黄咽痛，舌干胀急。

黄芩 升麻五分 茵陈一钱 栀仁八分 桔梗六分 生地黄一钱五分 石斛二钱 甘草炙，四分

煎同上。

温肺汤 另一方见咳嗽①。治肺劳虚寒，心腹冷痛，胸满背痛，吐逆。

人参 钟乳粉 半夏 肉桂 橘红 干姜炮，各一两 木香 甘草炙，各五钱

---

① 另一方见咳嗽：原脱，据底本目录补。

煎同上。

二母汤 治肺劳实热，喘嗽烦热，面目浮肿。

知母 贝母去心 杏仁去皮尖 甜葶苈炒 栝楼仁去油 秦艽
桑白皮 黄芩 橘红各一钱 甘草炙，五分

水煎。

羊肾丸 治肾劳虚寒，遗精白浊，面肿垢黑，腰脊如折。

熟地黄酒蒸 杜仲炒 菟丝子酒蒸 石斛 黄芪 续断酒浸
肉桂 磁石火煅，醋淬 牛膝酒蒸 沉香 五加皮酒洗 山药炒

为末，羖羊肾两对，葱椒酒煮烂，加蜜杵丸。每五钱，空心，
盐酒下。

凉肾汤 治肾劳实热，小便黄赤涩痛，耳聋阴疮。

生地黄三钱 赤茯苓 元参 远志去心，各一钱 知母酒炒，八分
黄柏酒炒，六分

水煎。

茯神汤 治心伤脉极虚证，咳而心痛，咽肿，喉中介介如梗。

茯神 远志去心 人参 通草 麦冬去心 黄芪炙 甘草炙
等分，水煎。或加枣仁、朱砂、龙齿。

麦门冬汤 另一方见咳嗽。治心伤脉极实证，血焦发落，唇
口赤。

人参 麦冬去心 生地 远志去心 黄芩 茯神 石膏煅，各一
两 甘草炙，五钱

水煎。

半夏汤 治脾伤肉极虚证，肢倦节痛，肩背皆强，痰饮不食。

人参 白术 茯苓 甘草炙 陈皮 法半 附子炮 木香 肉
桂 大腹皮

各等分，水煎。或加白蔻、厚朴、益智仁。

薏苡仁散 另一方见咳嗽。治脾伤肉极实证，肌肉痹，腠理开，
汗大泄，四肢缓弱急痛。

薏苡仁微炒，研 石膏 川芎 防风 防己 羚羊角屑 甘草
炙 杏仁去皮 赤芍

各等分，水煎。

紫菀汤海藏　治脾伤气极，劳热久嗽，吐痰吐血，并治肺痈肺痿。

紫菀洗净，炒　阿胶蛤粉炒成珠　知母　贝母各一钱　桔梗　人参　茯苓炙　甘草各五分　五味子十二粒

水煎，食后服。一方加莲肉。

气极，六极之一也。肺主气，元气虚则阴火盛，壮火食气，故成气极，火炎肺系，故久咳不已。甚则逼血上行，劳而久嗽，肺虚可知，即有热证，皆虚火也。

此方紫菀、阿胶润肺补虚，消痰止嗽，保肺，为君。知母辛寒，润燥消痰，泻肺清火，为臣。参、苓扶土生金，为佐。甘草载药上行脾肺，为使。五味滋肾家不足之水，敛肺家耗散之金，久嗽者所必收也。

紫菀茸汤　另一方见咳嗽。治肺伤气极虚证，皮毛焦，津液涸，力乏，喘急短气。

紫菀茸蜜洗　干姜炮　黄芪炙　五味子　钟乳粉或白石英　杏仁去皮，麸炒　甘草炙

各等分，水煎。

前胡汤　治肺伤气极实证，喘呕烦热，胸膈胀满，口燥咽干。

桑白皮根　前胡　半夏炮　杏仁去皮　紫苏子炒　枳实炒　陈皮　甘草炙

各等分，水煎。

鹿角丸　治肾伤骨极虚，则面肿垢黑，脊枯，发落齿槁，气衰喜唾。

鹿角胶二两　牛膝酒浸，一两半

或加五味子、益智仁，蜜丸。

元参汤　治肾伤骨极虚证，面焦耳鸣，牙齿脑髓苦痛，手足酸疼，小便秘。

元参　枳壳　生地黄　车前子　黄芩　当归酒洗　白芍　甘草炙，减半用　麦冬去心

等分，水煎。

木瓜散　治肝伤筋极虚，则手足拘挛，腹痛，指甲痛而转筋。

木瓜　当归　虎胫骨酥炙　五加皮酒洗　桑寄生　枣仁炒　人参　柏子仁去油　炙草减半　黄芪

等分，水煎。或加枸杞、续断。

五加皮散　治肝伤实证，咳而胁下痛，脚心痛不可忍，手足甲青黑。

五加皮　羚羊角　羌活　防风　赤芍　秦艽　枳实炒　甘草炙

各等分，水煎。

猪膏酒　治过劳，四肢筋液耗竭，数数转筋，爪甲皆痛，不能久立，名曰筋极。

猪脂　姜汁各二升，熬取一升

再入酒五合，分三服。

汪讱庵曰：津竭筋枯，非草木之药卒能责效。猪膏润能养筋，姜汁辛能润燥，酒和血而性善行，取其易于达四肢也。

磁石丸　治脏腑气虚，视听已卸，遗精白浊，体瘦形悴，茎弱阴萎，精极之证。

磁石二两，火煅，醋淬　肉苁蓉酒浸　鹿茸酒蒸　续断酒浸　杜仲姜炒　熟地　巴戟去心　赤石脂煅　柏子仁炒，研，去油　山茱肉酒蒸　菟丝酒蒸　韭子炒

各等分，蜜丸。或加补骨脂、龙骨、人参、钟乳。

石斛汤　治精极实证，目昏毛焦，虚热烦闷。

小草　石斛　黄芩　麦冬去心　生地酒洗　白苓　甘草炙，减半　元参

各等分，水煎。

小草，即远志苗叶。

龟鹿二仙膏　治精极之证，瘦弱少气，目视不明，梦遗泄精。

龟板胶三斤　鹿角胶三斤　人参一斤　枸杞二斤

俱熬膏和入，每晨酒服三钱。

李时珍曰：龟、鹿皆灵而寿。龟首常藏向腹，能通任脉，故取其板以补心、补肾、补血，以养阴也。鹿首常返向尾，能通督

脉，故取其角以补命、补精、补气，以养阳也。此气血交补之剂，气足则精固不遗，血足则视听明了，久服可以益寿，不第已疾而已也。

五蒸汤《古今录验》　治骨蒸、脉蒸、皮蒸、肉蒸、内蒸。

人参二两　干地黄三两　茯苓二两　知母二两　黄芩二两　葛根三两　竹叶二把　炙草一两　粳米二合　石膏五两

研细，水九升，煮小麦一升，至水六升，入药煎至二升半，分三服。

实热加黄连、黄芩、黄柏、大黄。虚热，气分用乌梅、秦艽、柴胡；血分用青蒿、鳖甲、真蛤蚧、丹皮、小麦。

石膏散《外台》　治劳热骨蒸，四肢微瘦，有汗脉长者。

石膏一味

研细。每夕，新汲水服方寸匙，热退为度。

劳热①之证，不尽属阴虚，亦有阳邪入里，传为骨蒸，令人先寒后热，渐成瘦弱者；有汗，胃实也；脉长，阳明证也。石膏大寒质重，能入里降火，味辛气轻，能透表解肌，虽寒而甘，能缓脾益气，火劳有实热者，非此不为功，故《外台秘要》《名医录》皆载之。

清骨散　治骨蒸劳热。

银柴胡一钱五分　胡黄连　秦艽　鳖甲童便炙　骨皮　青蒿　知母各一钱　炙草五分

水煎服。〔批〕加减逍遥散治骨蒸，子午潮热，见热病门。

〔按〕火炎水竭，真阴销铄，故肌骨之间蒸蒸而热也。骨者，肾所主，骨至于蒸，其热极矣，阳何以依？方用地骨、胡连、知母之苦寒，能除阴分之热，而平之于内。柴胡、青蒿、秦艽之辛寒，能除肝胆之热，而散之于表。鳖，阴类，而甲属骨，能引诸药入骨而补阴。甘草，和诸药而退虚热也。

朱二允曰：骨皮能退内潮，人所知也；能退外潮，人实不知。

---

① 热：原作"熟"。据文义改。

病或风寒散而未尽，作潮往来，非葛根所能治。用骨皮走表又走里之药，消其浮游之邪，未有不愈者。

《珍珠囊》云：地为阴，骨为里，皮为表。地骨皮泻肾火，牡丹皮泻包络火，总治热在外，无汗而骨蒸。知母泻胃之火，治热在内，有汗而骨蒸。

一云，骨皮退有汗之骨蒸。

防风当归饮子　治一切肌骨蒸热，往来寒热，汗后不解。

黄芩　人参　甘草　当归　白芍　大黄酒蒸　防风　滑石

加姜、枣煎。〔批〕此即柴胡饮子加防风、滑石。

喻嘉言曰：于和法中略施攻补，深中肯綮。又曰：虚劳发寒热者，乃卫虚则恶寒，荣虚则发热也。缓调荣卫，俾不亢战，寒热自止。若误用小柴胡，俾汗出而卫伤于外，便溏而荣伤于内，虚热转加，病益甚矣。

秦艽扶羸汤杨氏　治肺痿骨蒸成劳，或咳，或寒，或热，声哑不出，体虚自汗，四肢倦怠。

柴胡二钱　人参　鳖甲炙　秦艽　当归　骨皮各一钱半　半夏　紫菀　甘草各一钱

姜、枣水煎服。

喻嘉言曰：此治少阳经久热成劳，气血两治之法。

李时珍曰：劳有五。若劳在肝胆心，心包有热，或少阳经寒热，则柴胡乃手足厥阴、少阳必用之药。劳在脾胃，有热或阳气下陷，则柴胡为退热升清必用之药。惟劳在肺肾者，不可用耳。寇氏一概摈斥，殊非通论。

又曰：黄芩之退热，乃寒以胜热，折火之本也。柴胡之退热，乃苦以发之，散火之标也。

汪讱庵曰：杨氏此方用柴胡为君，则肺劳亦有用之者矣。大抵柴胡能退热升清，宣畅气血。昔孙琳治劳疟而曰：热有在皮肤、在脏腑、在骨髓。在骨髓者，非柴胡不除，则柴胡亦有退骨蒸之力矣，况有滋补之药以助之者乎？

黄芪鳖甲散谦甫　治虚劳客热，五心烦热，四肢怠惰，咳嗽咽干，自汗食少，或日晡发热。

炙芪　鳖甲炙　天冬　秦艽　柴胡　地骨皮　茯苓　桑皮　紫
菀　半夏　赤芍　生地　知母　炙草　人参　桔梗　肉桂

等分，加姜煎服。

五心烦热，心火陷于脾土之中，宜升发。火郁四肢，怠惰食
少，脾胃虚弱也。咽干，自汗，肾水不足，阳气虚也。日晡发热，
肺气虚也。方用天冬、鳖甲、赤芍、生地、知母五者，滋肾水而
泻肝肺之火以养阴。参、芪、肉桂、茯苓、甘草五者，固卫气而
补脾肺之虚以助阳。桑皮、桔梗以泻肺热，半夏、紫菀以理痰嗽，
秦艽、地骨散内热而除蒸，柴胡解肌热而升阳。此表里气血交治
之剂也。

《卫生》加桂、芍、地骨皮、地黄、天冬，名人参黄芪散，
治同。

秦艽鳖甲散谦甫　治风劳骨蒸，午后壮热，咳嗽肌瘦，烦赤盗
汗，脉来细数。

鳖甲炙，一两　秦艽五钱　知母五钱　当归五钱　柴胡一两　地
骨皮一两　乌梅一个　青蒿五叶

水煎服。汗多，倍黄芪。

汪讱庵曰：柴胡、青蒿皆感少阳生发之气，凡苦寒之药，多
伤脾胃，惟青蒿清芬入脾，独宜于血虚有热之人。

风生热而热生风，非柴胡、秦艽不能驱使外出。鳖，阴类，
用甲者，以骨及骨①之义。乌梅酸涩，能引诸药入骨而敛热。青蒿
苦寒，能从诸药入肌而解热。知母滋阴，当归和血。骨皮散表邪
兼清里热，又去汗，除蒸之上品。

保真汤　治劳证体虚骨蒸，服之清补。

当归　生地　熟地　黄芪炙　人参　白术　茯苓　甘草各五分
天冬去心　白芍　黄柏盐水炒　知母　五味　骨皮　软柴胡各一钱
莲心五分

---

① 以骨及骨：原作"骨以及骨"，据文义乙转。

加姜三片，枣一枚，煎，食远服。

[按] 此方十八味，十全大补方中已用其九，独不用肉桂耳。然增入地黄代川芎之上窜，尤为合宜。余用黄柏、知母、五味子滋益肾水，二冬、骨皮清补其肺，柴胡入肝清热，陈皮助脾行滞，全重天冬、麦冬、黄柏、知母、五味、骨皮、柴胡，不获已借十全大补以行之耳，其意中实不欲大补也。然亦是一法，故录之。

润神散《良方》 治劳瘵，憎寒壮热，口干咽燥，自汗疲倦，烦躁。

人参　麦冬　黄芪　桔梗　竹叶　炙草

水煎服。

自汗，加小麦同煎。

团鱼丸《良方》 治骨蒸劳嗽，屡见效。

贝母　前胡　知母　杏仁各一两　柴胡五钱　团鱼二个

上药与团鱼同煮熟，取肉连汁食之。将药焙干为末，再以团鱼、甲骨煮汁一盏，和药为丸，煎黄芪六一汤，空心下。病安又服黄芪六一汤调理。

猪肚丸 治肌瘦气弱，咳嗽渐成劳瘵。

牡蛎煅　白术各四两　苦参三两

为末，以猪肚一具，煮极烂，研如膏，和丸。每三钱，米饮下，日二服。此药神应，瘦者服之即肥，莫测其理。

青蒿膏 治劳瘵，血虚有热。

青蒿一斤　童便二十碗，浸煮汁

慢火熬成膏，或入猪胆汁十枚再熬。

五谷露 治脾胃虚弱，饮食难进。

粟米　粳米　大麦要有毛者，舂去皮　糯米白者　芝麻　砂仁减半

等分，并水浸，煮滚半熟捞出，入甑内蒸，取露服。

凤凰露

老鸡一只，去毛肠，连骨打碎入　金石斛二两　砂仁二钱

水二分，酒一分，煮干、蒸，取露服。

取露法，露者，清虚之气也，以所宜之物，浸湿入甑内，上以锡甑贮水盖之；或入锅内，盖以锡甑，蒸气水如蒸烧酒法。

透膈汤《选要》　治脾胃不和，中脘气滞，胸膈满闷，噎塞不通，胁肋胀痛，痰涎呕逆，饮食不下。

木香　白豆蔻　砂仁　槟榔　枳壳麸炒　厚朴姜汁炒　法半夏　青皮　橘红　甘草　大黄　正朴硝

上各一钱，水一钟半，姜三片，红枣一枚，煎八分，食远服。亦可以丹、丸服。

鬼疰传尸瘵病方

獭肝丸《肘后》　治鬼疰、传尸、劳瘵。

獭肝一具，须亲见獭身取下，免伪

阴干为末，水服三钱，日三服。

吴鹤皋曰：獭肝治鬼疰，此何以故？凡物恶人而僻处，昼伏夜出者，皆阴类也，故假之。独用肝者，肝为厥阴，藏魂之处也。

汪讱庵曰：物之昼伏夜出者，狐鼠皆然，不独獭也。《本草》云：诸肝皆有叶数，惟獭肝一月一叶，其间又有退叶，独异他兽，此其所以能治鬼疰也欤。

青囊神授散　治传尸劳瘵，气血未甚虚损者，只以此药早服，则虫自不能为患，无不愈者。

川椒二升，去闭口者，炒出汗

为细末，空心米饮下，或酒煮米糊为丸，酒送下。

治劳虫方《石室秘录》

鳖甲醋炙　茯苓　山药　熟地　白薇　沙参　骨皮　人参　枣皮　芥子

用馒头一斤，煮熟捣烂，各药研末，米饭为丸。

又方

鬼箭羽　鳖甲　地粟粉　熟地　生首乌　神曲　白薇　人参　柴胡　鹿角霜　沙参　地骨皮

为末，蜜丸。

又方

榧子　鳖甲　地粟粉　獭肝一副　生首乌　白薇

为末，蜜丸，空心，白汤下。

水邱先生紫庭治疗秘方

阳病开关散　治阳病手足心烦疼，口干舌疮，小便黄色，大便难，及热多咽喉痛，涎唾黄黏，或兼一二虚证。

柴胡　桔梗炒　秦艽　麦冬各五钱　白芍　木香　泽泻　当归桑皮蜜炙　骨皮各一两　木通五钱　炙草一钱

每三钱，姜三片，水煎。小便多，即病去也。兼下七宝丸。

七宝丸　泻骨蒸传尸邪气，阳病可服。

黄连四两，细末　猪肚一个，洗净

入黄连末，缝之，童便五升，文火煮烂，干为度，捣为丸，朱砂、麝香为衣。

阴病开关散　治阴病大便溏利，小便白浊及多，饮食不化，胃逆口恶，虽有热痰，唾白色，或兼一二虚证。

当归五钱　赤芍　炙草　白芷五钱　木香二钱　枳壳炒，三钱天南星一钱，去皮，姜汁浸一宿，焙

每三钱，姜三片，枣二枚，煎数沸，入无灰酒、童便各一杯，再煎，温服。

起胃散　劳病虚极，亦多令人烦躁，大小便不利，阴阳二证皆宜服。

黄芪炙，二两　白术炒　山药各一两　白芷　人参各五钱

每三钱，加木瓜煎。或加沉香、茯苓、甘草各五钱，先服此方一二日后，不问退否，兼服玉龙膏。

玉龙膏

青蒿子　柴胡　槟榔各三两　鳖甲炙黄　白术炒　赤茯苓　木香　牡蛎煅　地骨皮各五钱　人参　生地各一两　当归三钱　朱砂一钱　乌梅肉　枳壳各二钱，为末

却以杏仁壮者五升，童便浸，春夏七日、秋冬十日，和瓶，日中晒，日数足，以清水淘去皮尖，焙干，加豆豉心二合，苁蓉酒浸，蒸一两，虎头骨斫开，酒炙黄，研为末，另以童便一升，文武火煮杏仁至烂，倾入瓦盆，用柳木捶捣为膏，入酥一两，薄荷汁二合，和末捣丸，梧子大。空心，汤下十五丸，加至三十丸如觉热，减丸数，热少还添。加减经月，诸证皆退。忌苋菜、生冷、雀、鸽诸物。

芎归血余散《直指方》 去鬼杀虫。

室女顶门生发一小团，皂角汤洗净，醋浸一宿，晒干，纸捻，火烧之存性 川芎五钱 当归三钱 木香 桃仁去皮，炒，各二钱 安息香雄黄各一钱 全蝎二枚 江上大鲤鱼生取头，酥炙

上共为末，分四服。每服时，用井水一大碗，于净室中煎取七分，入红硬降真香末五分，烧北斗符末入药内，月初旬五更，空心，向北仰天，咒曰：瘵神瘵神，害我生人，吾奉帝勒，服药保身，急急如律令。咒五遍，面北服药毕，南面吸生气入口腹中，再烧降香置床下，午时又如前服药。

北斗符

勅咒

念前北斗咒，用黄纸一方，新笔净水，研透明朱砂书之，书时亦念前咒。

劳倦内伤门

内伤外感辨

李东垣曰：伤于饮食劳役、七情六欲，为内伤；伤于风寒暑湿，为外感。内伤发热，时热时止；外感发热，热甚不休。内伤恶寒，得暖便减；外感恶寒，虽厚衣烈火不除。内伤恶风，不畏甚风，反畏隙风；外感恶风，见风便恶。内伤头痛，乍痛乍止；外感头痛，连痛不休，直待表邪传里方罢。内伤有湿，或不作渴，或心火乘脾，亦作燥渴；外感须二三日外，表邪传里，口方作渴。

内伤则热，伤气，四肢沉困无力，倦怠嗜卧；外感则风伤筋、寒伤骨，一身筋骨疼痛。内伤，短气不足以息；外感则喘壅，气盛有余。内伤则手心热，外感则手背热。天气通于肺，鼻者肺之外候，外感伤寒则鼻塞，伤风则流涕，然能饮食，口知味，腹中二气如常。地气通于脾，口者脾之外候，内伤则懒言恶食，口不知味，小便黄赤，大便或秘或溏。左人迎脉主表，外感则人迎大于气口；右气口脉主里，内伤则气口大于人迎。内伤证属不足，宜温、宜补、宜和；外感证属有余，宜汗、宜吐、宜下。若内伤之证，误作外感，妄发其表，妄攻其里，重虚元气，祸如反掌，故立补中益气汤主之方见后。又有内伤外感兼病者，内伤重者宜补养为先，外感重者宜发散为急。此汤惟上焦痰呕，中焦湿热，伤食膈满者不宜服。

《金鉴》云：内伤发热，热在肌肉，以手扪之，热从内泛；外感发热，热在皮肤，以手扪之，热自内轻。又曰：内伤之渴，初病即渴，其饮甚少；外感之渴，三日后始渴，其饮甚多。又曰：劳役伤气，伤元气也；饮食伤形，伤胃腑也。

论劳倦伤

李东垣曰：岐伯云：有所劳倦，形气衰少，谷气不盛，上焦不行，下脘不通，而胃气热，热气熏胸中，故曰劳则气耗。劳则喘且汗出，内外皆越，故气耗矣。夫喜怒不节，起居不时，有所劳伤，皆损其气。气衰则火旺，火旺则乘其脾土，脾主四肢，故困热，无气以动，故懒于言语，动作喘乏，表热自汗，心烦不安。当以甘寒泻其热火，以酸味收其散气，以甘温补其中气。经言，劳者温之，损者温之是也。

经云：阴虚生内热，脾阴也。虚则生热，惟甘温能补之，以甘温除大热，实东垣特见。

论饮食劳倦为内伤不足

《明医杂著》云：东垣论饮食劳倦，为内伤不足之证，治用补中益气汤。《溯洄①集》中又论：不足之中，又当分别，饮食伤为有余，劳倦伤为不足。余谓：伤饮食而留积不化，以致宿食郁热，热发于外，此为有余之证，法当消导。东垣治有枳术丸、枳实导滞丸等法，具于饮食门矣。其补中益气方论，却谓其人因伤饥失饱，致损脾胃，非有积滞者也，故只宜用补药。盖脾胃全赖饮食之养，今饥饱不时，失其所养，则脾胃虚矣。又脾主四肢，若劳力辛苦，伤其四肢，则根本竭矣。或专因饮食不调，或专因劳力过度，或饮食不调之后加之劳力，或劳力过度之后继以不调，故皆谓之内伤元气不足之证，而宜用补药也。〔批〕太饥则仓廪空虚，必伤胃气；太饱则运化不及，必伤脾气。然二者之中，尤以受饥为甚。所以饥时不可临病劳形、受寒、任性、伤精、应酬等事，此即却病养生之道也。

论内伤阳虚阴虚发热

《医贯》曰：读仲景书而不读东垣书，则内伤不明而杀人多矣。读东垣书而不读丹溪书，则阴虚不明而杀人多矣。东垣《脾胃论》，深明饥饱、劳役、发热等证，俱是内伤，悉类伤寒，切戒汗下，以为内伤多而外感少，只须温补，不必发散。如外感多内伤少，温补中少加发散，以补中益气汤为主。如内伤兼寒者加麻黄，兼风者加桂枝，兼暑者加黄连，兼湿者加羌、防，实万世无疆之利，此东垣特发阳虚发热之一门也。然阴虚发热者，十之六七，亦类伤寒。今人一见发热，则曰伤寒，须用发散，发散而毙者，则曰伤寒之法已穷。余尝于阴虚发热者，见其大热面赤，口渴烦躁，与六味地黄汤一大剂即愈。如下部恶寒足冷，上部渴甚燥极，或饮而反吐，即加肉桂、五味，甚则加附子，冷饮，以此活人多矣。此丹溪发明阴虚发热之外，尚余未尽之旨也。

内伤外感治法 出《寓意草》

门人问曰：崇明蒋中尊病伤寒，临危求肉汁淘饭半碗，食毕

---

① 溯洄：原作"沂泗"，因《医经溯洄集·内伤余议》中所载内容与后"不足之中……劳倦伤为不足"义同。据改。

大叫一声而逝，此何故也？答曰：今人外感病兼内伤者多，用药全要分别。如七分外感，三分内伤，则治外感药中宜用缓剂、小剂，及姜、枣和中为引，庶无大动正气汗血等虑。若七分内伤，三分外感，则用药全以内伤为主，但如入透表药一味而热服，以助药势，则外感自散。盖以内伤之人，才有些微外感，即时发病，不似壮盛之人，必所感深重，其病乃发也。蒋中尊者，向曾见其满面油光，已知其精神外用，非永寿之人也。人惟欿①然不足，方有余地可以应世，可以当病。若夫神采外扬，中之所存，宁复有几耶？近闻某宦情与声色交浓，宵征海面，冒虿烟蛟雾之氛，尚犯比顽之戒，则其病纯是内伤，而外感不过受雾露之气耳。雾露之邪，其中人也，但入气分清道，原不传经，故非发表攻里所能驱。惟培元气、厚谷气，则邪不驱而自出。设以其头晕发热，认为太阳之证，误表其汗，则内伤必转增，而危殆在所必至矣。且内伤之人，一饱一饥，早已生患，又误以为伤寒而绝其食，已虚益虚，致腹中馁急，求救于食，食入大叫一声者，肠断而死也，此理甚明。如饥民扑地即死，气从中断，不相续也。又如膈病，展转不能得食，临危每多大叫而逝，以无外感之邪乱其神明，是以炯炯自知其绝也。果有外邪与正交争，其人未死前，先已昏迷不省矣，安得精明若是哉？子于望闻问切之先，早清其鉴可矣。

门人又问曰：每见人之神采外扬者，病发恒多汗而躁急，不识何药可以治之？答曰：上药在以神治神，盖神既外扬，必须内守，方可逆挽。老子所谓知其雄，守其雌，知其白，守其黑，真对证之药也。若夫草木之性，则取其气下达而味沉厚者用之，恒使勿缺，仿灌园之例，频频预沃之以水，而防其枯竭可也。

门人又问曰：临危索饭之时，尚有药可救否？曰：独参汤可救。吾尝治一孕妇，伤寒表汗过后，忽唤婢作伸冤之声，知其扰动阳气，急迫无奈，令进参汤，不可捷得，遂以白术三两，熬浓汁一碗与服，即时安妥，况人参之力，百倍白术耶。

---

① 欿（kǎn 砍）：谦虚，不自满的样子。语自《孟子·尽心上》。

内伤治外感之误

汪讱庵曰：东垣辨内伤外感最详，恐人以治外感者，治内伤也。今人缘东垣之言，凡外感风寒、发热咳嗽者，概不轻易表散，每用润肺清热药，间附秦艽、苏梗、柴胡、前胡一二味，而羌活、防风等绝不敢用。不思秦艽阳明药，柴胡少阳药，于太阳有何涉乎？以致风寒久郁，嗽热不止，变成虚损，杀人多矣。此又以内伤治外感之误也，附此证之。

内伤始为热中末传寒中治法

内伤始为热中，病似外感阳证，头痛发热，恶风恶寒表虚不任风寒，心烦气喘，鼻息不调，躁渴闷乱，惟气口大于人迎此饮食不时，寒温失所也，治用补中益气汤见后。内伤末传寒中，似外感阴证，腹胀，胃脘当心痛，四肢厥逆，足下痛，唾涎汗出，脉盛大以涩，宜神圣复气汤见腹痛、白术附子汤东垣方，见后及草豆蔻丸见后。

内伤肌热似外感白虎证治法

内伤似外感阳明中热证，肌热面赤，渴欲引饮，证似白虎，惟脉洪大而虚不长，此伤于饥困劳役也，宜当归补血汤详见热门。汪讱庵曰：血实则身凉，血虚则身热，此以饥困劳役伤其阴血，血虚阳独胜，故肌热烦渴，与阳明白虎证无异。但白虎证得之外感，实热内盛，故脉洪大而长，按之有力，此证得之内伤，血虚发热，脉洪大而无力，《内经》所谓脉虚血虚是也，误用白虎汤必毙。

病本于劳役，不独伤血，而亦伤气，故以黄芪、当归兼补之也。

内伤似外感杂证

内伤似外感杂证，脾胃寒痛，发黄，宜大小建中汤大见心痛，小见劳损、理中汤见中寒。劳倦所伤，虚中有寒，理中丸见后。劳力伤寒，头痛身痛，身热恶寒，调荣养卫汤见后，即补中益气加羌、防、细辛、川芎也。

真阳上脱治验 出《寓意草》

金道宾病，诊左尺脉和平；右尺脉如控弦、如贯索上冲，甚锐。余为之骇，曰：是病枝叶未有害，本实先拨，必得之醉而使内也。曰：诚有之，但已绝欲二年，服人参斤许，迄今诸无所苦，惟闭目转盼，则身非己有，恍若离魂者然，不识可治与否？余曰：可治。再四令疏方，未知方中之意，归语门人，因请立案。余曰：凡人佳治当前，贾勇以明得意，又助之以曲柏，五脏翻覆，宗筋纵弛，百脉摇动，以供一时之乐，不知难为继也。尝有未离女躯，顷刻告殂者矣。是病之有今日者，幸也。绝欲二年，此丈夫之行可收桑榆者，但不知能之不为乎，抑为之不能乎？不为者，一阳时生，斗柄尝运；不能者，相安于无事而已。夫人身之阴阳相抱而不脱，是以百年有常。故阳欲上脱，阴下吸之，不能脱也；阴欲下脱，阳上吸之，不能脱也。即病态非一，阴阳时有亢战，旋必两协其平。惟大醉大劳，乱其常度，二气乘之脱离，所争不必其多，即寸中脱出一分，此一分便孤而无偶，便营魄①不能自主。治法要在寻其罅漏而缄固之，断鳌立极，炼石补天，非饰说也。若不识病所，而搏②搜以冀弋获，虽日服人参，徒竭重赀，究鲜实益。盖上脱者，妄见妄闻，有如神灵；下脱者，不见不闻，有如聋瞆。上脱者，身轻快而汗多淋漓；下脱者，身重着而肉多青紫。昔有新贵人，马上扬扬得意，未及回寓，一笑而逝者，此上脱也。又有人寝而遭魇，身如被杖，九窍出血者，此下脱也。其有上下一时俱脱者，此则暴而又暴，不多经见。其有左右相畸而脱者，左从上，右从下，魂升魄降，同例也。但治分新久，药贵引用。新病者，阴阳相乘，补偏救敝，宜用其偏；久病者，阴阳渐入，扶元养正，宜用其平。若久病误以重药投之，转增其竭绝耳。引

---

① 魄：原作"魂"，据《寓意草·论金道宾真阳上脱之症》改。
② 搏：《寓意草·论金道宾真阳上脱之症》作"博"。

用之法：上脱者，用七分阳药、三分阴药而夜服，从阴以引其阳；下脱者，用七分阴药、三分阳药而昼服，从阳以引其阴。引之又引，阴阳忽不觉其相抱，虽登高临深无所恐，发表攻里无所伤矣。经云：阴平阳秘，精神乃治。正此谓也。善调者，使坎中之真阳上升，则周身之气如冬至一阳初生，便葭管飞灰，天地翕然从其阳；使离中之真阴下降，则周身之气如夏至一阴初生，便葽蜩①迭应，天地翕然从其阴。是身中原有大药，岂区区草木所能方其万一者耶？

金道宾后案

道宾前案次年，始见而问治焉，今再伸治法。夫道宾之病，真阳上脱之病也。真阳者，父母构精时一点真气，结为露水小珠而成胎之本也。故胎在母腹，先结两歧，即两肾也。肾为水脏，而真阳居于其中，在《易》坎中之阳为真阳，即此义也。真阳既以肾为窟宅，而潜伏水中，凝然不动，默与一身相管摄，是以足供百年之用。惟其纵欲无度，肾水日竭，真阳之面目始露。夫阳者，亲上者也。至于露则魄汗淋漓，目中有光，面如渥丹，其飞阳屑越，孰从把握之哉？所为神魂飘荡，三年未有宁宇也。故每岁至冬而发，至春转剧。盖无以为冬水收藏之本，无以为春木发生之基。以故腰脊牵强，督脉缩而不舒，且眩掉动摇，有风之象，总由自伐其生平之根耳。而仆断为可治者，以有法治之也。初以煎剂治之，剂中兼用三法：一者以涩固脱，一者以重治怯，一者以补理虚。缘真阳散越于外，如求亡子，不得不多方以图之，服之果获大效。于是为外迎之法以导之，更进而治其本焉。治本一法，实有鬼神不测之机，未可以言语形容者，姑以格物之理明之。蓄鱼千头者，必置介类于池中，不则其鱼乘雷雨而冉冉腾散。盖鱼虽潜物，而性乐于动，以介类沉重下伏之物，而引鱼之潜伏不

---

① 葽蜩（yāotiáo 腰条）：指四五月份。《诗经·七月》："四月秀葽，五月鸣蜩。"

动，同气相求，理通元奥也。故治真阳之飞腾屑越，不以鼋鳖之类引之下伏不能也，然此法不可渎也，渎则鱼乱于下矣。其次用半引半收之法，又其次用大封大固之法。封固之法，世虽无传，先贤多有解其旨者。观其命方之名，有云三才封髓丸者，有云金锁正元丹者，封锁真阳，不使外越，意自显然，先得我心之同矣。前江鼎翁案中，盏中加油则灯愈明，炉中覆灰则火不熄，亦早已言之矣。诚使真阳复返其宅，而凝然与真阴相恋，然后清明在躬，百年常保无患。然道宾之病，始于溺情，今虽小愈，尚未因疾夺其情，势必为情所坏。惟宜积精以自刚，积气以自卫，积神以自王，再加千日之把持，庶乎参天之干，非斧斤所能骤伤矣。

薛氏治案

薛立斋云：曾治韩州同，色欲过度，烦热作渴，饮水不绝，小便淋沥，大便闭结，唾痰如涌，面目俱赤，满舌生刺，唇裂身热，或身如芒刺而无定处，两足心如烙，左三部脉洪而无伦，此肾阴虚，阳无所附而发于外。盖大热而甚，寒之不寒，是无水也。当峻补其阴，遂以加减八味丸料一斤，用肉桂一两，以水顿煎六碗，冰冷与服，半响熟睡。至晚又温饮一碗，诸证悉退。翌日畏寒足冷诸证仍至，是无火也，当补其阳，急与八味丸，四剂而安。

又治府庠王以道，元气素弱，复以科场积劳致疾，至十二月病大作，大热，泪出随凝，目赤露胸，气息沉沉欲绝，舌干如刺，脉洪大鼓指，按之如无，此内真寒而外假热也，遂先服十全大补汤。余曰：服此药，其脉当收敛为善。少顷熟睡觉而恶寒增衣，脉顿微细如丝，此虚寒之真象也。余以人参一两，加熟附子三钱，水煎，顿服而安。夜间脉复脱，又以人参二两，熟附五钱，服之仍愈。后以大剂参、术、归身、炙草等药，调理而痊。

劳倦内伤门方

补中益气汤东垣　治烦劳内伤，身热心烦，头痛恶寒，懒言恶食，脉洪大而虚，或喘或咳，或阳虚自汗。〔批〕阳虚自汗，宜本汤加麻黄根、浮小麦、升、柴，俱宜蜜水炒过，欲其引参、芪至表，故又不可缺，或气虚不能摄血，或疟痢脾虚，久不能愈，一切清阳下陷、中气不足之证。

黄芪蜜炙，钱半　人参　甘草炙，各一钱　白术土炒　陈皮留白　当归各五分　升麻三分　柴胡三分

姜三片，枣二枚，煎。〔批〕李士材曰：虚人感冒不可发散者，此方可以代之。东垣曰：肌热者，表热也。服此汤一二剂，得微汗则已，非正发汗，乃阴阳气和，自然汗出也。

本方加羌活、防风、细辛、川芎，名调荣养胃汤。

如血不足，倍当归。精神短少，倍人参，加五味。肺热咳嗽，去人参。嗌干，加葛根风药多燥，葛根独能止渴者，以其能升胃中清气，入肺而生水耳。头痛，加蔓荆子，痛甚加川芎。脑痛，加藁本、细辛。风湿相搏，一身尽痛，加羌活、防风。有痰，加半夏、生姜。胃寒气滞，加青皮、草蔻仁、木香、益智。腹胀，加枳实、厚朴、木香、砂仁。腹痛，加白芍、甘草。热痛，加黄连。能食而心下痞，加黄连、枳实；不能食而心下痞，加生姜、陈皮。咽痛，加桔梗。有寒，加肉桂。脐下痛，加熟地；痛不已，加肉桂。湿胜，加苍术。阴火，加黄柏、知母。阴虚，去升、柴，加熟地、山茱、山药。大便秘，加酒煨大黄。咳嗽，春加旋覆、款冬；夏加麦冬、五味；秋加炒黄芩；冬加不去节麻黄，天寒加干姜。泄泻，去当归，加茯苓、苍术、益智。〔批〕本方加炒曲、生黄芩，名益胃升阳汤，泻盛暑之伏，庚金肺逆，秋凉去之。

李东垣曰：脾胃虚者，因饮食劳倦，心火亢甚而乘其土位。其次肺气受邪，须多用黄芪，而人参、甘草次之。脾胃一虚，肺气先绝，故用黄芪，以益皮毛而固腠理，不令自汗。上喘短气，故以人参补之。心火乘脾，用炙草甘温以泄火热而补脾元。盖①脾胃急痛②，并大虚腹中急缩，宜多用之，中满者减之。白术苦甘温，除胃中之热，利腰脐间血。胃中清气在下，必加升麻、柴胡

---

① 盖：《证治准绳·杂病·诸伤门》作"若"。

② 痛：《证治准绳·杂病·诸伤门》作"缩"。

以升之，引参、芪、甘草甘温之气味上升，以补胃气之散而实其表，又缓带脉之缩急。气乱于中，清浊相干，用去白陈皮以理之，又助阳气上升，以散滞气。〔批〕气乱于中，清浊相干，宜去白陈皮理之，又能散滞气。脾胃气虚，为阴火伤其生发之气，荣血大亏，血减则心无所养，致令心满而烦，病名曰悗，故加甘辛微温之剂生阳气。仲景之法，血虚以人参补之，阳旺则能生阴血，更以甘草和之，少加黄柏以救肾水，泄阴中伏火。如烦悗不止，少加生地黄补肾水，水旺则心火自降也。

喻嘉言曰：东垣所谓饮食劳倦，内伤元气，则胃脘之阳不能升举，并心肺之气陷入于中焦，而用补中益气治之。方中佐以柴胡、升麻二味，一从左旋，一从右旋，旋转于胃之左右，升举其上焦所陷之气，非自腹中而升举之也。其清气下入腹中，久为飧泄，并可多用升、柴，从腹中而升举之矣。若阳气未必陷中，反升举其阴气，干犯阳位，为变岂小哉。更有阴气素惯上干清阳，而胸中之肉隆耸为膜，胸间之气漫散为胀者，而误施此法，天翻地覆，九道皆塞，有濒于死而坐困耳。后人相传，谓此方能升清降浊，有识亦咸信之，医事尚可言哉。夫补其中气，以听中气之自为升降，不用升、柴可也，用之亦可也。若以升清之药，责其降浊之能，岂不痴乎？

理中丸　治劳倦所伤，虚中有寒，用此以健脾温胃，除痰散逆而寒自去。

人参　白术　甘草炙　干姜各三两

上四味捣末，炼蜜为丸，如鸡子黄大。以沸汤数合化一丸，温服，日三服，夜二服。腹中未热，益至三四丸。然变通用法，详《伤寒集注·瘥后劳复篇》。

升阳顺气汤东垣　治饮食劳倦伤，满闷短气，不思食，不知味，时恶寒。

黄芪　人参　炙草　陈皮　当归　升麻　柴胡　草蔻　神曲半夏　黄柏

加姜、枣煎。

吴鹤皋曰：升、柴辛甘，升其清，清升则阳气顺矣。柏皮苦寒，降其浊，浊降则阴气顺矣。参、芪、甘草、当归补其虚，虚补则正气顺矣。半夏、陈皮利其膈，膈利则痰气顺矣。草蔻、神曲消其食，食消则谷气顺矣。

东垣曰：升、柴味薄性阳，引脾胃清气行于阳道，以滋春和之气，又引参、芪、甘草上行，充实腠理，使卫外为固。凡补脾胃之药，多以升阳补气名之者，此也。

升阳补气汤　治饥饱劳役，胃气不足，气短无力，早饭后昏冈要眠，五心烦热。

柴胡钱半　生地黄一钱　升麻　泽泻　白芍　羌活　独活　防风　甘草各七分　厚朴五分

水煎，温服。〔批〕饭后要眠。

此证皆由阳陷阴中，故以地、芍引诸风药入阴分而升其阳，以泽泻、厚朴而降其浊也。

顺气和中汤《宝鉴》　治清阳不升，头痛恶风，脉弦微细。

黄芪　人参　炙草　白术　陈皮　当归　升麻　柴胡　白芍　细辛　川芎　蔓荆

加姜、枣煎。

参术益胃汤东垣　治劳倦燥热，口渴便溏。

黄芪　人参　炙草　白术　陈皮　当归　升麻　柴胡　苍术倍分　半夏　黄芩　益智

姜、枣煎。

调中益气汤东垣　治劳倦所伤，虚中有热，气虚多汗，肢倦节疼，胸满心烦，目热如火，溺赤而数，或腹痛餐泄。

黄芪　人参　炙草　白术　陈皮　当归　升麻　柴胡　杭白芍　五味

姜、枣煎。

如时显燥热，是下元阴火蒸蒸而热也，加生地、黄柏。大便虚坐不得，或了如不了，腹中常逼，此血虚、血涩也，加当归。身体沉重，虽小便数，亦加茯苓、苍术、泽泻、黄柏暂从权祛湿，不可多用。胃气不和，加半夏、生姜。

汪讱庵曰：补中益气汤，纯用甘温，所谓劳者温之，损者温之也。此加白芍、五味之酸，以收耗散之气。有发有收，乃东垣别开一路，以广补中之妙者乎。

白术附子汤东垣　治内伤似外感阴证，腹胀，胃脘当心痛，四肢厥逆汗出。

猪苓五钱　茯苓一两　白术一两　泽泻一两　肉桂四钱　苍术一两　川朴一两　陈皮一两　附子炮，一两　半夏炮，一两

水煎，温服。

蔡茗庄曰：此即胃苓汤加附子、半夏，去甘草也。兼有寒湿之证，故用猪苓、泽泻。

补阴益气煎景岳　治劳倦伤阴，精不化气，或阴虚内乏，以致外感不解。凡属阴气不足而虚邪外侵者，用此升散，无不神效，此补中益气汤之变方也。

人参　当归　山药酒炒　熟地　陈皮　炙草　升麻　柴胡

生姜煎服。

草豆蔻丸东垣　治客寒犯胃，热亦宜用。

吴茱萸炮　陈皮　益智仁各八分　草豆蔻一钱四分，煨　当归青皮各六分　神曲炒　姜黄各四分　甘草生三分，炙六分　桃仁七粒，去皮，研　法半夏一钱　泽泻一钱，小便利，减半用　麦芽炒黄，一钱五分　柴胡四分，看胁下痛多少与之　僵蚕炒　黄芪　人参各八分

上共为末，同桃仁研匀，汤浸，蒸饼为丸，白汤下。

饮食门

论饮食劳倦二伤

王安道曰：饮食、劳倦，二伤不可混而为一。劳倦诚不足也；饮食伤尤当于不足之中，分其有余不足也。盖饥饿不饮食者，胃气空虚，此为不足之伤，固失节也。饮食自倍而停滞者，胃气受伤，此不足之中兼有余，而伤亦失节也。〔批〕惟其不足，故补益；

惟其有余，故消导。劳倦伤亦有二，劳力纯乎伤气，劳心兼伤乎血。房劳伤肾，与劳倦相同。七情动气脉，与饮食无二。〔批〕劳倦伤，手按心口不痛；饮食伤，手按心口刺痛。

论饮食劳倦之脉

饮食劳倦，诊在右关。右关浮而有力，为饮食伤胃；右关沉而无力，为劳倦伤脾。饮食伤形，为有余，故脉浮而有力；劳倦伤气，为不足，故脉沉而无力。若寒气在内，腹满绞痛，肠鸣洞泄，则胃脉浮紧，亦属内伤；如寒气在外，骨节烦疼，六脉浮紧，是外感也。气口急大而数，时一代而涩，此饮食失节，劳役过甚之脉也。

食物饱甚耗气非一

龚子才曰：食物饱甚，耗气非一。或食不下而上涌呕吐，以耗灵源。或饮不消，而作痰咯唾，以耗神水。大便频数而泄，耗谷气之化生，溲便滑利而浊，耗泉源之浸润。至于精清冷而下漏，汗淋沥而自泄，莫不由食物之过伤，滋味之太厚也。

伤饮为无形之气伤食为有形之血论

李东垣曰：经云：水谷之寒热，感则害人六腑。又云：阴气者，静则神藏，躁则消亡。饮食自倍，肠胃乃伤。此乃混言之也。分之为二，则饮者水也，无形之气也。因而大饮则气逆，形寒饮冷则伤肺。轻则当汗、利小便，上下分消其湿。重而蓄积为满者，利下之。食者，物也，有形之血也。经云：因而饱食，筋脉横解，肠澼为痔，当分寒热轻重治之。轻则内消，或损其谷；重则徐下。若在上者，因而越之。然不可过，过则反伤脾胃，气不能化食，愈难消矣。

内伤饮食亦恶风寒论

又曰：脾胃受劳役之疾，饮食又复失节，耽病日久，事息心安，饮食太甚，病乃大作，故内伤饮食亦恶风寒，是荣卫失守，皮肤间无阳以滋养，不能任风寒也。皮毛之绝，则心肺之本亦绝矣。盖卫气不升，元气不至，无以滋养心肺，乃不足之证也。计受病不一，饮食失节，劳役所伤，因而饱食，内伤者极多，外伤者间而有之。举世医者往往将元气不足之证，便作外伤风寒表实之证，而反泻心肺，是重绝其表也，安得不死乎？

喜冷食热食

素喜冷食者，内必多热；素喜热食者，内必多寒。故内寒者不喜寒，内热者不喜热。然热者嗜寒多生中寒，寒者嗜热多生内热。此经所谓久而增气，物化之常也。气增而久，天之由也。故凡治病养生者，又当于素禀中察其嗜好偏胜之弊。〔批〕饮食停滞，寒物居多，温平者次之，热者又次之。

善食而瘦证治

善食而瘦者，多因有火，察其微甚而清之泻之。不能食而瘦者，多因脾胃不健，察其或虚或寒，而补之温之。

木乘土位证治

木乘土位，胃气受伤，致妨饮食者，急宜补益胃。如兼胁痛、胀满等证，或于补养药中少加乌药、青皮、白蔻以佐之。

小儿伤食证治

小儿纵肆口腹，伤食最多。故乳食停滞中焦，致胃气不清者，或发热面赤，或噫气作酸，或恶闻食臭，或欲吐不吐，或气短痞闷，或腹痛啼叫，此皆伤食之候也。

喜食茶米炭土证治

喜食茶叶及生米者，多因胃有伏火，所以能消此物。余尝以清火滋阴之药治之而愈。盖察其脉证有火象，故随用随效也。喜食炭者，必胃寒而湿，故喜此燥涩之物。亦当详察脉证，宜以健脾温胃为主。喜食土者，取净黄土煎黄连汁搜之，晒干与食。

治饮食伤宜审缓急标本之法

《治法汇》云：人有饥饱不食，胃气空虚，为不足。若食而过饱，停滞中脘，乃不足兼有余。以受伤言，则宜补益；以停滞言，则宜消导，二者审缓急标本而治。有物滞而气伤，补益消导兼行者；有物暂滞而气不受伤，宜消导独行者；亦有既停滞而不能自化，须补益助脾，使之融化，不用消导者。皆当临时消息也。

治伤食宜慎用消耗之法

薛立斋曰：凡伤食饱闷，痞塞不消，若脾胃素实，止因倍食暴伤者，宜用神曲、山楂辈消耗之，否则当慎也。东垣曰：脾胃之气壮，则多食而不伤，过时而不饥。若脾气虚弱，不能腐化者，宜培补之。脾胃虚寒者，宜温养之。命门火衰者，宜温补之。大凡食积痞块，证为有形，所谓邪气盛则实，真气夺则虚，惟当养正则邪积自除矣。虽云坚者削之，客者除之，若胃气未虚，元气尚实，乃可用也。或病久虚羸，或元气素弱者，亦当固本为主，而佐以消导。不然，反致痞满不食，而益其病矣。

治伤食宜审多少轻重之法

《准绳》曰：气口脉盛，伤于食，宜下。然伤有多少、有轻重，气口一盛，得脉六至，则伤于厥阴，乃伤之轻也，枳术丸见后之类主之。气口二盛，得脉七至，则伤于少阴，乃伤之重也，木香槟榔丸见后之类主之。气口三盛，脉得八至九至，则伤太阴，填塞闷乱，则心胃大痛，备急丸见后之类主之。然必视所伤之物冷热，随证加减。如伤冷物一分、热物二分，则用寒药二停、热药一停，随时消息。经云：必先岁气，毋伐天和。此之谓也。

治饮食伤宜审胃气虚实之法

张景岳曰：凡欲治病，必须借胃气以为行药之主。胃气实者，攻之则去，而疾易愈，此以胃气强而药力易行也。胃气虚者，攻亦不去，此非药不去病，以胃本虚，攻之则益虚，而药力愈不能行也。矧体质贵贱，尤有不同。凡藜藿壮夫及新暴之病，自宜消伐，以速去为善，若质弱久病，概施攻治之法，鲜不殆矣。

治饮食伤用药当从其类之法

饮食所伤，治当从类。如麦芽、神曲，能消米面之积；砂仁、厚朴、萝卜子、阿魏能消肉食之积；山楂、枳实能消瓜果之积。因湿者，宜治以燥，如半夏、苍术、草果、泽泻之属；因寒者，宜治以热，如姜、桂、吴茱、肉蔻之属；因热者，治以寒，如芩、连、栀子、青皮之属；气滞者，当行其气，宜木香、乌药、香附、白芥子之属；血滞者，当行其血，如桃仁、红花、苏木、元胡之属；食聚积坚，行散不易者，宜巴豆、大黄、三棱、蓬术之属。此不过言其大概也。凡欲攻有形，须从乎味；欲散凝滞，须从乎气，未有气行而食不随者，相济之妙，故不可胶柱也。

一云：肉食滞，宜山楂；面食滞，宜麦芽；糯米滞，宜酒曲；米食滞，宜谷芽；鱼腥所伤，倍加陈皮。

薛立斋曰：麦芽一味，余尝以治妇人丧子乳房胀痛，欲成痈者，用一二两炒热，煎服，即消。其破血散气可知。

中食之证不可作中风中气治

汪讱庵曰：中食证，忽然厥逆口不能言，肢不能举，名曰食厥。若作中风中气治之，死可立待，宜先以盐汤吐之，再行消食导气之药。经曰：上部有脉，下部无脉。其人当吐不吐者死。或曰：食填太阴，胸中痞乱，两寸脉当用事，今反尺脉不见，其理安在？曰：独阳不生，独阴不长。天之用在于地，下则万物生长；地之用在于天，上则万物收藏。此乃天地交而万物通也。故阳火之根，本乎地下；阴水之源，本乎天上。五脏主有形之物，物者阴也，阴者水也。食塞于上，是绝五脏之源也，绝则水不下流，两尺之绝，此其理也。

中食治法

李士材曰：此因饮食过伤，醉饱之后，或感风寒，或着气恼，以致填塞胸中，胃气不行，阴阳痞隔，升降不通，此内伤之致重者，宜煎姜盐汤探吐之。夹风寒者，藿香正气散方见霍乱。气滞者，八味顺气散方见中气。吐后别无他证，只以平胃散方见脾胃加白术、茯苓、半夏、曲柏、砂仁之类。

烧盐探吐法

《千金》烧盐探吐法，治伤食痛连胸膈，痞闷不通，手足逆冷，尺脉全无。此食填太阴，抑遏肝胆之气，不得上升。两实相搏，故痛连胸膈。阳气不舒，故手足厥冷。下焦隔绝，故尺脉不至。咸润下而软坚，能破积聚，炒之则苦，又能宣涌，使不化之食从上而出，则塞者通矣，亦木郁达之也。〔批〕烧盐一撮，热水调浓服，以指探吐。

食中兼气中治案

士材云：给谏晏怀泉夫人先患胸腹痛，次日卒然晕倒，手足厥逆。余诊之六脉皆伏，惟气口稍动。此食满胸中，阴阳痞隔，升降不通，故脉伏而气口独见也。取陈皮、砂仁各一两，姜八钱，盐三钱，煎汤以指探吐。得宿食五六碗，六脉尽见矣。但左关弦大，胸胀甚，知为大怒所伤。更以木香、青皮、橘红、白术、香附煎成与服，两剂痛止。更以六君子加木香、乌药调理，十余日方瘥。此食中兼气中也。

食冰太过治案

宋徽宗食冰太过，病脾疾。国医治不效，召杨介，进大理中丸。上曰：服之屡矣。介曰：病因食冰，臣请以冰煎此药，是治受病之源也。果愈。

附藻治案

伤食头痛如掰证验

一农家子，因端午过食蛋肉，呕吐，腹痛泄泻。延医诊治，概用藿香正气及香砂平胃杂入消食等药，呕吐止而腹痛泄泻未除。医曰：食物不消，即以其汁消之。随用猪骨、蛋壳，烧灰并炒，烧米水合煎与服，泄泻顿止。是晚遍身热如火烙，头痛如掰，大渴引饮，满床搔爬，几欲寻死，前医束手无策。其家与余邻，叩门哀乞活命。余详叩其病因及所服方药，乃谓之曰：余素不喜出外看病，兼之暮夜难行，若肯信我，权以药一剂与服，何如？其人喜曰：久仰高明，如蒙赐方，万无不应。于是石膏用至二两，花粉、知母各一两，甘草二钱，大黄止用二钱因未诊脉，不敢多用，急令持归煎服。服一剂，热渴头痛俱减大半，次早复来乞方。余询知其未大便，即于原方中加酒洗大黄三钱，服未尽剂，即大便二次，下燥粪甚多，而诸证悉愈。可知凡治饮食所伤，不宜过用辛香克伐之品以耗其气，气耗则停滞之物无所借以行。尤不可妄用辛热炙煿之味以伤其津，津伤则肠胃存积之渣滓愈不易出。以致地道闭塞，胃火冲击，上攻而为头痛，外越而为灼热，内蒸而为烦渴。其炎炎之势，若有不可向迩者，此时如沃焦救焚，非多用独用不能见功。故取花粉、知母、石膏、甘草一派甘寒，以生胃津而泻胃火。其大黄略用酒洗者，是微升其下走之性，使之恋膈生津，以攻其坚积。至于燥粪得下，地道得通，则胃火降而头痛自愈耳。仲景原有鸟巢高巅，弋而取之之法，阳明中篇有急下以救津液之法。读古人书不知引伸触类，以尽其变，又何异于头痛治头者乎！

饮食门方

枳术丸洁古　消补兼施，健脾进食，消痞除痰。

白术二两，土炒　枳实一两，麸炒

为末，湿荷叶包煨，陈米饭为丸。

李东垣曰：白术，甘温补脾胃之元气，其苦味除胃中湿热，利腰脐间血，过于枳实克化之药一倍。枳实苦寒，泄胃中痞闷，化胃中所伤，是先补其虚，而后化其伤，则不峻矣。荷叶中空，色青，形仰象震，在人为少阳胆生化之根蒂也。饮食入胃，荣气上行，即阳甲胆之气也。胃气、元气、谷气、甲胆上升之气，一也。食药感此气，化胃气，岂有不上升乎？烧饭与白术协力滋养谷气，补令胃厚，不至再伤，洁古此方，其利广矣。

橘半枳术丸　治饮食不消，气滞痞闷。

枳实酒炒，一两　白术土炒，二两　陈皮酒炒，五钱　法半五

钱，焙

共为细末，以鲜荷叶包，冷饭煨熟，去荷叶，将饭和末调匀为丸，白汤下。

香砂枳术丸　破滞气，消宿食，开胃进食。

木香　砂仁　枳实炒　白术炒

共为末，荷叶裹，烧饭为丸，白术汤下。

木香人参干姜枳术丸东垣　开胃进饮食。

木香　人参　干生姜　陈皮　枳实　白术

共为末，荷叶烧饭为丸，食前温水下。

丹溪枳实丸　专治食积痞块。

枳实　白术　山楂　麦芽　神曲　半夏　苍术　陈皮　木香　姜黄

荷叶蒸饭为丸，食后姜汤下。

三黄枳术丸　治肉食、湿面、厚味之物填塞闷乱，胸膈不快。

枳实　白术　黄连酒炒　黄芩酒炒　大黄酒浸　神曲炒　橘红

共为细末，曲糊丸。

白术丸　治伤豆粉、湿面、油腻之物。

枳实麸炒，一两　白术土炒，二两　法半　神曲炒，各一两　橘红七钱　黄芩生用，五钱　枯白矾三分

蒸饼丸。

索粉积，用紫苏煎浓汁，加杏仁研泥服之。索粉，近之即烂。湿面积，加莱菔子以解面毒。果积，用麝香少许，水调服。

启脾丸杨氏　治脾胃不和，气不升降，中满痞塞，心腹膨胀，肠鸣泄泻，不思饮食。

人参　白术　青皮去白　陈皮去白　神曲炒　麦芽炒　砂仁　干姜炮　厚朴姜汁炒，各一两　甘草炙，五钱

为末，蜜丸，弹子大。每一丸，食前细嚼，米饮下。

保和丸　治食积饮停，腹痛泄泻，痞满吐酸，积滞恶食，食疟下痢。

山楂去核，或云核亦有力　神曲炒　茯苓　法半　陈皮　莱菔子微炒　连翘

曲糊丸，麦芽汤下麦芽入药亦可。

本方加白术，名大安丸。山楂酸温收缩之性，能消腥膻油腻之食，惟收缩，故食消。神曲辛温蒸窨之物，能消酒食陈腐之积。莱菔子辛甘，下气而制面。麦芽咸温，能软坚积。茯苓补脾渗湿，伤食必兼湿。连翘散结清热，积久必郁为热。半夏能润能燥，和胃而健脾。陈皮能降能升，调中而理气。此内伤而气未病者，但须消导，不须补益也。

加减调中饮　〔批〕节庵方。治食积，头痛，发热恶寒，气口脉紧盛，但身不痛。

苍术　厚朴　陈皮　甘草　白术　山楂　神曲　陈枳实　草果　黄连　干姜

生姜煎入。木香磨汁调服。

枳实导滞丸东垣　治伤湿热之物不得施化，痞闷不安，腹内硬痛，积滞泄泻。

大黄　枳实炒　黄芩酒炒　黄连酒炒　神曲　白术　茯苓　泽泻

蒸饼为丸，多寡量服。

饮食滞伤，作痛成积，非有以推荡之则不行，积滞不尽，病终不除。故攻而下之，而痛泻反止。经所谓通因通用也。伤由湿热，故用芩、连以清热。大黄不用酒制者，此治中焦积滞也。

木香槟榔丸子和　治胸腹积滞，痞满结痛，大便不通，或泄泻下痢，里急后重，食疟实积。

木香　槟榔　青皮醋炒　陈皮去白　枳壳炒　黄柏酒炒　黄连茱黄汤炒　三棱醋煮　莪术醋炒，五钱　大黄酒浸，一两　香附　黑牵牛二两　芒硝

水丸，量人虚实服。一方加酒洗当归。

木香、香附，行气之药，能通三焦，解六郁。青皮平下焦肝气，陈皮理上焦肺气。枳壳宽肠下气。槟榔、牵牛，下气之最速者。柏、连燥湿兼清热。三棱能破血中气滞。莪术能破气中血滞。硝、黄，血分之药，能除血中伏热，通行积滞，并为推坚化痞之

峻品。湿热积滞去，则二便调而三焦通泰矣。

《纲目》曰：此戴氏经验方也。善治下虚上实，抑火升水，流湿润燥，推陈致新，散郁破结，活血通经，及肺痿喘嗽，胸膈不利，脾湿黄疸，宿食不消。妇人调和气血，小儿惊痫积热，皆可量轻重用之。

滑伯仁曰：肠胃，阳明燥金也。下焦，少阳相火也。后重之用木香、槟榔行燥金之郁也。癃闭之用知母、黄柏散相火之炽也。

三物备急丸《千金》　治食停肠胃，冷热不调，腹胀气急，痛满欲死，及中恶、客忤、卒暴诸病。

巴豆霜　大黄　干姜

等分，蜜丸，小豆大。每服三五丸，温水下。中恶口噤者，折齿灌之。〔批〕干姜易桂枝，名备急散。

红丸子《局方》　治脾胃，消宿食，去膨胀。治大人、小儿脾胃之证，极有神效。

京三棱浸软，切片　**蓬术**煨　**青皮**　**陈皮**各五斤　**干姜**炒　**胡椒**各三斤

共为末，醋糊丸，矾红为衣，食后姜汤下。《简易方》有阿魏，滴水为丸。

妙应丸　治久病胃虚，恹恹不能食，脏腑或秘或结或溏。

白术炒，二两四钱　**陈皮**去白，一两六钱　**枳实**五钱　**槟榔**五钱　**木香**二钱　**厚朴**姜制，二两　**半夏**泡，一两　**甘草**炙，四钱　**人参**一两

为末，姜汁浸，蒸饼为丸。本方去人参，名和中丸。

芍药枳术丸景岳　治食积痞满，及小儿腹大胀满，时常疼痛，脾胃不和。

白术炒　**赤芍**酒炒　**枳实**炒　**陈皮**

上四味为末，荷叶汤煮黄老米粥为丸，米饮或白汤下。脏寒，加干姜；脾气虚，加人参。

排气饮景岳　治气逆食滞胀痛。

陈皮　木香　藿香　香附　枳壳　泽泻　乌药　厚朴

水煎，热服。寒滞，加干姜、吴茱；痛在小腹，加小茴香。

　　集成肥儿丸　治小儿脾胃虚弱，饮食不消，肌肤瘦削，多服能令儿肥。此丸久经效验，比诸家肥儿丸功独胜。

　　建莲肉二两四钱①，去心皮，炒　西砂仁六钱，酒炒　白术土炒，一两　人参一钱，焙　楂肉四钱，炒　白芍四钱，酒炒　广皮四钱，酒炒　法半夏四钱，炒　云蒸一两，乳蒸晒　川连二钱，姜炒　苡仁六钱，炒　炙草二钱

　　共为细末，炼蜜成丸，弹子大。每日早、午、晚各服一丸，米饮化下。

　　简便方七②

　　伤冷食及难化之物，用生姜、紫苏捣烂炒热，布包熨胸腹，如冷，再炒再熨，神效。

　　伤肉食停滞，用山楂三十粒，捶碎煎汤服。犬肉滞，用杏仁一升，去皮尖，沸汤和，绞汁三服。又方，煮芦根汁饮之。牛肉滞，用稻草煎汤热服。鱼脍滞，捣马鞭草汁及生姜汁饮之。鱼鳖毒，紫苏煎汤服，或用川椒、胡椒二味，研末调服。

酒病门

饮酒论

　　酒者味甘苦辛，气大热。苦入心而补肾，辛入肺而补肝，甘入脾，和气血而行荣卫。若因而大饮，是不知节矣。大饮则醉，醉则肺先受伤。肺主气，肺伤则气上逆而病吐衄也。醇酒不浓不炎，得气味之中和，宜微凉饮之。初得其凉以养胃，次得其温以养脾。人之喜饮热酒者，善病胃脘痛。此有瘀血，热伤其胃也。喜饮冷酒者，善病胀痛，不嗜食而呕，以伤寒于脾也。

酒停五脏致病

　　酒停不散，清则成饮，浊则成痰。入于肺，为喘，为咳。入

---

　　①　钱：原作"两"，据《幼幼集成·黄疸证治》改。

　　②　七：原脱，据底本目录补。

于心，为噫，为心痛，为怔忡。入于肝，为胁痛，为小腹痛满呕苦。入于脾，为胀，为肿，为吞酸，为健忘。入于肾，为溺涩，为赤白浊，为腰痛，为背恶寒。入于胃，为呕吐，为泻痢，为胃脘当心痛。不亟去之，养虎贻患，宜十枣汤见痰饮主之。

论饮酒过度之害

汪讱庵曰：酒大热有毒，又水之所酿成，故热而兼湿。过饮则相火昌炎，肺金受烁，致生痰嗽。脾因火而困怠，胃因火而呕吐，心因火而昏狂，肝因火而善怒，胆因火而恐惧，肾因火而精枯，以致吐血消渴，劳伤蛊膈，痈疽失明，为害无穷。

论夜饮过度之害

汪颖曰：人知戒早饮，而不知夜饮更甚。醉饱就床，热壅三焦，伤心损目。夜气收敛，酒以发之，乱其清明，劳其脾胃，停湿动火，因而致病者多矣。朱子云：以醉为节可也。

论纵酒多成劳损水鼓之证

张景岳曰：纵酒之人，多成劳损。虽曰酒能陶情，少饮之未必无益。而酒能乱性，多饮之难免无伤。且酒成于酿，其性则热，汁化于水，其质则寒。若以阴虚者纵饮之，则质不足以滋阴，而性偏动火。故热者愈热，而病为吐衄、痔漏、尿血、烦躁、狂悖等证，此酒性伤阴而然也。若阳虚者纵饮之，则性不足以扶阳，而质留为水。故寒者愈寒，而病为鼓胀、泄泻腹痛、吞酸少食、亡阳暴脱等证，此酒质伤阳而然也。

少年纵饮无节，多成水鼓。盖酒为水谷之液，血亦水谷之液。酒入中焦，必求同类，故直走血分。经曰：饮酒者，卫气先行皮肤，先充络脉。此之谓也。然血者，神气也，血属阴而性和。酒者，淫气也，酒属阳而性悍。凡酒入血分，血欲静而酒动之，血欲藏而酒逐之，故饮酒者身面皆赤，此入血之征，亦散血之征也。扰乱一番，而血气能无耗损者，未之有也。第年当少壮，则旋耗旋生，固无所觉。及乎血气渐衰，则所生不偿所耗，而且积伤并至，病斯见矣。

或致血不养筋，则为中风。或致伤脾，则为痰饮泻痢。或湿热上浮，则为喘汗鼻渊。或流于筋骨，则为瘰疬疼痛。或致动血伤精，则为劳损吐衄。或致伤肌腐肉，则为疮疡痔漏。其有积渐日久而成水鼓者，则尤多也。盖酒性本湿，壮者气行则已，酒即血也；怯者着而成病，酒即水也。不惟酒为水，而血气既衰，亦皆随酒而悉为水矣。所以凡治水鼓者，必当以血气为主，而养阴利湿，是诚善矣。

论嗜酒积热之证

喻嘉言曰：钱小鲁，奕秋之徒也，兼善饮。每奕必饮，饮必醉，岁无虚日。辛巳秋，豪饮晚归，呕吐，寒热交作，骨节烦疼。医以时行感冒，表散药治之不愈。更医，知为酒毒，于寒凉药中用热药为向导治之，亦不愈。卧床二十余日，始请余诊。其脉洪大促急，身腰着席，不能动展，左腿痛如刀刺，鼻煤，从病起至是，总未大便，此痫疽之候也。归语两门人，王生欣然有得曰：迄今燥金司令，酒客素伤湿热，至此而发，金盛则木衰，是以筋骨疼痛而不能起于床。脏燥则腑亦燥，是以津液干枯而大肠失其润，以清金润燥治之可矣。吴生曰：不然。酒毒大发，肠胃如焚，能俟掘井取水乎？是必以大下为急也。余曰：下法果胜，但酒客胃气素为多呕所伤，药入胃中，必致上涌，不能下达，即敷脐导肠等法，无所用之。掘井固难，开渠亦不易，奈何奈何！吾为子辈更辟一宝。夫酒者，清冽之物，不随浊秽下行，惟喜渗入者也，渗入之区，先从胃入胆。胆为清净之府，同气相交故也。然胆之摄受无几，其次从胃入肠、膀胱，渗之化溺，为独多焉。迨至化溺，则所存者，酒之余质，其烈性实，惟胆独当之。每见善饮者，必漫斟缓酌，以俟腹中之渗。若连飞数觥，有倾囊而出耳。是以酒至半酣，虽懦夫有挥拳骂座之胆，虽窭人有千金一掷之胆，虽狷士有钻穴逾垣之胆，甚至凶徒有抚剑杀人之胆，以及放浪形骸之流，且有一饮数斛、不顾余生之胆。以小鲁之赤贫而胆不丧落者，夫非借资于酒乎？其受病实有较他人不同者，盖胆之府原无输泻胆之热，他人可移于脑，浊涕从鼻窍源源而出，亦少杀其势。

若小鲁，则阳分之阳过旺，阳分之阴甚衰，发鬓全无，直似南方不毛之地，热也极矣，肯受胆之移热乎。幸其头间多汗，脑热暗泄，不为大患，乃胆热既无可宣，又继以酒之热、时之燥，热淫内炽，脉见促急，几何不致极惫耶！故胆之热汁，满而溢出于外，以渐渗于经络，则身目皆黄，为酒疸之病，以其渗而出也。可转驱而纳诸膀胱，从溺道而消也。今独攻环跳之穴，则在胆之本属无可驱矣。且其步履素为此穴所苦，受伤已久，气离血散，热邪弥满留连，服药纵多，有拒而不纳耳，何能取效？即欲针之，此久伤之穴有难于抉泻者，设遇良工如古人辈，将何法以处此乎？吾更有虑焉。有身以后，全赖谷气充养，谷气即元气也。谷入素少之人，又即借酒为元气，今以病而废饮，何所恃为久世之资耶？吾谛思一法：先搐脑中黄水出鼻，次针胆穴之络与脑间者数处，务期胆中之热移从脑鼻而出，庶乎环跳穴中结邪渐运，而肠胃之枯槁渐回，然后以泻胆热之药入酒中，每日仍痛饮一醉，饮法同而酒性异，始得阴行而妙其用。盖其以生平之偏，造为坚垒，必借酒转为乡导，乃克有济也。岂清金润燥与下夺之法能了其局乎！

酒病宜发汗之法

王海藏曰：酒病宜发汗。若利小便，炎焰不肯下行，故曰火郁则发之。以辛温散之，是从其体性也。是知利小便，则湿去热不去。若动大便，必为疏漏。盖大便有形质之物，酒者无形之水，从汗发之，乃为近理。

酒病宜发汗利小便之法

李东垣曰：酒者，大热有毒，气味俱厚。若伤之，只当发散，汗出自愈矣。其次莫如利小便，乃上下分消其湿也。

《准绳》曰：酒之为物，气热而质湿。饮之而昏醉狂荡者，热也，宜以汗去之。既醒则热去而湿留，宜利小便而已。二者当酌而用之。

酒病宜驱阴回阳清热解毒之法

舒驰远曰：或问酒性固热，烧酒尤甚。每伤于酒者，反其辛热，何也？曰：酒中有热有湿，均足为患，因其本气而患之。本气虚寒者，原不患热，惟患其湿。其湿日积，阳神日衰，一旦协水而动，阴邪横发，闭痛呕逆，上下交剧，法当急驱其阴以回其阳。真阳素旺者，不患其湿，而患其热。热遗后阴，便血生痔；热遗前阴，茎生诸疳，法宜分解其热而清其毒。

治酒病诸法

《汇参》云：伤酒恶心呕逆，吐出宿酒，宜中和汤见后。酒渴，缩脾饮见暑门，或煎干葛汤调五苓散见痰饮，或只服干葛汤见消渴。酒积腹痛泄泻，酒煮黄连丸见暑门。酒癖，肠中有块，随气上下，宜中和汤加蓬术。酒食生痰，胸膈膨闷，五更咳嗽，此胃有食积，至此时火气流入肺中，宜顺气消食化痰丸见痰门。饮酒过多，积为醋热里蒸，宜乌梅木瓜汤见消渴。酒疸，详黄疸门。

酒病寒利寒闭治案

舒驰远曰：少阴有寒利，腹有寒闭，以肾气为寒所困，则关门不开，而二便俱闭，更宜急温，酒客尝有此证。外见腹中急痛，呕吐痰水，水药不得入，余尝以四逆汤见中寒加丁香、白蔻、砂、半、吴茱、参、术等药频频与服，外熨炒糠，其痛稍缓。俟呕稍止，用斩关丸方见关格三五钱，以开其闭，自愈。设不知此，误投大黄等药，其闭愈甚，则轻者重而重者死矣。可不慎欤！

酒毒随欲火下注治案

曾医樊子敬夫，阴头赤肿，碎裂如丝，其痛异常，乃为素禀阳脏，嗜饮烧酒，乘醉入房，男女交媾，酒毒随欲火下注于前阴也。吾用葛花解酒毒，大黄泻热，栀子、车前引导前阴，五剂而愈。

酒风酒悖饮酒经义详二卷

酒泄见十七卷泄泻门①

---

① "酒风酒悖……泄泻门"：此二条原脱，据底本目录补。

酒病门方

葛花解醒汤 治酒积，或吐或泻，痞塞头痛，小便不利。

葛花　草蔻仁　砂仁各一钱　神曲四分　木香一分　干姜三分
青皮　陈皮　茯苓各四钱　焦白术　人参各五分　猪苓　泽泻各三分

水煎服。酒大热有毒，又水之所酿成，故热而兼湿，湿热积于肠胃，故见此诸证。

汪讱庵曰：葛花独入阳明，令湿热从肌肉而解。草蔻、砂仁皆辛散解酒之品，故以为君。神曲解酒化食，木香、干姜调气温中，青、陈除痰疏滞。二苓、泽泻共祛湿热从小便出，乃内外分消之剂。饮多则中气伤，故加参、术以补其气也。

东垣曰：伤酒宜此汤主之。今人或用酒癥丸方见后，大热之药下之，或用大黄、牵牛之类，是无形元气受伤，反损有形阴血。阴血愈虚，阳火愈旺，元气消亡，而虚损之病作矣。

或曰：葛花发散不如枳椇，一名鸡距，一名木蜜，一名枝矩子，扬州货卖名蜜屈子。如小指，长数寸，屈曲相连，能化酒为水。

枳实半夏汤 治酒停胸膈为痰饮。

枳实　法半　神曲　麦芽　枳椇子

加生姜煎服。

中和汤 治伤酒，恶心呕逆，吐出宿酒，昏眩头痛。

紫苏　香附　陈皮　甘草　木香

加姜、葱煎。此即香苏饮加木香。

酒癥丸《纲目》 治饮酒过度，头旋，恶心呕吐，及酒停积于胃，间遇饮即吐，久而成癖。

明雄黄如皂角子大者，六个　巴豆连皮油，十五个　蝎梢十五个

上共研末，入白面五两半，滴水为丸，如豌豆大，将干入麸内炒香，以一粒放水上试之，浮则取起收之。每服二丸，温酒下。

简便方二①

酒多致病，用垂丝柳晒干为末，每一钱，温酒下。

酒后咳嗽，用白僵蚕，焙，研末，每一钱，茶服。《怪证奇方》。

脾胃门

总 论

李东垣曰：胃中清纯冲和之气，人之所赖以为生者也。若谋虑神劳，动作行苦，嗜欲无节，思想不遂，饮食失宜，药饵违法，皆能致伤。既伤之后，须用调补，而恣意犯禁，旧证未消，方生之病，与日俱积。吾见伤败之胃气，无复完全之望矣。盖人受水谷之气以生，所谓清气、荣气、卫气、元气、春生之气，皆胃气之别名也。夫胃为水谷之海，若阴阳失节，寒温不适，脾胃乃伤。喜怒忧恐，损耗元气，脾胃气衰，元气不足而心火独盛。心火者，阴火也。起于下焦，心不主令，相火代之。相火，包络之火，元气之贼也。〔批〕火与元气不两立。脾胃气虚，阴火上冲，则气高喘而烦热，为头痛，为渴，而脉洪。脾胃之气下流，使谷气不得升浮，是春生之令不行，则无阳以护其荣卫，使不任风寒，乃生寒热，此皆脾胃之气不足所致也。〔批〕不受任风寒，乃生寒热，皆脾胃之气不足所致。然与外感风寒之证颇同而实异。内伤脾胃，乃伤其气，外感风寒，乃伤其形。伤其外则有余，有余者泻之；伤其内则不足，不足者补之。内伤不足之证，苟误认作外感有余之证，而反泻之，则虚其虚也。实实虚虚，如此死者，医杀之也。

脾病胃病辨

脾病则饮食不纳，口中无味，四肢困倦，心胸痞满，兀兀欲吐，见食而恶。胃病则腹中作胀，大小便不利，或为呕吐，食饮不化，或为飧泄，完谷后出。

---

① 二：原脱，据底本目录补。

人身脾胃为主论

王节斋曰：人之一身，脾胃为主。胃阳主气，脾阴主血，胃司受纳，脾司运化。一纳一运，化生精气，津液上升，糟粕下降，斯无病矣。人惟饮食不节，起居不时，损伤脾胃。胃损则不能纳，脾损则不能化。脾胃俱损，纳化皆难，元气斯弱，百邪易侵，而饱闷、痞积、关格、吐逆、腹痛、泻痢等证作矣。故洁古制枳术丸，东垣发脾胃论，使人常以调理脾胃为主，后人称为医中王道，厥有旨哉。

后天①宜培养论

张景岳曰：人之始生，本乎精血之原；人之既生，借乎水谷之养。非精血无以成形体之基，非水谷无以成形体之壮。精血之司在命门，水谷之司在脾胃。故命门得先天之气，脾胃得后天之气也。故人凡先天有不足者，但得后天培养之力，则补天之功，亦可居其强半。〔批〕先天如朝廷，后天如司道，执政在先天，布政在后天。此脾胃之气所关于人生者不小，胃强则强，胃弱则衰，有胃则生，无胃则死。是以养生家，必当以脾胃为先。而凡治病者，必须先察胃气，常顾脾气，为要务也。

五脏皆有脾气论

又曰：脾胃有病，自宜治脾，然脾为土脏，灌溉四旁，是以五脏中皆有脾气，而脾胃中亦皆有五脏之气，此其互为相使，有可分而不可分者在焉。故善治脾者，能调五脏，即所以治脾胃也；能治脾胃而使食进，胃强即所以安五脏也。今人只知参、苓、枳、术、山楂、麦芽、神曲、厚朴之类，乃为脾胃之药，而不知风寒湿热皆能犯脾，饮食劳倦皆能伤脾。如风邪胜者宜散之，寒邪胜者宜温之，热邪胜者宜寒之，湿邪胜者宜燥之，饮食停积者宜行之，劳倦内伤者宜补之。矧②太阴常多血少气，阳明多血多气。使

---

① 天：原作"人"，据底本目录改。
② 矧（shěn 审）：况且。

此中之血瘀，则承气、抵当之类，亦属脾胃之药；使此中之血虚，则四物之类，又孰非脾胃之药乎？至于五脏之邪，皆通脾胃。如肝邪之犯脾者，肝脾俱实，单平肝气可也；肝强脾弱，舍肝而救脾可也。心邪之犯脾者，心火炽盛，清火可也，心火不足，补火以生脾可也。肺邪之犯脾者，肺气壅塞，当泄肺以疏脾之滞，肺气不足，当补肺以防脾之虚。肾邪之犯脾者，脾虚则水能反克，救脾为主，肾虚则启闭无权，壮肾为先。至若胃司受纳，脾主运化，若能纳而不化，此脾虚之兆。既不能纳，又不能运，此脾胃俱已大亏，即速用峻补，犹恐不足，而尚欲以楂、苓、枳、术之类，冀为脾胃之永赖乎。

治脾胃宜中和合宜之法

刘河间曰：脾喜燥而恶湿，胃喜温而恶寒。燥虽健脾，温虽和胃，若骤用辛温燥热之物，又致胃火益旺，脾阴愈伤，清纯中和之气，变为燥热燔燎之证，遂使胃脘干枯，脾脏渐绝者有矣。若用寒凉滑泄之药而救之，又致胃脘胀满，脾气不行，乾健坤静之德，化为天地不交之否，使其木逆作胀，吐泻呕涌，肿满格食，所由生矣。二者之间，诚当酌之，中和合宜可也。

治脾胃宜健宜和之法

李东垣曰：脾伤因好饮也，胃伤因好食也。伤饮则水浸淫而土烂，脾不健矣；伤食则土阻塞而金衰，胃不和矣。《千金》云：伤饮，无形之气也，宜发汗、利小便，以导其湿；伤食，有形之物也，宜消导行滞，吐下以泄其积。

补脾胃须入养心之药法

张三锡曰：胃司受纳，脾司运化，一纳一运，化生精血，然后滋养脏腑。若饮食失节则胃病，忧思劳役则脾病，脾胃病则不能纳运，而诸病生矣，宜分伤胃伤脾而治。胃伤当养，养以参、术；脾伤当健，健以枳、术。胃养则进食，脾健则运行矣。又曰：脾胃属土，补脾胃药须入养心药，火生土也。

脾虚不食治宜补母之法

李士材曰：脾胃者，具坤顺之德，而有乾健之运。故坤德或惭，补土以培其卑滥；乾健稍弛，益火以助其转运。东垣、谦甫以补土立言，学士、用和以壮火垂训，盖有见乎。土强则出纳自如，火强则转输不息。故不能食多属脾虚，补之不效，当补其母。挟痰宜化，挟郁宜开，仇木宜安，子金宜顾。夫脾为五脏之母，土为万物之根。安谷则昌，绝谷则亡。关夫人者至切，慎毋少忽。

经曰：精气并于脾，热气留于胃。胃热则消谷，故善饥，胃气逆上则胃脘寒，故不嗜食也。又曰：太阴所谓恶闻食臭者，胃无气，故恶食臭也。

东垣云：胃中元气盛，则能食而不伤，过时而不饥。脾胃俱旺，则能食而肥；脾胃俱虚，则不能食而瘦，故不能食皆作虚论。若伤寒恶食，自有本门，不在此例。

肾虚不能消化治宜补火之法

许学士云：不能食者，不可全作脾治。肾气虚弱，不能消化饮食，譬之釜中水谷，下无火力，其何能热熟。严用和云：房劳过度，真阳衰弱，不能上蒸脾土，中州不运，以致饮食不进，或胀满痞塞，或滞痛不消，须知补肾。肾气若壮，丹田火盛，上蒸脾土，脾土温和，中焦自治，膈开能食矣。

心肾虚弱脾气不足治法

戴复庵曰：脾运食而传于肺，脾气不足，故不喜食，宜启脾丸见前饮食门。若脾虚而不进食者，当实脾。及心肾虚，致脾气不足以运者，宜鹿茸橘皮煎丸见后，脾上交于心，下交于肾者也。

病后胃口不开治法

张景岳曰：病后胃口不开，饮食不进。一者浊气未尽，余火未清，只宜和解，或调理胃气。一者脾胃受伤，病邪虽去，而中气未复，或数日不能食，或旬日不能开，或胸喉中若有所哽，如梅核气者。此本无停滞，但以阳气未舒，脾胃不能运化而然。轻者宜用温胃之剂，甚则必加人参、附子，使阳气得行，胃口自开也。

气虚寒湿不食治法

《汇参》云：脉缓怠惰，四肢重着，或大便泄泻，此湿胜也，从平胃散见后加味。脉弦气弱，自汗，四肢发热，或大便泄泻，皮毛枯槁，此气虚中寒也，从黄芪建中汤见劳损加味。脉虚气弱，脾胃不和，从四君子、六君子汤俱见后加味。有痰，从二陈汤见痰加味。

肺金虚，则盗窃土母之气以自救，而脾益虚，宜补中益气加麦冬、五味、桔梗、白苓之类。

脾胃病服八味丸治验

薛新甫云：余常病脾胃，服补剂不愈，几殆。吾乡卢丹谷先生令服八味丸见中寒，饮食果进，三料而平。又脾虚发肿，皆以八味丸而愈。

久疟食少用异功散治验

娄全善①尝治久疟，食少，汗多，先用补剂加黄连、枳实，月余，食反不进，汗亦不止。因悟谦甫言，脾胃虚弱，宜异功散见饮食补之〔批〕肝木克土，用异功散加木香、沉香，遂减去枳、连，纯用补剂，又于原方内加附子三分，令粥多于药，而食进。

脾胃门方

平胃散《局方》　治脾有停湿，痰饮痞膈，宿食不消，满闷呕泄，山岚瘴雾，不服水土。

苍术漂　川朴姜炒　陈皮去白　炙草

加姜、枣煎服。一方去苍术加炮姜，名和胃饮，兼治霍乱呕，胀满腹痛等证。伤脾不思食，加参、芪。痞闷，加木香、枳壳。大便秘，加硝。小便涩，加苓、泻。〔批〕本方加神曲、麦芽，名加味平胃散。

方谷曰：近世医家治伤食之证，每每以平胃散出入加减，夫

---

① 娄全善：即楼全善，名英。明代著名医人，著《医学纲目》。

地有高阜，则使之平，一平即止，如或过平地，必反成坎矣，不如用洁古枳术丸为胜。

五味异功散　治脾胃虚寒，饮食少思，呕吐，或久患咳嗽而浮，气逆腹满等证。

人参　白术炒　茯苓　炙草　陈皮

加姜、枣煎服。〔批〕钱氏加木香，名同。

罗谦甫云：脾胃弱者，宜异功散补之，自能进食。设过食伤脾，而痞满呕逆，权用枳术丸一服，慎勿多服。

健脾丸　治脾虚气弱，饮食不消。

人参　白术土炒　陈皮　山楂去核　麦芽炒　枳实麸炒

共为末，神曲糊丸，米饮下。

汪讱庵曰：脾胃者，仓廪之官。胃虚则不能容受，故不嗜食；脾虚则不能运化，故有积滞。所以然者，由气虚也。参、术补气，陈皮利气，气运则脾胃自强。山楂消肉食，麦芽消谷食，脾胃不足，故以二药助而化之。枳实力猛，能消积化痞，佐以参、术，则为功更捷，而又不至伤气。夫脾受伤，则须补益，饮食难化，则宜消导，合斯二者，所以健脾也。

大健脾丸　健脾养胃，滋谷气，除湿热，宽胸膈，去痞满。久服强中益气，百病不生。

人参　白苓饭上蒸　广皮一两　枳实饭上蒸　青皮醋洗　半曲炒　山楂肉饭上蒸，各一两　白术土炒，三两　谷芽一两六钱，炒　白豆蔻炒　广木香各五钱　川黄连一两六钱，同吴茱五钱浸，炒赤色，去吴茱萸用

上共为末，水煮荷叶，老米粥捣丸，食前白汤下。〔批〕无火畏寒者，去川连加炮姜。

养荣健脾丸　治脾阴不足，饮食不为肌肤。

人参　白术　枳实　当归　芍药　川芎　麦冬　柏子仁

神曲糊丸，米饮下。

理气健脾丸　治脾胃虚弱，久泻久痢。

白术　陈皮　山楂　香附　木香　茯苓　神曲　黄连　当归

白芍

共为末，以湿荷叶包，煨饭为丸，米饮下。

舒郁健脾丸　治脾气郁滞，饮食不消。

白术　陈皮　枳实　神曲　川芎　香附

共为细末，神曲糊丸，温水下。

化痰健脾丸　治内伤挟痰。

人参　枳实　白术　陈皮　法半　胆星　蛤粉　茯苓

共为细末，神曲糊丸，温水下。

清火健脾丸　治脾虚有火。

白术　枳实　陈皮　法半　山栀　黄连

水丸。

八味理中汤　治脾胃虚寒，饮食不化，胸膈痞闷，或呕吐泄泻。

人参　干姜炒　白术炒　茯苓　麦芽炒　炙草　神曲炒　砂仁炒

共为末，蜜丸，空心姜汤下。

治中丸　治脾胃不和，呕逆霍乱。

人参　白术　炮姜　炙草　青皮　陈皮

水煎服。呕加半夏。此方以青皮易木瓜，名和中丸。

四君子汤　治一切阳虚气弱，脾胃衰损，饮食少思，体瘦面黄，脉细软。

人参　白术土炒　茯苓　炙草

加姜、枣煎。〔批〕或加粳米百粒。

六君子汤　治脾虚弱，饮食少思，或呕吐吞酸，咳嗽喘促。

即前四君子加法半、陈皮，姜、枣煎服。〔批〕六君加炮姜、附子，名姜附六君。

加味四君汤　治一切脾胃气虚，食不知味，并治气虚不能摄血，以致下血不禁。

即前四君加炙芪、扁豆炒，水煎服。

加味六君子汤　治脾胃虚弱泄泻，米谷不化，肠中虚滑，发渴微痛，久不瘥者。

人参　白术　炙芪　山药　甘草　白苓　砂仁　厚朴　肉蔻面裹煨

水煎，温服。

调中益气汤东垣　治湿热所伤，体重烦闷，口失滋味，寒热不调，体倦少食。

黄芪　人参　炙草　苍术　陈皮　木香　柴胡　升麻

水煎服。一方有白芍、五味。

升阳益胃汤东垣　治脾胃虚弱，怠惰嗜卧，时值秋燥令行，湿热方退，体重节痛，口苦舌干，心不思食，食不知味，大便不调，小便频数，兼见肺病，洒淅恶寒，惨惨不乐，乃阳气不升也。

黄芪二两　人参　炙草　法半各一两　白芍炒　羌活　独活各五钱　陈皮四钱，留白　白术土炒　茯苓　泽泻　柴胡各三钱　黄连二钱　防风五钱

每服三钱，姜、枣煎。

阳受气于胸中，经曰：阳气者，若天与日。清阳失位，则浊阴上干，脾虚不运，而怠惰嗜卧也。体重节痛，湿盛而阴邪胜也。口苦舌干，阴火上炎也。不嗜食，不知味，胃气虚衰也。大便不调，湿胜也。小便频数，膀胱有热也。洒淅恶寒，阳虚也。惨惨不乐，膻中阳气不舒也。

东垣曰：此治肺之脾胃虚也，何故？秋旺用参、术、芍药之类，反补脾，为脾胃虚则肺俱受病，故因时而补，易为力也。又曰：余病脾胃久衰，一曰体重节痛，大便泄下，小便闭塞。默思《内经》云"在下者，因而竭之"，是先利小便也。又治诸泄小便不利者，先分利之，治湿不利小便，非其治也，当用淡渗之剂。又思圣人之法，虽布在方策，其未尽者，以意求之。今寒湿客邪，自外入里而甚暴，若用淡渗以利之，病虽即已，是降之又降，复益其阴而重竭其阳也。治以升阳风药是为宜耳。苓、泻、通草渗泄之类，皆从时令之旺气，以泄脾胃之外邪，而补金水之不足。或小便已数，肝肾不受邪者误用之，必竭肾水，先损其两目也。

补脾胃泻阴火升阳汤东垣　治饮食伤胃，劳倦伤脾，火邪乘之，

而生大热，右关脉缓弱，或弦或浮数。

人参七钱　黄芪　苍术漂，炒　炙草各一两　柴胡两半　升麻八钱　羌活一两　黄芩酒炒，七钱　黄连酒炒，五钱　石膏少许，长夏微用，过时去之

水煎，每服五钱。

李东垣曰：湿热相合，阳气日虚，不能上升，脾胃之气不能下流，肝肾是有秋冬而无春夏也。惟泻阴火升阳气，用味薄风药升发，则阴不病阳气生矣。参、芪、苍术、甘草，益气除湿，以补脾胃。升、柴、羌活，助阳益胃，以升清气。芩、连、石膏，凉心清胃，以泻阴火。

又曰：胃乃脾之刚，脾乃胃之柔。饮食不节，则胃先病，脾无所禀而后病。劳倦则脾先病，不能为胃行气而后病。胃为十二经之海，脾胃一虚，十二经之邪不一而出。假令不能食而肌肉削，此本病也。右关脉缓而弱，本脉也。或本脉中兼见弦脉，证中或见四肢满闭，淋溲便难，转筋一二证，此肝之脾胃病也，当加风药以泄之。脉中兼见洪大，证中或见肌热，烦热面赤，内消一二证，此心之脾胃病也，当加泻心火之药。脉中兼见浮涩，证中或见短气，气上喘咳，痰盛皮涩一二证，此肺之脾胃病也，当加泄肺及补气之药。脉中兼见沉细，证中或见善欠善恐一二证，此肾之脾胃病也，当加泄肾水之浮及泻阴火之药。所以言此者，欲人知百病皆从脾胃生也。处方者，当从此法加时令药。

参术膏　治中气虚弱，诸虚等证。

人参四两　白术一斤，切

水煎浓汁，熬膏，入白蜜点服。

参苓白术散　治脾胃虚弱，饮食不消，或吐或泻。

人参　白术土炒　茯苓　炙草　山药炒　扁豆炒　苡仁炒　莲肉去心　陈皮　砂仁　桔梗

共末，枣汤调下。

资生丸　健脾开胃，消食止泻，调脏腑，滋荣卫。饥者服之即饱，饱者服之即饥。

白术泔浸，黄土炒，三两　　人参乳浸透，饭上蒸熟，三两　　茯苓乳浸，两半　　山楂肉蒸　　橘红　　神曲炒，各二两　　黄连姜汁炒　　白蔻仁微炒　　泽泻炒，各三钱半　　桔梗泔浸，炒　　藿香洗　　甘草去皮，炙，各五钱　　扁豆炒，去壳　　莲子肉各一两　　薏苡仁春白炒，三两　　山药炒　　麦芽炒　　芡实净肉炒，各两半

蜜丸，姜汤下。

七珍散《本事》　开胃养气，补脾进食。

人参　　白术土炒　　黄芪炙　　茯苓　　甘草炙　　山药　　粟米微炒

共为末，姜、枣汤送下。一方有砂仁无山药，有陈黄米无粟米。不思饮食，加扁豆，名八珍散。再加砂仁、桔梗、五味子，名十珍散。

宽中进食丸东垣　补脾胃，进饮食。

人参　　白术　　枳实　　陈皮　　麦芽　　半夏　　青皮　　木香　　砂仁　　草蔻　　干姜　　炙草　　茯苓　　猪苓　　泽泻

蒸饼为丸。

鹿茸橘皮煎丸《局方》　治脾胃俱虚，不进饮食，肌体瘦悴，四肢乏力。

荆三棱面裹煨　　厚朴姜制　　当归酒洗　　萆薢　　肉苁蓉酒浸，焙　　肉桂　　熟附子　　巴戟去心　　阳起石酒浸，研为粉　　石斛去根　　鹿茸酥炙　　菟丝子酒浸　　吴茱炮，去浮者，焙　　杜仲炒　　干姜泡，各三两　　甘草炙，一两　　陈皮去白，十五两，另末

于石器内煎熬如饴后，入诸药末，和捣数百杵丸，温酒、盐汤任下。三棱入脾散结，一切血瘀气结，辅以健脾补气药，良。

二神丸　治全不进食，服补脾药皆不效者。

破故子炒，四两　　肉豆蔻面裹煨，去油，二两

共为末，肥枣四十九枚，生姜四两切片，同枣煮烂，去姜取枣，去皮、核，捣膏为丸。淡姜汤下。

《准绳》云：不能食者，戊已虚也。虚则补其母，火乃土之母，故以破固子补肾为癸水，以肉豆蔻厚肠胃为戊土，戊癸化火，同为补土母之药也。杨仁斋云：脾肾之气交通，则水谷自然克化。

《瑞竹堂方》谓：二神丸虽兼补脾肾，但无斡旋，往往加木香以顺其气，使之斡旋，空虚仓廪。仓廪空虚，则能受物，屡用见效，其殆使之交通欤。

育气汤 治气郁不食，虚寒腹痛。

人参　白术　茯苓　炙草　木香　丁香　藿香　白豆蔻　砂仁　澄茄各五钱　山药一两　陈皮去白　青皮去白，各二钱

加白檀香，共为末。每服二钱，木瓜汤下。

养元粉景岳　此药大能实脾养胃气。

糯米水浸一宿，沥干，慢火炒熟　山药炒　芡实炒　莲肉　川椒去目及闭口者，炒出汗，取红，为末

共为末。每饥时以滚水入白糖化开，调药末服。

嘉禾散 治脾胃不和，胸膈痞闷，气逆生痰，不进饮食，五膈五噎。

白茯苓　白豆蔻　白术　桑白皮炒　砂仁　薏仁　沉香磨汁　丁香　枇杷叶姜炙　五味子　炙草　人参各五分　青皮　陈皮　木香磨汁　杜仲姜炙　谷芽炒　藿香　大腹皮洗　石斛酒炒　半夏曲　神曲炒　随风子　槟榔各三分

一名谷神散。上水二钟，姜三片，枣二枚，煎八分，食远服。五噎，入柿干一个。膈气吐逆，入薤白三寸，枣五枚，同煎。

情志门 惊悸、怔忡、失志、恐惧、喜笑、怒悲、太息

神之变化

《金鉴》云：魂阳之灵，随神往来；魄阴之灵，并精出入。盖神机不离乎精气，亦不杂乎精气，故曰妙合而有也。故指神而言，则神超乎精气之外，指精气而言，则神寓乎精气之中。意者，心神之机动，而未形之谓也；志者，意所专注也；思者，志之变动也；虑者，以思谋远之谓也；智者，以虑处物之谓也。此皆识神变化之用也。

五脏神情

五脏所藏七神，心藏神，肝藏魂，脾藏意与智，肺藏魄，肾

脏精与志也。五脏所生七情，心生喜，肝生怒，脾生忧思，肺生悲，肾生惊恐也。气和则志达，故生喜笑。气暴则志愤，故生恚怒。系心不解散，故生忧思。凄心则哀苦，故生悲哭。内恐外触非常事物，故生恐惧惊骇。若夫惊悸、怔忡、健忘、恍惚、失志、伤神等病，又因心虚胆弱，诸邪得以乘之也。

七情脉法

喜伤于心者，气缓而脉散，悲则气消而脉短。怒伤于肝者，气上冲而脉促。惊伤于胆者，气乱而脉动掣。忧伤于肺者，气沉而脉涩。思伤于脾者，气结而脉短。恐伤于肾者，气怯而脉沉。

惊病与五神相应论

《准绳》曰：惊因触于外，内动其心，故《内经》谓惊则心无所依，神无所归，虑无所定，故气乱矣。又谓尝贵后贱，尝富后贫，悲忧内结，至于脱荣，失精病深，无气则洒然而惊，此皆从外事而动内之心神也。若夫在身之阴阳盛衰而致者，惊是火热烁动其心，经曰：诸病惊骇，皆属于火是也。盖心动则神乱，神用无方，故惊之变态，亦不一状，随其所之与五神相应而动。肝藏魂，魂不安则为惊骇、为惊妄。肺藏魄，魄不安则惊躁。脾藏意，意不专则惊惑。肾脏志，志歉则惊恐，心惕惕然。胃虽无神，然为五脏之海，诸热归之，则发惊狂，若闻木音，亦惕然而惊，此皆人气之阴阳所动，而内生者也。治惊必先安其神，然后散乱之气可敛。外事惊者，虽子和谓惊者平之，平者常也，使病者时闻习熟，自然不惊，固是良法。内气动其神者，则不可用。惟当以药平其阴阳之盛衰，而后神可安也。

经曰：肝病发惊骇。惊者，因外有所触而卒动。子和云：惊者为不自知，闻响即惊也。

惊病治分标本论

张景岳曰：惊有二证，有因惊而病者，有因病而惊者。如东方色青，入通于肝，其病发惊骇，及阳明病闻木音则惕然而惊之类，此则或因岁火之盛，或因岁木之衰，或因风热之相搏，或因金木之相制，是当察客邪，以兼治其标。若因惊而病者，如惊则气乱，而心无所倚，神无所归，虑无所定之类，此必于闻见夺气而得之，是宜安养心神，滋培肝胆，以专扶元气为主。盖主气强者不易惊，而易惊者必肝胆之不足也。虽有客邪，亦当知先本后标之义。

悸与惊别

悸与惊有别，或耳闻大声，目见异物，遇险临危，触事心怖，使人有惕惕之状，是则为惊。心虚而停水，则胸中渗漉，虚气流动，心不自安，使人有快快之状，或筑筑然动，是则为悸。所谓有触而心动曰惊，无触而自动曰悸也。

悸病之证

《准绳》曰：《伤寒论》释悸字云：悸，心忪也，怔怔忪忪不能自安也，则悸即怔忡，今人为分为两条，误矣。心悸之由不越二种，一者虚也，二者饮也。气虚者由阳气内虚，心下空虚，火气内动也，血虚亦然。其停饮者，由水停心下，心火恶水，水既内停，心不自安，故悸也。有汗吐下后，正气内虚而悸者，有邪气交击而悸者，有荣卫涸流，脉结代者，则又甚焉。必生津益血，以实其虚，此从伤寒而论者。若杂病，则经云：心痹者，脉不通，烦则心下鼓，心包络是动病，心中澹澹大动是也。

面赤善惊气盛亡血证治

李东垣曰：六脉俱大，按之空虚，必面赤善惊，上热，乃手少阴心之脉也，此气盛多而亡血。以丹砂之类甘寒镇坠之剂，泻火与气，以坠升浮。以甘辛温微苦，峻补其血，二地、升、柴、白芍、丹皮、川芎、黄芪之类补之，以防血溢上竭，斯善矣。

心惊胆怯气郁生痰证治

心胆虚怯，触事易惊，或梦寐不祥，遂致心惊胆慑，气郁生痰，涎与气搏，变生诸证。或短气悸乏，或自汗，并宜温胆汤见痹主之。呕则以人参代竹茹，加酸枣仁、莲肉各一钱，以金银器同煎，下十四友丸见后。心虚有痰，琥珀寿星丸见癫加辰砂、远志、石菖蒲。

心下悸证治

《金匮》云：食少饮多，水停心下，甚者则悸，微者短气，半夏麻黄汤即二味等分，亦可用温胆汤见瘛疭，或导痰汤见痰加炒酸枣仁，下寿星丸见癫及茯苓饮子，或姜术汤俱见后。

卧则魂飞惊悸多魇证治

此肝气虚，风邪袭之也。盖肝藏魂，游魂为变，平人肝不受邪，卧则魂归于肝，神静而得寐，今肝有邪，魂不得归，是以卧则飞扬，若离体也。肝主怒，故小怒则剧，宜独活汤煎送真珠母丸俱见后。

卧多惊悸魇溲证治

卧而多惊悸、多魇溲者，羌活胜湿汤见湿门。邪在少阳、厥阴，加柴胡五分，如淋，加泽泻五分，此下焦风寒二经合病也。经曰：肝肾之病同一治，为俱在下焦，非风药行经不可也。

惊气入心不能言①语证治

惊气入心络，不能言语者，以密陀僧研极细末，茶调一钱服。猝遇大惊，惊则气上，故以重剂坠之也。

小儿卒惊心胆受伤证治

张景岳曰：小儿忽被大惊，最伤心胆之气。《内经》曰：大惊卒恐，则气血分离，阴阳破散，经络厥绝，脉道不通，阴阳相逆，经脉空虚，血气不次，乃失其常。此《内经》概言受惊之病有如此。矧小儿气血，尤非大人之比，若受大惊卒恐，则其神气失散，愦乱不堪，尚何实邪之有。斯时也，收复正气犹恐不暇顾，可复为表散耶？即如朱砂、琥珀之类，不过取其镇坠之意，亦非救本之法。今幼科诸书，皆以大惊之证，例作急惊，误亦甚矣。不知急惊由于风热，慢惊由于脾肾之虚，皆不必由惊而得。若由大惊

---

① 言：原脱，据底本目录补。

而致困者，本乎心胆受伤，神气陡离之病，当以收复神气为主，加金银等物煎服之。

怔忡证治

《原病式》云：因水衰火旺，其心胸躁动，谓之怔忡。盖心为君火，包络为相火，火为阳，主动。君火之下，阴精承之，相火之下，水气承之。若乏所乘，则君火遏而不正，变为烦热，相火妄动，岂不成心悸之证哉。如是者，当补其不足之心血，以安其神气。不已，则求其属以衰之，壮水之主以制阳光也。又五脏之气妄动者，皆火也。各脏有疾，皆能与包络之火合动而作悸，如是者，当自各脏补泻其火起之由，而后从包络调之平之。若心气不足，肾水凌之，逆上而停心者，必折其逆气，泻其水，补其阳。若左肾水不足，右肾火逆与包络合动者，必峻补左肾之阴以制之。若痰饮碍其经络，不得舒通，郁火与痰相击于心下，以为悸者，必导去其痰，经脉行则病自已。

丹溪云：大概属血虚与痰，有虑便动者属虚，时作时止者，痰因火动也，瘦人多是血虚，肥人多是痰饮。真觉心跳者，是血少〔批〕真觉心跳是血少，宜四物加枣仁、柏子仁安神之类。辰砂远志丸见后能安心神而化风痰，甚者用控涎丹见痰。水衰火旺，心胸躁动，天王补心丹见健忘主之。思虑过度，归脾汤见血门主之。久思所爱，触事不意，虚耗真血，心血不足，遂成怔忡，人参养荣汤见劳损。阴火上冲，甚者火炎于上，或头晕眼花，或齿落发脱，或见异物，腹中作声，皆阴火为患也，宜滋阴抑火汤见后。

失志卑慄证治

此由所求不遂，或过误自咎，懊恨嗟叹不已，独语书空，若有所失，宜温胆汤见癥瘕去竹茹加人参、柏子仁各一钱，下定志丸见后。仍佐以辰砂妙香散见遗精，酒调服。痞塞不饮食〔批〕痞塞不饮食，见人则惊避，心中常有所歉，爱处暗室，或倚门后，见人则惊避，似失志状，此为卑慄之病，以血不足故耳，宜人参养荣汤见劳损。脾胃不足者，六君子汤见脾胃加砂仁、薏苡仁、五味子、麦芽、神曲。寒加白蔻、丁香、藿香。热加枇杷叶、桑白皮。气滞加槟榔、木香、青皮。

恐与惊别

恐与惊亦别。子和云：惊者为不自知，恐者自知。如人将捕之状，及不能独自坐卧，必须人为伴，或夜必用灯照，无灯烛亦恐惧者是也。

恐病之证

《准绳》曰：恐因惑于外事，内歉其志，志歉则精却，故《内经》谓恐则精却，却则上焦闭，闭则无气还，无气还则下焦胀，故气不行矣。又云：在脏为肾，在志为恐，志本一定而不移，故恐亦无他状。《内经》于恐病之邪者，有精气并于肾则恐，有肝血不足则恐，有胃气热则恐，肾气微弱则恐。肾是动病者，恐心怵惕，思虑则伤神，神伤则恐惧自失。胆病者，善太息，口苦，呕宿汁，心下澹澹，恐人将捕之状。

治恐必先定志

戴人云：胆者，敢也，惊则胆伤矣。盖肝胆实则怒而勇敢，肝胆虚则善恐而不敢也。故治恐必先定其志，然后走失之精可固，精固则阴气用矣。

恐分四脏治法有异

李士材曰：经文论恐，有肾、肝、心、胃四脏之分。而肝胆于肾，乙癸同源者也；胃之于肾，侮所不胜者也；心之于肾，畏其所胜者也。故恐之一证，属肾之本志，而旁及于他脏，治法则有异焉。治肾伤者宜味厚，枸杞、远志、山茱萸、茯苓、牛膝、杜仲之属；治肝胆者宜养阴，枣仁、枣皮、牡丹皮、白芍、甘草、龙齿之属；治阳明者壮其气，四君子汤倍用茯苓；治心君者镇其神，朱砂、琥珀、金银箔、犀角、龙齿之属。

喜笑证治

经曰：在脏为心，在声为笑，在志为喜。又云：精气并于心则喜。又云：心藏神，神有余则笑不休。所谓神者，心火是也，火得风而焰，故笑之象也，五行之中惟火有笑。河间云：笑者，蕃茂鲜淑，舒荣彰显，火之化也。喜极而笑，犹燔烁太甚而鸣，笑之象也，故病笑者，心火之盛也。喜笑不休，用沧盐成块者二两，即食盐，火烧令通赤，放冷，研细，以河水一大碗，煎三五沸，放温，分三次啜之，探吐出痰。次用黄连解毒汤见火门加半夏、竹叶、竹沥、姜汁服。〔批〕一人病笑不休，用盐煅赤，煎沸饮之而瘳。经曰：神有余则笑不休。神，心火也，用盐水制火也。一妇病此半年，张子和亦用此法而愈。

怒病证治

怒属肝胆。经曰：在脏为肝，在志为怒。又云：肝藏血，血有余则怒。又曰：阴出之阳则怒。又曰：血并于上，气并于下。心烦冤善怒，香附六一散见后。

怒生厥逆证治

经曰：阳气者，大怒则形气绝，而血郁于上，使人薄厥。又云：暴怒伤阳。又云：怒则气逆。甚则呕血及餐泄，大法以悲胜之，或用药益肺金以平木，或泻青丸见火门。

悲病之证

经曰：在脏为肺，在志为悲。又云：精气并于肺则悲。运气善太息，皆属燥邪伤胆，悲皆属寒水攻心，治以诸热。

太息病证

经曰：思忧则心系急，心系急则气道约，约则不利，故太息以出之。又云：胆病者，口苦，呕宿汁，善太息。思忧气郁者，宜开郁导气。

魂失所养交睫即魇治案

李士材云：一儒者久困场屋，吐血盈盆，尪羸骨立，梦斗争恐怖，遇劳即发，补心安神，投之莫效。一日读《素问》，乃知魂藏于肝，肝藏血。作文苦、衄血多，则魂失养，故交睫即魇，非峻补不可，而草木力薄，以酒熔鹿角胶，空腹饮之，五日而安，卧一月而神宁。盖鹿角补精血，血旺神自安也。

情志门方

十四友丸治心胆虚怯，触事易惊。

柏子仁另研，去油　远志甘草黑豆汤浸，去心，酒蒸　枣仁炒香　紫石英〔批〕紫石英入心肝血分，重以去怯。五棱明亮者，火煅，醋淬七次，研末　白茯苓去皮　白茯神去木　熟地黄　当归酒洗　人参　阿胶蛤粉炒珠　黄芪蜜炙　肉桂去皮，各一两　龙齿二两　辰砂另研，二钱五分

蜜丸，枣汤下。

诸清养药，如石菖蒲、天冬、麦冬、山药、五味子。清热，则生地、黄连、琥珀、犀角、车前子之类。甘寒镇坠，如朱砂、龙骨、虎睛之类。去痰，牛黄、海石之类。俱可随证加入。

十味温胆汤　治虚而有痰，胆怯惊悸。

半夏　枳实　陈皮　茯苓　人参　熟地　枣仁　远志　五味　炙草

加姜、枣煎。

寒水石散《三因》　治因惊心气不行，郁而生涎，涎结成饮，怔悸陨护，遇惊即发。

寒水石煅　滑石水飞，各一两　生甘草二钱五分

为末，每二钱，热则新汲水下，寒则姜、枣汤下。〔批〕按此治热郁有痰，中寒者不可服。

加味七气汤《得效》　治心气郁结，豁痰散惊。〔批〕此方治气郁生痰。

半夏　厚朴　茯苓　苏叶　茯神　远志　菖蒲　甘草

加姜、枣煎。

丹溪云：病自惊而得者，则神出于舍，舍空得液则成痰矣。血气入舍，则痰拒其神不得归焉。

铁精丸 治惊风恍惚，寝寐不安。

铁精另研　龙齿研　犀角屑　麦门冬去心　人参　茯神去木　防风各一两　石菖蒲　远志去心，各七钱半　生干地一两五钱

蜜和捣丸，粥饮下。

琥珀养心丹 治心跳善惊。

琥珀另研　龙齿煅，另研　远志肉制　石菖蒲　茯神　人参　酸枣仁炒　生地黄　当归　柏子仁　黄连　朱砂　牛黄

共为末，猪心血丸，黍米大，金箔为衣，灯心汤送下五钱。

八物定志丸《拔萃》 补心神，安魂魄，去热除痰。

人参　菖蒲　茯神　远志　麦冬　白术　朱砂　牛黄另研

共末，蜜丸，朱砂为衣，米饮下。

朱砂安神丸 〔批〕此方一名黄连安神丸。东垣治心神烦乱，发热怔忡，不寐或寐中惊悸，头运等证。

生地　当归　甘草　黄连　朱砂另研，为衣

汤浸，蒸饼为丸。食后，温水、凉水送下亦可。

养心汤 治心虚血少，神气不宁，怔忡惊悸。

黄芪蜜炙，一两　人参二钱五分　川芎　当归酒洗　茯苓　茯神各一两　远志去心，炒　柏子仁去油　酸枣仁炒，各二钱　半夏曲一两　炙草　五味子　肉桂各二钱半

每五钱，姜、枣煎。

心主血而藏神。经曰：静则神藏，躁则消亡。心血虚则易动，故惊悸不宁也。参、芪以补心气，芎、归以养心血，二茯、远志、柏仁、枣仁以泻心热而宁心神，半曲去扰心之痰涎，炙草补土以培心，五味子收神气之散越，肉桂引药以入心经。润以滋之，温以补之，酸以敛之，香以舒之，则心得其养矣。

益荣汤 治思虑过度，心血耗伤，怔忡恍惚。

人参　芍药　枣仁　当归　柏子仁　黄芪　茯神　远志　甘草　木香　紫石英

加姜、枣煎。

宁志丸　治怔忡惊悸。

人参　枣仁酒浸　茯苓　柏子仁　当归　远志肉　茯神　石菖蒲　琥珀　乳香　朱砂

共为末，蜜丸，食后枣汤下。

平补镇心丹《局方》　治心血不足，时或怔忡，夜多乱梦，如堕岸谷。

人参　龙齿　白茯　茯神　麦冬　五味　车前仁　远志去心　天冬　山药炒　熟地　枣仁炒　朱砂为衣

共为细末，炼蜜丸，早晚米饮或温酒下。

真珠母丸《本事》　治脾虚受风，卧多惊魇。

珠母细研，七钱五分　当归　熟地黄各一两半　人参　枣仁　柏子仁　犀角屑　茯苓各一两　沉香　龙齿各五钱

蜜丸，朱砂为衣，薄荷汤下。

珠母入肝，龙齿入肝，相类也。龙齿、虎睛，今人例以为镇心药，殊不知龙齿安魂，虎睛定魄，各从其类也。东方苍龙，木属肝而藏魂。西方白虎，金属肺而藏魄。龙能变化，故游魂而不定；虎能专静，故魄止而有守。治魄不宁者，宜虎睛；治魂飞扬者，宜龙齿。万物有成理而不失，在乎人达之而已。

独活汤《本事》　治肝气因虚风邪袭之，卧则魂飞扬、惊多魇。

人参　白茯苓　独活　羌活　前胡　细辛　半夏　五味子　酸枣仁炒　炙甘草　沙参各一两

每四钱，姜三片，乌梅半个，煎。送真珠母丸。

肝藏魂者也，游魂为变。平人肝不受邪，卧则魂归于肝，神静而得寐。今肝有邪，魂不得归，是以卧则飞扬，若离体也。肝主怒，故小怒则剧。

辰砂远志丸丹溪　治怔忡，安心神，化风痰。

石菖蒲去毛　远志去心，炒　人参　茯神去木　辰砂各五钱　川芎　山药　铁粉　麦门冬去心　半夏曲　细辛　天麻　南星炒黄　生白附各一两

为末，生姜五两取汁，水煮糊丸，朱砂为衣。每一钱，临卧姜汤下。

定志丸《局方》 治心神怔忡。

石菖蒲炒 远志甘草、黑豆①，去心，各二两 茯神 人参各三两

为末，蜜丸，朱砂为衣，酒调服。

姜术汤 治心下停饮怔忡。

白姜 白术 白苓 半曲 官桂 甘草

加枣三枚煎服。

茯苓饮子《济生》 治痰迷心窍，怔忡不止。

陈皮 法半 茯苓 茯神 麦冬 沉香 甘草

加姜煎服。

滋阴抑火汤 治阴火上冲，头眩眼花，怔忡不宁，或见异物，或腹中作声。

生地 熟地 黄连 知母各一钱 肉桂 甘草各五分

水煎，入童便对服。

若身如飞扬，心跳不定，加紫石英、人参各一钱。心不宁者，加养心之剂。日久服降火药不愈，加附子少许从治，或加参、芪。

参归补阴汤 治形气俱实，因大恐心不自安，如人将捕之状，夜卧不安，口干不欲食。

人参 白术 当归为君 陈皮为佐 黄柏盐酒炒 元参炙，各少许

煎服自愈。

丹溪曰：经云：恐伤肾。此用盐炒黄柏、炙元参，引参、术、归、陈等药入，补肾足少阴之络也。

茯神散《本事》 治胆虚目眩头疼，心恐不能独处，胸中满闷。

茯神一两 熟地黄 远志 防风 细辛 白术 前胡 人参 桂心 甘菊花各七钱半 枳壳五钱

每三钱，姜三片，煎。

---

① 甘草、黑豆：疑衍。

团参散　治心虚血热，自汗盗汗，大惊卒恐。

人参　　当归

等分为末，用公猪心一个，切作三片，每末药一钱，用猪心一片，煎汤调服。

幼科或加茯神、半夏、化红、炙草、金银煎服。

独参汤　治大惊卒恐，气虚气脱，宜此急救元阳。

人参不拘多少　炒米　煨姜　红枣

浓煎服。

香附六一散丹溪　治怒气。

香附末六两　甘草末二两

和匀，白汤调服五钱。

解肝煎景岳　治暴怒伤肝，气逆胀满，阴滞等证。

陈皮　半夏　厚朴　茯苓　苏叶　芍药　砂仁

加姜煎服。

半夏汤　治胆腑实热，精神恍惚，寒湿泄泻，或寝汗憎风，善太息。

半夏一钱五分　黄芩　远志各一钱　生地黄二钱　秫米一合　酸枣仁炒，三钱　宿姜一钱五分

长流水煎服。

眩运门

总　论

经曰：诸风掉眩，皆属肝木。是专言风邪。《原病式》释之曰：风、火皆属阳，多为兼化，阳主乎动，两阳相搏，则头目为之眩运而旋转，故火本动也。焰得风则自然旋转，于是乎掉眩掉摇也，眩昏乱旋运也，此非风邪之因，火所成软。然风有内外，外入者兼火化者则如是。若内发者，尤是因火所生之风也。

《准绳》云：眩，谓眼黑。眩也，运如转运之运，世谓头眩是也。

论眩运风火痰气之证

丹溪曰：痰在上，火在下，火炎上而动其痰也，此证属痰者多。盖无痰不能作眩，虽因风者，亦必有痰，挟气虚者，亦宜治痰为主，兼用补气降火之药。

论眩运有余不足之证

刘宗厚曰：眩运一证，人皆称为上盛下虚所致，而不明言其所以然之故。盖所谓虚者，血与气也；所谓实者，痰涎风火也。原病之由，有气虚者，乃清气不能上升，或汗多亡阳而致，当升补阳气；有血虚者，乃因亡血过多，阳无所附而然，当益阴补血，此皆不足之证也。有因痰涎郁遏者，宜开郁导痰，重则吐下；有因风火所动者，宜清上降火。及因外感而得者，以皆有余之证也。

论眩运伤阴伤阳之证

张景岳曰：眩运一证，虚者居其八九，而兼火兼痰者，不过十中一二耳。原其所由，则有劳倦过度而运者，有饥饱失时而运者，有呕吐伤上而运者，有泄泻伤下而运者，有大汗亡阳而运者，有胸目惊心而运者，有焦思不释而运者，有被殴被辱气夺而运者，有悲哀痛楚、大叫大呼而运者，此皆伤其阳中之阳也。又有吐血、衄血、便血而运者，有痈脓大溃而运者，有破伤失血痛极而运者，有男子纵欲气随精去而运者，有妇女崩淋、产后出血而运者，此皆伤其阴中之阳也。再若大醉之后，湿热相乘而运者，伤其阴也。有大怒之后，木肆其强而运者，伤其气也。有痰饮留中，治节不行而运者，脾之弱也，此亦有余中之不足也。至若年老精衰，劳倦日积，而忽患不眠，忽苦眩运者，此荣卫两虚也，由此察之，虚实可辨也。

论头眩卒倒之证

又曰：头眩有大小之异。如人之气禀薄弱者，无论少壮，或于劳倦，或于酒色之后，每有耳鸣、头眩、眼黑倏顷而止者，乃人所常有之事。至于中年之外，多有眩扑卒倒等证，但忽运而忽止者，人皆谓之头运眼花，卒倒而不醒者，人必谓之中风、中痰。不知忽止者，以气血未败，故旋见而旋止。卒倒者，以根本既亏，故遽病而难复。于此察之，则是风非风，是痰非痰，而虚实可悟矣。〔批〕上虚多头眩，阳微也。风家多头眩，风主动故也。有痰多作眩，风火上攻亦头眩。

论香窜散气丹药动火

严氏云：世有所谓气不归元，而用丹药镇坠、沉香降气之法，不知香窜散气，丹药动火，岂能复耶？治病必求其本，而用药则善矣。

上虚宜治气下虚宜补精之法

景岳曰：头眩一证，虽属上虚，然不能无涉于下。盖上虚者，阳中之阳虚也，宜治其气；下虚者，阴中之阳虚也，宜补其精。然伐下者必枯其上，滋苗者必灌其根，所以治上虚者，尤当以兼补气血为主。〔批〕有气逆者，宜兼顺气。

晨起眩运宜补阳日晡眩运宜益阴之法

方谷曰：有晨起而眩运者，须臾自定，日以为常，此阳虚之不足也，宜补其阳。有日晡而眩运者，得卧少可，此阴虚之不足也，宜益其阴。

风寒暑湿眩运治法

风则脉浮，有汗，筋挛掣痛，消风散见斑疹。寒则脉紧，无汗，项强不仁，不换金正气散见瘴病加芎、芷、白芍，甚则姜附汤见中寒。暑则脉洪大而虚，自汗烦闷，黄连香薷饮、十味香薷饮、消暑丸俱见暑门。湿则脉沉细，吐逆痰沫，肾着汤见湿门加川芎。寒湿眩运，芎术除湿汤见后，或用理中汤见中寒仍吞来复丹见暑，甚者黑锡丹见后。

风痰眩运治法

风痰眩运，青州白丸子见中风。痰饮，胸胁支满，目眩，苓桂术甘汤见痰。中脘伏痰，呕逆眩运，旋覆花汤见后。卒呕吐，心下痞，膈间有水，眩悸，小半夏加茯苓汤。若瘦人脐下悸，吐涎沫，头眩，此水也，五苓散。心下有支饮，其人苦眩冒，泽泻白术汤、二陈汤俱见痰门加黄芩，能治热痰眩运。

肾不纳气阳虚眩运治法

《直指》云：淫欲过度，肾不能纳气归元，使诸气逆奔而上，此眩运由于气虚也。有因虚致运，虽运，醒时面常欲近火，欲得暖手按之。盖头面乃诸阳之会，阳气不足故耳，益气补肾汤见后。

气虚气逆上盛下虚眩运治法

气虚眩运，乃清气不能上升，或汗多亡阳所致，宜升补阳气，黄芪、人参、白术、当归、甘菊花、柴胡、升麻之类，阴阳不升降，上盛下虚，头目眩运，黑锡丹见后。气郁生涎，随气上逆，头目眩运，宜玉液汤见脑风。

血虚失血眩运治法

血虚眩运，乃亡血过多，阳无所附，补肝养荣汤见后。《直指》云：吐衄崩漏，肝家不能收摄荣气，使诸血失道妄行，此眩运由于血虚也，四物汤见血病门，陈皮、甘菊花、炙草。若肾虚气不降者，去菊花，入益气补肾汤见后。

气虚挟痰眩运治法

东垣云：此气虚挟痰眩运。尝治一人，卧则稍轻，但举足则头旋眼黑，以天麻、半夏、茯苓、白附、陈皮、僵蚕、参、芪、甘草、当归、生姜、黄芩，煎汤服之，五六日愈。盖仿半夏天麻白术汤见头痛加减之也。〔批〕痰厥眩运，亦主此方。

风虚便秘头重苦眩治法

风虚便难眩运，宜六合汤见中风加秦艽。大便结滞者，微利之，搜风丸见后。风虚头重，眩苦极，不知食味，体虚有寒，惟温之而已，宜暖肌，补益精气，白术附子汤见湿病。

汗多亡阳阴阳两虚七情内伤眩运治法

汗后头眩心悸，筋惕肉瞤，或汗多不止，亡阳也，宜温经益元汤见后。阴阳两虚，头目眩运，十全大补汤见劳损。七情内伤，眩运欲倒，宜十四友丸见惊悸、安肾丸见遗精，夹和以七气汤见气下。

肝厥虚运治法

经曰：狥蒙招尤，目眩耳聋，下实上虚，过在足少阳厥阴，甚则入肝。上虚者，肝虚也，故肝虚则头晕。狥蒙者，如以物蒙其首，招摇不定，目眩耳聋，皆晕之状也。故肝厥头晕，与肾厥巅痛不同。肝厥证状如痫疾，不醒，呕吐，醒后头虚运，发热，用麻黄、钩藤皮、石膏、干葛、半夏曲、柴胡、甘草、枳壳、甘菊为末，每四钱，姜、枣煎。又《本事》钩藤散见后。

眩运屋转眼花上虚下实治法

眩运之极，抬头则屋转，眼常见黑花，如有物飞动，或见物为。两寸部脉虚者，为上虚，以鹿茸法治之。用鹿茸一味，酥，每服五钱，无灰酒二盏，煎至一盏，入麝香少许服。鹿茸生于头，头晕而治以鹿茸，盖以类相从也。寸部脉实者，为上实，以酒大黄法治之。大黄酒炒三次，干为末，每一钱至三钱，茶调下。

眩运门方

川芎散《本事》 治风虚头眩。

山茱肉一两 山药 甘菊花 人参 茯神 小川芎各五钱

为末，每二钱，酒调下，日三服。

羚羊角散 治风火痰涎，一切头眩。

羚羊角 茯神各二钱半 川芎 防风 白芷 甘草 法半各一钱 陈枳壳 附子各一钱半

为末，每四钱，加姜煎。

羌活汤东垣 治风热壅盛，上攻头目昏眩。

羌活 防风 黄芩酒洗 黄连酒煮，各一两 柴胡 炙草各五钱 黄柏酒炒 栝楼仁酒洗 茯苓各四钱 泽泻三钱

每五钱，煎服。

搜风丸河间 治心下支饮，其人苦眩冒，大便结滞者。

人参　茯神各五钱　滑石二两　藿香二钱五分　干姜　白矾生用半夏　寒水石各一两　蛤粉　南星各五钱　大黄　黄芩各二两　牵牛四两　薄荷五钱

为末，滴水丸，小豆大。每服十丸，加至二十丸，姜汤下。

钩藤散《本事》 治肝厥头运。

钩藤　陈皮　半夏　麦冬　甘菊花　茯苓　石膏　人参　防风　甘草减半

等分，每四钱，姜七片，煎服。

补肝养荣汤 治血虚眩运。

生地　当归　川芎　白芍　陈皮　甘菊花　炙草

水煎服。

正元散 治阳虚眩运方，见汗证门①。

益气补肾汤 治气虚眩运。

人参　炙芪　白术　白苓　山茱萸　山药　炙草

加姜、枣煎服。一方有熟地、当归。

黑锡丹 即铅。治阴阳不升降，上盛下虚，头目眩运。

黑铅　硫黄各二两

将铅熔化，渐入硫黄，候结成片，倾地上，出火毒，研至无声为度，酒糊丸。

旋覆花汤《济生》 治中脘伏痰，呕逆眩运。

旋覆花　半夏　橘红　干姜各一两　槟榔　人参　白术　炙甘草各五钱

共为粗末，每一两，加姜煎服。

芎术除湿汤 治寒湿眩运。

附子炮　白术　川芎各五钱　官桂　炙草各二钱半

每服三钱，加姜七片，煎服。

---

①　正元散……汗证门：原脱，据底本目录补。

都梁丸《百一》　治风吹眼黑头旋。

白芷大块者，用沸汤泡，洗四五次，晒干

为末，蜜丸，弹子大。每一丸，荆芥汤下。

青黛散　嗜鼻取涎，治眩神效。

猪牙皂角一个　元胡索八分　青黛少许

为细末，水调豆许，鼻内灌之。先仰卧灌鼻，俟喉间酸味即起，衔钱一文，涎自流下。

温经益元汤　治汗后大虚，头眩振振欲擗地，并肉𥆧筋惕，及因发汗太多，卫虚亡阳汗不止，或下后利不止，身疼痛者。

熟地　人参　白术　黄芪　甘草　白芍　当归　生地　茯苓　陈皮　肉桂　附片

上等分，以水二钟，姜三片，枣一枚，加糯米一撮煎。温服。饱闷，加枳壳，去地黄。瘦人，去芍药。有热，去附子。利不止，加炒白术、升麻、陈壁土，去当归、地黄。呕加姜汁、半夏。渴者加花粉。

健忘门

总　论

经曰：上气不足，下气有余，肠胃实而心气虚。虚则荣卫留于下，久之不以时上，故善忘。又曰：肾气怒而不止，则伤志，志伤则善忘其前言。又血并于下，气并于上，乱而善忘。盖血并于下，则无以养其心；气并于上，则无以充其肾。水下火上，坎离不交，乱其揆度，故善忘也。

上善若水下愚若火论

刘河间曰：水清明而火昏浊，故上善若水，下愚若火，此禀质使然也。设禀质清浊混者，不耐于事物之扰，扰则失其灵而健忘。盖气与血，人之神也。静则神藏，躁则消亡。静乃水之体，躁乃火之用。人多役扰纷纭，其气血之阴者将竭，故失其清明之体。夫药固有安心养血之功，不若宁神静虑为胜也。若痰之健忘者，乃一时之病，然病忘之邪，非独痰也。凡心有所寄，与火热伤乱其心者，皆得健忘，当从所由而治。

又读书善忘者，心血不足，或痰与火乱其神明也。

补肾养心之法

李士材曰：《内经》之原，健忘俱责之心肾不交。心不下交于肾，浊火乱其神明；肾不上交于心，精气伏而不用。火居上则因而为痰，水居下则因而生躁。扰扰纭纭，昏而不宁，故补肾而使之时上，养心而使之善下，则神气清明，志意常治，何健忘之有。

痰客心包清心开窍之法

程钟龄曰：肾主智，肾虚则智不足，故善忘其前言；心藏神，神明不充，则遇事遗忘也，此当补肾宁心。然又有痰因火动，痰客心包者，乃神志昏愦，与健忘证稍有不同，法当清心开窍，二陈汤见痰加竹沥、姜汁，并朱砂安肾丸见遗精治之。

思虑痰迷水火不升降治法

思虑过度，劳伤心脾，怔忡健忘，归脾汤见血，有痰加竹沥。精神短少者，人参养荣汤见劳损、定志丸、宁志膏俱见悸。痰迷心窍者，导痰汤见痰下寿星丸见癫狂，或二陈加益智、人参、香附。心火不降，肾水不升，神志不定，事多健忘，朱雀丸见后。上虚下盛，于补心药中加升举之剂。

健忘门方

天王补心丹　宁心保神，固精益血，壮力强志，令人不忘，去烦热，除惊悸，清三焦，解干渴，养心气。

生地四两，洗净　人参　元参炒　丹参炒　远志肉炒　桔梗各五钱　白苓四钱　五味炒　当归酒洗　麦冬炒　天冬炒　柏子仁炒　枣仁炒，各一两

共为细末，蜜丸，朱砂为衣，灯心、枣汤化下。

一方有石菖蒲，无五味子。一方有甘草。

此方治思虑过度，心血不足，怔忡健忘，心口多汗，大便或

秘或溏，口舌生疮等证。盖心者，君主之官，神明出焉。思虑过度，耗其心血，则神明伤而成心劳，故怔忡健忘。汗者，心之液。心烦热，故多汗；心血不足，故便秘；心火不能生脾土，故溏。舌者，心之苗，虚火上炎，故生疮也。终南定律师，课诵心劳，梦天王授以此丹，故名。

汪讱庵曰：生地、元参，北方之药，补水所以制火，取既济之义也。丹参、当归，所以生心血。血生于气，人参、茯苓，所以益心气。人参合麦冬、五味，又为生脉散。盖心主脉，肺为心之华盖，而朝百脉，补肺生脉，所以使天气下降。天冬，苦入心而寒泻火，与麦冬同为滋水润燥之剂。远志、枣仁、柏仁，所以养心神，而枣仁、五味，酸以收之，又以敛心气耗散也。桔梗清肺利膈，取其载药上浮而归于心，故以为使。朱砂，色赤入心，寒泻热而重宁神，读书之人所宜服。

补心神效丸《百一》 治同上。

炙草　茯神　人参各四两　远志肉制，二两　熟地三两　枣仁炒
柏子仁另研，去油　五味子各二两　朱砂另研，一两

蜜丸，米饮、温酒任下。

孔圣枕中丹《千金》 治读书善忘，久服令人聪明。

败龟板酥炙　龙骨研末，入鸡腹，煮一宿　远志肉去心，炒　九节
菖蒲

等分为末，每服酒调一钱，日三服。

汪讱庵曰：龟者，介虫之长，阴物之至灵者也。龙者，鳞虫之长，阳物之至灵者也。借二物之阴阳，以补吾身之阴阳，假二物之灵气，以助吾心之灵气也。远志，苦泄热而辛散郁，能通肾气上达于心，强志益智。菖蒲，辛散肝而香舒脾，能开心孔而利九窍，去湿除痰。又龟能补肾，龙能镇肝，使痰火散而心肝宁，则聪明开而记忆强矣。

朱雀丸 治心肾不交健忘。

茯神四两　沉香一两

共为末，蜜丸，人参汤下。

开心散　治好忘。

人参　远志　菖蒲　白苓

共为末，米饮下。

治多忘方《千金》

石菖蒲一分　茯苓　茯神　人参各五分　远志七分

为末，酒服方寸匙，日三夜一，五日神效，良。

读书丸

石菖蒲　菟丝子酒煮　远志各一两　地骨皮二两　生地黄　五味子炙　川芎各一两

为末，蜜为丸。临卧，白汤下。

大益智散　治心志不宁，语言健忘。

熟地　人参　茯苓　肉苁蓉酒浸，各二两　菟丝子　远志去心，各七钱半　蛇床子二钱五分

为末，每一钱，食后，米饮调下。

简便方三①

开心不忘，用石菖蒲、远志去心，等分，为细末，戊子日服方寸匙。《圣惠方》。

心孔惛②塞，多忘善误，丁酉日，密自市买远志，着巾角中，为末服之，勿令人知。《肘后方》。

《本草》商陆花，主人心惛塞，多忘善误，取花，阴干百日，捣末，日暮水服方寸匙，卧思念所欲事，即于眠中醒悟也。

---

① 三：原脱，据底本目录补。

② 惛：通"闷"，郁闷。

卷十四

目 录

声喑门

论五脏之病皆能为喑

张景岳曰：声喑出于脏气，凡脏实则声宏，脏虚则声怯，故五脏之病皆能为喑。如忧思积虑久而致者，心病也。惊恐愤郁猝[1]而致者，肝病也。或风寒袭于皮毛，火燥刑于金脏，为咳为嗽而致者，肺病也。或饥饱疲劳，致败中气而喘促为喑者，脾病也。至于酒色过伤，欲火燔燥[2]，以致阴亏而盗气于阳，精竭而移槁[3]于肺，肺燥而咳，咳久而喑者，肾水枯涸之病也。其五脏致喑之概如此。然舌为心之苗，心病则舌不能转，此心为声音之主也。声由气而发，肺病则气夺，此肺为声音之户也。肾脏精，精化气，阴虚则无气，此肾为声音之根也。经曰：言而微，终日乃复言者，此气之夺也。况于无声者乎？是则声音之病，虽由五脏，其实惟心之神、肺之气、肾之精三者为之主耳。然人以肾为根蒂，元气之所由生也，由精化气，由气化神，使肾气一亏，则元阳寝弱，所以声音之标在心肺，而声音之本则在肾也。

论舌本之脉属心脾肾三经

楼全善云：人舌短言语不辨，乃痰涎闭塞舌本之脉而然。盖足少阴肾脉挟舌本，足太阴脾脉连舌本，手少阴心脉系舌本，此三脉虚则痰涎乘虚闭塞其脉道，而舌不能转运。若此三脉亡血，则舌无血荣养而喑矣。

论舌喑喉喑之证

《集解》云：喑有二证，一曰舌喑，乃中风舌不转运之类[4]是也；一曰喉喑，乃劳嗽失音之类是也。盖舌喑但舌本不能转运言

---

① 猝：《景岳全书·必集·声喑》作"瘁"。

② 燥：《景岳全书·必集·声喑》作"烁"。

③ 槁：原作"稿"，据《景岳全书·必集·声喑》改。

④ 之类：原脱，据《医方集解·泻火之剂》补。

语，而咽喉声音则如故也。喉喑则喉中声嘶不能出音，而舌本则能转运言语也。〔批〕忽然不能言，此邪入阴部。

治音哑虚实寒热痰滞气逆内伤之法

张景岳曰：音哑之病，实者其病在标，因窍闭也；虚者其病在本，因内夺也。窍闭者，有风寒之闭，外感证也，可散；有火邪之闭，热乘肺也，可清；有气逆之闭，肝滞强也，可顺。有痰涎之闭，有虚有实，当察邪正缓急施治。内夺者，色欲之夺伤肾，忧思之夺伤心，大惊大恐伤胆，饥馁疲劳伤脾。此非各求其属，大补元气不可也。

治久嗽声哑先本后末之法

凡病人久嗽声哑者，必由元气大伤，肺肾俱败，但宜补肺气，滋肾水，养金润燥，其声自出。或加诃子、百药煎，兼收敛以治其标，先本后末，庶可保全。若见其假热而过用寒凉，或见其痰盛而妄行消耗，则未有一免者矣。

伤寒后身热神昏声喑治法

伤寒后失音不语，二沥汤见后。身热，服伤寒药后变神昏而喑，乃体虚有痰也，补中益气汤见劳倦去升麻，重用人参，入竹沥、姜汁饮之，多服取效。亡血者加补血药。

失血后不能言语治法

失血后不食，舌不能语，但渴饮水，脉略数，四物汤见血门各一两，加人参、白术各二两，陈皮两半，炙草二钱，共为末，每以五钱煎，入竹沥、姜汁、童便饮之，多服取效。

中风舌喑治法

肾脾心三经，风热中之，则其脉弛纵，故舌亦弛纵而喑。风寒客之，则其脉急缩，故舌强舌卷而喑。治在中风、半身不遂、口噤不语条求之。

劳倦发疟声喑治法

劳倦发疟后，变发热舌短，言语不辨，痰吼有声，脉洪数似滑，独参汤见情志，加竹沥一杯探吐之，舌本即正，余证未退，继进黄芪人参汤见暑。

阴虚气壅声喑治法

丹溪治阴虚误服参、芪升浮之药，致气壅于上焦而喑，用香附，童便浸透，为末，调服，疏通上焦以治喑，继进知、柏、四物之类，填补下焦。遗精，用蛤粉、青黛为君。

风寒痰结声喑治法

《千金》云：风寒之气客于中，滞而不发，故喑不能言，宜服发表之药，不必治喑。紫苏梗、荆芥根研汁入酒，温服无时。冬月寒痰结咽，语声不出，玉粉丸见后。〔批〕凡病风毒喉痛，病既愈而声喑，此其悬痈已损，虽喑无害，不必治之。

声喑门方

小降气汤《医林》 治浊气在上，痰涎壅盛，声喑不出。

紫苏 乌药 白芍 陈皮 炙草

加姜、枣煎，食远服。

人参平补汤 治胃①虚声哑不出。

人参 川芎 当归 熟地 白芍 白苓 菟丝制 五味② 白术 巴戟去心 半曲 橘红 牛膝酒洗 故纸炒 益智仁 胡巴 炙草 石菖蒲

加姜、枣煎，吞山药丸百余粒。凡五鼓肾气开时，不得咳唾言语，再进上药，功效胜常。

百合丸 治肺燥失声不语。

百合 百药煎 杏仁去皮尖 诃子 薏苡仁

等分为末，鸡子清和丸，弹子大。临卧噙化，或蜜丸亦妙。

竹衣麦门冬汤 治一切劳瘵痰嗽，声哑不出难治者，服之神效。

竹衣取金竹内衣膜鲜者，一钱 竹茹弹子大一丸，即金竹青皮 竹沥

---

① 胃：《景岳全书·宙集·因阵》作"肾"。

② 五味：《景岳全书·宙集·因阵》前有"杜仲"。

即取金竹者　麦冬二钱　甘草　橘红各五分　白苓　桔梗各一钱　杏仁七粒，去皮尖，研

加竹叶十四片煎，入竹沥一杯，和匀服。

铁笛丸《医林》　治讴歌动火，失音不语，神效。

薄荷叶四两　连翘　桔梗　甘草各二两半　诃子煨　大黄酒蒸　砂仁各一两　川芎一两半　百药煎二两

共为细末，鸡子清和丸，弹子大。临卧噙化一丸，或蜜丸亦可。

诃子甘桔汤《医林》　治火盛失音。

诃子四个，半生半熟　桔梗五钱①，半生半炒　甘草二寸，半生半炙

上咀，分二服，每服水一钟②、童便一钟，煎入八分，食后温服。诃子折逆气、破结气，木通利机窍，桔梗利肺气，童便降火润肺，故诸方通用之。〔批〕一方无童便，入沙糖一小块煎。

出音方　治失音不能言语。

诃子煨，去核　木通各一两

煎入生姜、地黄汁各一合，再煎数沸，分温六服。

发声散海藏　治痰结失音。

栝楼皮锉　白僵蚕去头　甘草等分

各炒黄为末，每三钱，温酒或姜汁调下。

杏仁煎《医林》　治咳嗽暴重，声音不出。

杏仁泡，去皮尖，研如泥　冬蜜　姜汁　饴糖各一小盏　木通　桑白皮去赤皮，炒　贝母　紫菀茸　五味各一两　石菖蒲　款冬蕊各半两

上将后七味咀，水五升煎至半，去渣，入杏、姜、蜜、糖四味和合，微火煎取一升半。每服三合，两日夜服之。〔批〕一方有知母，无菖蒲。

---

① 五钱：《景岳全书·宙集·因阵》《古今医统大全·声音门》作"一两五钱"。

② 一钟：《景岳全书·宙集·因阵》作"二钟"。

通声煎 治咳嗽气促，满闷失音。

杏仁一升，去皮尖，炒，研如泥　木通　五味　人参　桂心　细辛　款冬花　菖蒲　竹茹　酥各三两　白蜜　生姜汁各一斤　枣肉二升

水五升，煎去渣，纳酥蜜、姜汁、枣肉，再煎令稠，每服一匙。

通音煎 治音哑。

白蜜一斤　川贝母一两，去心，为末　款冬花一两，去梗，为末　胡桃肉十二两，去皮，研烂

四味和匀，饭上蒸熟，不拘时，开水点服。

玉粉丸《宝鉴》 治冬月寒痰结滞，咽喉不利，语声不出。

半夏炮，五钱　草乌一字，炒　桂一字

生姜汁浸，蒸饼为丸，芡实大。每一丸，夜含化。

蛤蚧丸丹溪 治肺间邪气，胸中积血作痛失音，及久嗽失音。

蛤蚧一对，去嘴足，温水浸去膜，刮去血脉，醋炙　诃子　阿胶炒珠　生地　麦冬去心　细辛　甘草①炙，各五分

蜜丸枣大，食后含化一丸。

千金方 治暴嗽失音。

五味子　紫菀各三两　通草　贝母各四两　桑白皮三两

先煮取汁，入杏仁泥、生姜汁、沙糖、白蜜各一升，和匀，微火煎取四升。初服四合，日再服，夜一服，后稍加。

二沥汤 治伤寒后失音不语。

竹沥　荆沥　梨汁各三合

温服。

靛花丸 治缠喉风，声不出。

靛花　苏薄叶等分

为蜜丸，弹子大，临卧嚼化一丸。

梅苏丸

龙脑薄荷　粉草　冰糖各四两　乌梅肉三两　白檀香　紫苏各二两

---

① 甘草：原脱，据《证治准绳·类方·瘖》《医学纲目·肺大肠部·鼻塞》补。

共为细末，以熟枣肉捣丸，芡实大。勿用铁器。

简便方七①

血虚受热，咳嗽声嘶，青黛、蛤粉，蜜调服。

气滞有痰，《肘后》用橘皮五两，水三升，煮一升，调服。

寒而失音，用杏仁三分，去皮煎熬，别杵桂末一分，和捣如泥。每用杏核大一丸，绵裹，噙口中细细咽之，日三夜五。

热而失音，用槐花瓦上炒，令香熟出火毒，三更后仰卧随服。

无故失音，用萝卜捣汁，入姜汁少许，时时细饮之。一方用皂角一条，去皮、子，以萝卜二②个，煎服数次，声即出。一方用人乳、竹沥各二合，温服自开。

惊气入心包络，喑不能言，用密陀僧一匙，茶调服，即愈。此方屡试屡验，诚良方也。

寤寐门 不眠、昏睡、睡③卧、嗜卧

总 论

张景岳曰：寐本乎阴，神其主也。神安则寐，神不安则不寐。其所以不寐者，一由邪气之扰，一由荣血之不足耳。有邪者多实证，无邪者多虚证。如伤寒、伤风、疟疾之不寐者，此外邪深入之扰也。如痰、如火、如寒气水气、如饮食、忿怒之不寐者，此内邪滞逆之扰也。外此如思虑、劳倦、惊恐、忧疑及别无所累，而常多不寐者，总属真阴精血之不足，阴阳不交，神不安其室耳。〔批〕肝虚则胆亦虚，肝不藏魂，故不寐，血不归肝，卧亦不安。心主血，血虚则无以养心，心藏神，心虚则神不守舍。

论老人卧而不寐少壮寐而不寤之证

《难经》曰：老人卧而不寐，少壮寐而不寤者，何也？少壮者

---

① 七：原脱，据底本目录补。
② 二：《古今医统大全·声音门》《景岳全书·必集·声喑》作"三"。
③ 睡：疑作"蜷"。

血气盛，肌肉滑，气道通，荣卫之行，不失其常，故昼日精，夜不瞑。老人血气衰，肌肉不滑，荣卫之道涩，故昼日不能精，夜不瞑也。

舒氏云：其人夜而安静，昼日自应不眠，且不眠皆为阴虚，从未有阳虚不眠者。凡阳虚者，则必身重欲瞑也。

论年高阳衰痰在胆经不瞑之证

戴氏云：不瞑有二种。有病后虚弱，及年高人阳衰不瞑；有痰在胆经，神不归舍，亦令人不瞑。

论心神扰动不瞑之证

景岳云：饮浓茶则不瞑，心有事亦不瞑者，以心气之被伐也。盖心藏神，为阳气之宅，卫主气，司阳气之化。凡卫气入阴则静，静则瞑，正以阳有所归，故神安而瞑也。浓茶以阴寒之性，大制元阳，阳为阴抑，则神索不安，故不瞑也。以①为事扰则神动，动则不静，故不瞑也。欲求瞑者，当养阴中之阳及去静之动，则得之矣。

胃不和宜和胃气之法

《素问》曰：胃不和则卧不安。饮以半夏汤，阴阳既通，其卧立至。盖半夏能和胃气而通阴阳也。

痰涎②沃心不瞑宜理痰气之法

《准绳》云：大抵惊悸、健忘、怔忡、失志、心风、不瞑，皆是痰涎沃心，以致心气不足。若用凉心之剂太过，则心火愈微，痰涎愈盛，惟当以理痰气为第一义。

左右不得眠宜清肝肺之法

《集解》云：有喘嗽不得眠者，左不得眠属肝胀，宜清肝；右不得眠属肺胀，宜清肺。

---

① 以：《景岳全书·理集·不瞑》作"心"。
② 涎：原作"饮"，据文义改。

快脾解郁清痰降火之法

徐东皋曰：痰火扰乱，心神不宁，思虑过伤，火炽痰郁而致不眠者多矣。有因肾水不足，真阴不升，而心阳独亢者，亦不得眠。有脾倦火郁，不得疏散，每至五更，随气上升而发躁，便不成寐，此宜快脾解郁、清痰降火之法。

气虚阴虚痰滞水停和胃治法

李士材曰：不寐证大约有五。一曰气虚，宜六君加酸枣仁、炙芪。一曰阴虚，宜酸枣仁、地黄。一曰痰滞，宜温胆汤见后加南星、酸枣仁、雄黄末。一曰水停，六君加菖蒲、远志、苍术，重者控涎丹见痰。一曰胃不和，宜橘红、甘草、石斛、茯苓、半夏、神曲、山楂之类。

胆虚胆实不眠多睡治法

海藏云：胆虚不眠，寒也，枣仁炒为末，竹叶汤调服；胆实多睡，热也，枣仁生为末，姜茶汁调服。《集解》云：按《本草》，枣仁生用，治胆热好眠。窃谓胆热必有口舌心烦之证，何以反能好眠乎？温胆用二陈加竹茹、枳实，二味皆凉药，乃以凉肺经之热，非以温胆经之寒也。其以温胆名汤者，以胆欲不寒不燥常温为候耳。胆热好眠四字，不能无疑也。

胆横不眠治法

一人因大恐而病，愈后目张不眠，用郁李仁为末，酒调下，愈。钱乙曰：目系内连肝胆，恐则气结，胆横不下，郁李润能散结，随经①入胆，结去胆平，而目瞑矣。

诸不得眠治法

振悸不得眠，四君子汤见脾胃加枣仁、生姜。病后虚弱，六君子加枣仁、黄芪。思虑过度，食少不眠，归脾汤见血门。虚烦不眠，归脾汤去白术、木香、龙眼，加茯苓、陈皮，入莲肉、姜、

---

① 经：《本草备要·谷菜部·酒》作"酒"。

枣煎亦名酸枣仁汤。阳盛火热，错语不眠，黄连解毒汤见火。痰沃心，心气不足，不寐者，当理痰气，导痰汤见痰加石菖蒲。卧而多惊悸、多魇①者，羌活胜湿汤见湿门，治详惊悸。肝胆郁热，不能安卧，泻青丸见火。心神烦乱，怔忡不寐，朱砂安神丸见情志。虚烦虚劳不得眠，酸枣仁汤《金匮》，方见劳损。病后虚烦，夜卧不宁，远志汤见烦躁。血虚心烦，睡不宁，圣愈汤见血门。喘不得卧，以喘法治之。厥不得卧，以脚气法治之。

热病昏睡之证

程钟龄曰：寒邪属阴，阴主静，静则多眠；热邪属阳，阳主动，动则令人烦躁不眠。此其常也。然热证亦有昏昏而睡者，此热邪传入心胞，令人神昏不语，乃热盛神昏，非欲寐也。又风温证，风湿②相搏，亦令神气昏愦，其证鼻鼾，语言难出，与少阴但欲寐证，迥然大异。

少阴中寒，但欲寐者，其人恶寒。热盛神昏者，其人不恶寒，反恶热也。

蜷卧之证

程钟龄曰：热则手足舒伸，寒则手足敛束，譬如春夏则万物发生，秋冬则万物收藏，此定理也。如表受寒侵，经络因而敛束，法当温散，如厥逆下利蜷卧，则为阴证，须温中为主也。

服药得寐之效

张景岳曰：凡治病者，服药即得寐，此得效之征也。邪居神室，卧必不宁，药已对证，一匙入咽，群邪顿退，如盗贼甫去，民得安宁也。若误治妄投，反以从乱助虚③，必致烦恼不快，明者察之。

脾胃受湿沉困无力怠惰嗜卧治法

丹溪云：宜半夏、白术。肥人是气虚，宜人参、二术、半夏、

---

① 魇：原作"厌"，据《证治准绳·杂病·神志门》改。
② 湿：《医学心悟·直中三阴诸证·但欲寐》作"热"。
③ 虚：《景岳全书·理集·不寐》作"虐"。

甘草；是湿，苍术、茯苓、滑石。黑瘦人是热，黄芩、白术。饮食太过，转运不调，枳实、白术。《准绳》云：人之虚实寒热，当审脉证定之，岂可以肥瘦为准？学者毋以辞害义也。

四肢不收身重怠惰嗜卧治法

东垣云：脉缓怠惰嗜卧，四肢不收，或大便泄泻，此湿胜也。又曰：有湿，胃虚不能食，或沉困，或泄泻，宜平胃散，倍苍术。自汗加白术。身体重，嗜卧，此湿胜也，亦宜平胃散加白术。食入则困倦，神昏欲睡，脾虚弱也，六君子汤加神曲、麦芽、山楂之属。脾胃虚乏，怠惰嗜卧，阳气不升也，宜升阳益胃汤上三方见《脾胃》。

恶梦治案

胡玉少卿多恶梦，问及推官胡用之。胡曰：昔常患此，有道士教戴灵砂而验。遂解鬊①中绛囊授之，即夕无梦。

寤寐门方　不眠、嗜卧、多卧、梦。

温胆汤　治胆虚痰热，虚烦不眠，惊悸，口苦呕涎。

陈皮去白　半夏姜制　生姜　枳实炒　甘草　竹茹　茯苓或用茯神

或加枣煎。

《局方》无茯苓。如心虚，加人参、枣仁。心内烦热，加黄连、麦冬。口燥舌干，去半夏，加麦冬、五味、花粉。表热未清，加柴胡。内虚大便自利，去枳实，加白术。如内实心烦，加黑栀子。

汪讱庵曰：胆以温为候，虚则寒，故不眠。惊悸亦由于胆虚，虚火上溢，故口苦。呕吐多属半表半里少阳胆经之邪。胆虚气郁，致脾生痰涎而烦呕，伤寒病后多有此证。陈、半、生姜以三者之辛温导痰止呕，即以之温胆。枳实破滞，茯苓渗湿，甘草和中，

---

① 鬊：《本草备要·金石水土部·丹砂》作"髻"。

竹茹开胃土之郁、清肺金之燥、凉肺金所以平甲木也，如是则不寒不燥而胆常温矣。

《三因》云：心虚胆怯，气郁生涎，与气抟，变生诸证。触事易惊，或梦寐不祥，或短气悸乏，或自汗，并宜此汤。呕则以人参代竹茹。

茯苓补心汤《局方》　治思虑过多，心神愦乱，烦躁不寐。

白苓　茯神　麦冬　生地　当归　半曲　陈皮　甘草

加竹叶、灯心，同煎服。

秘传酸枣仁汤　治心肾不交，精血虚耗，痰饮内蓄，怔忡恍惚，夜卧不安。

枣仁炒　远志　黄芪　白苓　莲肉去心　当归　人参　茯神陈皮　炙草

加姜、枣煎。

景岳酸枣仁汤　治病后气血俱虚，内亡津液，烦热不眠。

枣仁　人参　麦冬　竹茹

加龙眼肉煎。

琥珀多寐丸　治健忘恍惚，神虚不寐。

真琥珀　羚角屑　人参　茯苓　远志　甘草

共为细末，猪心血和炼蜜丸，金箔衣。灯心汤嚼下。

鳖甲丸　治四肢无力，胆虚不眠。

鳖甲炙　枣仁炒　羌活　牛膝酒蒸　黄芪炙　人参　五味炙

等分为末，蜜丸，温酒送下。

仁熟散《金鉴》　治气虚胆怯不眠。

柏子仁　熟地　枸杞　五味　枣皮　桂心　人参　白菊花茯神　枳实①

共为末，温酒调下。

枣仁粥《圣惠》　治骨蒸烦心不得眠。

酸枣仁一两

---

① 枳实：《医宗金鉴·杂病心法要诀》作"枳壳"。

水研，绞取汁，下米二合煮粥，候熟，下地黄汁一合，再煮。

人参补气汤 治四肢懒惰嗜卧。

黄芪钱半 人参 防风 升麻 黄柏 知母各七分 白芍 生地各五分 熟地六分 生甘草一分 炙甘草三分 五味子二十粒 肉桂二分

水煎，热服。

镇心省睡益智方《千金翼》 治风湿多眠，狐惑多眠。

远志五十两，去心 益智子 石菖蒲各八两

为末，醇酒服方寸匕，百日有效。秘不令人知。

别离散 治心风为病，男梦见女，女梦见男。

白术一两 天雄 附子 肉桂去皮 干姜 茜根各三钱 茵芋叶 桑寄生各五钱 细辛 菖蒲各二①钱

为末，每二钱，汤下。有热者，去雄、附、姜、桂，加知、柏、归、地各五钱。

谵妄门②附循衣、摸床、撮空

虚病痰病有似鬼祟③论附禁咒符水

朱丹溪曰：血气者，身之神也。神既衰乏，邪因而入，理或有之。若夫血气两亏，痰客中焦，妨碍升降，不得运用，以致十二官各失其职，视听言动皆有虚妄，以邪治之，其人必死。虽《外台秘要》有禁咒一科，然移精变气乃小术耳，可治小病。惟膈上热病，一呷符水冷凉，胃热得之岂不暂快？亦可取安。若内伤而有虚邪，与冬冷严寒，符水下咽，必冰胃而致害。如郁热在上，热邪在表，须以汗解。乃惊以法尺，是惊其神而血不宁也；喷以法水，是沉其体，密其肤，使汗不得泄，热何由解？必致内攻，阴阳离散，血气乖争，去死为近耳。

---

① 二：《医学入门·拾遗·别离散》作"三"。

② 谵妄门：原作"谵妄门方"，据文例改。

③ 祟：原作"崇"，据文义改。

火邪寒邪暑邪饮食心藏风邪谵妄证治

《汇参》云：运气谵妄①，火邪助心，炎灼妄扰，心痛烦心，善惊谵妄，宜治以咸寒，调胃承气汤见瘟疫之类；寒邪伤心，身热烦心，躁悸阴厥，中寒谵妄，宜治以甘热，大小建中大见心痛、小见劳损、理中之类。暑月因大劳而渴，又连得大惊，妄言妄见，病似鬼邪，脉两手虚弦而沉数，异功散见脾胃加芩、连、竹沥、姜汁，补虚清热，导去痰滞，浓煎多服，病乃可安。饮酒食生冷，醉饱之后，乱言妄见，鬼如附体，乃痰所为。灌盐汤一碗，吐痰一二升，自安。心藏风邪，见鬼妄语，闷乱恍惚，人参散见情志。

论循衣撮空之证

李东垣云：循衣撮空，许学士说作肝热，风淫末疾，故手为之循衣撮空。此论虽然，海藏断之为肺热，似为愈矣，其人必谵语妄言。经云：肺入火为谵②语，兼上焦有疾，肺必主之，手经者，上焦也。二者皆当，其理果何如哉？天地互为体用，此肺之体、肝之用，肝主血，血者，阴物也，此体静何以自动？盖肺主诸气，为气所鼓舞，故静得动。一者说肝之用，一者说肺③之体，此天地互为体用，二者皆为当矣。

循衣撮空虚实血风证治

《准绳》云：证非大实，即系大虚，当审其因，察其脉，参其证，而分若黑白矣。实而便秘，大承气汤见瘟疫泻之；虚而便滑，独参汤见情志补之；厥逆加附子。血风证去血过多，因而燥渴，循衣摸床，撮空闭目，扬手掷足，错语失神，脉弦浮而虚，此证妇人脱血崩漏多有之，男子去血过多亦有此证，宜生地黄连汤见后。

循衣摸床治案

楼全善云：尝治循衣摸床数人，皆用大补气血之剂。惟一人

---

① 谵妄：原脱，据《证治准绳·杂病·神志门》补。
② 谵：原作"谸"，据《证治准绳·杂病·神志门》改。
③ 肺：原作"肝"，据《证治准绳·杂病·神志门》改。

兼眴振脉代，遂于补剂中略加桂二分，振亦止，脉和而愈。《准绳》云：循衣摸床，多是大虚之候，不问杂证伤寒，以大补之剂投之，多有得生者。然愚常①治一人，循衣摸床，妄语无脉，并无别证，病因外感梦遗，医投以麻附细辛、芪附、理中等汤所致，乃连下数日而愈，可见证不可执也。

《秘录》云：中暑循衣摸床，以手撮空，此暑气在心，解心中之热，则五脏即有生气，方用人参三两加黄连三钱，灌之即生。盖人参救心气之绝，而黄连散心中之火，火散气回，其生也必矣。

谵妄门方

加减续命汤《三因》　治中风歌哭笑语，无所不致。

麻黄三两　当归　白芍　防己　黄芪　甘草　川芎　杏仁各一两　人参　白术　桂枝各三两

每四钱，入姜、枣煎。

生地黄连汤海藏　治血风证，去血过多，燥渴，循衣摸床，错语失神。

生地　当归　川芎　芍药各一钱　防风一两　栀子　黄芩　黄连

每服五钱。脉实加大黄，此内燥热之极，气粗，鼻干不润，上下通燥，此为难治。

陶节庵曰：大承气汤，气药也，自外而之内者用之；生地黄连汤，血药也，自内而之外者用之。气血合病，循衣摸床，证同自气之血、血而复之气者，大承气汤下之；自血之气，气而复之血者，生地黄连汤主之。二者俱不大便，此是承气汤对子，又与三黄石膏汤相表里，是皆三焦包络虚火之病也。病既危急，止得以此降血中之伏火耳。

---

① 常：通"尝"。曾经。《史记·高祖本纪》："高祖为亭长时，常告归之田。"

癫狂痫门

论癫狂之证

李时珍曰：经有言癫狂疾者，又言癫疾为狂者，是癫狂为兼病也。邪入于阳者狂，邪入于阴者癫。盖癫疾始发，志意不乐，甚则精神呆痴，言语不伦，而睡如平时，常昏多倦，以邪并于阴也。经曰：重阴者，癫也。狂病始发，多怒不卧，甚则凶狂欲杀，目直骂詈，不识亲疏，夜多不卧，以邪并于阳也。经曰：重阳者，狂也。〔批〕癫多喜笑，尚知畏惧，属不足；狂多忿怒，人不能制，属有余。

论癫病宜安神定志狂病宜逐痰清火

《医学心悟》云：重阴为癫，重阳为狂。癫者，痴呆之状，或笑或泣，如醉如梦，言语无序，秽洁不知，此因志愿太高，所欲不遂者多得之，宜安神定志为主。狂者，发作刚暴，骂詈不避亲疏，甚则登高而歌，弃衣而走，逾垣上屋，此痰火结聚所致，或伤寒阳明邪热所发。有痰者先宜逐痰，有火者先宜清火。

论癫病宜安神养血狂病宜抑肝制心

《医林绳墨》云：癫狂之证，或因气郁生痰而痰迷心窍，或由气郁生热而热极生风。要之①，狂为痰火，实热盛也，宜抑肝制心，癫为血不足，宜安神养血。

论狂病以治火为先

张景岳曰：狂病多因于火，或以谋为失志，或以思虑郁结，屈无所伸，怒无所泄，以致肝胆气逆，木火合邪，是诚东方实郁也。其邪乘于心，则为神魂不守；邪乘于胃，则为暴横刚强。治此者，当以清火为先，而或痰或气，察其甚而兼治之。

癫狂诸证治法

癫疾得之惊忧者，痰气上犯心胞，当伐其源，宜瓜蒂散见瘟疫

---

① 要之：《医林绳墨·癫狂》作"又曰"。

吐之，吐后服宁神之剂。痰盛体肥，恍惚错乱，喜怒不常，星香散见中风加石菖蒲、人参各五分，和竹沥、姜汁，下琥珀寿星丸见后。癫狂实热者，黄连解毒汤见火。三焦邪实，大承气汤见痉病。肝火闭结，当归龙荟丸。阳明火盛，白虎汤俱见火。痰迷，大便闭结，滚痰丸见痰。阳狂奔走，骂詈不知亲疏，此阳有余阴不足也，宜当归承气汤见血门，以大利为度。

狂病夺食之法

阳厥狂怒，脉举按无力阳明实，则脉伏，身表如冰石，叫呼声高，不宜与之食，用大承气汤下之，复发复下，疾瘥身温，脉生良愈，此易老夺食之法也。

景嵩崖曰：凡治狂病，愈后数日方可与食，亦勿补勿饱，此良法也。

论痫病之证

痫与痉病相似，但痫病仆时，口中作声，如牛、马、猪、羊、鸡之鸣，将醒时吐涎沫，醒后又复发。中风、中寒、中暑之类，则仆时无声，醒时无沫，醒后不复发。痫有连日发者，有一日三五发者，痉病虽亦时发时止，然身强直反张，不如痫病之身软。《原病式》以由热盛而风燥为其兼化，涎溢胸膈，燥烁而瘈疭昏仆也。《三因》以惊动脏气不平，郁而生涎，闭塞诸经，厥而乃成。或在母腹中受惊，或感六气，或饮食不节，逆于脏气而成。盖忤气得于外，惊恐得之内，饮食不内外。所因不同，治法亦异。

论五脏之痫各随五脏所治

赵之弼曰：大抵五脏之痫，各随五脏所治，皆以清痰降火为要，或加以五脏补养之药。有风者驱其风，有痰者豁其痰，因气者清其气，因惊者镇其惊，各随所得之由而加减用治可也。设如阳痫者，发之于昼，当以壮阳为先。阴痫者，发之于夜，亦以益阴为要。今世因惊，多用安神定志等丸见后，因风，多用续命三化等汤，然终不若二陈为主，加以引经，清痰养血，自无不治之理。

论痫为痼疾当用从治之法

陈飞霞曰：痫者，痼疾也，非暴病之谓。亦由于初病时误作惊治，轻施镇坠，以致蔽锢，其邪不能外散，所以留连于膈膜之间，一遇风寒冷饮，引动其痰，倏然而起，堵塞脾之大络，绝其升降，遂致阴阳不相顺接，故猝然而倒。或因中气虚弱，脾不运化，则乳食精微不化荣卫，而化为痰，偶值寒凝，即倏然而发。岂必心窍有痰而后发哉？若果心窍有痰，则已懵然一物，何以发过即清明如故？可知非其证，误作其治，愈攻愈败，愈发愈勤，不至于废弃不止也。有识者补救尚虞不暇，犹敢以礞石、朱砂、珍珠、铁粉之重坠，伤其心气，以甘遂大毒之物，损其心血，更①加黄连之苦寒败胃乎？故予之治此，不用治痫之方，每十全其九，盖此等证，非用从治之法，莫能成功也。

小儿有五痫治宜行痰搜风

景嵩崖云：小儿之痫，古有五痫五畜之说。曰风痫，衣服过暖，腠理疏而汗出，外风入之，其证初得时，先屈指如数也。曰惊痫，缘身受大惊，惊则心动，神不守舍，舍空而痰归之故作也。曰食痫，饮食伤脾，脾伤不能运痰，以致痰迷心窍而成也。曰阳痫，先身热瘈疭，惊骇啼叫，而后发，其脉浮，此病在腑，易治。曰阴痫，先身冷，不惊掣啼呼，而即发，其脉沉，此病在脏，难治。脏病久，又有叫喊作畜声，医家听其五声分为五脏。如犬吠者，肺也；羊嘶者，肝也；马鸣者，心也；牛吼者，脾也；猪叫者，肾也。愚谓痫虽各种，亦不必细分，总以行痰为主，搜风次之。

小儿惊痫治宜先审正气后察病邪

又曰：凡小儿痫证，有从胎气而得者，有从生后受惊而得者。盖小儿神气尚弱，惊则肝胆夺气，而神不守舍，舍空则正气不能

---

① 更：原作"便"，据《幼幼集成·痫疾证治》改。

主，而痰邪足以乱之。故遇小儿惊痫，必先审正气，然后察其病邪，酌宜施治。

痫病诸证治法

风痫痰涎，宜牛黄丸见中风。痫因忧郁，宜四七汤加木香、南星。痫因气滞，四磨汤俱见气。热痰结胸，发痫面赤，口渴烦躁，凉膈散见火。脾虚，风痰上涌发痫，六君子汤见脾胃加天麻。痫病属阴虚，夜发，六味地黄汤见劳损加鹿角胶。

风痫食藜芦吐涎治验

《衍①义》云：一妇病风痫，初一二年一作，后渐日作，甚至一日数作，求死而已。值岁大饥，采百草食，见野草若葱②，采茎饱食，顷觉不安，吐胶涎数日，约一二斗，汗出如洗，甚昏困，后遂轻健如常人，以所食葱询人，乃憨葱苗，即藜芦是也。

阳厥怒狂癫痫详《内经要义》③

癫狂痫门方

白金丸　治癫狂，痰血迷心。

郁金七两　白矾三两　薄荷

米糊为丸。

癫多喜笑，尚知畏惧，证属不足；狂多忿怒，人不能制，证属有余。喜属心，怒属肝，二经皆火有余之地，此病多因惊忧，痰血塞于心④窍所致。郁金苦辛入心，能散恶血。白矾酸咸，能化顽痰。痰血去则心窍开，而疾已矣。

安神定志丸　治癫证，心神愦乱。

茯苓　茯神　人参　远志各一两　石菖蒲　龙齿各五钱

共为末，蜜丸，辰砂为衣，开水送下。

---

① 衍：原作"行"，据文义改。
② 葱：原作"匆"，据《本草备要·草部·藜芦》改。
③ 阳厥……要义：原脱，据底本目录补。
④ 心：原脱，据《医方集解·除痰之剂》补。

天门冬地黄膏　治癫疾，思虑伤心而得。

天门冬去心，十斤，汤浸二日　生地黄三十斤，无生者用生干地十斤，汤浸

二味同置臼内，杵取其汁，更入温汤再捣，不论几次，待药无味方止。以文、武火熬成膏，瓷罐盛。每服一大匙，多服取效。

正心汤　治癫病，心血不足。

生地　当归　茯神　远志　石菖蒲　胆星　枣仁　麦冬　郁金　五味　丹砂

水煎服。

制心汤　治狂病，痰火蔽塞心窍。

黄连姜炒　石菖蒲　胆星　石膏煅　丹砂　枣仁　大黄酒炒　枳壳　乳香

水煎服。

清心汤　另方。治心受热邪，狂言叫骂，动履失常。

黄连　黄芩　栀子　连翘　薄荷　甘草　芒硝　大黄　石菖蒲　麦冬等分

加竹叶三十片，煎服。〔批〕此即凉膈散加黄连、菖蒲、麦冬。

正心汤　治七情五志，久逆心风，妄言妄笑，不知所苦。

人参　当归酒洗　生地　茯神　羚角末　枣仁炒，研　炙草　远志制

莲子七枚煎。入羚羊角末、麝香少许，和匀服。

灵苑辰砂散　癫疾久医不效，不能卧，先尽与咸物食之，待渴，与此饮之。

辰砂两头光明有墙壁者　酸枣仁微炒　乳香光莹者，各半两

量病人饮酒几何，先令恣饮尽醉，但勿令吐，至静室中，以前药作一服，温酒调作一盏，顿服。服药讫，便安置令卧。病浅者，半日至一日，病深者，三两日至五日，待其自醒，即神魂定矣。万一惊悟①，不必复治而愈。

---

① 悟：《景岳全书·书集·和阵》作"寤"。

狂之为病，少卧，卫强行阳不行阴，故阳盛阴虚，令昏其神，得睡则卫得入阴而阴不虚，阳无卫助不盛，故阴阳和平而安矣。

生铁落①饮　治痰火热狂，坠痰镇心。

生铁火烧赤，砧上锤之，落地花如兰如蛾者，是名铁落，用水煮以煎药

石膏三两　龙齿研　茯苓　防风各一两半　元参　秦艽各一两

入铁汁中，煮竹沥一升。和匀温服，每日约须五服。〔批〕金以制木，木平则火降，故下气疾速，气即火也。

生铁落饮《心悟》　治狂火炽盛，痰迷心窍。

天冬　麦冬　贝母　胆星　橘红　远志肉　石菖蒲　连翘
茯苓　茯神　元参　钩藤　丹参　辰砂

用铁落煮水煎药，服后安神静睡，不可惊骇叫醒，犯之则病复作，难乎为力。凡狂证，服此二十余剂而愈者多矣。

苦参丸《外台》　治狂邪发恶，或披头大叫，不避水火。

苦参为末

蜜丸桐子大，每十丸，薄荷汤下。

归神丹　治一切惊忧、思虑、多忘，及心气不足、癫痫、狂乱。

獖猪心二个，切破，入大朱砂二两，灯心三两在内，麻扎，石器内煮一伏时〔批〕一伏时，自辰至戌也，取砂为末

以茯神末二两，酒打糊丸，桐子大。每服九丸至十五丸，加至二十丸，麦冬汤下。甚者，乳香人参汤下。

河间犀角丸　治癫痫发作有时，扬手掷足，口吐痰涎，不省人事，暗倒屈伸。

犀角末半两　赤石脂三两　朴硝二两　白僵蚕　薄荷各一两

共为末，面糊丸，温水下，日三服。忌油腻炙煿。

琥珀寿星丸《局方》　治恍惚错乱，喜怒不常者。

天南星一斤，掘深坑二尺，用炭五斤于坑内烧红，取出炭，扫尽坑，用好酒一升浇之，将南星趁热下坑内，急用盆盖，泥壅合，经一宿再取出，再

---

① 铁落：原作"落铁"，据《景岳全书·书集·和阵》乙转。

焙为末　琥珀四两，另研　朱砂一两，研，水飞，以一半为衣　猪心血三个

姜汁面糊，和血为丸。人参汤空心下，日三服。〔批〕琥珀通塞宁心，定魂魄，疗癫邪。朱砂泄心经邪热，镇心清肝，定惊辟邪。

牛黄膏《保命》　治热入血室，发狂不知人。〔批〕热入血室发狂。

牛黄二钱半　朱砂　郁金　牡丹皮各三钱　龙脑　甘草各一钱

为末，蜜丸。新汲水下。

惊气丸《本事》　治惊气风邪，发则牙关紧急，涎潮昏塞，醒则精神若痴。

白僵蚕　附子　木香　白花蛇　橘红　天麻　麻黄　干姜各五钱　紫苏叶一两　南星洗，切，姜汁浸一宿，五钱　朱砂一钱，为衣

共为末，加冰、麝少许，同研极细，蜜杵为丸，如龙眼大。每服一丸，金银器薄荷煎汤化下。

狂厥，去附子，加铁粉。此丸非但化痰镇心，而推①抑肝邪特异，若多恚怒，肝邪太盛，铁粉能制伏之。

经云：悲哀动中则伤魂，魂伤则狂妄不精，不精则不正，悲哀伤魂而狂，当以喜胜之，以温药补魂之阳。楼全善云：防己地黄汤、惊气丸之类是也。又云：喜乐无极则伤魄，魄伤则狂，狂者意不存人，喜乐伤魄而狂，当以恐胜之，以凉药补魄之阴。娄云：辰砂、郁金、白矾之类是也。

妙香丸《局方》　治风痫、惊痫、发狂、恶火与人，脉洪长或伏。

巴豆三百一十五粒，去皮膜，炒，研如泥　牛黄　冰片　腻粉　麝香各三两　辰砂飞，九两　金箔研，九十张　黄蜡六两

入白蜜，同炼令匀，为丸，每两作三十丸。如热证便秘，大黄炙甘草汤下一丸。〔批〕此丸解五毒。伤寒时疾，潮热积热，惊痫百病，下一切恶毒痰涎。

---

① 推：《普济本事方·治心小肠脾胃病·治因惊言语颠错不能服温药宜》作"摧"。

消风丸 治小儿诸痫，初起者宜服。

薄荷　羌活　独活　防风　天麻　芥穗　川芎　细辛各一钱
胆星二钱

共为细末，蜜丸重一钱一颗。每日一丸，薄荷、苏叶煎汤化下，服完七丸，再服后药。［按］此非治痫之药，用以疏散外邪，开通经络，庶后药得以流通耳。

导痰汤 另一方见痰①五痫初起，轻者服之即安。

陈皮　茯神　桔梗　细辛　菖蒲　川贝母　甘草　栝楼仁去油
薄荷　胆星　黄芩　天麻　雄黄　郁金等分

竹沥、姜汁冲服。

五生丸 李仲南　传治诸痫似狂，脉弦细缓。

南星　半夏　川乌　白附子各一两　大豆去皮，二钱半

为细末，滴水丸，桐子大。每服三丸至五丸，姜汤下。

控涎丹②《类方》　治诸痫久不愈，顽涎聚散无时，变生诸证。

川乌生用　半夏汤洗　白僵蚕炒，各五钱，生姜汁浸一宿　铁粉三钱，研　全蝎　甘遂各二钱半，面裹煨

为末，生姜汁为丸，如绿豆大，朱砂为衣。每服十五丸，食后生姜汤下。忌食甘草。

朱砂滚涎丸 治五痫。

朱砂　白矾生用　硝石　赤石脂

等分为末，研蒜膏为丸。食后③荆芥汤。

归神丹 治五痫，诸风惊悸，神不守舍。

人参　当归　枣仁　白苓各二两　朱砂　琥珀　志仁姜制　龙齿各一两　金箔　银箔各二十片

酒糊丸，麦冬汤下。

宁志丸《得效》　治心风癫痫，服此一料，其病顿减。

卷十四 ──── 一三四九

① 另一方见痰：原脱，据底本目录补。
② 丹：《证治准绳·类方·痫》作"丸"。
③ 后：原作"前"，据《古今医统大全·风痫门》改。

朱砂一两　人参　白苓　当归　石菖蒲　乳香另研　枣仁浸，去皮，炒香熟，各五钱

上将朱砂用熟绢包裹，以獖猪心一枚，切开，入朱砂包定，线缚，用无灰酒二升，同入砂罐内煮，酒尽，取出朱砂另研，再将猪心竹刀细切，研烂拌入药末，再加煮熟净枣肉四两，捣丸，少留朱砂为衣。人参汤下。

清神汤　治痫发心热，痰迷心窍。

黄连生研　茯苓各二钱　枣仁炒　石菖蒲　柏子仁去油　远志肉各一钱　甘草五分

竹沥、姜汁和服。痰壅，加南星、半夏、栝楼仁、橘红。

泻心①丸　治肝经实热，痫发腮红咬牙者。

当归　川芎　栀仁　大黄　羌活　防风　龙胆草等分

水煎服。

医痫无双丸

制南星　法半　归身　生地　石膏各一两　志肉　麦冬　酸枣仁　辰砂　人参　白术　陈皮　川连各五钱　白附　牛胆黄　荆芥穗　独活　犀角　白苓　僵蚕各五钱　天麻七钱

共为细末，蜜丸。

定痫丸《心悟》　治男、妇、小儿痫证，并治癫狂。

明天麻一两　川贝母一两　胆南星九制者，五钱　半夏姜制，一两　陈皮去白，七钱　茯苓蒸，二两　茯神蒸，一两　丹参酒蒸，二两　麦门冬去心，二两　菖蒲石杵碎，五钱　远志去心，甘草水浸一宿，五钱　全蝎去尾，甘草水洗，五钱　僵蚕甘草水洗，去嘴，炒，五钱　琥珀五钱，腐煮灯草研　辰砂细研，水飞，三钱

用竹沥一小碗，姜汁一杯，再用甘草四两熬膏，和药为丸，如弹子大，辰砂为衣。每服一丸，照五痫分引，煎汤送下。肺杏仁，肝薄荷，心麦冬，脾大枣，肾黑料豆，日再服，方内加人参三钱尤佳。

---

① 心：《小儿药证直诀·诸方》作"青"。

集成定痫丸

人参一两　焦白术一两五钱　云苓一两，姜汁拌蒸　广皮一两，酒炒　法半一两　石菖蒲五钱　归身一两，酒洗　肉桂五钱，去粗皮　白芍一两，酒炒　白蔻仁一两，酒炒　木香五钱　苍术一两，黑芝麻拌炒　真龙齿一两，火煅醋淬，研末，水飞过，晒干，取五钱　赤金箔二①十张　辰砂三钱，研末，水飞

共为细末，炼蜜成丸，龙眼核大，朱砂为衣，贴以金箔，晒干，以瓷瓶收贮。每日早、午、晚各服一丸，姜汤化下。

陈飞霞曰：此方治小儿痫证。从前攻伐太过，致中气虚衰，脾不运化，津液为痰，偶然有触，则昏晕猝倒，良久方苏，此不可见证治证。盖病源深固，但可徐图，惟以健脾补中为主，久服痰自不生，痫自不作矣。倘系年深日久，与河车八味丸，早晚间服，无不愈者。

河车八味丸

紫河车一具，以白矾煎汤揉洗极净，用姜汁同酒煮烂　大地黄一两，姜汁、砂仁，同酒煮烂　枣皮一两，炒干　粉丹皮五钱，酒炒　泽泻五钱，盐水炒　嫩鹿茸二两，切片，炒干　云苓一两五钱，乳拌蒸　山药一两五钱，酒炒　熟附片七钱五分，切，焙　肉桂七钱五分，去粗皮，研　麦冬一两，去心，糯米拌炒　北五味一两，去核，炒

上药研末，炼蜜为丸，龙眼核大。每早一丸，淡盐汤化服，以饮食压之。午及临卧，用前定痫丸一服。

陈飞霞曰：此治小儿痫证，年深日远，肝肾已亏，脾肺不足，心血耗散，不时举发。此证总归于虚，不可以为有余而攻逐之，致成不救。但以此丸早服，以救肝肾，前定痫丸午、晚服，以宁心健脾生肺，则万举万全，真神治也。

河车丸《心悟》　治痫病既愈，服此除根。

紫河车一具　茯苓　茯神　远志各一两　人参五钱　丹参七钱

炼蜜为丸，每早开水送下三钱。

———————

①　二：《幼幼集成·痫疾证治》作"三"。

简便方二条①

产后癫狂败血，及邪气入心，如见祟物。用大朱砂一二钱，研细，飞过，乳汁三四茶匙调湿，以紫项地龙一条入药，滚三滚，刮净，去地龙不用，入无灰酒一盏，分作三四次服。

痔漏门

痔漏之因

经曰：因而饱食，筋脉横解，肠澼为痔。东垣曰：大肠，庚金也，本性燥金②，肃杀之气，本位主收，司行津液，以从足阳明中州戊土之化，旺则能生化万物，衰亦能殒万物。故曰：万物生于土而归于土也。因饱食行房，忍泄前阴之气，归于大肠，以致木乘火势，而侮燥金，火就燥，则大便秘而痔作矣。

痔疮之名

巢氏《病源》论痔有五，曰牡痔、牝痔、脉痔、肠痔、血痔，又有酒痔、气痔，又不瘥，变为瘘也。然考之方书，又有牛奶、鼠奶、鸡心、鸡冠、莲花、翻花、蜂窠、穿肠、外痔、内痔、血箭、痔虫。痔为状不一，其因则同。

痔漏之证

李东垣曰：痔疮若破，谓之痔漏，大肠秘涩，必作大痛。此由风热乘食饱不通，气逼大肠而作也。受病者，燥气也；为病者，胃热也。胃刑大肠则化燥，火以乘燥热之实，胜风附热而来，是湿、热、风、燥四气相合，故大肠头成块者，湿也；作大痛者，风也；大便燥结者，火与热也。法当泄火润燥，疏风和血止痛，须以破气药兼之，治法全矣。

---

① 二条：原脱，据底本目录补。
② 金：《证治准绳·杂病·大小腑门》作"清"。

诸痔疮并诸①痒痛证治

牡痔，肛边生鼠奶，出在外时，上出脓血，猪蹄灰丸见后。牝痔，肛边肿，生疮而出血，槟榔散、麝香散俱见后。血痔，每遇大便清，血随出不止，地榆散、猪肠丸俱见后。肠痔，肛边肿，内结核，发寒热而出血，皂角煎丸见后。脉痔，肠头颗颗发瘰，痒而腹痛出血，刺猬皮丸、乌连丸俱见后。酒痔，肛边生疮，亦有血出，每遇饮酒，辄发肿痛，赤小豆散、干葛汤俱见后。气痔，大便难而血出，肛亦出，良久不入，动气立见肿痛，气散则愈，橘皮汤见后。血虚久痔，气不摄血则妄行，湿热下流则成痔，洁古用黑地黄丸见劳损主之此治血虚久痔之圣药也。凡痔痛甚者，秦艽当归汤；痒甚者，秦艽羌活汤俱见后。

《金鉴》治诸痔疮法

《金鉴》云：此系肛门生疮，有生于肛门内者，有生于肛门外者。初起成瘰，不破者为痔，易治；破溃而出脓血，黄水浸淫，淋沥久不止者为漏，难痊。其名虽有二十四种，总不外乎醉饱入房，筋脉横解，精气脱泄，热毒乘虚下注，或忧思太过，蕴积热毒，愤郁之气，致生风、湿、燥、热，四气相合而成。如结肿胀闷成块者，湿盛也；结肿痛如火燎，二便闭者，大小肠热盛也；结肿多痒者，风盛也；肛门围绕，折纹破裂，便结者，火燥也。初俱宜止痛如神汤见后消解之，外俱用菩提露见后或用田螺水见后点之。若坚硬者，以五倍子散见后，唾津调涂之，兼用朴硝、葱头煎洗之。又有血箭痔生于肛门，或里或外，堵塞坠肿，每逢大便用力，则鲜血急流如箭，不论粪前粪后，由肠胃风热，而兼暴怒成之。初服生熟三黄丸见后，若唇白，面色痿黄，四肢无力，属气血两虚，宜十全大补汤见劳损倍川芎、参、芪，外用自己小便洗之，童便热洗亦可，其血自止。又有产后用力太过而生痔者，宜补中益气汤见劳倦加桃仁、红花。又有久泻久痢而生痔者，宜补中

---

① 诸：原脱，据底本目录补。

益气加槐花、皂荚子，煅末服之。如痔已通肠，污从漏孔出者，用胡连追毒丸见后酒服，服后脓水反多，药力到也。如漏有管者，用黄连闭管丸见后，可代刀针之力。凡痔未破、已破及成漏，俱用却毒汤见后烫洗。兼戒房劳、河豚、海腥、辛辣、椒酒等物。

治痔清热润燥补养除湿祛风之法

薛新甫云：初起焮痛便秘，或小便不利者，宜清热凉血，润燥疏风。若破久成漏者，宜养元气、补阴精为主。大便闭涩或作痛者，润燥除湿。肛门下坠或作痛者，泻火除湿。下坠肿痛或作痒者，祛风胜湿。肿痛小便涩滞者，清肝导湿。若有患痔而兼疝，或兼下疳者，皆属肝肾不足之变证，宜补肝肾以滋化源。

治痔不宜专用寒凉之法

《集解》云：粪前有血名外痔，粪后有血名内痔，头上有孔名痔漏，疮内有虫名虫痔。治法，用槐角、地榆、生地凉血，芩、连、知①、柏清热，防风、秦艽祛风湿，芎、归、人参和血生血，枳壳宽肠，升麻升提。不宜专用寒凉，须兼补剂收功，治肠风略同。

痔漏治案

喻嘉言曰：张受先先生，久患穿肠痔漏，应召往诊，指下轻取鼓动有力，重按若觉微细，是阳未见不足，阴则大伤矣。先生每进补阴之药，则夜卧甚宁，肠辟亦稀。以故疡医妄引槐角、地榆，治肠风下血之法治之，亦不觉其误。其实漏病乃精窍之病漏孔原通精孔，盖构精时，气留则精止，气动则精泄。大凡强力入房者，气每冲激而出，故精随之横决四射不尽，由孔道而注，多溢于精管之外，久久渐成漏管。今漏管虽去，而肉中之空隙则存，填窍补隧，非此等药力所能胜也。不肖姑不言其非，但于渠方中去槐角、地榆等，而加鹿角霜一味，所谓"惟有斑龙顶上珠，能补玉堂关下穴"者是也。况群阴之药，最能润下，不有以砥之，

---

① 知：《本草备要·木部·槐实》作"栀"。

则肠中之水更澼聚，可虞耶！然此特微露一斑耳！因思吾乡一治漏者，溃管生肌外，更有二神方。先以丸药半斤服之，令人阳道骤痿，俟管中肉满，管外致密，后以丸药半斤服之，令人阳道复兴。虽宜于少，未必宜于老，然用意亦大奇矣。不肖才欲填窍补隧，而疡医阻之，岂未闻此人此法乎！

痔漏门方

止痛如神汤《金鉴》　治痔疮初起。

秦艽去苗　桃仁去皮尖，研　皂角子烧存性，研，各一钱　苍术泔浸，炒　防风各七钱①　黄柏酒炒，五分　归尾酒洗　泽泻各三分　槟榔一分　熟大黄一钱二分

除桃仁、皂子、槟榔三味，先用水二钟，将七味煎至一钟，再入桃仁、皂子、槟榔，再煎至八分。空心热服，待少时，以美膳压之，不犯胃也。忌生冷、五辛、火酒、硬物、大料、湿面之类。〔批〕此即东垣秦艽苍术汤。治脱肛，湿、热、风、燥四气合病，不可作丸，以锉汤与之，效如神速。

如肿有脓，加白葵花五朵，去蕊心，青皮五分，木香三分，则脓从大便出也。大便秘甚，倍大黄，加麻仁、枳实。肿甚，倍黄柏、泽泻，加防己、猪苓、条芩。痛甚，加羌活、郁李仁。痒甚，倍防风，加②黄芪、羌活、麻黄、藁本、甘草。下血，倍黄柏，多加地榆、槐花、荆芥、白芷。小便涩数不通，加赤苓、车前、灯心、萹蓄。

秦艽白术丸东垣　治痔疮、痔漏，有脓血，大便燥结，痛不可忍。

秦艽　归尾③酒洗　杏仁④研泥，各一两　皂角子烧存性，五钱　地榆二钱　枳实炒　建泽泻各五钱　白术一两

---

① 钱：《医宗金鉴·外科心法要诀》作"分"。

② 加：原脱，据《医宗金鉴·外科心法要诀》改。

③ 归尾：《证治准绳·类方·痔》《医学纲目·肺大肠部·鼻塞》作"归梢"。

④ 桃仁：《证治准绳·类方·痔》《医学纲目·肺大肠部·鼻塞》作"杏仁"。

为末，糊丸。忌生冷、硬物、水、菜、酒、湿面、五辛热物，犯之则药无验。

东垣曰：疾甚者，当以苦寒泻火，以辛温和血，润燥疏风，是其治也。故用秦艽、归尾和血润燥，桃仁润血；皂子除风燥；地榆破血止血；枳实苦寒以补肾而泻胃实；泽泻淡渗，使气归于前阴，以补大肠受胃之湿邪；白术之苦，以补燥气之不足，其味甘，以泻火而益元气。故曰：甘寒泻火，乃假枳实之寒也。大便秘涩，以大黄推之，其津液益不足，用当归和血，加油润之剂，自然软利矣。

秦艽羌活汤东垣　治痔漏成块下垂，不任其痒。

秦艽　羌活　防风　麻黄　升麻　柴胡　藁本　细辛　黄芪　炙草　红花

水煎服。

秦艽当归汤东垣　治痔漏，大便燥结疼痛。

秦艽　白术　归身酒洗　桃仁去皮尖，研　枳实炒　皂角子烧存性　泽泻　大黄　红花

水煎服。

秦艽防风汤东垣　治痔漏，大便时疼痛。

秦艽　白术　归身酒洗　桃仁去皮尖，研　防风　升麻　柴胡　陈皮　大黄　黄柏　红花　泽泻　炙草

水煎服。

红花桃仁汤东垣　治痔漏经年，因而饱食，肠澼为痔。

生地　黄柏各一钱半　猪苓　泽泻　苍术　归尾　汉防己　防风各一钱　麻黄不去根节　红花　桃仁各五分

煎。

当归郁李汤东垣　治大便燥结，大肠下坠出血，苦痛不可忍者。

郁李仁　皂角仁另研，各一钱　枳实七分　秦艽　麻仁各一钱半　归尾　生地黄　苍术各五分　大黄煨　泽泻各三分

煎。入皂角仁末，空心调服。

槟榔散　治牝痔。

槟榔炒　泽泻酒浸　瞿麦　防己　藁本　陈皮去白，炒　葶苈隔

纸炒　郁李仁同陈皮炒　滑石各五钱　芫花醋拌，炒黄　木香各一两①
干漆炒，煅尽，一钱二分半

为细末。每二钱，温酒下。

麝香散　治牝痔，及一切内痔、外痔疼痛。

新黄大栝楼一枚，以刀开下顶子，不去瓤，拣不蛀皂角子填满，以所
开下顶子盖合，别用纸筋泥固济，约三指厚，以炭火煅令红，放地坑内，一
宿出火毒　麝香一钱

研极细，以瓷盒盛。生服一钱，米饮调下。

地榆散《良方》　治血痔。

地榆炒黑

为细末，每二钱，米饮下，日三服。

猪肠丸　治血痔，每遇大便清，血随出不止。

猪大肠一条，洗净，控干　槐花炒为末，填入肠内，两头缚定

入瓷罐内，米醋煮烂和丸。当归酒下。

皂角煎丸　治肠痔。

皂角满尺者三挺，去弦、核，醋炙　白矾枯　刺猬皮治五痔，炙黄
薏苡仁　白芷各一两　桃仁去皮，炒，研　甜葶苈隔纸炒　川芎　桔
梗各五钱　猪后悬蹄甲十枚，烧存性

为末，蜜丸，桑白皮汤下。

刺猬皮丸　治脉痔。

猬皮一两，炙　槐花炒　艾叶炒黄　枳壳　地榆　白芍　川芎
当归　白矾枯　黄芪盐水炒　贯众各五钱　头发三钱，烧存性　猪后
悬蹄甲十枚，炙焦　盈尺皂角一挺，去弦、核，醋炙黄

为末，蜜丸。空心米饮下。

乌连丸②《三因》　治脉痔，外无形，所下血一线如箭，或点滴不
能已，此由脉窍中来。〔批〕按：此即血箭痔。

黄连热者倍之　乌头冷者倍之，炮

---

① 木香各一两：原脱，据《证治准绳·类方·痔》补。

② 丸：《三因极一病证方论·辨肠风论》作"汤"。

每三①钱，煎。

赤小豆散　治酒痔，肛门生疮出血，每遇饮酒，辄发肿痛。

赤小豆〔批〕赤小豆能解酒、排脓、清热。炒熟　黄芪　生地各一两　赤芍　白蔹　桂心各五钱　当归微炒　黄芩各七钱

为末。每二钱，槐子煎汤调下。

干葛汤　治酒痔。

葛根　枳壳炒　半夏制　生地　白苓　杏仁各钱半　黄芩　炙草各五分　黑豆百粒　生姜五片　白梅一个

同煎，空心服。

橘皮汤　治风痔，大便难而血出，肛亦出，良久不入，动气立见肿痛，气散则愈。

橘皮　枳壳炒　槐花炒　川芎各钱半　桃仁去皮尖　木香　槟榔　紫苏茎叶　香附　甘草炙，各一钱

姜、枣煎。

威灵仙丸　治气痔。

威灵仙去土　乳香另研　枳壳炒

为末，粟米饭和丸。

皂刺丸　治虫痔痒甚。

皂刺二两，烧烟尽存性　防风　槐花各七钱半　蛇床子　白矾枯　枳壳　白蒺藜炒，去刺　羌活各五钱　露蜂房炒焦　五倍子各二钱半

醋调绿豆粉煮糊为丸，苦楝根煎汤下。

芎归丸　治下血不止。

川芎　当归　神曲炒　槐花微炒　黄芪　地榆各五钱　木贼　荆芥穗一半炒黑　头发烧存性　阿胶炒疏，各一两

为末，蜜丸。

槐角地榆汤②

逐瘀血汤　治血瘀作痛。

---

①　三：《三因极一病证方论·辨肠风论》作"二"。
②　槐角地榆汤：原脱，据底本目录补。

川芎　白芷　赤芍　干地黄　枳壳　阿胶　茯苓　灵脂　蓬术　茯神　木通　甘草各一钱　桃仁去皮尖　大黄各钱半

生姜三片，蜜三匙，同煎服，以利为度。

《汇参》云：方用茯神可易丹参，蓬术可易枳实，亦皆血药，质弱者为宜。

生熟三黄汤　治肠风诸痔，便血不止，及面色痿黄，四肢无力。

生、熟地各钱半　黄连　黄柏　黄芩　人参　苍术漂　白术炒　厚朴姜制　归身　陈皮一钱　地榆　防风　泽泻　甘草六分　乌梅二个

水煎，食前服。

粟壳散　治诸痔作疼，及肠风下血，诸药不止。

粟壳温汤泡，去内瓤，去蒂，切丝，蜜水拌炒，二钱　当归　陈皮　秦艽　黄芪　生地　熟地一钱①　黄柏　黄芩②　苍术　厚朴　升麻六分　荷叶蒂七个　地骨一钱五　甘草五分

水煎，食前服。亦可为末，酒调服。

胡连追毒丸《金鉴》　治痔漏。

胡黄连切片，姜汁拌炒，研末　刺猬皮各一两，炙，切片，再炒黄，研末　麝香二分，细研

共和一处，研匀，软饭为丸，麻子大。每一钱，食前温酒下。

黄连闭管丸《金鉴》　治痔漏成管。

胡黄连净末，一两　穿山甲香油内煎黄　石决明煅　槐花微炒，各五钱

共研末，蜜丸麻子大。每一钱，空心清米汤下，早、晚服二次。重者四十日愈。如漏门边有硬肉突起者，加僵蚕二十条，炒，研入药内。此方治遍身诸般漏证，皆可取效。

洗痔枳壳汤　治痔疮肿痛，肛门下坠，毋论新久，洗之肿自消。

枳壳二两　癫蛤蟆草一名荔枝草，四季常有，面青背白，麻纹累累者是也，二两

---

① 一钱：《外科正宗·痔疮论》作"各一钱"。

② 黄芩：《外科正宗·痔疮论》作"黄芩、人参"。

河水三瓢，同上二味煎滚，乘热熏之，熏后洗，良久，以汤再热，熏洗三次即消，洗净当搽后药。

五倍子散 治诸痔举发，坚硬疼痛难忍，或脏毒肛门泛出，肿硬不收，亦效。

五倍子大者，开一小孔，用阴干癞蝦蟆草，揉碎，填塞倍子内，用纸塞孔，湿纸包，煨片时许，取出待冷，去纸，研为细末，每一钱，加轻粉三分，冰片五厘，共研极细，待用前汤洗后，以此干搽痔上，即睡勿动，其肿痛即除。凡外痔，用二方搽洗，亦可除根，永不再发，极效极验。

田螺水 治痔疮坚硬作痛，及脱肛肿泛不收者，宜用之。

大田螺一枚，用冰片五厘研末，以针挑起螺盖，将冰片入内，平放片时，待螺渗出浆水，用鸡毛蘸搽患处，勤勤扫之，其肿痛自然消散。

猪蹄灰丸 治肛门生痔，时出脓血。

猪悬蹄甲烧存性，研，一两〔批〕猪蹄甲能治五痔、肠瘟。 水银三大豆许 枣仁二枚，将水银研匀

入猪蹄灰，和丸芡实大。先以盐汤洗之，纳一丸于肛门，夜卧再纳，以瘥为度。

却毒汤《金鉴》 治诸般痔漏。

瓦松 马齿苋 甘草各五钱 川文蛤 川椒 苍术 防风 葱白 侧柏叶 枳壳各三钱 焰消一两

水五碗，煎三碗。先熏后洗，日三次。

熏洗方

皂矾如后制过，约手规二把 知母末一两 贝母末一两

葱七茎，先用水同葱煎三四沸，倾入瓶内，入前药，坐瓶口上熏之，水温，倾一半洗痔，一半候再灸，复热熏洗，以瘥为度。

秘传痔漏隔矾灸法

皂矾一斤，用新瓦一片，两头用泥作一坝，先用香油刷瓦上，焙干，却以皂矾置瓦上煅枯，去砂①为末 穿山甲一钱，入罐内，煅存性，为末 木

---

① 砂：原作"炒"，据《证治准绳·杂病·大小腑门》改。

鳖子煅过，取末，一①钱半　乳香　没药各钱半，另研

和匀，冷水调，量痔大小作饼子，贴痔疮上，用艾炷灸三四壮，灸毕，就用熏洗药先熏后洗，日六度。三五日后，如前法再灸，以瘥为度。

菩提露 治脏毒。

熊胆三分　冰片一分

凉水十茶匙调化开，搽于患处，甚效。

简便方四条②

虫痔肛门作痒。用槐白皮浓煎汁，安盆中，坐熏之，冷即再暖，良久欲大便，当虫出。或用水银、枣膏各二两，研匀，捏如枣，薄绵裹，纳之，明日虫出。痛者，加粉草二两，或用艾，入雄黄末烧烟熏之。

翻花痔。用荆芥、防风煎汤洗之，次用木鳖子、五倍子研细调敷。一方用茄蒂、何首乌、五倍子酥炙等分，蜜姜汁、鸡子清同搅匀调敷。

灸痔法。用大蒜十片，头垢捏成饼子，先安饼子于痔头上，外安蒜片，以艾灸之。

脱肛门 附肠鸣谷道痒痛

论脱肛之证

张景岳曰：大肠与肺为表里，肺热则大肠燥，肺虚则大肠滑脱，此其要也。然有因久滑久痢、脾肾气陷者，有因中风③虚寒、不能收摄者，有因劳役吐泻、伤肝脾者，有因酒湿伤脾、色欲伤肾者，有因肾气本虚、关门不固者，有因过用寒凉、降多亡阳者，有因湿热下坠者。

---

① 一：《证治准绳·类方·痔》作"二"。
② 四条：原脱，据底本目录补。
③ 风：《景岳全书·贯集·脱肛》作"气"。

寒热虚脱证治

汪讱庵曰：肛门为大肠之使，大肠受热受寒，皆能脱肛。大肠者，传导之官；肾者，作强之官。酒色过度，则肾虚而泄母气，肺因以虚，大肠气无所主，故脱肛也。虚寒脱肛，宜大补元气，或加芎、归调血，及升、柴以升提之。又有气热、血热而肛反挺出者，宜芩、连、栀①、柏，或四物加升、柴、芃、防之类。气血两虚，宜补中益气加芎、芍、阿胶。〔批〕气血虚者，不肿不痛。属热者，赤肿而痛。虚而挟热者，脱肛红肿；虚而挟寒者，脱肛不红肿。

气血两虚风热湿热脱肛证治

洪玉友曰：经云，入者为实，出者为虚，肛门之脱，由虚无疑。况大肠与肺为表里，肺脏蕴热则闭，虚则脱，须升举而补之，慎不可用坠气药。如产育及久痢用力过多，小儿气血未壮，老人气血已衰，多患此证，此气血虚不能约束禁固也。宜大剂补中益气汤，升麻须用醋炒，相证加药。如不红不痛，此气血两虚，加粟壳、伏龙肝。如赤肿而痛，宜凉血祛风，加羌活、防风、芍药。如里急后重，有脓血，加木香、乌梅。湿热下坠脱肛，胃苓汤加柴胡、升麻。妇人产后脱肛，宜六物煎见经闭加升麻。〔批〕凉血，用生地、赤芍、槐花、槐角、黄芩、栝楼、鸡冠花之类。疏风，用防风、羌活、荆芥、粉葛、升麻、柴胡之类。

大肠虚寒脱肛证治

陈自明曰：大肠虚寒，其气下陷，则肛门翻出。古人治此，多用参、芪、归、术、川芎、甘草、升麻之类，以升之补之，或兼五味、乌梅之类，以固涩之，亦本《内经》所谓下者举之、涩可去脱之意也。

脱肛久痢寒滑证治

东垣治一老仆，脱肛日久，近复下痢，里急后重，白多赤少，

不任其苦，此非肉食膏粱者也，必多蔬食。或饮食不节，天寒衣薄，寒侵形体，不禁而肠头脱下，此寒也、滑也。当以涩止其脱而除其滑，以大热之剂除寒补阳，以补气之药升阳益气，以微酸之味固气上收，乃制诃子皮散见后以治之而愈。

肠鸣证治

楼全善云：肠鸣多属脾胃虚。其胃寒泄泻肠鸣者，升阳除湿汤见湿门加益智仁、半夏、姜、枣煎。腹中水鸣者，乃火击动其水也，二陈汤见痰门加芩、连、栀仁。肠鸣食少，脐下有块耕动，若得下气多乃已，已乃复鸣，服疏气药不效者，宜用参、术为君，甘草、芩、连、枳实、干姜为臣，即愈。

经曰：脾虚则腹满，肠鸣飧泄，食不化。又曰：中气不足，肠为之苦鸣。又曰：肠中雷鸣，气上冲胸，邪在太阳。

谷道痛痒证治

肠头作痒，即腹中有虫。丈夫因酒色过度者，治法实元气、去蕴热之剂，外用煎药洗之，治无不愈。谷道痒痛，多因湿热生虫，欲成痔瘘。

脱肛门方谷道痒痛

真人养脏汤谦甫　治泻痢日久，赤白已尽，虚寒脱肛。

罂粟壳去蒂，蜜炙，三两六钱　诃子面裹煨，一两二钱　肉桂八钱肉豆蔻煨，五钱　人参　焦白术各六钱　生甘草一两八钱　木香一两四钱　白芍炒，一两六钱　当归六钱

为末，每服四钱。寒甚者，加附子。一方无当归。

诃子皮散东垣　治虚寒泄泻，米谷不化，肠鸣腹痛，脱肛及作脓血。

御米壳去蕊、蒂，蜜炒，五分　诃子煨，去核，七分　干姜炮，六分陈皮七分

为末，空心白汤调服。

泄泻为气脱，脱肛为形脱，此方可固气脱，亦可收形脱也。

参术芎归汤　治泻痢产育，气虚脱肛，脉濡而弦。

人参　白术　川芎　当归　黄芪酒炒　山药炒　白芍　白苓　升麻　炙草

姜煎。

提肛散　治气虚肛门下坠，及脱肛便血，脾胃虚弱之证。

川芎　当归　白术　人参　黄芪炙　陈皮　甘草各一钱　升麻　柴胡　条芩　川连　白芷各五分

煎服。

加味升麻汤　治大肠热甚，脱肛肿痛。

升麻　白芍　甘草　羌活　防风　黄芩　黄连

水煎服。

缩砂散　治大肠伏热，脱肛红肿。

缩砂仁　黄连　木贼

为末，空心米饮下。

凉血清肠散　治大肠血热脱肛。

生地　当归　芍药　黄芩　黄连　防风　荆芥　升麻　香附　川芎　甘草

水煎服。

伏龙肝散　治阴证脱肛。

伏龙肝一两　鳖头骨五钱　百药煎二钱半

共为极细末，麻油调搽，先以紫苏煎汤洗之。

蟠龙散　治阳证脱肛肿痛。

地龙晒干，一两　风化硝一两

为末，每用一二钱。湿则干渗，燥则清油调搽。先以荆芥、生姜①煎水洗之，拭干，然后敷药。

收肠养血和气丸　治脱肛日久不愈，宜常服此丸。

白术　当归　白芍炒　槐角炒　川芎　山药　莲肉各一两　人参七钱　龙骨煅　五倍子炒　赤石脂研，各五钱

———

① 姜：《证治准绳·类方·脱肛》作"葱"。

为末，糊丸。

地榆芍药汤《保命》　治泄痢脓血脱肛。

苍术泔浸，八两　地榆　卷柏　白芍各三两

每二两，煎温服。内用磁石研末，每二钱，空心米饮下；外用铁锈①磨汤，温洗托上。

洗法　脱肛寒证，用香附、荆芥煎汤洗之。热证，用五倍子、朴硝煎汤洗之，或用五倍子、荆芥，小便浓煎洗。

又方，栝楼捣汁，浸五倍子末煎汤，加白矾洗。

又方，荆芥、鸡苏叶、朴硝煎汤洗。又皂角捶碎，煎汤洗。又生铁三斤，煎水洗之，内用真磁石，火煅，醋淬七次，为末，每一钱，空心米饮下，先服后洗。

熏洗　取鳖一个放坛内，入麝一二分，用滚水倾入坛内，坐坛口熏之。良久以水洗肛后，将肉作羹食之，鳖头炙焦作末，渗肛上。

七圣丸　治大肠痛不可忍。

肉桂　川芎　大黄酒蒸　槟榔　木香各五钱　羌活　郁李仁各一两

为末，蜜丸。

《脉诀》云：积气生于脾脏旁，大肠疼痛阵难当，渐教消泻三焦火，莫慢多方立纪纲。

蜣螂丸　治肛门痒，或出脓有虫，傍生孔窍。

蜣螂七枚，五月五日收，去翅足，炙，为末　新牛粪五钱　肥羊肉一两，炒令香

共杵膏，丸如莲子大，炙令热，以新绵裹，纳谷道。半日，吃饭少许，即大便中出虫，三五度永瘥。

简便方十条②

古方用五倍子末托而上之，一次未收，至五七次必收而不复

---

① 锈：原作"绣"，据《证治准绳·杂病·大小腑门》改。

② 十条：原脱，据底本目录补。

脱矣。

脱肛，用赤皮葱、韭菜二味，连根煎汤，入大风子、防风末各数钱，乘热熏洗立效。

又方，用石榴皮、陈壁土，加白矾少许，浓煎熏洗。再加五倍子炒，研敷托上之。

脱肛不收，用苎麻根煎汤熏洗。

肛门作痒，腹中有虫，内服花椒、乌梅、君子、槟榔、葱脑，外用朴硝煎汤，乘热熏洗即效。

谷道蚀虫，赤肿，或痒或痛，用杏仁捣作膏敷之。或炒令黄，以绵蘸，涂谷道中。

下部虫啮。《外台》用桃叶一斛，杵蒸，令极热，内小口瓮中，坐其上，虫立死。虫蚀下部，肛尽肠穿者，用长股青背虾蟆一枚，鸡骨一分，各烧灰，合和吹下部，令深入，屡用效。

肛门痒，用雄黄入艾绵裹，烧烟熏之，并内蜣螂。

肛门肿痛，用木鳖子，去壳取肉，四五枚，研如泥，安新瓦器或木盆，以沸汤冲动，洗了，只用少许涂患处。

交肠脏燥门 附脏结、肠结

交肠之证

《医学心悟》云：大小肠交，阴阳拂逆也。大便前出，小便后出，名曰交肠，古方以五苓散主之。又有老人阴血干枯，大肠结燥，便溺俱自前出，此非交肠，乃血液枯涸之征，气血衰败之候也，多服大剂八珍汤见劳损，或可稍延岁月。

交肠治法

大小便易位而出，或因醉饱，或因大怒，致肠气乖乱，不循常道。法当宣吐以开提其气，使阑门清利，得司秘别之职则愈。宜五苓散见痰饮、木香顺气散①见气各一钱，加阿胶，炒珠研末，一钱，

---

① 木香顺气散：《证治准绳·杂病·大小腑门》作"调气散"。

白汤调服。或研黄连阿胶丸见痢疾，为末，加木香少许送下。

酒病交肠治法

嗜酒常痛饮不醉，糟粕出前窍，便溺出后窍，六脉皆沉涩。用四物汤见血加海金沙、木香、槟榔、木通、桃仁去皮尖，研，煎服，愈。

酒多气肆，酒升而不降，阳极虚，酒湿积久生热，煎熬血干，阴亦大虚，阴阳偏虚，皆可接补。

产后恶露不行粪出前阴治案

洪玉友云：陆石山治一妇，产后六七日，恶露不行，腹胀喘满，大便从前阴而出，问其故，因昔日酷嗜烧酒，所产之儿，身无骨管，见而惊骇，遂患此证，用归芎汤〔批〕芎归汤，一名佛手散。见胎产加莪术、肉桂、炒黑山楂，一服瘀血即行，二便如常。

秋患血痢粪出前阴治案

又治陆圣祥之女，方四岁，秋患血痢，稀粪出于前阴，作冷热不调，食积，而治用猪苓、泽泻、白术、茯苓、肉桂、甘草、木香、黄连，二剂而愈。

脏燥治案

喻嘉言曰：姜宜人得奇证，简《本草经疏》治交肠用五苓散之说，以为神秘。余见之，辨曰：交肠一证，大小二便易位而出，若交肠然，古用五苓治之，专为通前阴而设也。若此证闭在后阴，二便俱从前阴而出，拟之交肠，诚有似是实非者。况交肠乃暴病，骤然而气乱于中，此证乃久病以渐，而血枯于内，有毫厘千里之不同，安得拟之。原夫疾之所始，始于忧思，结而伤脾。脾，统血者也，脾伤则不能统摄而错出下行，有若崩漏，实名脱荣。脱荣病宜大补急固，乃误认为崩漏，以凉血清火为治，则脱出转多。不思天癸已尽，潮汛已绝，万无是理。其年高气弱，无血以实漏卮者，毫不念也。于是胞门子户之血日渐消亡，势不得不借资不仰给矣。借资于大肠，转将大肠之血输运而渗入胞囊，久之大肠之血亦尽。而大肠之气附血而行者，孤而无主，为拳为块，奔疼涣散，与林木池鱼之殃祸同矣。犹未也，仰给于胃脘，转将胃脘之血汲引而渗入胞囊，久之胃脘之血亦尽，下脱之血始无源自止。夫胃脘之血，所以荣周身而灌百脉者，今乃暗归乌有，则苞稂失润而黍离足忧，血尽而止，较之血存而脱，又倍远矣。故血尽然后气乱，气乱然后水谷舍故趋新，舍宽趋隘，江汉两渠，并归一路，身中为之大乱，势必大肠之故道复通，乃可拨乱反治，与五苓一方全无干涉。又况水谷由胃入肠，另有幽门秘别清浊，今以渗血之故，酿为谷道，是幽门辟为坦径矣。尚可用五苓再辟之乎？又况五苓之劫阴，为亡血家所深戒乎。若宜人之病，余三指才下，便问曰：病中多哭泣否？婢媪曰：时时泣下。乃知脏燥者多泣，大肠方废而不用也。交肠云乎哉？今大肠之脉，累累而现于指，可虞之时，其来春枣叶生乎？枣叶生而言果验。

脏结证治 〔批〕脏结证，见太阳中三十六七条。

《石室秘录》云：脏结之证，小腹之内与两脐之旁，相连牵痛，以至前①阴之筋亦②痛，重则有筋青而死者，此乃阴邪结于阴地也。宜专补其阴中之虚，而少佐祛寒之味，方用人参、白术、甘草、附子、当归、肉桂，水煎服。

程钟龄曰：脏结证病人，素有宿积连于脐旁，更加新邪，痛引阴筋。此邪气结实之候，为难治。

肠结证治

《石室秘录》云：干燥火炽，大肠阴尽，粪如羊屎，名为肠结。方用熟地、元参、当归、生地、牛膝、麦冬、枣皮、山药、肉苁蓉，水煎，专补其阴，使阴生而火息，阴旺而肠宽也。

脏燥门方

甘麦大枣汤仲景云：妇人脏燥，悲伤欲哭，状如神灵所作，数欠

① 前：原脱，据《石室秘录·数集·伤寒门》补。
② 亦：原作"之"，据《石室秘录·数集·伤寒门》改。

伸，此汤主之。

甘草三两　小麦一升　大枣十枚

煎。

〔按〕经云：在脏为肺，在志为悲。又云：精气并于肺则悲。方用小麦者，麦属火，心之谷也，火克金，亦以喜胜悲之义。

淡竹茹汤《三因》　治孕妇脏燥，虚烦惊悸。

麦冬去心　小麦各二两半　法半二两　人参　白苓　甘草各两半

每四钱，姜七片，枣三枚，竹茹一丸，煎。

秘结门附二便不通

总　论

李东垣曰：肾开窍于二阴。经曰：大便难者，取足少阴。夫肾主五液，津液足则大便如常。若饥饱劳役预①伤胃气，及食辛热味厚之物而助火邪，火伏血中，耗散真阴，津液亏少，故大便结燥。又有年老气虚，津液不足而结者，肾恶燥，急食辛以润之是也。

论寒热虚实气血风燥直肠结之证

《金鉴》云：热燥即阳结也，能食而脉浮数有力，与三阳热证同见者也。寒燥即阴结也，不能食而脉沉迟有力，与三阴寒证同见者也。实燥即胃实硬燥也，与腹满痛同见者也。虚燥即脾虚，先硬后溏之燥也，与少气腹缩同见者也。气燥即气道阻隔之燥也，与噎膈、反胃同见者也。血燥即血液干枯之燥也，与久病老弱同见者也。风燥即久患风病之燥也，从风家治。直肠结，即燥屎巨硬，结在肛门，难出也，从导法治之。

论胃实燥屎之证

《集解》云：胃实者，非有物也，地道塞而不通也，故使胃

---

① 　预：疑作“损”。

实，是以腹如仰瓦。注曰：胃上口为贲门，胃下口为幽门，幽门接小肠上口，小肠下口即大肠上口也。大小二肠相会为阑门，水渗泄入于膀胱，粗滓入于大肠，结于广肠。广肠者，地道也。地道不通，土壅塞也，则逆行，上至胃，名曰胃实。所以言阳明当下者，言上下阳明经不通也。言胃中有燥屎五六枚者，非在胃中，乃通言阳明也。言胃是连及大肠也，以其胃为足经，故从下而言之也，从下而言，是在大肠也。若胃中实有燥屎，则小肠乃传导之腑，非受盛之腑也。启元子云：小肠承奉，胃司受盛，糟粕受已，复化传入大肠，是知燥屎在小肠之下，即非胃中有也。

阳结阴结证治

仲景云：脉浮而数，能食不大便者，此为实，名曰阳结，期十七日当剧。脉沉而迟不能食，身体重，大便反[1]硬，为虚，名曰阴结，期十四日当剧。东垣云：阳结者散之，阴结者温之。实秘热秘，阳结也；虚秘冷秘，阴结也。

又曰：阳结之证，必因火邪有余，以致津液干燥，甚者非攻不可，宜诸承气汤。阴结者，一以下焦阳虚，则阳气不行，不能传送，而阴凝于下，此阳虚而阴结也，但益其火，而阴凝自化；一以下焦阴虚，则精血枯燥，而津液不到，肠胃干槁，此阴虚而阴结也，但壮其水，则泾渭自通。虚而兼热者，当责其血分；虚而兼寒者，当责其气分。何今人但知有热秘，而不知有冷秘也？所以局方半硫丸、海藏已寒丸俱见后皆治此之良剂，所当察也。

五燥便秘证治《元戎》

脉弦，风燥也，宜祛风之药治之，二活、防风、山茱肉、地黄、柴胡、川芎。脉洪，热燥也，宜咸苦之药治之，黄芩、黄连、大黄、黄柏、芒硝。脉缓，土燥也，宜润湿之药治之，白芍、半夏、生姜、乌梅、木瓜。脉涩，血燥也，宜滋血之药治之，杏仁、桃仁、麻仁、当归。脉迟，寒燥也，宜湿热之药治之，当归、肉

---

[1] 反：原作"及"，据《伤寒论·辨脉法第一》改。

桂、附子、乌头、硫黄、良姜、干姜、巴豆、牵牛。〔批〕气结，用木香、槟榔、枳实、陈皮、地黄、郁李仁。

风气冷热积滞气虚血虚便秘证治

风秘，由风搏肺脏，传于大肠，故传化难。或其人素有风病，亦多致秘。宜小续命汤见中风去附子，倍芍药，入竹沥一杯，吞润肠丸见后。气秘，由气不升降，谷气不行，其人多噫，宜苏子降气汤加枳壳，吞养正丹俱见气门。未效，佐以木香槟榔丸见饮食。风气壅甚，痰热结搏，宜七圣丸见后。冷秘，由冷气积于肠胃，凝阴固结，津液不通，胃气闭塞，其人肠内气攻，喜热恶冷，宜藿香正气散加肉桂、枳壳，吞半硫丸见后。热秘，面赤身热，肠胃胀闷，时欲得冷，或口舌生疮，此由大肠热结，宜四顺清凉饮子见热病吞润肠丸见后。实者，承气汤见瘟疫；有积滞者，木香槟榔丸注前。虚秘，由出汗利小便过多，一切病后气血未复，及老人、产妇气血俱虚而秘者，宜苏子降气汤注前倍加当归，吞威灵仙丸或苁蓉润肠丸俱见后。血虚津液枯竭而秘者，脉必小涩，面无精光，大便虽软，努责不出，宜四物大剂加陈皮、甘草、红花，或益血丹、五仁丸、三仁丸俱见后。血虚火烁肺金，大便风秘，宜滋燥养荣汤见燥门、导滞通幽汤见后。老人风秘及产后大便不通，宜麻仁苏子粥见后。老人气虚，大便秘塞，黄芪汤见汗，秘甚者，不过两服愈，常服即无秘塞之患，其效如神。

血中伏火湿风便秘证治

注夏大便涩滞者，血少而血中伏火也，宜黄芪人参汤见暑病注夏加生地、当归、桃仁泥、麻仁润之。大便仍久不快利者，加煨大黄微利之。仍不快利，非血结血秘，是热则生风，为湿风证，宜黄芪人参汤加羌活、防风各五钱，煎服必利。〔批〕湿风证。

湿热寒证便秘证治

大便不通，小便赤涩，身面俱肿，色黄麻木，身重如山，喘促无力，四肢痿弱，吐痰唾沫，发热时燥，燥已振寒，项额如冰，头旋眼黑，目中溜火，鼻不闻香，脐下有动气，少腹急痛，麻黄白术汤见热病。〔批〕湿热寒证。

治秘大法

李东垣曰：少阴不得大便，以辛润之；太阴不得大便，以苦泄之。阳结者散之，阴结者温之。伤食者，以苦泄之；血燥者，以桃仁、制大黄通之；风燥者，以麻仁加大黄利之；气涩者，郁李仁、枳实、皂角仁润之。不可概用牵牛、巴豆之类下之，损其津液，燥结愈甚，遂成不救。

治秘当分气血之法

又曰：杏仁下喘治气，桃仁疗狂治血，俱治大便秘，当分气血。昼便难属阳气，夜便难属阴血。虚人便秘，不可过泄。脉浮属气，用杏仁、陈皮；脉沉属血，用桃仁、陈皮。肺与大肠相表里，贲门上主往来，魄门下主收闭〔批〕人身上下七门，注见胀病门下脘不通条，为气之通道，故用陈皮佐之。

治秘不宜概用硝黄巴豆牵牛之法

洁古云：脏腑之秘，不可一概，治疗有虚秘、有实秘、有风秘、有气秘、有冷秘、有热秘。老人津液干燥，妇人生产亡血，及发汗、利小便后，气血未复，皆能作秘，不可一并用硝、黄利药，至巴豆、牵牛，尤在所禁。

治秘宜降气和血之法

朱丹溪曰：古方通大便，皆用降气药，盖肺气不降，则传送难，用枳壳、沉香、诃子、杏仁等是也。老人、虚人风病，津液少而秘者，用胡麻、麻仁、阿胶等是也。如妄以峻药逐之，则津走气血耗，虽暂通而即秘矣，必变生他证。

治秘宜流行肺气之法

杨仁斋曰：热邪入里，则胃有燥粪，三焦伏热，则津液中干，此大肠之挟热然也。虚人肠冷而血脉枯，老人脏寒而气道涩，此大肠之挟冷然也。腹胀痛闷，胸痞欲呕，此宿食留滞也。肠胃受风，涸燥秘涩，此风气燔灼也。若气不降，则谷道难通，噫逆泛满，必有其证矣。大肠与肺为表里，孰知流行肺气，为治法之枢纽乎？

气秘不宜强通之法

气痛便秘，用通剂而愈不通，又有气秘强通之，虽通复秘，或迫之使通，因而下血者，此当顺气，气顺则便自通。又当求温润之剂，如半硫丸见后之类。

血热便秘宜温润之法

《大法》云：大便秘，服神芎丸见头痛。大便不通，小便反利，不知燥湿之过，本大肠少津液，以寒燥之药治之，是以转燥，少服则不济，多服则亡血，所以不通。若用四物、麻、杏之类则可，湿剂所以润之也。血少兼有热者，脉洪数，口干，小便赤少，大便秘硬，润燥丸、活血润燥丸俱见后、四物汤见血门加酒芩、栀子、桃仁、红花。

阴寒便闭阳药中宜少加苦寒之法

阴寒之病，为寒结闭，半硫丸见后，或加附子、生姜，煎汤，冰冷与之。其病为阴寒之证，当服阳药补之。若大便恒不甚通者，亦当十服中与一服利药，微通其大便，不令秘结，乃治之大法也。若证虽属阴寒，其病显燥，脉坚实，亦宜阳药中少加苦寒，以去热燥，燥止勿加。如阴燥欲坐井中者，两尺按之必虚，或沉细而迟，此为易辨。如有客邪之病，亦从权加之。

治秘宜滋肾之法

张景岳曰：秘结之由，除阳明热结，悉本乎肾，以肾主二阴而司开阖也。故肾热者，宜凉而滋之；肾寒者，宜温而滋之；肾虚者，宜补而滋之；肾干燥者，宜润而滋之。经曰：肾苦燥，急食辛以润之，开腠理，致津液，通气也。东垣治下焦阳虚，用牵牛盐水炒黑，佐沉香、杜仲、肉桂、故纸诸药，深得补泄兼施之妙。

论二便不通由气血之不运

陈飞霞曰：前阴主气，后阴主血。膀胱之津液，血所化也，由气而后能出；太阴之传送，气之运也，由血而后能润。此便溺之流通，见气血之依附，而人之所以为生①者，以有此出入关窍耳。清阳出上窍，谓呼吸也；浊阴出下窍，谓大小二便也。倘一息不运，则机缄②穷而死矣。故二便不通，加以腹胀气喘，呕哕烦躁者，多不治。

二便不通宜用升提之法

《集解》云：后重者，气滞也。气滞于中，必上行而后能下降。有病大小便秘者，用通利药而罔效，重加升麻而反通。丹溪曰：气升则水自降。经曰：地气上为云，天气降为雨。天地不交，则万物不通也。

气滞痰阻食积湿热痰火二便秘涩治法

脾胃气滞，不能转输，加以痰饮、食积阻碍清道，大小便秘涩，二陈加升、柴、二术，能令大便润而小便长。痰隔中焦，气聚上焦，二陈加木通，初服后吐。胸腹积滞，痞闷结痛，二便不通，木香槟榔丸见饮食。湿热痰火结滞，脉洪盛，骨节烦疼，二便秘赤，凉膈散见火门、防风通圣散见中风。

老人二便燥急治法

老人大小便燥结之甚，求通不得，登厕用力太过，便仍不通，气被争脱，下注肛门，有时泄出清水，里急后重不可忍者，胸膈间梗梗作恶，干呕有声，渴而饮食不进，欲利之则气已下脱，命在须臾，再下即绝。欲固之，则溺与燥矢膨满腹间，恐反增剧。欲升之使气自举，而秽物不为气所结，自然通利，复呕恶不堪，宜益血润肠丸见后。

---

① 生：原作"主"，据《幼幼集成·二便证治》改。
② 缄：原作"械"，据《幼幼集成·二便证治》改。

三焦气滞痰阻便秘治案

李时珍曰：一妇肠结，年几六十，服养血润燥药则泥膈，服硝黄药若罔知，如此三十余年。其人体肥膏粱而多郁，日吐酸痰乃宽，此乃三焦气滞，有升无降，津液皆化为痰，不能下润肠腑，非血燥也。润剂留滞，硝、黄入血，不能入气，故无效。余用牵牛为末，皂角膏丸，才服便通。

湿热壅遏精道二便不通治案

李时珍曰：外甥素多酒色，病二便不通，胀痛，呻吟七昼夜，用通利药不效。余思此乃湿热之邪在精道，壅隧路，病在二阴之间，故前阻小便，后阻大便，病不在大肠、膀胱也。用枳实①、茴香、穿山甲诸药，倍牵牛，三服而平。

秘结门方附二便不通

麻子仁丸《金匮》 治脾胃热燥，大便秘结。

麻子仁二升，另研　芍药半斤　枳实一斤，麸炒　大黄一斤，蒸，焙　厚朴一尺，姜制　杏仁一升，去皮尖

为末，蜜丸。温水下，大便通即止。

麻仁丸《宝鉴》 治胃实而秘。

枳壳炒　槟榔半煨　菟丝子酒浸，另研　山药　防风　肉桂去皮　山茱肉　车前子各一两半　木香　羌活各一两　郁李仁去皮，另研　大黄半蒸半生　麻仁另研，各四两

蜜丸桐子大，每服十五丸至二十丸，温汤下。

此方于仲景麻仁丸中去枳、朴，而用利气除风，润燥生津，温补之品。年高气弱及风冷为病，大便秘塞者，尤宜服之。

麻仁丸 治大便秘结，胃实能食，小便热赤者。

芝麻四两，研，取汁　杏仁四两，去皮尖，研如泥　大黄五两　山栀十两

---

① 枳实：《本草纲目·草部·牵牛子》作"楝实"。

共为末，炼蜜入芝麻汁和丸。食前白汤下。

搜风顺气丸 治风秘气秘，便溺阻隔，遍身虚痒，亦可治老人燥秘，肠风下血，中风瘫痪。

大黄九茎晒①，五两 大麻仁 郁李仁去皮 山药酒蒸 山茱肉 车前仁 牛膝酒蒸，各二两 菟丝子酒洗 独活 防风 槟榔 枳实②炒，各一两

为末，蜜丸。〔批〕一方无山茱、独活、防风、槟榔。

汪讱庵曰：大黄苦寒峻猛，能下燥结而祛瘀热，加以蒸晒，则性稍和缓，故以为君。麻仁滑而利，李仁甘润，并能入大肠而润燥通幽。车前利水，牛膝下行，又能益肝肾而不走元气。燥本于风，独活、防风之辛以润肾而搜风。滞由于气，枳壳、槟榔之苦以破滞而顺气。数药未免攻散，故又用山药益气固脾，山茱温肝补肾，菟丝益阳强阴，以补助之也。

七宣丸 治风气结聚，实邪秘结。

桃仁去皮尖，六两 柴胡 诃子皮 枳实炒 木香各五两 甘草炙，四两 大黄面裹煨，十五两

蜜丸，米饮下。每服二十丸，渐加至四五十丸，以利为度，觉病退止服。诃子皮，苦能泄气，酸能降火，温能开胃，涩能固肠，方中用之，泻中有收也。

东垣云：治在脉则涩，在时则秋。

厚朴汤河间 治大便气秘不通，不能饮食，小便清利，谓之虚秘。盖实秘者，物也；虚秘者，气也。

厚朴制 陈皮 甘草各三两 白术五两 半夏 枳壳炒，各二两 每五钱，姜三片，枣一枚，煎。〔批〕一方用半夏曲、枳实，无半夏、枳壳。

润肠丸东垣 治风结血秘，胃中伏火。

---

① 九茎晒：《医方集解·润燥之剂》作"九蒸九晒"。

② 枳实：《医方集解·润燥之剂》作"枳壳"。

归尾①五钱　桃仁去皮，研，一两　羌活　大黄煨，各五钱　大麻仁去壳，一两，研

为末，蜜丸，白汤下。一方有防风。风湿，加秦艽、皂角子。

本方加防风、皂角仁烧存性，名活血润燥丸。本方去羌活，加升麻、红花、生熟二地，名润燥丸。并治风结、血结。〔批〕加减名二润燥汤。

苁蓉润肠丸　治发汗、利小便致亡津液，大便秘结，老人、虚人宜服。

肉苁蓉酒浸，焙　沉香另研

麻子仁捣汁，打糊为丸，米饮或酒下。

滋血润肠汤《统旨》　治死血在膈，饮食不下，血枯便燥。

当归三钱　白芍煨　生地各钱半　红花　桃仁去皮，炒　大黄酒煨　枳壳各一钱

韭汁、酒各半盏，煎，食前服。

通幽汤东垣　治幽门不通，上冲吸门，噎塞不通，气不得下，大便艰难，名曰下脘不通，治在幽门。

当归　升麻　桃仁研　红花　甘草炙，一钱　生地　熟地五分

水煎服。或加槟榔末五分，一名导滞通幽汤。〔批〕一方加麻子仁、大黄，名当归润肠丸。蜜丸，空心下。

汪讱庵曰：当归、二地滋阴以养血。桃仁、红花润燥而行血。槟榔下坠而破气滞。加升麻者，天地之道，能升而后能降也。

五仁丸《得效》　治血虚津液枯竭，大便虽软，努责不出。

桃仁去皮　杏仁去皮，炒，各一两　柏子仁五钱　松子仁钱二分半　郁李仁去皮，炒，一钱　陈皮四两，另研

上将五仁另研如膏，入陈皮末和匀，蜜丸。桃仁、杏仁俱治大便秘，当以气血分之。年老、虚人大便燥秘者，脉浮在气，杏仁、陈皮主之；脉沉在血，桃仁、陈皮主之。俱用陈皮者，以肺与大肠相表里也。又曰：盛则便难，行阳气也；败则便难，行阴

---

① 归尾：《证治准绳·类方·大便不通》作"归梢"。

血也。

益血丹海藏　治大便燥，久虚亡血。

当归酒浸　熟地等分

炼蜜成丸，温酒下。

海藏已寒丸　治阴证服四逆辈，胸中发燥而渴，或数日大便秘，小便赤涩，服此丸，上焦不燥，大小便自利。

肉桂　附子炮　乌头炮　良姜　干姜　芍药　茴香

为末，米糊丸，空心温水下。

半硫丸　治高年冷秘，及癥癖冷气。

半夏汤泡七次，焙　硫黄明净者，研细末，用柳木捶子杀过

等分，共为细末，姜汁和丸。空心温酒或姜汤下，妇人醋汤下。

麻仁苏子粥《本事》　治产后大便不通，老人风秘宜服此。

大麻仁　苏子

等分，水研取汁，煮粥食。麻仁，阳明正药，滑肠润燥，利便除风。苏子兼走太阴，润肺通肠，和血下气，行而不峻，缓而能通，故老人、产妇气血不足者，所宜用也。老人风秘，肠腑壅滞，聚于胸中，则腹胀恶心不食，上至于巅则头痛，但服此粥，不药自愈。

麻仁丸　治产后去血过多，津液枯竭，不能传送，大便闭涩。

大麻仁研如泥　枳壳炒　人参　大黄

共为细末，蜜丸，空心温酒或米饮任下。

润肠丸　治老人、虚人、小儿、产妇大便秘结。

大麻仁去壳　杏仁去皮尖　归尾酒洗　桃仁去皮　枳壳　金井胶炒　莱菔子　苏叶

共为末，蜜丸白汤下。

济川煎景岳　治病涉虚损，大便闭结不通，此运通于补之剂也，最妙最妙。

当归　牛膝　肉苁蓉酒洗　泽泻　升麻　枳壳

水煎，食前服。气虚加人参，肾虚加熟地。

益血润肠丸　治老人大小便燥结之甚，里急后重不可忍，胸膈间梗梗作恶，干呕有声，渴而饮食不进。

杏仁去皮尖，炒　麻仁各三两　熟地六两，三味俱杵为膏　枳壳炒橘红各二两半　阿胶炒　肉苁蓉各一两半　苏子　荆芥各一两　当归三两

为末，以前三味膏同杵千余下，仍加炼蜜和丸，空心白汤下。

本方加减法：病人不小便，因大便不通而涩，邪甚者，急加大黄以利之；血燥，加桃仁、大黄；风燥，急用麻仁、大黄；风湿，加秦艽、大黄、皂角仁煨；脉涩，觉身痒，加郁李仁、大黄；肾阴虚则大小便难，宜以地黄、苁蓉、车前、茯苓之属补其阴，利水道，少佐辛药，开腠理，致津液，而润其燥。施之于老人尤宜。〔批〕大黄俱用酒洗。

颠倒散　治二便不通。

大黄大便不通，倍之　滑石小便不通，倍之　皂角

此三味各三钱，为末，空心服。一方去滑石、皂角，加杏仁，名倒换散。

罨脐法　治中、下二焦积热，大小便不通。

莲须葱七茎　生姜三大块　豆豉三钱　盐三钱

同捣烂作一饼，烘热罨脐上，以帛扎定，良久气透自通，再换一饼，必通。

蜜导法

冬蜜八两，炼至滴水成珠不散，入皂角末二钱，和匀，稍冷，捻如小指大一条，外以葱涎涂上，轻轻插入谷道中，气通则便利矣。或用盐及皂角末，加入蜜煎中尤捷。

冷秘①，用酱生姜导，或于蜜煎中加草乌头末，以化寒消痞。热秘，用猪胆汁导。

内台方

大猪胆一枚，以小竹管插入胆口，留一头，用油润，纳入谷

---

① 秘：原作"利"，据《证治准绳·杂病·大便不通》改。

道中，以手将胆捻之，其汁自入内。此方用之甚便。

穿结药 治大实大满，心膈高起，气塞不通者，为结。

蟾酥 轻粉 麝香各一钱 巴豆另研，五分

研极细末，孩儿茶乳汁和丸，如黍米大。每三丸，姜汤下。

三仁丸《良方》 治大肠有热，津液竭燥，大便艰涩等证，服之甚效。

柏子仁 松子仁 火麻仁各一两

上研匀，用黄蜡半两熔化和丸，桐子大。每二十丸，食前米饮下。未快，加数服之。

七圣丸《局方》 治风气壅盛，痰热结搏，心烦面赤，咽干口燥，肩背拘急，胸膈胀满，腹胁痞闷，腰膝沉重，大便闭结，小便赤涩，服之效。

木香 槟榔 川芎 肉桂 羌活各五钱 郁李仁泡，去皮 大黄半生半熟，各一两

上研末，蜜丸小豆大。每服十五丸至二十丸，食后、临卧白汤下。

东垣曰：治在脉则弦，在时则春。

简便方六条①

阴证及杂病阴候，大小便不通，危急者用陈牡蛎煅粉、干姜炮各一两，为细末。男病用女人唾调，手掌心擦热，紧掩二卵上，得汗出，愈。女病用男子唾调，手掌心擦热，紧掩两乳上。盖卵与乳乃男女之根蒂，坎离之分属，然非危急，不宜轻用。

二便不通，用冬葵子末三合，青竹叶一把，煎五沸，顿服。或入猪油二两同和匀，空心服。

二便不通，经二三日，危急者。以皂角烧灰研末，米汤调下一钱立通。

二便闭塞肚胀，咽痛气喘，水米不下。用甘遂五分，面包煨熟，取出为末，入麝香三厘，捣饭为丸。小儿二分，大人五分，姜汤下。

---

① 六条：原脱，据底本目录补。

秘结，膨胀气急，用大麦芽炒黄为末，酒下神妙。

产后便秘，不宜轻用大黄，惟葱涎调蜡茶为丸，复以蜡茶下之必通。

闭癃门

论闭癃遗溺二证

《汇参》云：闭癃者，溺秘不通而淋沥点滴也。遗溺者，尿出不知也。惟肝与督脉、三焦、膀胱主之。经曰：肝足厥阴之脉，过阴器，所生病，遗尿闭癃。又云：督脉者，女子入系廷孔〔批〕廷孔，廷正也，直也，言正中之直孔，即溺窍也。男子循茎下篡，其生病，痔、癃、遗尿。又云：三焦并太阳之正，入络膀胱，约下焦，实则闭癃，虚则遗溺。遗尿则补之，闭癃则泻之是也。又云：膀胱不利为癃，不约为遗尿是也。遗尿即小便不禁也。闭与癃，合而言之，一证也；分而言之，有暴久之殊。盖闭者，暴病，为溺秘，点滴不出，即小便不通是也。癃者，久病，为溺癃，淋沥点滴而出，或痛，一日数十次，或百次，名淋证是也。

论闭癃虚实之证

张景岳曰：小水不通为癃闭，此为急证也。水道不通，则上侵脾胃而为胀，外侵肌肉而为肿，泛及中焦则为呕，再及上焦则为喘。今人但知利水，而不辨其所致之本，无怪其多不治也。盖癃闭之证，其因有四。有火邪结聚小肠、膀胱者，此水泉干涸，而气闭热闭不通也。有热居肝肾者，或以败精、槁血阻塞水道而不通也。病因有余，可清可利。惟气虚而闭者，必真阳下竭，元海无根，水火不交，阴阳否隔，所以气自气，而气不化水，水自水，而水蓄不行。气不化水，则水府枯竭者有之；水蓄不行，则浸渍腐败者有之。气既不能化，而欲强为通利，果能行乎？阴中已无阳，再用苦寒之剂，能无甚乎？至若气实而闭，多属肝强气逆，移碍膀胱，或破其气，或通其滞，或提其陷，而壅者自无不去矣。此治实者无难，而治虚者必得其化也。〔批〕气实而闭，肝强气逆，宜以香附、枳壳、乌药、沉香之类兼四苓散。

论小便不利五证

《集解》云：小便不利有数证。因汗下而不利者，津液不足也。黄疸热病，小便不利者，郁热内蓄也。风湿相搏，与夫阳明中风而小便不利者，寒气乘之也。更有气虚而小便不利者，又有阴虚而小便不利者，最宜详审。

论小便黄赤之证

经云：肝①热病者，小便先黄。又云：胃气盛，消谷善饥，溺色黄。又云：肺气虚，则肩背痛寒，少气不足以息，溺色变。又云：冬脉不及，令人眇②清脊痛，小便变，中气不足，溲便为之变。李士材曰：小便黄赤，人皆以下焦有热，清之利之，宁知《内经》脏腑寒热之变，有如是也。〔批〕肺胃有实热，脾肾有虚寒，此四者皆能令小便黄赤。

论转脬之证

《汇参》云：男子亦有此证。凡强忍小便，或溺急疾走，或饱食忍尿走马，或忍尿行房，致水气上逆，气迫于脬，故屈戾而不得舒张也。脬落即死，宜滑石散见妇科妊娠门。

小便不通腹下痛闷证治

小便不通，腹下痛，状如覆碗，痛闷难忍者，乃肠胃干涸，中气不下。膀胱津液之腑，胞内居之。若得气海之气施化，则溲便注下；气海之气不及，则隐秘不通也。先以木香、沉香为末，各三钱，酒调下，或八正散见淋。甚则宜上涌之，令气通达，便自通利。经所谓病在下，上取之也。或用橘红、茯苓煎汤，调木香、沉香末，空心服之王云：热攻于上，不利于下，气盛于上，则辛温以散之，苦以利之也。

---

① 肝：原作"脉"，据《素问·刺热》改。
② 眇：疑作"胁"。胁，季胁下方挟脊两旁空软部分。

汗多尿赤证治

汗多小便赤，暑月多有此证。盖盛暑所饮既多，小便反涩少而赤，缘上停为饮，外发为汗，津液不通，小肠闭塞，则水不润下，宜五苓散_{见痰饮}，内有术、桂收汗，二苓、泽泻分利水道，收其在外者，使之内，又从而利导焉。发者敛之，壅者通之，义取诸此。脾肺虚而小水黄赤者，补中益气汤_{见劳倦}加茯苓、车前仁。

虚劳汗多尿赤证治

虚劳汗多而赤涩者，是五内枯燥，滋腴既去，不能生津，故溺涩而赤。不宜过用通小便之剂竭其肾水，惟当温养润肺，十全大补汤、人参养荣汤_{俱见劳损}之类，俱可选服。汗者，心之液，心主血，血荣则心得所养，汗止津生，不待通而溺自清矣。诸失精血及患痈毒人，小便赤涩，并宜前方。

小便频数证治

膏粱湿热内蓄，而不得施化，膀胱窍涩，小便数而少，脐腹胀满，腰脚沉重，不得安卧，脉沉缓，时时带数，茯苓琥珀汤_{见后}主之。下元虚损，小便频数，六味地黄丸_{见劳损}去泽泻，加益智仁_{辛热益肾}，涩精固气，盐酒炒，蜜丸。禀赋虚弱，小便数，肉苁蓉丸_{见遗溺}。小便数，大便硬，热水入道，五苓散_{见痰饮}加黄柏、知母、麦门冬、木通。

肾虚溺数出已复出证治

《准绳》云：人每日从早于午前定尿四次，下半日①又自无事，此亦肾虚所致，亦犹脾胃②泄，早泄而晚愈，次日又复然者也。又有小便常急，遍数虽多而所出常少，放了复急，不涩痛，却非淋证。亦有小便毕，将谓已尽，少顷忽再出些少者。多因忍尿，或忍尿行房而然，宜生料五苓散_{见痰}，减泽泻之半，加阿胶一

---

① 下半日：《证治准绳·杂病·大小腑门》作"一日之间"。
② 胃：《证治准绳·杂病·大小腑门》作"肾"。

钱，吞八味丸。

湿热心热气壅血污肾虚伤胃证治

湿热下注，咽干口渴，少腹急满，小便不通，此热闭之也，宜八正散见淋。心经有热，渴而小便秘，节庵导赤散见后。气壅塞于下，小便不通，木香顺气散见气门。血污于下，小便不通，桃仁承气汤见瘟疫、牛膝膏见淋病。阴虚小便不通，七味地黄丸见劳损。肾虚小便不通膀胱阳虚，无以生化，或过服凉药而秘愈甚者，附桂八味丸见中寒。饮食伤胃，小便短涩，及分利太过，遂至闭塞者，补中益气汤见劳倦。

小儿尿秘尿赤证治

小儿初便黄赤，落地良久，凝白如霜，宜胃苓丸见湿门，盐汤下。小便不通，宣化不行，非塞非痛，腹紧满者，宜五苓散加车前、灯心。

热邪为病当分在气在血之法

李东垣曰：小便不通，皆邪热为病，分在气在血而治之，以渴与不渴辨之。如渴而小便不利者，热在上焦气分故也。夫小便者，是足太阳膀胱所主，生于肺金，肺中伏热，水不能生，是绝小便之源也。肺气不得降，故用清燥金之正化。如雨如露，皆从天而降也。淡味渗泄之药，二苓、泽泻、琥珀、灯草心、通草、车前子、木通、瞿麦、萹蓄之类，以泄火而清肺，滋水之化源也。如不渴而小便秘者，热在下焦血分故也。下焦者，肾也，膀胱也，是绝其流而溺不出也。经曰：无阴则阳无以化。须用气味俱厚，阴中之阴药治之即黄柏、知母之类。若用淡渗之剂，其性乃阳中之阴，非纯阴之剂，阳无以化也。又曰：凡病在下焦，皆不渴，血中有湿，故不渴也。若膀胱阴虚，阴无以化，又当用八味肾气丸〔批〕即加减八味丸。见劳损。陈采章曰：膀胱无阳不能化气，故用肉桂之辛热，温膀胱而化阴，使水道通利，则上可以止渴，中可以去湿，下可以泄邪热也。〔批〕此证一在上焦气分而渴，一在下焦血分而不渴。汪讱庵曰：消渴证以渴为主，而分气血，故血分亦有渴者。淋证以淋为主，而分气血，故血分有不渴者。

吐法通小便之法

丹溪云：小便不通，属气虚血虚，有实热、痰气闭塞，皆宜吐之，以提其气，气升则水自降，盖气载水者也。气虚用参、术、升麻等，先服后吐，或就参、芪药中调理吐之。血虚用四物汤见血门，先服后吐，或就芎归汤探吐之。痰多，二陈汤见痰，先服后吐。痰气闭塞，二陈加香附、木通探吐之。实热当利之，或用八正散见淋病，盖大便动则小便自通矣。〔批〕有瘀血而小便闭者，牛膝、桃仁为要药。

或问以吐法通小便，何也？曰：取其气化而已。经曰：三焦者，决渎之官，水道出焉。三焦之气，有一不化，则不得如决渎之水而出矣，岂独下焦膀胱气塞而已哉。上焦肺者，主行荣卫，通调水道，下输膀胱，而肾之合也。三焦下输，又上连肺，此岂非小便从上焦之气化者乎？仲景云：卫气行则小便宣通是已。经又谓：脾病则九窍不通，小便不利。此岂非小便从中焦之气化者乎？丹溪尝曰：吾以吐法通小便，譬如滴水之器，上窍闭则下窍无以自通，必上窍开而下焦之水出焉。此盖因气道闭塞，升降不能者而用耳。何尝舍众法而独施是哉。

论闭癃隔二隔三之法

李士材曰：闭与癃，二证也。新病为溺闭，盖点滴难通也。久病为滋①癃，盖屡出而短少也。闭癃之病，《内经》分肝与督脉、三焦与膀胱四经，然太阳膀胱但主藏溺，其主出溺者，皆肝经及督脉、三焦也。又考膀胱为州都之官，津液藏焉，气化则能出矣。夫主气化者，太阳肺经也。若使肺燥不能生水，则气化不及州都，法当清金润肺，车前、紫菀、麦冬、茯苓、桑皮之类。如脾湿不运，而精不上升，故肺不能生水，法当燥脾健胃，苍术、

---

① 滋：《医宗必读·小便癃闭》作"溺"。

白术、茯苓、半夏之类。如肾水燥热，膀胱不利，法当滋肾涤热，黄柏、知母、茯苓、泽泻、通草之类。夫滋肾泻膀胱，名为正治；清金润燥，名为隔二之治；健胃燥脾，名为隔三之治。又或有水液只渗大肠，小腹①因而燥竭，宜以淡渗之品，茯苓、猪苓、通草、泽泻之类分利。或有气滞，不能通调水道，下输膀胱者，宜以枳壳、木通、橘皮之类顺气。有实热者，非与纯阴之剂，则阳无以化。上焦热者，栀子、黄芩；中焦热者，黄连、芍药；下焦热者，黄柏、知母。有大虚者，非与温补之剂，则水不能行，如金匮肾气丸见消渴及补中益气汤见劳倦是也。〔批〕汪讱庵曰：凡病皆有隔二、隔三之治，不独便闭也。朱丹溪曰：小便不通，有热有湿，有气结于下，宜清宜燥宜升，隔二隔三之治，士材之论本此。

治小便宜分利淡渗顺气之法

《宝鉴》云：小便不利有三，不可一概而论。若津液偏渗于肠胃，大便泄泻而小便涩少，一也，宜分利。若热搏下焦津液，则热涩而不行，二也，必渗利则愈。若脾胃气涩，不能通调水道，下输膀胱而化者，三也，可顺气，令施化而出也。

热则不通冷则不禁治法

《医林绳墨》云：肾生②水，膀胱为之府，水潴于膀胱，而泄于小肠，实相通也。然小肠独应于心者，何哉？盖阴不可以无阳，水不可以无火，水火既济，上下相交，则荣卫流行，水宝开阖，故不失其司耳。惟夫心肾不济，阴阳不调，使内外关格而水道涩，传送失度而水道滑。热则不通，冷则不禁。其热甚者，小便闭而绝无；其热微者，小便难而仅有。肾与膀胱俱虚，客热乘之，则水不能制火，火挟热而行涩焉。是以数起而有余沥，肾与膀胱俱冷，而③气不充，故胞中自滑，所出多而色白，是以遇夜阴盛愈多矣。

---

① 腹：《医宗必读·小便癃闭》作"脐"。

② 生：《医林绳墨·小便不利》作"主"。

③ 而：《医林绳墨·小便不利》作"内"。

治之之法，便涩而难痛者，当调适其气而兼治火邪，用归、芍、茯苓、泽泻、升麻、甘草①、青皮、山栀、木通、芩、连之类；其冷则不禁者，用盐炒益智仁、炙甘草，为末，升麻灯心汤调服。

中满腿裂小便不通治案

李东垣曰：经曰：气口大于人迎四倍，名曰关，关则不得小便；人迎大于气口四倍，名曰格，格则吐逆。关者甚热之气，格者甚寒之气，是关无出之由，入无格之理也。王善夫病小便不通，渐成中满，腹坚如石，腿裂出水，夜不得眠，不能饮食，请余诊治，归而至旦不寐。因记《素问》云：无阳则阴无以生，无阴则阳无以化。又云：膀胱者，州都之官，津液藏焉，气化则能出矣。此病癃闭是原，因膏粱积热，损伤肾水，火反逆上，而为呕哕，内关外格之证悉俱，死在旦夕矣。遂处北方大苦寒之剂，知、柏为君，桂为引，须臾前阴如刀刺火烧，溺如暴泉，肿胀遂消。

气喘溺秘治案

李士材治其兄郁怒，又当盛夏，小便不通，气高而喘，服胃苓汤见湿门不效。士材曰：六脉见结，此气滞也。但用枳壳八钱，生姜五片，急火煎服，一剂稍通，四剂全愈。

神伤水涸治案

又治俞彦直，修府志劳神，忽然如丧神守，小便不通。曰：寸微而尺数，是水涸而神伤也。用地黄、知母、人参、丹参、茯苓、黄柏，二剂稍平，十剂而安。

肺病小水不利奇证治验 出《寓意草》

叶茂卿乃郎出痘未大成浆，其壳甚薄。两月后，尚有着肉不脱者。一夕腹痛，大叫而绝。余取梨汁入温汤灌之，少苏，遂以黄芩二两煎汤，和梨汁与服，痛止。令制膏子药频服，不听。其后忽肚大无伦，一夕痛叫，小肠突出脐外五寸，交纽各二寸半，

---

① 甘草：原脱，据《医林绳墨·小便不利》补。

如竹节壶顶状，茎物绞折长八九寸，明亮如灯笼，外证从来不经闻见，余以知之素审，仍为治之。以黄芩、阿胶二味，日进十余剂，三日后始得小水，五日后水道清利，腹收肿缩而愈。盖人一身之气，全关乎肺，肺清则气行，肺浊则气壅。肺主皮毛，痘不成浆，肺热而津不行也。壳着于肉，名曰甲错。甲错者，多生肺痈。痈者，壅也。岂非肺气壅而然欤？腹痛叫绝者，壅之甚也，壅甚则并水道亦闭。是以其气横行腹中，而小肠且为突出，至于外肾弛长，尤①其剩事矣。吾用黄芩、阿胶清肺之热，润肺之燥，治其源也。气行而壅自通，源清斯流清矣。缘病已极中之极，惟单味多用，可以下行取效，立方甚平而奏功甚捷耳。试以格物之学言之，凡禽畜之类，有肺者有尿，无肺者无尿。故水道不利而成肿满，以清肺为急。此义前人阐发不到，后之以五苓、五皮、八正等方治水者，总之未悟此旨。至于车水放塘，种种刮夺膀胱之剂，则杀人之事矣，可不辨之于蚤欤！

赵我完孝廉乃②郎，秋月肺气不能下行，两手③肿溃，而小水全无，脐中之痛，不可名状，以手揉左，则痛攻于右，揉右则痛攻于左，当脐揉熨，则满脐俱痛，叫喊不绝。利水之药，服数剂不效。用敷脐法及单服琥珀末至两许，亦不效。余见时，弥留已极，无可救药矣。伤哉！

铅砂入膀胱溲不得出治案

《夷坚志》云：唐与正④亦知，医能以意治病。吴巡检不得溲，卧则微通，立则不能涓滴，遍用通药不效。唐问其平日自制黑锡丹常服，因悟曰：此必结砂时，硫飞去，铅不死。铅砂入膀胱，卧则偏重，犹可溲；立则正塞水道，故不通。取金液丹见后三百粒，分十服，瞿麦汤下。铅得硫则化，水道遂通。〔批〕硫能化

---

① 尤：《寓意草·治叶茂卿小男奇症效验并详诲门人》作"又"。
② 乃：《寓意草·治叶茂卿小男奇症效验并详诲门人》作"次"。
③ 手：《寓意草·治叶茂卿小男奇症效验并详诲门人》作"足"。
④ 唐与正：原作"唐典正"，据《本草纲目·石部·石硫黄》改。

铅为水，修炼家尊之为金液丹。

外皮窍小溺涩治案

《集解》云：家母舅童时病溺涩，服通淋药罔效。老医黄五聚视之曰：此外皮窍小，故溺时艰难，非淋证也。以牛骨作挺子，塞于皮端，窍渐展开，勿药而愈。使重服通利药，得不变生他证乎？乃知医理非一端也。

附藻医案

小便不通急胀欲死治案

一邻家子伤食感寒，屡服发表消滞之剂，迁延半月，渐至身肿，小便艰涩，服用利水等药，初犹点滴，后则点滴不能，如此三昼夜，大腹肿满，小腹坚硬，急胀之甚，几濒于死。其父暮夜叫门求救，余思此病业经半月之久，医者治不得法，三焦之气为药所乱，故失其升降之令。经曰：三焦者，决渎之官，水道出焉。三焦之气一有不化，则不得如决渎之水而出。余用黄芪、桔梗，以开提上焦之气，经所谓肺者主行荣卫，通调水道，下输膀胱是也；白术、益智以宣畅中焦之气，仲景所谓脾病则九窍①不利，小便其最也；少佐肉桂以生化下焦之气，经所云膀胱者，州都之官，津液藏焉，气化则能出是也。试以物类言之，凡滴水之器，上窍闭则下窍必不通，如壶之吸盖。然余用药以开提之，使上焦得通，中枢得运，而后膀胱之气方能转运，斯窍自顺，而尿得出。世之以五苓、八正等方，专于利水者，总由未达此理耳。其家依方急煎与服，半碗下咽，人事稍宁，少顷尿下如注，胀急顿除，即能安卧矣，后服调理药数剂全愈。

闭癃门方

栝楼瞿麦丸《金匮》　治渴而腹冷，水气之证。〔批〕《金匮》云：小便不利者，有水气，其人苦渴。

① 窍：原脱，据《证治准绳·杂病·大小大小腑门》补。

栝楼根二两　茯苓　山药各三两　瞿麦一两　附子一枚,泡

蜜丸桐子大。每三丸,日三服,不效,增至七八丸。

栝楼解渴；茯苓利水；山药清脾肺虚热,补土以制水；瞿麦清火；附子温中,以祛在里之寒水也。

清肺饮东垣　治热在气分,渴而小便。

茯苓二钱　猪苓三钱　泽泻　瞿麦　琥珀各五分　萹蓄　木通各七分　通草二分　灯草一分　车前子炒,一钱

每五钱,煎。

二苓淡能利水,入肺而通膀胱。茯苓走气分,猪苓走血分,盖必上行入肺,而后能下降入膀胱。泽泻咸能泻热。瞿麦降心火,通于小肠；琥珀降肺气,通于膀胱。萹蓄苦而能降下,木通、通草、灯心共能清肺热而降心火,车前能清肝热而通膀胱也。

滋肾丸东垣　治热在血分,不渴而小便秘。

黄柏酒炒,二两　知母酒炒,一两　肉桂一钱

为末,蜜丸。〔批〕一方知、柏各二两,桂二钱,熟水成丸,百沸汤空心服。

黄柏苦寒微辛,泻膀胱相火,补肾水不足,入肾经血分。知母辛苦寒滑,上清肺金而降火,下润肾燥而滋阴,入肾经气分。盖水不胜火,法当壮水以制阳光。二药俱相须而行,为补水之良剂。肉桂辛热,假之反佐,为少阴引经,以化膀胱之气也。

导气除燥汤东垣　治血涩致气不通而窍涩者。

知母三钱,酒炒　黄柏四钱,酒炒　滑石二钱,炒黄　茯苓二钱　泽泻三钱

每五钱,煎。

滋阴化气汤①洁古　治因服热药,小便不利,或脐下痛不可忍者。

黄连炒　黄柏炒　甘草

等分,水煎,食前服。如再不通,加知母。〔批〕此即洁古黄

————————

① 汤：原作"丸",据底本目录改。

连汤。

葱白汤　治小便卒暴不通，小腹急胀，气上冲心，闷绝欲死。

陈皮　葵子　葱白

水煎服。

黄芩清肺饮　治肺热小便不利。

栀子二钱　黄芩一钱

水煎服。如不利，加豆豉二十粒。

加味清心饮　治心中烦热，赤浊肥脂。

白茯苓　石莲肉　益智仁　麦冬去心　人参　远志去心　石菖
蒲　车前子　焦白术　泽泻　炙草　灯心二十茎

煎，食前服。有热，加薄荷少许。

七正散　治心经蕴热，小便赤涩不通。

车前子　赤苓　山栀仁　木通　龙胆草　萹蓄　甘草

加灯心、竹叶，水煎服。

葵子汤《济生》　治膀胱实热，腹胀，小便不通，口舌干燥。

葵子微炒　猪苓　赤苓　枳实　瞿麦　木通　黄芩　车前子
滑石　甘草

加姜煎，空心服。

利气散　治老人气虚，小便不通。

炙芪　陈皮去白　甘草

等分，水煎服。

沉香琥珀丸　治水肿，一切小便不通，难治之证。

沉香　郁李仁去皮　葶苈炒，各一两半　琥珀　杏仁去皮尖　紫
苏　赤苓　泽泻各半两　橘红　防己各七钱半

共为末，蜜丸。空心，人参汤下，量虚实服。

参芪汤　治心虚客热，小便数涩。

赤苓　生地　炙芪　桑螵蛸微炙　人参　地骨皮　五味　菟丝
炙草　灯心

水煎服。

人参散　治大病后气虚津液不足，小便闭者，不可利之。

人参　麦冬　黄柏　炙草

加姜煎。

三味牛膝汤　治小便不通，茎中痛，及妇人血热内结，腹坚痛者。

牛膝根、叶一握，生用　当归身三钱　黄芩去黑心，钱半

水煎，食远服。士材方无黄芩。〔批〕血病宜多用牛膝，散血破结。

加味导赤散　治小儿心热肝热，小便赤涩。

木通　生地　炙草　炒芩　栀仁　泽泻　柴胡　淡竹叶十片

灯心十茎

水煎，空心服。

火府丹　治心肝有热，小便黄赤。

黄芩钱半　生地三钱　木通四钱

水煎，空心服。〔批〕小便黄，无如黄柏、知母效。

温肾汤　治尺脉虚涩，足胫逆冷，小便黄赤。

熟附片　肉桂　熟地　茯苓　川膝　煨姜

煎服。

茯苓琥珀汤《宝鉴》　治详前。

茯苓五钱　滑石七钱　猪苓　琥珀　白术各五钱　甘草炙，三钱

泽泻一两　桂心三钱

共为末，每五钱，长流甘澜水煎使其不助肾气，大作汤剂令直达而急速。待少时，以美膳压之。

经曰：甘缓而淡渗，热搏津液内蓄，脐腹胀满，当缓之泄之。必以茯苓甘淡为主，滑石甘寒以利窍，猪苓、琥珀淡以渗泄而利水道。脾恶湿，湿气内蓄则脾气不治，故用白术、甘草甘温助脾；泽泻咸入肾，咸味下泄为阴，以泄伏水。肾恶燥，急食辛以润之，津液不行，以辛润之，故用桂心为使也。

猪肚丸　治小便频数。

莲子一斤，以猪肚一个同煮，一周日取出，去皮心，焙干为末　舶茴

香　破故纸　川楝子　母丁香各一两

共为末，蜜丸，空心温酒下。

五子丸　治小便频数，时有白浊。

菟丝子酒蒸　家韭子炒　益智　茴香炒　蛇床子去皮，炒

等分为末，酒糊丸，米饮、盐汤任下。

缩泉丸　治脬气不足，小便频数。

乌药　益智

等分为末，酒煮山药糊丸，盐汤下。

桑螵蛸散寇氏　治小便数而欠，能安神魂而补心气，疗健忘。

人参　茯苓一用茯神　远志　石菖蒲盐炒　桑螵蛸盐水炒　龙骨煅　龟板酥炙　当归

等分为末，临卧服三钱。〔批〕此方能安神魂，定心志，并疗小便之数欠。便如稠米泔色，由劳心伤肾得之，亦宜此散。

溺虽由于膀胱，然秘别者，小肠也，小肠虚则便数，小肠热则便短。方用人参补心气，菖蒲开心窍，螵蛸、龙骨以固肾虚，龟板、当归以滋肾热，茯苓能通心气于肾，远志能通肾气于心，并能清心解热。心者，小肠之合也。心补则小肠不虚，心清则小肠不热矣。

金液丹　治久寒痼冷，劳伤虚损，伤寒阴证。

硫黄十两，研末

瓷盒盛，水和赤石脂封口，盐泥固济，晒干，地内埋一罐，盛水令满，安盒在内，用泥固济，罐下另开一穴，以漫火养七日夜足，加炭火一斤煅，取出研末，蒸饼和水为丸，如梧子大。每服三十丸，空心米饮下。

节庵导赤散　治小水不利，小腹满，或下焦蓄热，或引饮过多，或小水短赤而渴，脉沉数者。

茯苓　猪苓　泽泻　桂枝　白术　甘草　滑石　山栀

上等分，水二钟，姜一片，灯心二十茎，入盐二字调服。中湿，身目黄者，加茵陈。水结胸证，加木通、灯心。得病起无热，但谵语，烦躁不安，精采不与人相当，此汤主之。

熏洗通便法

偶因气闭，小水不通，胀急之极者。速用皂角、葱头、王不留行各数两，煎汤一盆，令病者坐浸其中，熏洗小腹下体。久之热气内达，壅滞自开。妇人用葱数茎，塞阴户中，外加熏洗，其通尤速。

简便方十三条①

小便不通，淋沥作痛，服通利药皆不应者。用黄荆子、苦瓜根、芽茶、通草煎服，小便即出。又法，小便不通，久不愈者，自用灯心透入即通。

小便不通，小腹作胀。用小便一碗，放玉茎入便内，小便即出，取同气相求之义，真奇方也。上二条本洪玉友案。

小便不通，服药不效。用商陆根五钱，研末，入麝香少许，先以旧夏布盖脐，将药摊布上，待药气入腹，一时即通。

小便不通。用独蒜一枚，栀子七枚，盐花少许，捣烂摊纸上，贴脐，良久即通。未通，涂阴囊上立通。

小便不通，遍身手足肿满。用苏叶一斤，煎浓汤，入大盆内，令病者坐盆上熏之，冷则又添热汤；外用炒盐熨脐上及遍身肿处。良久使②通，其肿自愈。

小便闭，垂死者。用桃枝、柳枝、木通、川椒、枯白矾各一两，葱白七枚，灯心一握，水三十碗，煎至十五碗，以瓷瓶热盛一半药汁，熏外肾，周迴以被围绕，不令风入，良久便通，如③赤豆汁。若冷，则易之，其效大奇。

小便不通。用蚯蚓杵，以凉水滤过，浓服半碗立通，大解热疾。不知人事，欲死，服之甚效。

小便闭塞不通，危急之甚，速用白菊花根捣烂，用生白酒冲

---

① 十三条：原脱，据底本目录补。

② 使：《幼幼集成·二便证治》作"便"。

③ 如：原作"加"，据《医宗必读·小便癃闭》改。

和，取酒汁温饮①神效。如一时无白者，即不拘何色，但以家菊根代之，必无不效。

凡败精干血，或溺孔结垢，阻塞水道，小便胀急不能出者。令病人仰卧，亦用鹅翎筒插入马口，乃以水银一二钱徐徐灌入，以手逐段轻轻导之，则诸塞皆通而水自出，水出则水银亦随而喷出，毫无伤碍，亦最妙法也。

小便热郁不通，用田螺捣朴硝，少加麝香，捣如泥，贴脐上。寒郁不通，炒盐熨脐下即通。

老人、虚人心气闭塞，溺秘。用琥珀一钱为末，人参汤下极效。

湿热在表，身如芒刺，体重尿秘。以苍术为君，附子佐之，发其汗，便即通。

小便频数。川萆薢一斤为末，酒煮，面糊丸，盐酒下。盖萆薢能祛肝风，去胃湿，固下焦也。数而多者，山药半斤，刮去皮，切碎，铛中煮酒沸，下山药，不得搅，待熟，将盐与葱白更添酒，空腹下二三盏，妙。

遗溺门 小便不禁

论遗溺之证

经云：督脉生病为遗溺。又云：肝所生病为遗溺。盖因二经循阴器，系廷孔，病则荣卫不至，气血失常，莫能约束水道之窍，故遗失不禁也。

论遗溺由三焦气虚

《原病式》云：热甚客于肾部，干于足厥阴之经，廷孔郁结极甚，而气血不能宣通则痿痹，神无所用，故津液渗入膀胱，而旋溺遗失，不能收禁也。其言可谓得经旨矣。然经复言膀胱不约为

---

① 饮：原作"软"，据《景岳全书·天集·癃闭》改。

遗尿，又手太阴之别，名曰列缺，其病虚则欠㰦①，小便遗数。由是观之，则又不独病在阴器廷孔而已。内由三焦决渎之失常也，三焦虚则膀胱虚，故不约也。肺从上焦通调水道，下输膀胱，肾又上连肺，两脏是子母也，母虚子亦虚。此上中下三焦气虚，皆足以致遗溺矣。总之，肺与膀胱两经，实为总司。肺虚者为上虚，当补气；膀胱虚为下虚，当涩脱。更有睡则遗尿，皆责之虚。所以小儿脬气未固，老人下元不足，多有此证。在小儿多挟热，老人多挟寒，此又宜辨也。

论遗溺不禁为失守之候

张景岳曰：遗溺证，有自遗者，睡中而遗失也；有不禁者，以气门不固，频数不能禁也；有气脱于上，下焦不约，而遗失不觉者，此失守之候也。经云：水泉不止者，是膀胱不藏也。仲景云：下焦竭则遗溺失便，其气不能自禁制，此之谓也。

膀胱虚寒，轻者为遗尿，重者为不禁。不知而尿，谓之遗；知而不能固，谓之不禁。

论尿床之证

巢氏云：小便乃水液之余，从膀胱经入于胞。夜卧则阳气衰伏，不能制于阴，所以虚气独发于眠，睡中不觉尿出也。戴氏云：睡着遗溺，此亦下元虚冷，小便无禁而然，宜大菟丝子丸见后，猪尿脬炙碎，煎汤送下。

论心肾气虚传送失度之证

薛立斋曰：人之旋溺，赖心、肾二气之所传送，盖心与小肠为表里，肾与膀胱为表里。若心肾气亏，传送失度，故有遗溺之证，宜温暖下元，清心寡欲。

内热遗溺证治

刘河间曰：热甚廷孔郁结，神无所用，不能收禁，故遗溺不

---

① 欠㰦：《通俗文》谓"张口运气谓之欠㰦"。

觉。脉洪大者，宜黄柏、知母、杜牛膝为君，青皮、甘草为臣，木香、肉桂少许反佐之。

上虚遗溺证治

东垣曰：小便遗失者，肺金虚也。宜安卧养气，禁劳役，以补中益气，倍黄芪补之。补之不愈，当责有热，以本方加黄柏、生地、麦冬之类以清之。若由精气不输于脾，不归于肺者，宜补中益气汤主之。

下虚遗溺色如米泔证治

经云：水泉不止者，是膀胱不藏也。仲景云：下焦竭则遗溺失便，其气不能自禁制，不须治，久则愈。又云：下焦不归，则遗溺，宜桑螵蛸、鸡膍胵之类。便如稠米泔色，由劳心伤肾得之，宜桑螵蛸散见闭癃。

喜极伤心小便无度证治

喜极伤心，心与小肠为表里，以致小便多，日夜无度，宜分清饮见浊、四七汤见后各半贴和煎，仍以辰砂妙香散见遗精吞菟丝子丸见后，或以八味丸去附子加五味。

邪火妄动小便不禁治法

王节斋曰：小便不禁或频数，古方多以为寒，而用温涩之药。殊不知属热者多，盖膀胱火邪妄动，水不得宁，故不能禁而频数也。又老人而频数，是膀胱血少，阳火偏旺。治法当补膀胱阴血，泄火邪为主，而佐以收涩之剂，如牡蛎、山药、五味之类，不可独用。病本属热，故宜泄火。因水不足，故火动而致便数，小便既多，水益虚矣，故宜补血。补血与水①，治其本也；收之涩之，治其标也。

小便不禁治本肺肾之法

张景岳曰：小便不禁，古方多用固涩，此固宜然。然固涩之

---

① 与水：《明医杂著·小便不禁》作"泻火"。

剂，不过固其门户，此亦治标之意，而非塞源之道也。盖小水虽利于肾，而肾上连肺，肺气无权，则肾水终不得摄。故治水者，必须治肺，而兼及于肾，宜以参、芪、归、术、桂、附、干姜之属，然后相机加固涩以为佐，庶得治本之道。否则，徒障狂澜，终无益也。

肾脏火衰小便不禁治案

李士材云：张七泽夫人患饮食不进，小便不禁。余曰：六脉沉迟，水泉不藏，是无火也。投以八味丸料，兼进六君子，加益智仁、肉桂，数剂而安。

肝肾伏热小便不禁治案

曾医文学俞元倩忧愤经旬，小便不禁，医者以固脬补肾之剂投之，凡一月而转甚。余曰：六脉举之则软，按之则坚，此肝肾之阴有伏热也，用牡丹皮、白茯苓各二钱，苦参八分，甘草梢六分，黄连一钱，煎成，调黄鸡肠，与服六剂而安。又治一人肝有郁热，患小便不禁，予以龙胆泻肝汤加黄鸡肠服之，四剂即止，更以四君子加黄山栀，数服全愈。

遗溺门方

四味肉苁蓉丸 治禀赋虚弱，小便遗数不禁。

熟地　五味子　肉苁蓉酒洗　菟丝子酒制

共为末，酒煮山药糊丸，空心盐汤下。

集要四神丸 治禀赋虚弱，小便频数不禁。

五味子　菟丝饼　熟地黄　肉苁蓉

共为末，酒煮山药糊丸，空心盐汤下。

椒附丸 治小肠虚冷，小腹痛，小便数而清白。

椒红炒　附子炮　龙骨　桑螵蛸炙　山茱萸　鹿茸酒蒸，焙

等分为末，酒糊丸，空心盐汤下。

小安肾丸 治肾气虚乏，下元冷惫，夜多溲溺，体瘦神倦，腰膝沉重，泄泻肠鸣，眼目昏暗，牙齿蛀痛等证。

川楝子一斤，用香附子、川乌各一斤，加盐四两，水四斤①，同煮干，去香附、川乌不用，取川楝子，切，焙　小茴十二两　熟地八两　川椒四两，去闭口者，微炒出汗

共为末，酒糊丸，空心盐汤或酒下。

二气丹《局方》　治虚寒积冷，小便不禁。

硫黄制，细研　肉桂各二钱半　干姜　朱砂另研，为衣，各二钱　附子制，半两

共为末，面糊丸，空心盐汤下。

家韭子丸《三因》　治少长遗溺，阳气衰败，小便白浊，夜梦遗精。

家韭子炒，六两　鹿茸酥炙，四两　牛膝酒浸　肉苁蓉酒浸　熟地　当归各二两　菟丝子酒煮　巴戟肉各一两半　杜仲炒　石斛　桂心　干姜炮，各一两

共为末，酒糊丸，食前温酒、盐汤任下。

大菟丝子丸《局方》　治肾虚气损，五劳七伤，时有盗汗，小便滑数。

菟丝子酒制　鹿茸酥炙　肉桂　附子炮　石龙芮即胡椒菜，去土　泽泻各一两　熟地　川牛膝酒浸　枣皮　杜仲炒　茯苓　肉苁蓉酒浸，焙　续断　石斛　补骨脂　防风　荜茇　茴香炒　巴戟肉　铁沉香各三两　川芎　五味　桑螵蛸　覆盆子各五钱

共为末，酒糊丸，空心盐汤下。〔批〕方论见咳嗽。

茴香益智丸《心统》　治老人阳虚失禁，及房劳伤肾遗溺。

小茴盐炒　益智仁炒　故纸酒炒　川乌炮　乌药

等分为末，山药糊丸，盐汤下。

鹿茸散　治肾虚腰脐冷痛，夜遗小便。

鹿茸酥　乌贼鱼膏微炙，各二两　白芍　当归　桑寄生　龙骨另研　人参各一两　桑螵蛸一两半，劈破，炙黄

为末，每一钱，酒下。

---

① 斤：《景岳全书·宙集·热阵》作"升"。

鹿角霜丸　治小便不禁，上热下虚寒之证。

用鹿角带顶骨者，不拘多少，锯，作挺子，长三寸，洗净，用水浸，夏三冬五，同水入锅内煮之，水干添温汤，日夜不绝火，候角酥糜为度。轻漉出，用刀刮去皮，如雪白，放筛子上，候自干，微火焙之，其汁慢火熬成膏，候角干，研，炒膏为末，酒糊丸，桐子大。每服三四十丸，空心温酒、盐汤任下。

鸡肠散　治内热遗溺不觉。

黄鸡肠雄者四具，切破，洗净，炙令黄　肉苁蓉酒浸，切，焙　黄连　苦参　赤石脂另研　白石脂另研，各五两

共为细末，每三钱，酒下。

此河间所谓：热甚，廷孔郁结，神无所用，不能收禁者也。

白薇散　治证同上。

白薇　白薂　白芍

等分为末，每二钱，粥饮调下。

固脬丸　治遗尿不觉，小便不禁。

菟丝子制　茴香　桑螵蛸　附子炮　戎盐

共为末，酒煮糊丸，空心米饮下。

牡蛎丸　治滑脱小便不禁。

牡蛎白者三两，入瓦罐，盐泥固济，炭五斤，煅半日取出，研细　赤石脂三两，捣碎，醋拌湿，于铁铫内，慢火炒令干

各研如细粉，酒糊丸，空心盐汤下。

巩堤丸景岳　治命门火衰，小便不禁。

熟地　菟丝子酒煮　白术　五味　益智仁酒炒　故纸酒炒　熟附子　茯苓　家韭子

共为末，山药糊丸。空心，滚汤或温酒下。

益智散　治小儿睡中遗尿，膀胱虚寒。

益智仁盐水炒　故纸盐水炒　白苓酒炒

共为末，每服一钱，淡盐汤下。虚寒甚者，加肉桂、附子、龙骨。

简便方三条①

《千金方》治遗尿，小便不禁。用鸡䐈胵一具，并肠，洗净烧灰，男用雌，女用雄，为细末。每二钱，空心，温酒调服。

又方，羊脬一具，盛水贮令满，紧扎蒸熟，取水顿服之。

又方，通用薏苡仁，盐炒煎服。

遗精门

总　论

经曰：两精相搏，合而成形，常先身生，是谓精。此通言一身主宰之精也。又曰：五脏者，主藏精者也，伤则失守。又曰：肾者主水，受五脏六腑之精而藏之。是谓食气入胃，散精于五脏。又水饮自脾肺输肾，水精四布，五精并行，此水谷日生之精也，若饮食之精。遇一脏有邪，则其脏之食味，化之不全，不得入与元精并藏而竟泄出，一脏之精神，伤之甚者，则必害其心肾之精神也。经曰：怵惕思虑者则伤神，神伤则恐惧流淫而不止。又曰：恐惧不解则伤精，精伤则骨酸痿厥，精时自下。盖思虑怵惕伤其神，则火动不止，肾水恐惧之志并矣。恐甚不解则伤肾，肾伤则五脏六腑所输至之精，皆不得藏而自下矣。

五脏泄精论

《准绳》云：病之初起，亦有不在肝肾，而在心肺脾胃之不足者，然必传于肝肾，而精乃脱也。又曰：心肾是水火之脏，法天地施化生成之道，故藏精神，为五脏之宗主。治法：独肾泄者，治其肾；由他脏而致肾之泄者，则两治之；在他脏自泄者，治其本脏。必察四属，以求其治。大抵自心而泄者，则血脉空虚，舌纵不收；自肺而泄者，皮槁毛焦，喘急不利；自脾而泄者，色黄肉消，四肢懈怠；自肝而泄者，筋痿色青；自肾而泄者，色黑髓空而骨堕，即脉亦可辨也。

---

① 三条：原脱，据底本目录补。

遗精之证有九论

张景岳曰：遗精之证有九。凡有所注恋而梦遗者，此精为神动也，其因在心。有欲事不遂而梦遗者，此精失其位也，其因在肾。有劳倦即遗者，此筋力不胜，肝脾之气弱也。有思虑过度而遗者，此中气不足，心脾之虚陷也。有因湿热下流，或相火妄动而遗者，此脾肾之火不清也。有无故滑而不禁者，此下元虚，肺肾不固也。有素禀不足而精滑者，此先天元气之薄也。有久服冷利之剂，致元阳失守而滑泄者，此误药也。有壮年气盛，久节房欲而遗者，此满而溢也。然心主神，肺主气，脾主湿，肝主疏泄，肾主闭藏，五脏皆有所主，当各求其所因也。

收心养性不为物惑论

朱丹溪曰：主闭藏者，肾也。司疏泄者，肝也。二脏皆有相火，而其系上属于心。心，君火也。为物所惑，则易于动心，动则相火翕然随之。虽不交会，精亦暗流而渗漏矣。所以圣贤只是教人收心养性，其旨深矣。

用心过度遗精证治

戴氏云：遗精之证，有因用心过度，心不摄肾，以致失精者，远志丸见后。有读书用心过度者，二火俱起，夜不得睡，血不归肝，肾水不足，大乘阴虚，入客下焦，鼓其精房，则精不得聚藏而欲走，卧间玉茎但着被与腿，犹厥气客之故，作接内之梦，交接脱精，悬空则不梦，饮食日减，倦怠少气。治宜上补心安神；中调脾胃，升举其阳；下用益智生阴固阳之剂可愈。

色欲不遂遗精证治

有因色欲不遂，致精位而出者，四七汤见气吞青州白丸子见中风，初虞世者，治精滑不禁，用此丸，辰砂为衣，妙效。甚者，耳闻目见，其精即出，名曰白淫，荆公妙香散见后，或用妙香散见后吞玉华白丹见后。

色欲太过遗精证治

有色欲太过，下元虚惫，泄滑不禁者，宜正元饮见汗加牡蛎粉、肉苁蓉各五钱，吞养正丹见暑，或灵砂丹见呕，仍佐以鹿茸丸见淋、大菟丝子丸见遗溺、无比山药丸见劳损、固真丸见后。

精滑不禁证治

滑泄或小便后出，多不可禁者，或不小便而自出，或茎中出而痒痛，常如欲小便者，并宜先用妙香散，吞玉华白丹，佐以威喜丸俱见后或分清饮见浊，绵裹龙骨同煎。或分清饮半贴，加五倍子、牡蛎、茯苓、五味子各五分，煎。精滑不禁，金锁固精丸、金樱膏俱见后。肾虚者，七宝美髯丹见痹门。〔批〕有年壮气盛，久无色欲，精气满溢者，宜本事清心丸。

自汗头眩泄精证治

凡病精泄不禁，自汗头眩虚极，或寒或热，用补涩之药不效，其脉浮软而散，盖非虚也，亦非房室过度，此无他，目有所睹，心有所慕，意有所乐，欲想方兴，不遂所欲，而致斯疾。既以补药固涩不效，将何治之？缘心有爱则神不归，意有想则志不宁。当先①和荣卫，荣卫和则心安；次调其脾，脾气和则志定。心肾交媾，精神内守，其病自愈。法用人参三钱，当归酒洗一钱，为末，作三服，糯米饮调服。服毕，自汗止而寒热退。头眩未除，川芎三钱，人参一钱，为末，作三服，沸汤调。头眩遂瘥，精不禁者，白芍五钱，丁香、木香各三钱，锉散，每五钱半，生姜五片，枣二枚，煎，空心服，即心安神定，精固神悦矣。

梦遗证治

《准绳》云：五脏六腑皆有精，肾则受而藏之。其不梦而遗者，心肾之伤居多；梦而后遗者，相火之强为害也。经曰：厥阴客于阴器，则梦接内。盖阴器者，宗筋之所系也。厥阴主筋，故

---

① 先：原作"元"，据《证治准绳·类方·遗精》改。

诸筋皆统属于厥阴也。肾为阴，主藏精；肝为阳，主疏泄。阴器乃泄精之窍，是故肾之阴虚则精不藏，肝之阳强_{即火强}则气不固。若遇阴邪客于其窍，与肝之相火强阳相感，则成梦而精脱出矣。若思欲甚，精已客于阴器，至卧故成梦而泄，但梦者，因其阳虚而得之。故精脱之后，其气未能平复，未免形体衰惫，不比平人接内之气，一二时便可复也。治法：从他脏而起，则以初感病者为本，肝肾聚病处为标。若由肝肾二脏自得者，独治肝肾。若阴阳离决，水火不交通者，则既济之。阴阳不相抱负者，则因而和之。阳虚者补其气，阴虚者益其血，阳强者泻其火。火有正治反治，从多从少，随其所利。

梦遗郁滞证治

楼全善云：详古治梦遗方，属郁滞者居其大半，庸医不知其郁，但用涩剂固脱，愈涩愈郁，其病反甚。常有少腹气冲上，每日腰热，卯作酉凉，腰热作则手足冷，前阴无气，腰热退则前阴气耕，手足温。又且多下气，暮多噫，时振，隔一二旬必遗。脉且弦滑而大，午洪大，是知其有郁滞也。先用沉香和中丸_{即滚痰丸，见痰门}大下之，次用加减八物汤_{见后}，吞滋肾丸_{见癃闭}百粒，继用导赤散_{见火}大剂煎服。或与涩药反甚，先宜神芎导水丸_{见痰}大下之，却以猪苓丸_{见后}服之。

丹溪尝治精滑、梦遗、便浊，与试倒仓法而安。于此见梦遗属郁滞者多矣。

经络有热梦遗证治

戴氏云：失精梦泄，亦有经络热而得者，若以虚冷用热药，则精愈失，清心丸_{见后}最良。大智禅师云：梦遗不可全作虚冷，有病此而至夜脊心热，用珍珠粉丸、猪苓丸_{俱见后}，遗止终服紫雪_{见舌病}，脊热始除。又脉洪腰热遗精，用滚痰丸_{见痰}下之，导赤散_{见火门}治其火而愈。于此知身有热而遗者，皆热遗也。

心经有火梦遗证治

徐东皋曰：梦遗因心经有火，神思不宁，所以梦与人交而精泄。当用清心、安神、温胆等剂，加黄连①、生地、人参、远志、茯神、枣仁、羚羊角之类。有自遗者，乃气虚而下脱，有因热而流通者，当分虚实，用八物汤_{见情志}加龙骨、牡蛎、樗根皮之类。

积热痰火遗滑证治

叶氏云：遗滑之证，余屡见人多作肾虚，而用补涩之药无效，殊不知脾胃湿热所乘。〔批〕因饮酒厚味，痰火而致。肾虽藏精，其精本于脾胃，饮食生化而输于肾，若脾胃受伤，湿热内郁，使中气淆而不清，则所输皆浊气，邪火扰动，水不得而安静，故遗滑也。宜苍术二陈汤_{见浊}加黄柏、升麻、柴胡，俾清气升，浊气降，而脾胃健运，遗滑自止矣。

鬼魅相感证治_{另详祟病门②}

水火不济证治

凡肾水欲升而沃心，心火欲降而滋肾，则坎离既济，阴阳协和，火不炎上则神自清，水不渗下则精自固。若水火不济，精神恍惚，头目昏眩，阳道痿弱，阴湿多汗，遗沥失精，脾胃虚怯，心神不宁者，宜既济固真丹_{见后}。

精血不足脾胃虚寒证治

精极少气，梦遗泄精，目视不明，龟鹿二仙膏。精血不足而遗泄者，虎潜丸_{加龙骨}。脾胃虚寒，遗精白浊，还少丹。脏腑气虚，磁石丸。虚劳遗精，面肿垢黑，羊肾丸_{上方俱见劳损}。

虚火阳强小便赤痛证治

脾肾虚火，阳强不屈，知柏八味汤_{见劳损}加柴胡、白芍。肝火流注，阴强不屈，龙胆泻肝汤_{见火门}。阳旺阴衰，强中不收，四物汤_{见血门}去川芎，加枸杞、牛膝、杜仲、黄柏、枣仁。遗精，小便

---

① 连：原脱，据《景岳全书·必集·遗精》补。
② 鬼魅……祟病门：原脱，据底本目录补。

赤痛，六味地黄汤见劳损加滑石、麦冬、知母。

精脱证治

精脱一证，乃纵欲之人，或久旷者，与女交合，泄而不止，谓之走阳。其女须抱定，勿使阴茎出户，急呵热气于口中，以指捻住尾闾，即救矣。若女人惊而脱去，十有九死。亟以童女接气，灌以大剂独参汤见厥，亦有活者。

治①遗精八法

张景岳曰：治遗精之法，心火盛者，清心降火；相火盛者，壮水滋阴。气陷者升举，滑泄者固涩，湿热相乘者分利。虚寒冷利，温补下元。元阳不足，精血两虚，专培根本。不可妄用苦寒，思虑劳倦，每触即遗者，当补心脾，不可概行清利。

五倍子涩脱之法

楼全善云：曾治梦遗，用凤髓丹、秘真丸及珍珠粉丸等药俱见后，了无效，其泄仍不止。后用五倍子一两，茯苓二两，为丸，服之甚验。此则五倍子涩脱之功，敏于龙骨、牡蛎也。〔批〕郑莫一曰：荷叶研末，酒服三钱，治遗精极验。

先贤治遗精五法

经曰：思想无穷，所愿不得，意淫于外，入房太甚，宗筋纵弛，发为白淫、梦遗等证。先贤治法有五。其一，心神浮越者，辰砂、磁石、龙骨之类镇之，镇固秘真丸见后。其二，思想结成痰饮，迷于心窍者，猪苓丸见后。其三，思想伤阴者，珍珠粉丸见后。心火旺盛，真阴亏损者，大凤髓丹见后。其四，思想伤阳者，鹿茸益精丸见后，又大菟丝子丸见遗溺。其五，阴阳俱虚，珍珠②粉丸见后、定志丸见后。丹溪治一形瘦人，便浊梦遗，作心虚，治用此愈。〔批〕梦与女交，为梦遗；不因梦而自遗者，为精滑，其治

---

① 治：原作"法"，据底本目录改。

② 珍珠：原作"珠朱"，据《医方集解·收涩之剂》改。

法无二。

气虚神动精滑治案

李士材云：余治顾以功，科试劳神，患精滑，小便后及梦寐间俱有遗失，自服金樱膏_{见后}不效，问治于余。余曰：气虚神动，非远志丸_{见后}不可，服十日而减半，一月全愈。

湿热下干精藏治案

武科张宁之，禀质素强，纵饮无度，忽小便毕有白精数点，自以为有余之疾，后来虽不小便，时有精出，觉头目眩运。医者以固精涩脱之剂治不见效，迎余治之。诊其六脉滑大，此因酒食，湿热下干精藏，遂以白术、茯苓、橘红、甘草、葛根、白蔻，加黄柏少许，两剂后即效，十日而康复如常。

色欲过度梦遗精滑治案

儒者钱用宾，色欲过度，梦遗精滑，先服清相火之剂，继服固涩之剂，俱不效。余以玉华白丹_{见后}，浓煎人参汤，送下三①钱，两服后稍固，兼进六味地黄丸_{见劳损}，加莲须、芡实、远志、五味，一月而愈。

遗精门方

桂枝龙骨牡蛎汤《金匮》　治下焦真阳与精血两虚，男子失精，女子梦交。

桂枝　生姜各一两，辛以润之　甘草一两　大枣十二枚，甘以补之白芍三两，酸以收之　龙骨煅　牡蛎煅，各三两，涩以固之

水煎服。

镇固秘真丸河间　治心神浮越。

龙骨煅，研　砂仁五钱　诃子皮大者，五枚　朱砂一两，研细，留一分为衣

为末，面糊丸，绿豆大。每一二十丸，温酒下。

---

①　三：《医宗必读·遗精》作"二"。

猪苓丸《本事》 治思想结成痰饮，迷于心窍者。

半夏一两，破如豆大　猪苓末二两，先将一半炒半夏，色黄，不令焦，出火毒

取半夏为末，面糊丸，候干，更用前猪苓末一半同炒微裂，入砂瓶内养之。于未申间，空心，温酒、盐汤下三四十丸。

半夏有利性，而猪苓导水，盖肾闭，导气使通之也。许学士云：利导其痰也。

珍珠粉丸洁古　治思想伤阴。〔批〕丹溪用此方治阴阳俱虚。

黄柏皮新瓦上焙干　真蛤粉各一斤

为末，滴水丸。

法曰：阳盛乘阴，故精泄也。黄柏降火，蛤粉咸补肾阴。

鹿茸益精丸《宝鉴》　治思想伤阳。

鹿茸酥　桑螵蛸瓦焙　肉苁蓉　巴戟去心　菟丝子酒浸　杜仲去皮，姜汁炒　益志去壳　楝子去皮、核，焙　禹余粮酒煅，醋淬　当归　韭子微炒　赤石脂　故纸盐水炒　龙骨另研，各五钱　滴乳香一钱半

为末，酒煮，糯米糊丸桐子大。每服七十丸，空心白茯苓汤下。

定志丸《局方》　治阴阳俱虚。

人参一两　石菖蒲二两　白茯苓二两　远志二两

为末，蜜丸，朱砂为衣，米饮下。

丹溪治一形瘦人，便浊梦遗，作心虚，治用此而愈。

〔按〕人参补心气，菖蒲开心窍，茯苓能交心气于肾，远志能通肾气于心，朱砂镇心兼清热也。

既济固真丹　治水火不济，精神恍惚，头目昏眩，阳道痿弱，阴湿多汗，遗溺失精，脾胃虚怯，心肾不宁。

白茯苓　沉香　五味子炙　肉苁蓉酒浸，无真者，以鹿茸代之　附子炮　龙骨各一两　巴戟天去心　当归酒洗　川花椒去目，各五钱　柏子仁去壳，炒　酸枣仁炒　金铃子去核，炒　菟丝子酒蒸　益智仁补骨脂炒，各二两

为末，酒糊丸，盐、酒下。

心肾丸古庵　治水火不济，心下怔忡，夜多盗汗，便赤遗精。

牛膝酒浸　苁蓉酒浸　熟地　菟丝酒煮　人参　炙芪　当归酒洗　山药炒　鹿茸酥炙　附子炮，去皮脐　茯神　五味子　龙骨煅　远志甘草汤浸，姜汁炒

共为末，酒煮，面糊丸，空心枣汤下。

金锁正元丹　治真气不足，遗精盗汗，目暗耳鸣，呼吸短气，四肢酸倦，一切虚损。

补骨脂十两，酒浸，炒　肉苁蓉酒洗　紫巴戟去心　胡巴炒，各一斤　文蛤八两　茯苓六两　龙骨二两　朱砂三两，另研

共为末，酒糊丸，空心温酒、盐汤任下。

局方安肾丸　治肾经积冷，下元衰惫，目暗耳鸣，四肢无力，夜梦遗精，小便频数，脐腹撮痛，食少体瘦，神困健忘。常服壮元阳，益肾水。

肉桂去粗皮，不见火　川乌炮　白术　山药　茯苓　肉苁蓉酒浸，焙　巴戟天去心　故纸炒　草薢　桃仁面炒　石斛　白蒺藜炒，去刺

共为末，蜜丸，温酒或盐汤空心下。疝气，茴香汤下。〔批〕方论见咳嗽。本方加朱砂，名朱砂安肾丸，治肾虚善忘，痰客心包。

肉桂益阳消阴，川乌峻补元阳，桃仁降气暖肝，白蒺补肾泻肺，巴戟强阴益精，山药健脾涩精，茯苓益脾助阳，苁蓉峻补精血，石斛除虚热、益精强阴，草薢补虚益精，白术补脾温中，故纸暖丹田、壮元阳也。

柏子养心丸《集验》　治劳心太过，神不守舍，合眼则梦，遗泄不常。

柏子仁研，以纸包，压去油　茯神　枣仁　生地　当归　五味子辰砂　犀角屑　甘草

共为末，蜜丸，金箔为衣，午后、夜卧各津嚼一丸。

人参丸　宁心益智，安神固精。

人参　茯苓　茯神　枣仁　远志　益智　牡蛎各五钱　朱砂二钱半

共为末，枣肉丸，白汤送下。

香苓散 治遗精白浊，精塞窍道。

山药姜汁炒　茯苓　茯神　远志去心，炒　黄芪各一两　人参
桔梗　炙草各五钱　木香煨，二钱五　辰砂三钱，另研　麝香一钱，另
研　猪苓　白术土炒　泽泻各八分　肉桂二钱

共为末，麦冬去心，煎汤调服。

金樱膏 治虚劳遗精、白浊最妙。

金樱子经霜后，采红熟者，去刺，切开去核，捣碎煮之，滤滓净汁用，
熬成膏　人参　桑螵蛸新瓦焙，燥　山药各二两　杜仲姜汁炒　益智仁
各二两　薏苡仁　枸杞　山茱萸　枳实①各四两　青盐二钱

上九味，用水同熬二次，去渣，熬成膏，将金樱膏对半和匀，
空心，白滚汤下三四匙。

辰砂妙香散王荆公　治梦遗失精，惊悸郁结。

山药二两，姜汁炒　人参　黄芪　远志去心，炒　茯苓　茯神各
一两　桔梗三钱　木香三钱半　甘草二钱　麝香一钱　辰砂二钱，另研

为末，每二钱，酒下。〔批〕肾主藏精，心主藏神，邪火妄行，
心肾不交，上实下虚，则梦中遗失，心虚神扰，故多惊悸忧思，气滞
则成郁结。

汪讱庵曰：山药益阴清热，兼能涩精，故以为君。参、芪以
固其气，远志、二茯以宁其神，神宁气固，则精自守其位矣。且
二茯下行利水，又以泄肾中之邪火。桔梗清肺散滞，木香疏肝和
脾。丹砂镇心安魂，麝香通窍解郁，二药又能辟邪，亦所以治其
邪感也。加甘草者，用以交和于中，犹黄婆之媒婴姹也。〔批〕黄
婆，脾也。婴儿姹女，心肾也。是方不用固涩之剂，但安神正气，
使精与神气相依而自固矣。以其安神利气，故亦治惊悸郁结。

妙香散 治精滑梦遗。

人参　远志炒　茯苓　茯神　甘草　龙骨煅　益智仁　辰砂
另研

---

① 枳实：《景岳全书·图集·补阵》作"芡实"。

水调下。

三仙丸　<small>治梦泄。</small>

益智仁二两，用盐二两，炒，去盐　乌药两半，炒　山药一两，为末

打糊为丸，朱砂为衣，空心盐汤下。

坎离既济汤《金鉴》　<small>治梦而后遗，火强久旷。</small>

地黄　黄柏　知母

水煎服。

凤髓丹　<small>治火强久旷，梦遗胃弱，不宜苦寒者。</small>

黄柏　甘草　砂仁

水煎服。

大凤髓丹海藏　<small>治心火旺盛，真阴虚损，肾精不固，易于施泄。</small>

黄柏炒，二两　砂仁一两　甘草五钱　半夏炮　猪苓　茯苓　净

莲花蕊　益智仁各二钱半

为末，芡实粉糊丸。

茯神汤　<small>治欲心太炽，梦遗心悸。</small>

茯神钱半　远志去心　酸枣仁炒，各钱二　石菖蒲　人参　白苓

各一钱　黄连　生地各八分　当归酒洗，一钱　生甘草四分

莲子七粒，捶碎，煎。

清心丸　<small>清心火，泻相火，安神定志，止梦泄。</small>

生地四两，酒洗　丹参二两　川柏五钱　牡蛎　山药　枣仁炒

茯苓　茯神　麦冬各一两五钱　五味　车前仁　远志各一两

用金樱膏为丸，每服三钱，开水下。

经验秘真丹　<small>治肾虚遗精，梦泄白浊。</small>

菟丝制　韭子　破故纸炒　杜仲姜汁炒　干姜炒　龙骨　牡蛎

煅　山茱萸　远志　赤石脂　枸杞　山药　覆盆子　巴戟肉　鹿角

胶　柏子仁　金樱子取黄者，去刺、核，取肉　川黄柏盐酒炒

共为末，蜜丸，空心姜盐汤下。

经验猪肚丸　<small>止梦遗泄精，进饮食，健肢体。此药神应，瘦者</small>
服之自肥，莫测其理。

白术面炒，五两　苦参白者，三两　牡蛎左顾者，煅，四两

共为末，用雄猪肚一具，洗净煮极烂，石臼捣如泥，和药，再加猪肚汁捣丸。日进三服，米饮送下。

草仙丸 治精滑不痛。

沙苑蒺藜四两，酒炒　枣皮　芡实　莲须　枸杞各二两　菟丝　续断　覆盆子　金樱子去核，各一两

共为细末，蜜丸。

金锁固精丸 治精泄不禁。

沙苑蒺藜炒　芡实蒸，二两　龙骨醋炙，一两　莲须三两　牡蛎盐水煮一日夜，煅粉，一两

共为末，莲子粉为糊丸，盐汤下。

秘精丸 治梦遗精滑。

白术　山药　茯苓　茯神　莲子肉去心，蒸，各二两　芡实四两　莲花须　牡蛎各一两五钱　黄柏五钱　车前仁三两

共为末，金樱膏为丸，每早开水下。气虚者，加人参一两。

〔按〕有相火，必生湿热，则水不清，不清则不固，故本方以理脾导湿为先，湿去水清而精自止矣。治浊之法亦然。

九龙丸丹溪　治肾虚精滑。

金樱子　枸杞　山茱萸　莲蕊　莲肉　当归　熟地　白茯苓　芡实

共为末，酒糊丸，或酒、盐汤下。

金锁丹《本事》　治梦泄遗精，开锁不固。

大茴　葫芦巴　破故子炒　白龙骨煅，各一两　木香半两　胡桃肉三十个，研膏　羊肾三对，切开，用盐半两擦，炙熟，捣膏

共为细末，和二膏，加酒浸，蒸饼为丸，空心盐汤下。

玉锁丹 治玉门不闭，遗精日久，如水之漏，不能关束者。

文蛤八两　龙骨一两　白苓二两

米糊丸，淡盐汤下。

水陆二仙丹 治精脱肾虚，梦遗白浊，与补阴药同用，甚有奇效。

金樱膏用金樱子不拘多少，入粗麻布袋内，擦去刺，捣烂，入水中浸一

二宿，滤去渣，取汁，却入铜锅内，用文武①火熬成膏，取起，以瓷瓶收贮，听用　芡实一斤，蒸熟，为粉

二味和匀为丸，空心盐汤下。〔批〕二药甘能益精，润能滋阴，涩能止脱，一生于水，一生于山，故曰二仙。

玉华白丹《局方》　清上实下，助养本元，最治二便不固，梦遗精滑等证。

钟乳粉炼成者，一两　白石脂净瓦上煅红，研细末，水飞　阳起石瓷罐内煅，令通红，取出酒淬，放阴地上令干，各半两　左顾牡蛎七钱，洗，用韭菜捣汁，盐泥固济，火煅，取白者

上四味各研令极细，拌匀，以糯米粉煮糊为丸，如芡实大。入地坑，出火毒一宿。每服一粒，空心浓煎人参汤，待冷送下。不僭不燥，可以久服，大补真元，最祛宿疾。妇人无妊者，当归、地黄浸酒送下。凡服药后，以少少白粥压之。忌猪羊血、绿豆粉。

威喜丸　治元阳虚惫，精滑，白浊，遗尿，及妇人血海久冷，淫带梦泄等证。

白茯苓去皮，四两，切块，同猪苓二钱五分，于瓷锅内煮二十余沸，取出晒干，不用猪苓　黄蜡四两

先以茯苓为末，熔黄蜡搜和为丸。空心细嚼，满口生津，徐徐咽服，以小便清为效。忌米醋。

味之淡者，莫过于蜡，而淡之渗者，莫过于茯苓。盖淡者天之阴，天气降则水生，水生则火有制，而又以猪苓煮茯苓者，欲其降之速也，以蜡为丸者，欲其降之深也。

蟠桃果景岳　治遗精虚弱，补脾滋肾最佳。

芡实炒　莲肉去心　胶枣肉　熟地　胡桃肉去皮

上以猪腰子六个掺大茴香，蒸极熟，去筋膜，同药末捣成饼。每日服两个，空心用白汤或好酒一二钟送下。此方人参、熟附子俱可随宜加用。

---

①　文武：《景岳全书·宙集·固阵》作"桑柴文"。

秘元煎景岳　治遗精带浊。此方专主心脾。

远志　山药炒　芡实炒　枣仁炒　白术炒　茯苓　炙草　人参
金樱子去核　五味

水煎，食远服。有热者，加苦参。

固阴煎景岳　治阴虚滑泄，带浊遗淋，及经水因虚不固之证。此
方专主脾①肾。

人参　熟地　山药炒　山茱萸　远志　炙草　五味　菟丝子
炒香

水煎，食远温服。

滋阴八物汤　治遗精郁滞，并悬痈。

当归　生地　白芍酒炒，亦有用赤芍者　川芎　丹皮　花粉各一
钱　泽泻五钱　甘草节一钱　灯心五十寸

并服。便秘，加炙大黄。

简便方五条②

阴茎强硬不屈，精流不止，名曰肾漏。用故纸、韭子各三钱，
水煎服。若肝经伏火口渴，加入知母、地骨皮。

遗精日久不止。用鱼胶四两，加入蛤粉炒成珠四两，故纸、
枸杞五两，枣皮、芡实半斤，龙眼肉为丸。吞服。

遗精日久不痛。用川牛膝二两，炊，酒吃下即止。

滑脱精流。用赤石脂、干姜、胡椒为末，醋丸。

淋病门治小便痛痒

淋病六种论

巢氏《病源论》谓：膀胱与肾为表里，俱主水，水入小肠与
胞，行于阴为溲便也。若饮食不节，喜怒不时，虚实不调，脏腑
不和，致肾虚而膀胱热。肾虚则小便数，膀胱热则水下涩，数而
且涩，则淋滴不宣，故谓之淋。其状小腹弦急，痛引于脐，分为

---

① 脾：《景岳全书·德集·新方八阵》作"肝"。
② 五条：原脱，据底本目录补。

六种。石淋，有如砂石，膀胱蓄热而成；劳淋，劳倦即发，多属脾虚；血淋，心主血，气通小肠，热甚则搏于血脉，血得热则流入胞中，与溲俱下；膏淋，滴下肥液，有若脂膏，又名肉淋；气淋，肺主气，气化不及州都，胞内气胀，小腹坚满，出少喜数，溺有余沥；冷淋，寒客下焦，邪正交争，满于胞内，水道不宣，先寒战，然后便数成淋。更有服金石药，入房大甚，致败精入胞中，及饮食痰积渗入者，则皆成淋也。

胞移热于膀胱论

《准绳》云：肺者，通调水道。脾胃，消水谷，或在表、在上、在中。凡有热则水液皆热，转输而下，然后膀胱得之而热矣。且小肠是心之府，主热者也，其水必自小肠渗入膀胱，胞中诸热应于心者，其小肠必热，胞受其热。经谓：胞移热于膀胱，则癃溺血是也。

论气血膏石四淋多属湿热之病

《汇参》云：气、血、膏、石四淋，多属热甚生湿，则水液浑浊而为淋。若冷气滞于膀胱而作淋者，十不一二也。

《心悟》云：淋者，小便数，不得疏通，溺已而痛者也。大抵由膀胱湿热所致。

治淋大法

张子和曰：石淋乃肝经移热于胞中，日久煎熬成石，非肾与小肠病也。大法治淋宜通气、清心、平火、利湿，不宜用补，恐湿热得补增剧也。牛膝，淋证要药，血淋尤宜用之，杜牛膝亦可。又有中气不足致小便不利者，宜补中益气，经所谓气化则能出是也，忌用淋药通之。

论牛膝为治淋圣药

《千金》云：牛膝，以酒煮服，治小便淋痛。《肘后方》用牛膝根茎叶，亦以酒煮服，治溺秘，茎中痛欲死，及妇人血结坚痛如神。盖牛膝治淋之圣药也，但虚人当用补剂监制之耳。

气淋证治

气壅不通〔批〕气滞不通，水道阻塞也，脐下妨闷疼痛，石韦散、瞿麦汤俱见后，阴阳壅滞，木香顺气散见气门。气虚淋，八珍汤见劳损加杜牛膝、黄芩煎服，或补中益气汤见劳倦。老人气虚淋，参、术中加木香①、栀仁。老人淋，痛闷之极，藕蜜煎见后。

血淋证治

戴氏：血淋一证，须看血色分冷热。血鲜者，心与小肠实热。色瘀者，肾与膀胱虚冷。《准绳》曰：亦有热极而血凝黑者，未可概以为冷也，宜三生益元散、小蓟饮子俱见后。淋滴出血，疼痛难忍，犀角地黄汤见血门。血虚淋，六味加侧柏叶、车前仁、白芍，或人参汤下益元散见暑门。〔批〕痛者为血淋，不痛者为尿血。瘀血停蓄，茎中割痛者是也。

膏淋证治

戴云：有似淋非淋，小便色如米泔，或便中有如鼻涕之状〔批〕滴下浊液如膏脂也，此精溺俱出，精塞溺道，故便欲出不能而痛，此即膏淋也。萆薢分清饮见浊病、大菟丝子丸见遗溺、鹿茸丸《济生》、菟丝子丸俱见后。

沙石淋证治

沙石淋，乃膀胱蓄热而成，正如汤瓶久在火中，底结白碱而不能去，宜清彻积热，使水道通则沙石出而愈。神效琥珀散、如圣散俱见后。

石淋证治

石淋，乃小便时沙石下塞，痛不可忍，水道不通，其气上攻，头痛面肿，重则肢节俱肿。其石大者如梅核，坚硬如有棱角；小者，惟碎石相结，宜取石方石燕丸俱见后、益元散见暑加琥珀末。

---

① 木香：《证治准绳·杂病·大小腑门》作"木通"。

劳淋证治

劳淋，有脾劳、肾劳之别。多思多虑，负重远行，应酬纷纭者，劳于脾也〔批〕劳力辛苦而发，此为气虚，气化不及州都也，补中益气汤见劳倦与五苓散见痰分进。专因思虑者，归脾汤见血门，或辰砂妙香散吞威喜丸俱见遗精。强力入房，施泄无度，劳于肾也〔批〕《集解》云：肾虚之淋，宜补肾，不可独泄，宜主地黄丸见后，或六味地黄汤见劳损加莲须、芡实、龙骨、牡蛎。

冷淋证治

戴氏云：冷淋多是肾虚，进冷剂愈甚者〔批〕寒气坚闭，水道不行也，八味丸见中寒加牛膝。有服五苓散等药不效者，用济生鹿茸丸见后却愈。如下元虚冷，血色黯黑，面色枯白，尺脉沉迟，金匮肾气丸见消渴，并宜汉椒根锉碎不拘多少，白水煎，候冷进。

热淋痰淋证治

淋病小便涩痛，常急欲溺，及下焦点滴，茎中痛不可忍，生料五苓散见痰〔批〕五苓散以桂枝易肉桂，名生料五苓散加阿胶或车前子末，或五苓散、益元散见暑和服，并可吞火府丹见癃闭。心经蕴热，佐以导赤散见火门。膀胱有热，淋滴不宣，或尿如豆汁，石韦散见后。热极成淋，服药不效者，宜五苓散去桂，加木通、滑石、灯心、瞿麦穗等分，仍研麦冬草连根、车前草、白龙草各自然汁，和蜜水调服。〔批〕仲景云：淋家不可发汗，发汗必致便血。诸淋疼痛不可忍，宜八正散见后。热淋及血淋肺有郁热，绝其生化，龙脑鸡苏丸见血门。〔批〕亦有痰滞中焦作淋者，宜行痰兼通利药，最忌发汗。

败精流注成淋证治

《心悟》云：有过服金石热药，败精流注，转而为淋者。有老人阴已痿而思色，以降其精，则精不出而内败，以致大小便牵痛如淋，宜用萆薢饮见浊病去黄柏，加菟丝、远志导去其精，然后用六味地黄汤见劳损补之，方为有益。

诸淋病治法

赵氏曰：肝主小便，若肝经血虚，用四物、山栀。小便涩滞，或茎中作痛，属肝经湿热，用龙胆泻肝散见火证。小便频数，或劳而益甚，脾气虚弱，用补中益气汤见劳倦加山药、五味。小便无度，淋沥不禁，乃阴挺痿痹也，用六味地黄丸见虚劳。小便涩滞，或补而益甚，乃膀胱结热也，用五淋散见后。脾肺燥热，不能生化也，黄芩清肺饮见闭癃。阴痿思色，精不出，茎道涩痛如淋，用加减八味丸见虚劳加车前、牛膝。若老人精竭复耗，大小便牵痛如淋，亦用前法温之。如不应，急加附子，多有生者。

小便痛痒治法

小便疼痛，白芍药丸见后、六味地黄丸、八珍汤俱见劳损、四物汤见血门、清心莲子饮见浊病俱可选用。小便艰涩如淋，不痛而痒者，虚证也，宜八味丸见劳损、济生鹿茸丸见后。

小儿病淋用蒸饼三物丸治案

《爱竹谈薮》云：宋宁宗幼时病淋，日夜凡三百起。孙琳用蒸饼、大蒜、淡豆豉三物捣丸，令以温水下三十丸，曰：今日进三服，当减三①之一，明日亦然，三日病除。已而果然，赐以千缗。或问其说，琳曰：小儿何缘有淋，只是水道不利，三物皆能通利故耳。

淋病门方

五淋散 治膀胱有热，水道不通，淋沥不止，脐腹急痛，或尿如豆汁，或如砂石、膏淋、尿血，并皆治之。

茵陈　淡竹叶　木通　滑石　甘草　栀子炒　赤芍　赤苓
水煎，食前服。

八正散 治心经蕴热，脏腑秘结，小便赤涩，淋闭不通，及血淋等证。

车前仁　木通　滑石飞　山栀　大黄煨　瞿麦　萹蓄　甘草

---

① 三：此后原衍"十"，据《本草纲目·谷部·蒸饼》删。

加灯心，水煎，温服。

小温金散 治心肾虚热，小便赤白淋沥，或不时自汗等证。

人参 莲肉去心 巴戟去心 益智仁 炙芪 麦冬去心 赤茯苓 草薢酒浸，炒 炙草

加灯心，枣煎。

琥珀散 治气淋、血淋、膏淋、沙淋。

滑石 琥珀 木通 萹蓄 木香 当归 郁金

共为末，水调服。

萹蓄苦能下降，利便通淋。琥珀能降肺气，通于膀胱。木通能泻心火，入于小肠。当归能引血归经，血淋由于血乱也。木香能升降诸气，气淋由于气滞也。郁金能凉心散肝，下气破血。盖诸淋由于心肝火盛也。

大法郁金、琥珀开郁，青皮、木香行气，蒲黄、牛膝破血，黄柏、生地滋阴。东垣云：小腹痛，用青皮疏肝，黄柏滋肾，盖小腹、小便乃肝肾部位也。

琥珀散 治五淋涩痛，小便有脓血。

琥珀 海金沙 没药 蒲黄炒

等分为末，通草汤调服。

海金沙甘寒淡渗，除小肠、膀胱血分湿热，治五淋茎痛。没药散血止痛。蒲黄炒黑，能止血也。

海金沙散 治小便淋沥作痛，宜清利者。

海金沙 香附酒炒 川芎酒炒 赤茯苓酒炒 滑石飞 泽泻①炒 陈石韦焙 槟榔炒

各二钱五分，共为细末。每服一钱，淡盐汤调下。

石韦散《局方》 治膀胱有热，淋滴不宣，或尿如豆汁，或出砂石。

石韦去毛 白芍 白术 滑石 冬葵子 木通 瞿麦各三两 当归 炙草 王不留行各一两

为末，每二钱，小麦汤调下。

---

① 泽泻：《幼幼集成·二便证治》前有"陈枳壳炒"。

一方有白茅根、芒硝、赤芍、木香，无白芍、白术、当归、王不留行。

石韦甘寒，清肺金以滋化源，通膀胱而利水道，淋家要药。王不留行甘苦，性行，定痛利便。

参苓琥珀散①《宝②鉴》 治小便淋，茎中痛不可忍，和引胁下痛。

人参五分 茯苓四分 琥珀 泽泻 柴胡 当归梢各三分 元胡索七分 川楝肉炒 甘草各一钱

水煎。

沉香散 治气淋，脐下妨闷，小便大痛。

沉香 石韦去毛 滑石 当归 瞿麦 王不留行 葵子 赤芍 白术 炙草

为末，大麦汤空心调服，以利为度。

假苏散 治气淋。

荆芥 陈皮 香附 麦芽炒 瞿麦 木通 赤苓

各等分为末。每服三钱，开水下。

瞿麦汤 治气壅不通，脐下妨闷疼痛。

瞿麦穗 大黄蒸 黄连 枳壳炒 当归酒焙 羌活 木通 牵牛取头末 延胡索 大腹皮 桔梗 射干一两半 桂心五钱

每四钱，姜煎。〔批〕元胡能利小便，除诸痛。射干泄火利肠。

萆薢饮 治膏淋，并治诸淋。

萆薢三钱 蛤粉研细 石韦 车前仁 茯苓各一钱五分 灯心二十节 莲心 菖蒲 黄柏各八分

水煎服。

鹿角霜丸《三因》 治膏淋。

鹿角霜 白苓 秋石

等分为末，糊丸，米饮下。

---

① 散：《证治准绳·类方·淋》作"汤"。
② 宝：原作"金"，据《证治准绳·类方·淋》改。

大沉香散　治膏淋，脐下妨闷。

沉香　陈皮　黄芪　瞿麦　榆白皮　韭子炒　滑石　黄芩

炙草

共为末，食前米饮调服。

沉香丸　治膏淋。

沉香　肉苁蓉酒浸，焙　荆芥　磁石煅，醋淬七次　黄芪　滑石

共为末，蜜丸，温酒送下。

海金沙散　治膏淋。

海金沙　滑石　甘草

共为末，灯心汤送下。

济生鹿茸丸　治膏淋。

川牛膝酒浸　鹿茸酥炙　五味子炙，各二两　石斛去根　棘刺

山药　杜仲盐水炒　阳起石煅　巴戟去心，乌豆汁拌，蒸　菟丝子酒蒸

川楝肉炒　附子泡　磁石煅　肉桂　泽泻各一两　沉香五钱

酒糊丸，空心温酒下。

神效琥珀散　治水道涩痛，频下砂石。

琥珀　桂心去皮　滑石水飞　大黄微炒　葵子　腻粉　木通

木香　磁石煅，酒淬七次，研

等分为末，灯心、葱白煎汤调服。

如圣散　治砂石淋。

马兰花　麦冬去心　白茅根　车前子　甜葶苈　檀香　连翘

各等分为末，水调服。渴，加黄芩同煎，入烧盐少许服。

牛膝汤　治砂石淋涩。

牛膝一合　麝香少许

先煮牛膝，去渣，入麝香服。

耿梦得之内患淋，下砂石剥剥有声，甚为苦楚，一服而愈。

葵子散　治石淋，茎中作痛如砂石。因膀胱蓄热，日久所致。

桑皮　瞿麦　栀子　赤苓　木通　车前仁　甘草　葵子

水煎服。

取石方　治石淋。

冬葵子　滑石　射干　知母各一两　通草三两

每二钱半，苦竹叶十片，同煎服。

石燕丸　治石淋。

石燕石类性凉，利窍清热，火煅水淬三次，研飞，焙干　石韦去毛
瞿麦　滑石各一两

糊丸，灯心汤下。甚则加石韦、瞿麦、木通各四钱，陈皮、茯
苓各三钱，为末，每三钱，煎服。

秘录方　治石淋。

熟地　茯苓　苡仁　车前仁　枣皮　骨碎补　麦门冬　泽泻
芡实　肉桂　青盐

共为细末，蜜丸。早晚白水送下。

生地黄丸　治肾虚劳淋。

生地　黄芪　防风　远志　鹿茸酥炙　黄芩　栝楼　人参　石
韦　当归　赤芍　戎盐研　蒲黄　炙草　车前仁　滑石

共为末，蜜丸。食前盐汤下。

黄芪汤　治肾虚劳淋。

黄芪　人参　五味　白苓　莲子　磁石煅，醋淬　滑石　桑皮
枳壳　黄芩

水煎服。

泽泻散　治冷淋，胀满涩痛。

泽泻　鸡苏　石韦去毛，炙　赤芍　蒲黄　当归　琥珀另研
槟榔　枳壳　桑螵蛸炒　官桂

共为末，木通汤调服。

肉苁蓉丸　治冷淋。

肉苁蓉酒蒸，焙　熟地黄酒煮，杵膏　石斛去根　牛膝酒浸，焙
官桂去皮　槟榔　附子炮　山药炒　黄芪　黄连去须　细辛　炙草

为末，蜜丸，酒下。

生地四物汤　治血淋。

生地　川芎　当归　白芍　红花　桃仁　花蕊石

水煎服。

三生益元散 治一切血证。

侧柏叶 生藕节 生车前草

等分，捣汁调益元散即滑石、甘草服。

侧柏养阴清心，藕节解热消瘀。

小蓟饮子 治血淋，因心热伤于血分，热气传入于胞，日久则尿血同出，遂成血淋。

通草 滑石 竹叶 归身 小蓟 栀子 甘草 生地 蒲黄藕节

水煎服。

汪讱庵曰：小蓟破瘀生新，养精血，退热补虚，治下焦结热。藕节散瘀，生地凉血，蒲黄炒黑止血。木通降心肺之火，下达小肠。栀子散三焦郁火，由小便出。竹叶凉心而清肺，滑石泻热而滑窍。当归引血归经，甘草调中和气也。

羚羊角散① 治血淋热结。

羚角屑 栀仁炒 冬葵子炒，各一两 青葙子 红花 麦冬去心大青 大黄炒，各三钱

每三钱，煎服。

羚角泄心肝邪热，治瘀滞恶血。青葙子苦寒祛热。大青咸寒，解心胃热毒。

发灰散 治血淋，小便出血如尿。

乱发烧灰 麝香少许

和匀，每一钱，米醋、温酒调下。

地髓汤 治死血作淋，痛不可忍，及五淋小便不通，茎中痛甚欲死。

牛膝不拘多少捶碎，煎浓汁，去渣温服。

代抵当丸② 治血淋。

---

① 散：据本方剂型，当作"饮"。
② 丸：原作"汤"，据底本目录及本方剂型改。

生地　当归　赤芍各一两　川芎　五灵脂各七钱五分　大黄酒蒸，一两五钱

共为末，沙糖丸。每服三钱，开水下。

四汁饮　治小便赤涩疼痛。

葡萄　生藕　生地黄各取汁　白蜜各五合

和匀，每一盏，慢火熬沸。不拘时温服。

藕蜜煎《养老书》　治老人淋痛门之治。

藕汁　白蜜各五合　生地汁一升

和匀，微火煎，令如饧。空心含半匙，渐渐下。忌热食、炙肉。此方亦治血淋。

琥珀珍珠散　治小便浑浊淋沥。

琥珀　珍珠　郁金　王不留行　当归　滑石　海金沙　石韦甘草节各等分　朱砂减半

共为细末每服二钱，空心淡竹叶、灯心汤送下。

白芍药丸　治小便疼痛，脚气，腿腕生疮，及阴气虚，下元痿弱，咳嗽。益肝脾血分。

熟地　白芍　当归　鹿茸各一两

蜜丸，阿胶汤下。

简便方四条①

诸淋疼痛不可忍，用大萝卜切一指厚四五片，以白蜜二两浸少时，安净铁铲上，慢火炙干，再蘸再炙，番覆炙令香软，不可焦，待蜜尽为度。候温细嚼，以盐汤一盏送下，立效。

血淋痛胀欲死，用发灰二钱，藕汁调服，三日愈。又方，用小儿胎发烧灰，加琥珀末，灯心汤调服。

石淋，用石首鱼脑骨十个，火煅滑石二钱，琥珀三分，为细末，每一钱，用木通煎汤，空心调下。

又方，用鳖甲，酥炙令脆，为细末，每一匙，酒调服，当下砂石。

---

①　四条：原脱，据底本目录补。

浊病门

浊病在精窍论

《准绳》云：溺与精所出之道不同，淋病在溺道，浊病在精窍。今患浊者，虽便时茎中如刀割火灼，而溺自清，惟窍端时有秽物如疮脓目眵，淋漓不断，初与便溺不相混滥，犹河中之济焉，至易辨也。每见时医以淋法治之，五苓、八正杂投不已而增剧者，不可胜数。盖由精败而腐者，十之八九；由湿热流注与虚者，十之一二耳。

精与浊所出之窍不同。便浊者，肝胆之火也；精浊乃精气滑出，不便自然，此肾水不足，淫火熏蒸，故精离其位也。

赤白浊论

李士材曰：丹溪以赤属血，为心虚有热，由思虑而得；白属气，为肾虚有寒，由嗜欲而得，亦非确论。总之心动于欲，肾伤于色，或强忍房事，或多服淫方，败精流滥，乃为白浊。虚滑者，血不及变，乃为赤浊。挟寒则脉来沉迟，小便清白；挟热则口渴便赤，脉必滑数。有胃中湿痰流注者，有属虚劳者，有因伏暑者，有稠黏如胶，涩痛异常，精塞窍道者，有思想太过，精败下焦者，此其大略也。其余五脏之伤，六淫之变，难以枚举，临证之顷，慎毋轻忽。

戴氏云：精者，血之所化，有浊去太多，精化不及，赤未变白，故成赤浊，此虚之甚也。所以少年天癸未至，强力行房，所泄半精半血。

湿痰流注，宜燥中宫之湿。赤者，湿伤血也。

赤白不可概定寒热论

《金鉴》云：赤多属热，亦有浊带日久，精竭阳虚，不及化白而属寒者。白多属寒，亦有败精湿热酿成腐化，变白而属热者。不可概以赤白论寒热也。

治浊权衡轻重论

朱丹溪曰：巢氏论白浊者，由劳伤肾，肾气虚冷故也。自是历代方论宗其说，不惟白浊之理不明，所治之法亦误。《原病式》因举《内经》谓诸病水液浑浊，皆属于热，言天气热则水浑浊，寒则清洁。水体清，火体浊，可谓发圣人之旨，以正千载之误矣。余尝闻先生论赤白浊，多因湿热下流膀胱而成，即《灵枢》所谓中气不足，溲便为之变是也。必先补中气使升举之，而后分其脏腑、气血、赤白、虚实以治。与夫其他邪热所伤者，固在泻热补虚，设肾气虚甚，或火热亢极者，则不宜峻用寒凉之剂，必以反佐治之，要在权衡轻重而已。

小便黄赤不可概从火治论

张景岳曰：便浊证，有赤白之分，有精溺之辨。赤者多由于火，白者寒热俱有之。由精而为浊者，其动在心肾；由溺而为浊者，其病在膀胱、肝、肾①。赤浊者，小水赤涩，或以劳倦过伤，或以久病，或因酒色耗伤真阴，或过服寒凉，愈服愈赤，愈见短少而无痛涩，此系水亏液涸。宜温补下元，使其气化，水必自清，切不可因小便黄赤，概从火治。

虚寒白浊证治

肾虚白浊，水陆二仙丹见遗精。阳气衰惫白浊，家韭子丸见遗溺。白浊虚寒，及阳虚上攻，头痛喘嗽，痰气壅逆，黑锡丹见中风。脏腑气虚，茎弱阴萎，遗精白浊，磁石丸见劳。虚劳白浊，六味丸见劳损加莲须、芡实、菟丝、五味、龙骨、牡蛎。甚者，鹿茸、肉苁蓉。类心虚白浊，四君子汤见脾胃加远志肉。思虑伤脾白浊，归脾汤见血门。脾胃虚弱，补中益气汤见劳倦加砂仁、益智。本方加肉桂、青皮，亦治白浊。

久浊不愈伏暑赤浊证治

小便赤浊，诸药不效，香苓散见遗精，辰砂妙香散合五苓散，

---

① 肾：《景岳全书·必集·淋浊》作"脾"。

以天冬、麦冬去心煎汤，调服一钱，日三服。心经伏暑赤浊，四苓汤见湿门加香薷、麦冬、人参、石莲肉〔批〕香苓散。

赤浊燥热证治

赤溺，下浊亦赤，口渴时发热者，辰砂妙香散见遗精吞灵砂丹见呕，或清心莲子饮见后。发热不退，口燥舌干之甚者，此乃精亏内燥，肾枯不润，四物汤见血门吞元兔丹即茯兔丹，见后，和加减八味丸见消渴，久服乃效。〔批〕戴云：若溺不赤，无他热证，虽赤浊，不可以赤为热，只宜以治白浊法治之。

《准绳》曰：既燥热如此，而用药无一凉补濡润之剂，非其治也。曷若以生干地、麦冬、五味、盐炒黄柏、淡竹叶、地骨皮之类先治之。

停浊如泔下淀如泥证治

小便如常，停久方浊，或出即如米泔此有伤食者，宜消导分科，分清饮见后加茯苓五分，下小菟丝子丸见疝。未效，四七汤见气吞青州白丸子见中风，及辰砂妙香散见遗精吞茯兔丹见后。如白浊甚，下淀如泥，或稠黏如胶，频溺而涩痛异常此非是热淋，不可作淋治，乃精塞窍结，宜香苓散见伏暑赤浊条吞加减八味丸见消渴，小菟丝子丸或萆薢分清饮俱注前。〔批〕戴云：白浊有服茯菟丹不应，服附子八味丸即愈，不可不知。

治浊清心固脾之法

白浊之在溺者，其色如泔浆，凡肥甘、酒醴、辛热、炙煿，皆能致之，此湿热之由内生者也。又有炎热湿蒸，主客时令之气侵及脏腑者，亦能致浊，此湿热之由外入者也。其浊在精者，必由相火妄动，淫欲逆精，以致精离其位，不能闭藏，源流相继，淫溢而下，移热膀胱，则溺孔涩痛，清浊并至，此白浊之有热者也。及其既久，脾气下陷，土不制湿，而水道不清，相火已杀，心肾不交，而遗浊不固，此白浊之无热者也。有热者，当辨心肾而清之；无热者，当求脾肾而固之、举之。治法无出于此。

治浊补肾利水导湿理脾之法

《医学心悟》云：浊之因有二种，一由肾虚败精流注，一由湿热渗入膀胱。肾气虚，补肾之中必兼利水，盖肾经有二窍，溺窍开则精窍闭也。湿热者，导湿之中必兼理脾，盖土旺则能胜湿，且土坚凝则水自澄清也。

龙火虚炎精瘀白浊治案

李士材云：郡侯李易斋患白浊，服五苓散见痰饮数剂，无功。余诊之，两尺大而涩，是龙火虚炎，精瘀窍道，用牛膝、茯苓、川柏、麦冬、山药、远志、细辛、甘草，十剂而安。

浊病门方

清心莲子饮《局方》 治心虚有热，遗精淋浊，遇劳即发。〔批〕劳则动其心火，心火妄动，则不能下交于肾，故元精失守。

人参 黄芪各三钱 炙草二钱 地骨皮二钱 柴胡三钱 黄芩 麦冬各二钱 赤茯苓三钱 车前仁二钱 石莲肉三钱，即老莲肉，市中木莲不可用

水煎，空心服。

一方加远志、石菖蒲。发热，加薄荷、柴胡，再加山甲珠能逐败精极妙。

汪讱庵曰：参、芪、甘草〔批〕东垣曰：参、芪、甘草，泻火之圣药，所以补阳虚而泻火，助气化而达州都。骨皮退肝肾之虚热，柴胡散肝胆之火邪。黄芩、麦冬，清热于心肺之上焦；茯苓、车前，利湿于膀胱下焦；石莲，中以清心火而交心肾，则诸证悉退也。

萆薢分清饮杨氏 治肾虚有寒，真元不固，白浊膏淋。

川萆薢 乌药 益智仁 石菖蒲等分 甘草梢钱半

每四钱，入盐煎。一方加茯苓。

史国信曰：若欲兴阳，先滋筋力；若欲便清，先分肝火。益智本脾药，而兼入心肾，固肾气而散结。菖蒲开九窍而通心，草梢达茎中而止痛，使湿热去而心肾通，则气化行而淋浊止矣，此以疏泄而为禁止者也。

大茴香丸　治白浊，出髓条。

大茴香　酸枣仁炒　破故纸炒　左顾牡蛎砂锅内慢火煅，暴为粉
白术　人参　益智仁等分

青盐酒糊丸，盐酒下。

治浊固本丸　治肾中湿热，渗入膀胱，下浊不止。

黄连炒，二两　黄柏一两　茯苓二两　猪苓二两　半夏姜制　砂
仁　益智仁各一两　甘草炙，三两　莲须二两

共为末，滴水丸。

汪讱庵曰：精浊多由湿热与痰，黄连、黄柏泻心肾之火而清
热，茯苓、猪苓利湿，半夏除痰；湿热多由于郁滞，砂仁、益智
辛温利气，又能固肾强脾，既以散留滞之气，且稍济连、柏之寒，
甘草和中补土，莲须涩以固其脱也。

苍白二陈汤　治湿痰流注，发为白浊。

苍术糠炒　白术土炒　橘红　法半　茯苓　甘草

姜三片，煎服。

茯菟丹　治三消渴利神药，禁止遗浊。

菟丝子酒浸通软，乘湿研干，另取末十两　五味子另为末，净，八两
白苓去皮　干莲肉各三两

上为末，另碾干山药末六两，将所浸菟丝余酒，添酒煮山药
糊搜和为丸。白浊，空心茯苓汤下；赤浊，灯心汤下；遗精，盐
汤下；消渴，米饮下。

汪讱庵曰：菟丝辛甘和平，强阴抑阳，能治精寒淋浊。五味滋
肾生津，石莲清心止浊，山药健脾利湿，皆涩精固气之品。茯苓能
通心气于肾，利小便而不走气，取其淡渗，于补正中能泻肾邪。

珍珠粉丸《金鉴》　治白浊属湿热者。

黑姜　黄柏炒　滑石　青黛　神曲炒　椿皮炒　蛤粉

为末，水丸。

半夏丸　治湿痰流注白浊，神效。

半夏　猪苓

等分为末，神曲糊丸。即猪苓丸，服法各别。

锁精丸《局方》　治白浊白带，小便频数。

破故纸　青盐　白苓　五味

酒糊丸，温酒下。

济生固精丸　治下元虚损，白浊如脂。

牡蛎　菟丝酒浸　韭子炒　龙骨煅　北五味炒　白苓　桑螵蛸
酒炙　白石脂煅

各等分，酒糊丸，空心盐汤下。

瑞莲丸　治思虑伤心，便下赤浊。

白茯苓去皮　干莲肉炒　龙骨生用　远志去骨　天门冬去心　麦
冬去心　柏子仁炒　紫石英火煅，研细　酸枣仁炒　当归酒蒸　龙齿
各一两　乳香五钱

蜜丸，朱砂为衣，枣汤下。

远志丸　治赤浊如神。

远志八两，甘草水煮，去心　白茯神去皮、木　益智仁各二两

酒煮面糊为丸，枣汤下。

金箔丸　治思想无穷，入房大甚，宗筋弛纵，发为白淫。

原蚕蛾　破故纸炒　韭子炒　牛膝酒浸　肉苁蓉酒洗　龙骨
山茱肉　菟丝子酒浸

等分为末，蜜丸，金箔为衣，空心盐汤下。〔批〕有热，宜珍
珠粉丸。

地黄丸　治心肾水火不交，或因酒色过度，遂至浊甚，谓之
土淫。

熟地十两，九蒸九晒　菟丝子酒浸　鹿角霜各五分　白茯苓　柏
子仁各三两　附子泡，一两

共为细末，另用鹿角胶五两，煮糊为丸，空心盐汤下。

脾有虚热，而肾水不足，故土邪干水。先贤有言，夏则土燥
而水浊，冬则土坚而水清，此其理也。医者往往峻补，其疾反甚。
此方中和，使水火既济，而土自坚，其流清矣。

滴地成霜方　治虚惫之甚便浊，滴地成霜。

干莲肉去心　干藕节　龙骨　远志去心，各一两　白矾枯　灵砂

各二钱半

糊丸，白汤下。

疝气门

疝气本源任脉论

赵以德曰：疝病本为睾丸之证立名，然《内经》以疝名者，痛也。有腹中脏腑之痛，一以疝名，为心疝、肺疝、五脏风疝之类。而任脉是疝病之本源，各经是疝病之支流。任脉内含结固不化之阴，上击脏腑，则为腹中之疝，下入厥阴，会于阴器，则为睾丸之疝。若诸经受邪，不与任脉相干，则不名为疝矣。若夫巢氏所叙七疝，曰厥、癥、寒、气、盘、胕、狼者。张戴人非之曰：此俗工所立谬名也。凡疝者，非肝木受邪，则肝木自甚也。由是于阴疝之中亦立七疝之名，曰寒疝、水疝、筋疝、血疝、气疝、狐疝、癞疝〔批〕子和：七疝不及任脉，宜以去湿之药下之，诸疝下去之后，可调则调，可补则补，其论如此。盖因力辨阴器，是属厥阴部分，与小肠、膀胱、肾了不相干，所以不及任脉，论治亦然。因病在下，必先下之，更不问虚弱，下之有不旋踵之祸〔批〕不问虚弱，下之有不旋踵之祸，岂待下后始补而可回其生乎？学者当因其已明，益其未至。然后为善。

疝病左右分气血论

李士材曰：疝气一证，寒则多痛，热则多纵，湿则肿坠，虚者亦肿坠。在血分者不移，在气分者多动。盖睾丸有二，左丸属水，水生肝木，木生心火，三部皆司血，统纳左之血者，肝也；右丸属火，火生脾土，土生肺金，三部皆司气，统纳右之气者，肺也。是以诸寒收引，则血涩而归肝，下注于左丸；诸气愤郁，则湿聚而归肺，下注于右丸。且睾丸所络之地①，非尽由厥阴，而

---

① 地：《医宗必读·疝气》作"筋"。

太阴、阳明之经①，亦②入络也。故患左丸者，痛多肿少；患右丸者，痛少肿多，此确然者耳。

《金鉴》云：疝病，凡在左边阴丸，属血分；凡在右边阴丸，属气分。寒则收引而痛甚，热则纵弛而痛微，湿则肿而重坠，虚亦肿坠，但轻轻然而不痛③也。

疝病危证论

丹溪云：疝病之证，或小腹作痛，上连胁肋，甚则搐搦反张，咬牙战掉，冷汗交流，须臾不救。疝病虚甚，上为呕逆，下有遗精者，危。逆气长嘘，停酸燥闷，甚至呕吐，最为恶候。脾不济，肾水上乘，二便闭涩，肾汁、胃汁皆自口出，大概不救。

疝病本肾治在于肝论

赵之弼曰：疝本于肾，而治在于肝者，何也？盖肾之二子，名曰睾丸，寄肾所生，属于肝而不属于肾也。又谓囊在肾底，属于肝亦不属于肾也。〔批〕凡病疝，非肝木受邪，即肝木自盛。若论梦遗精滑，此肾病也；便溺赤白，此膀胱之病也；尿管疼闭，此小肠之病也。凡遇肾④子之病，当从乎肝治；阴茎之病，亦从乎肝治；阴囊之病，当从乎脾治；精道有病，当从乎肾治。此治法之所当知者也。

治疝必先治气论

张景岳曰：治疝必先治气，故曰疝气。盖寒有寒气，热有热气，湿有湿气，逆有逆气。气在阳分，则有气中之气；气在阴分，则有血中之气。气实者宜破气，虚者宜补气，逆者宜调，必于诸证之中兼用气药。

---

① 经：《医宗必读·疝气》作"筋"。
② 亦：原作"赤"，据《医宗必读·疝气》改。
③ 痛：《医宗金鉴·杂病心法要诀》作"重"。
④ 肾：《医林绳墨·疝气》作"阴"。

子和七疝证治

寒疝，其状囊冷，结硬如石，阴茎不举，或连控睾丸而痛。得于坐卧湿地，或冬月涉水，或雨雪风冷时使内过劳，宜以温剂下之，当归四逆汤、川苦楝散、木香楝子散之类俱见后。水疝，其状肾囊肿痛，或状如水晶，阴汗时出，或囊痒搔出黄水，或小腹按之作水声，大小便不通，湿郁为热而胀秘也。得之醉后使内湿热乘肾虚而下流，或汗出而遇风寒湿之气①，聚于囊中，故水多，令人为卒疝，宜以逐水之剂下之，禹攻散见后，或三化神佑丸见痰饮。筋疝，即㿉疝，其状阴囊肿胀，或溃或脓，或痛而里急筋缩，或茎中痛，痛极则痒，或挺纵不收，或白物如精，随溲而下。得于房劳及邪术所致，宜以降心火之药下之，栀附汤见后，或加桃仁、枳实之类。血疝，即癫瘕疝，其状如黄瓜，在小腹两傍，横骨两端约中，俗云便痈。得于春夏，重感大燠，劳于使内，气血流溢，渗入脬囊，留而不去，结成痈肿，脓多血少，宜以和血之剂下之桃仁、元胡、茯苓、白术、山楂、枳壳、橘核、荔枝核、甘草，等分为末，服。小府不通，加味通心散见后。甚者，桃仁承气汤见瘟疫。气疝，其状上连肾区，下及阴囊，或因号哭②忿怒，则气郁乏而胀，号怒罢则气散，宜以散气之剂下之，荡疝丸见后。狐疝，其状如瓦，卧则入小腹，行立则出小腹入囊中，狐则昼出穴而溺，夜入穴而不溺，此疝出入上下往来，正与狐相类，亦与气疝大同小异，宜以逐气③流经之药下之，蜘蛛散见后。癫疝，其状阴囊肿坠，如升如斗，不痛不痒。得之地气卑湿所生，故江淮之间，多有此疾，宜以去湿之药下之。南星、山楂、苍术各二两，白芷、半夏、枳实、神曲各一两，海藻、昆布各五钱，元明粉、吴茱萸各二钱，酒糊丸。丹溪曰：非痛断房事，与戒厚味，不可用药。若苍术、神曲、白芷、山楂、川芎、枳实、半夏皆要药，宜随时月寒热，更按君臣佐使加减。大抵癫疝属湿多，前药除湿。有热加山

---

① 气：原作"义"，据《儒门事亲·儒门事亲二》改。
② 哭：原作"笑"，据《儒门事亲·儒门事亲二》改。
③ 气：原作"风"，据《儒门事亲·儒门事亲二》改。

栀，坚硬加朴硝，秋冬加吴茱萸。〔批〕子和云：夫遗溺、闭癃、阴痿、脬痹、精滑、白淫，皆男子之病也。若血涸不月，月罢腰膝上热，足躄，嗌干，癃闭，少腹有块，或定或移，前阴突出，后阴痔核，皆女子之病也，但女子不谓之疝，而谓之瘕。今人但言男子之疝，而全不知妇人之疝，殊失之矣。

刘宗厚曰：按子和所论，病本经络之原，至为详尽。但七疝名固不同，治法当异，然俱用攻下之法，愚窃疑焉。惟钱仲阳亦曰：肝为相火，有泻无补。丹溪有曰：肝只是有余，肾只是不足。夫厥阴一经受证，宜通勿塞固宜，亦当视其浅深而行之可也。况有邪气客于膀胱、小肠之经者。若于少阴肾经，则宜通勿塞之法，可例用乎？

湿热内郁发疝证治

朱丹溪曰：疝病自《素问》而下，皆以为经络得寒收引不行而作痛，世有寒而无疝者，必有说以通之。因思此病始于湿热在经，郁遏至久，又感外寒，湿热被郁而作痛也。其初致湿热之故，盖大劳则火起于心①，醉饱则火起于胃，房劳则火起于肾，大怒则火起于肝。火郁之久，湿气便盛，浊液凝聚，并入血隧，流于厥阴。肝属木，性急速，火性又暴烈，为寒所束，宜其痛甚而暴也。〔批〕《准绳》云：此论亦就厥阴受病处，补子和未至之一端。方用枳实锉九个，麸炒桃仁十四个，炒山栀仁九个，炒山楂四粒，炒吴茱萸七粒，炒生姜如指大，六味同擂碎，取顺流水一钟，煎微沸，带渣服。如湿胜癞疝者，加荔枝核；如痛甚者，加大茴盐炒二钱；如痛处可按者，加薄、桂少许为丸。方用山栀二两，山楂四两，炒枳实、炒茴香各二两，柴胡、丹皮、八角、茴香②炒各一两，桃仁、吴茱萸各五钱，酒糊丸，盐汤下。以上诸方，吴茱入厥阴气分，温肝逐寒；山栀仁泻三焦火热，由膀胱出；枳实行气破瘀；桃仁活血通经；山楂肉散瘀磨积；茴香散寒暖胃；丹皮泻

---

① 心：原作"筋"，据《证治准绳·杂病·大小腑门》改。
② 香：原脱，据《证治准绳·杂病·大小腑门》补。

火；荔枝双结，形类睾丸，能入肝肾，辟寒散滞，故假之以为使也。

虚疝证治

朱丹溪曰：疝亦有挟虚而发者，其脉不甚沉紧，而豁大无力者是也。然其痛亦轻，惟觉重坠牵引耳。当以参、术为君，疏导药佐之。盖疏导药即桃仁、山楂、栀仁、枳实、吴茱、川楝子、元胡、木香、丁香之类是也。有因服凉药数日，遂病脐腹下大痛，与姜、附等剂虽稍疏，痛不已，随本方倍芍药，服之即愈。

寒疝证治

蔡氏云：《内经》诸疝，有寒有热，然初病之邪，寒湿为多，故古方多用温散。《发明》云：七疝，痛不可忍，皆任脉所主阴经也，乃肝肾受病，治法同归于一，丁香楝①实丸见后、沉香桂附丸见厥逆。寒疝绕脐痛，若发则自汗出，手足厥冷，其脉沉弦者，大乌头煎见心腹痛。寒疝精虚，附桂八味丸见中寒加茴香、枸杞。

肾疝证治

脐下撮急疼痛，并脐下通身一遭皆急痛，小便频数而清，其五脉急洪或缓涩沉，按之皆虚，独肾脉按之不急，虚而无力，丁香疝气丸见后。

心疝冲疝证治

经曰：心脉微滑，为心疝。心脉搏滑急，为心疝，小腹当有形也。心为牡脏，小肠为之使，故曰小腹当有形也。及冲疝，气上冲心，二便不利，木香散见后。心痛，肢体虚冷，广茂煮散见后。

阳明湿热小腹闷痛证治

阳明受湿热，传入大肠，发热恶寒，小腹连毛际间闷痛不可忍，用栀仁、桃仁、枳实俱炒、山楂等分同研，入生姜汁半合，水

---

① 楝：原作"练"，据下文"疝气门方"中方名改。

一盏，汤①起煎令沸，热服。〔批〕一方加吴萸。

五苓散加行气药治疝之法

《辨疑录》云：治疝者，每用五苓散加行气之药，获效者多。按药性，猪苓、泽泻分理阴阳，以和心与小肠之气，白术调脾，并利腰脐间湿及死血，茯苓淡利膀胱水，桂能伐肝邪，茴香善治小肠之气，金铃子、橘核去膀胱之气，槟榔下气，少加木通，以导引小肠之邪，屡用屡验。

诸疝证治

凡病疝，不问何证，通宜生料五积散见感冒。每两入盐炒吴萸、茴香各一钱，葱白五寸，姜三片，煎服。未效，大痛攻刺不已，阴缩，手足厥冷，宜香附同盐炒，乘热用绢裹熨脐下。初发或头疼身热〔批〕疝病初起，发热头疼，或憎寒壮热，并宜参苏饮见感冒加木香。有肾气才动，心气未发，上下俱疼者，宜五积散吞萸萸内消丸见后。若阴囊肿胀，大小便不通，三白散见后。若不甚通者，五苓散加桂，下青木香丸见后。血疝，有时疼痛，睾丸偏大，此内有瘀血也，宜四物汤见血门加桃仁、元胡、橘核。小腹硬而有形，大便秘结而黑，小水利者，宜玉烛散见妇科经闭。气疝，是气郁而胀，宜散气之品。狐疝〔批〕狐疝，气病而血不病，昼病夜安，气病而血不病。忌辛香流气之剂，宜补中益气汤见劳倦加黄柏、知母、虎骨。热疝，大便秘，小便闭，冬葵子汤见闭癃。筋疝，肝经湿热火旺，茎中痛，筋急缩，龙胆泻肝汤见火门。湿疝，久坠不愈，五苓散见痰饮加羌活。阴火妄动，色欲发疝，知柏八味汤见劳损加山栀、茴香、川楝子。怒气伤肝病疝，宜行气开郁，柴苓汤见疟病。〔批〕色欲发疝，怒气发疝。

肝气治法

肝气是厥阴之病，必小腹引胁而痛。有风气助肝盛而然者，

---

① 汤：原作"荡"，据《证治准绳·杂病·大小腑门》改。

法当泻肝，山栀、川芎、桂、芍之属。有燥邪攻肝虚而然者，法当补肝泻金，当归、生姜、羊肉之属。经云：邪客厥阴之络，令人卒疝暴痛，刺足大指爪甲上与肉交者各一痏，男子立已，妇人有顷已，左取右，右取左。

小肠膀胱气证

《准绳》曰：昔人以小肠、膀胱气为疝者，误也。人之病此者，其发睾丸胀痛，连及小腹，则疝气之系于肝经，可知矣。小肠气，俗谓之横弦竖弦，绕脐走注，少腹攻刺，而膀胱气则在毛际之上，小腹之分作痛，与疝气之有形如爪，有声如蛙，或上于腹，或下于囊者不同也。但小肠、膀胱因经络并于厥阴之经，所以受病连及于肝，则亦下控睾丸而痛。然只是二经之病，不可以为疝也。景嵩崖曰：膀胱气，阴囊肿大如斗，阴茎内缩，小便不快，此肾虚受邪也。

小肠气治法

经曰：少阳之脉，心下热，善饥，脐下痛。有热助小肠盛而生者，法当泻小肠；有寒邪攻小肠虚而然者，法当补小肠，泻寒邪也。其证小腹控睾引腰脊〔批〕其病小腹引睾丸，必连腰脊而痛，上冲心，呕出清水，及为哕噫，甚则入心，善恐善忘。《甲乙经》云：邪在小肠也。小肠病者，小腹痛引腰脊，贯肝肺，其经虚不足，则风冷乘间而入，邪气既入，则厥之证上冲肝肺，客冷散于胸，结于脐，控引睾丸，上而不下，痛而入腹，甚则冲心胸，盖其经络所属所系也。方用茴香炒、楝实炒、陈皮、吴茱萸、马兰花醋炒各一两，芫花醋炒五钱，醋糊丸桐子大，每服十①丸至二十丸，温酒下。又方益智仁、蓬术各五钱，茴香、山茱肉、牛膝、续断、胡巴、川芎、防风、牵牛炒熟、甘草各二钱半，细末，每三钱，连渣服。

---

① 十：原作"大"，据《证治准绳·杂病·大小腑门》改。

膀胱气治法

其病小腹痛肿,不得小便是也。有湿邪攻膀胱,虚而然者,法当补膀胱,泻湿土之邪。未服刚剂热药者,只用茴香、丁香、青皮、槟榔、肉桂、吴茱、元胡、山楂、枳实,倍用黄柏,煎服愈。膀胱气疼不可忍,小便不通,脐下虚胀,心闷,面赤黑,脉洪大,投热药太过,阴阳痞塞,若再服,必毙,宜五苓散见痰饮两许,分三服,用莲须葱一茎,茴香一撮,盐一钱,水盏半,煎令接续三服,下小便如黑①汁,腰②下宽愈。

左肾核肿痛治法

此饮食中湿,坠下成热也,用橘核五枚,桃仁七枚,细研,顺流水煎,下保和丸见饮食。外肾肿痛不可忍,念珠丸见后。偏肾大,时作蛙声,或痛,用枳实炒、茴香、盐炒栀仁炒各三钱,研粗末,煎汤下保和丸,或以臭橘子核炒十枚,桃仁二十枚,煎萝卜研自然汁,调保和丸。

论浊阴结聚成疝不宜用四物阴药之法

养翀先生,精神内守,年登古稀,从来但苦脾气不旺,迩年少腹有疝,形如鸡卵,数发以后,其形渐大而长,从少腹坠入睾囊甚易,返位甚难,下体稍受微寒即发,发时必俟块中冷气渐转暖热,始得软溜而缩入,不然则鼓张于隘口,不能入也。近来其块益大,发时如卧酒瓶于胯上,半在小腹,半在睾囊,其势坚紧如石,其气进入前后腰脐各道筋中,同时俱胀,由是上攻入胃,大呕大吐,由是上攻巅顶,战栗畏寒,安危止关呼吸。去冬偶见暴发光景,知为地气上攻,亟以大剂参、附、姜、桂投之,一剂而愈。已后但遇举发,悉用桂、附速效。今五月末旬,值余他往,其证连日为累,他医改服十全大补汤二十余剂,其效甚迟,然疑证重,不疑药轻也。余请纵谈其理焉。夫人阳不足则用四君,阴

---

① 黑:《医学纲目·诸疝》作"墨"。

② 腰:《医学纲目·诸疝》作"脐"。

不足则用四物，阴阳两不足，则合四君四物，而加味为十全大补，此中正和平之道也。若夫阴浊之气结聚少腹，而成有形，则阴盛极矣，安得以阴虚之法治之，助邪而滋疾乎。何以言之？妇女有娠者之病伤寒，不得已而用桂、麻、硝、黄等伤胎之药，但加入四物，则厉药即不能入胞而伤胎，岂欲除块中之邪，反可用四物护之乎，此一征也。凡生癥瘕痞块者，则至身羸血枯，百计除之不减，一用四物，则其势立增。夫四物不能生血活血，而徒以增患，此又一征也。人身之血脉，全赖饮食为充长，四物之滞脾，原非男子所贵，既以浊阴极盛，时至横引阴筋，直冲阳络，则地气之上凌者，大有可虑，何得以半阴半阳之药，蔓而图之，四物之不当用无疑矣。即四君亦元老之官，不可以理繁剧，必加以姜、桂、附子之猛，始克胜病，何也？阴邪为害，不发则已，其发必暴。试观天气下降则清明，地气上升则晦室，而人身大略可睹。然人但见地气之静，而未见地气之动也。方书但言阴气之衰，而未言阴邪之盛也。医者每遇直中阴经之病，尚不知所以措手，况杂证乎？余因悟明地气混天之理，凡见阴邪上冲，孤阳扰乱之证，陡进纯阳之药，急驱阴气，呱呱有声，从大孔而出，以辟乾坤而揭日月，功效亦既彰彰。但悍烈之性，似非居恒所宜服，即举发时服之，未免有口干舌苦之过，其不敢轻用者，孰不知之而不知不得不用也。夫坚块远在少腹，漫无平期，而毒药从喉入胃，从胃入肠，始得下究，旧病未除，新病必起矣。于此而用活法，先以姜、桂、附子为小丸，曝令干坚，然后以参、术、厚为外廓，俾喉胃间知有参、术，不知有姜、桂、附子，迨送达于积块之所，猛烈始露，庶几坚者削，而窠囊可尽空也。

疝病为热邪所闭治案

张子和治蔡参军，因坐湿地，疝痛不堪，用导水丸见胀病下之而愈。又治一人因疟渴，过饮浆水病疝，医进姜、附，为燥热所壅，以致阴囊重坠，大如升斗，乃先以导水丸，后以猪肤汤见后，大下之而愈。可见疝病，或为热邪所闭，肿硬赤痛之极，邪盛势急，有非行气利水等剂所能及者，则不得不攻，此子和之法，亦有不可废者也。

脾肺湿热下注睾丸病疝治案

李士材治常州尹文辉，性嗜火酒，五月间入闽中，溪水骤涨，涉水至七里，觉腹痛之甚。半月后，右丸肿大，渐如斗形。闽中医者皆与治肝经之剂，及制湿①热之品，半载无功。余曰：嗜火酒则湿热满中，涉大水则寒湿外束。今病在右，正是脾肺之湿下注睾丸，以胃苓汤见湿门加栀子、枳壳、黄柏、茴香，十剂而略减，即以为丸，服至十余斤，全安，后不再发。

厥疝诸块治案

又治文学骆宾元，十年患疝，形容枯槁。余视之，左胁有形，其大如箕，以热手按之，沥沥有声，甚至上攻于心，闷绝者久，以热醋熏炙方苏。此经所谓厥疝也。用当归四逆汤见痉病服之，积形衰小，更以八味丸间服，半载无间，积块尽消。

疝气门方

乌头桂枝汤《金匮》　治寒疝腹中痛，脉弦而紧，逆冷，手足不仁，若身疼，灸刺与诸药不能治者。

乌头五个

用蜜二升，煎减半，以桂枝汤五合和之，令得一升。初服二合，不知再服三合，又不知，复将剩五合，空心服。其知者如醉状，得吐者为中病。〔批〕海藏以附子建中汤加蜜煎治疝，即此法也。

当归生姜羊肉汤《金匮》　治寒疝腹痛，及胁痛里急者。

当归三两　生姜五两　羊肉一斤

以水八升，煮取三升，温服七合，日三。寒多，加生姜十片；痛多而呕者，加陈皮二两，白术一两。如加药，亦须加水煎。

---

①　湿：《医宗必读·疝气》作"温"。

《衍①义》云：仲景治寒疝用此汤，无不应验。有妇人产当寒月，寒气入产门，脐腹以下胀痛，手不欲犯，此寒疝也。医将治之以抵当汤，谓有瘀血，非其治也。服此汤，二服遂愈。

补肾汤 治寒疝入腹，小腹疠痛，时复泄泻，胸膈痞闷。

沉香五分　人参　茯苓　附子炮　黄芪　白术　木瓜各钱半
羌活　川芎　紫苏　炙草各一钱

加姜、枣煎。呕吐，加半夏一钱，生姜十片。

丁香楝实丸东垣　治寒疝气血留滞。

附子炮　当归酒洗　茴香炒　川楝肉各一两，以好酒二碗同煮，酒尽焙干为末，每末一两入　没药　丁香　木香各五分　全蝎十三个　元胡索五钱

同为末，拌匀，酒糊丸。空心温酒下。

《汇参》云：凡疝气带下，皆属于风，全蝎，治风之圣药也。川楝、茴香，皆入小肠经；当归、元胡，治血止痛。疝气带下，皆积寒邪入于小肠之间，故用附子佐之，丁、木二香为引导药也。

［按］《内经》诸疝，有寒有热，然初病之邪，寒湿为多，故古方多用温散。

导气汤 治寒疝疼痛。

川楝子取肉四钱　木香　茴香各三钱　吴茱萸汤泡一钱

长流水煎。一方有澄茄、香附，无川楝、茴香，名四神丸。

汪讱庵曰：此治疝之通剂也。阴气积于内，腹为寒邪所袭，荣卫不调，则成疝病。囊冷结硬如石，或引睾丸而痛，此为寒疝。川楝苦寒，能入肝舒筋，使无挛急之苦，又能导小肠、膀胱之热从小水下行，为治疝之主药。木香升降诸气，通利三焦，疏肝而和脾。茴香能入肾与膀胱，暖丹田而祛冷气。吴茱入肝肾气分，燥湿而除寒。三者皆辛温，用以宣导其气，使小便利而寒湿除也。

---

① 衍：原作"行"，据文义改。

破疝汤 治寒疝，囊冷硬如石，肾茎不举，脉沉而迟。

木香　元胡索　橘核　荔枝　茴香　川楝子　没药　青皮　地肤子

用马鞭草根煮汁煎药，加吴茱、肉桂、附子。其有睾丸上升入腹者，加飞盐、沉香，或用鸡鹅卵壳烧灰，空心酒下三钱，二服压至故所。亦有胁傍动气胀起，横入阴处，响如蛙声，坠下，照前方去飞盐、沉香。

禹功散子和　治寒湿水疝。阴囊肿胀，小便不利，囊如水晶，阴汗不绝，谓之水疝。盖得之醉，而使内湿热乘肾虚而流入也。大小便不通者，湿郁为热而胀秘也。

黑牵牛四两　茴香炒，一两

为末。每一钱，姜汁调下，或加木香一两。

汪切庵曰：牵牛辛烈，能达右肾命门，走精隧，行水泻湿，兼通大肠风秘、气秘。茴香辛热温散，能暖丹田，祛小肠冷气。同入下焦，以泄阴邪。

水疝汤 治水疝，阴囊肿大如水晶，或小腹按之作水声，或一丸渐小，小者消尽，独丸沉沉，牵引小腹作痛。

茯苓　草薢　泽泻　石斛　车前仁各二钱

煎。临卧一服，五更一服。

外用葱白一大把，煎汤浸睾丸，颇添热汤，以手挪之，即在汤内撒尿，其病易去。若有囊破水流者，用灶心土掺之。

荡疝汤 治气疝。

黑丑头末　破故子炒　茴香炒　川楝子炒，各一两　蓬术　木香各四钱　青皮　陈皮各三分

酒糊丸，酒下。

或小儿亦有此疾，或得于父年老，或年少多病，阴痿精怯，强力入房，因而有子，胎中病也。惟筑宾穴一灸法，即然包肚左足也，否则难治。

甘草汤 治筋疝，茎筋挈痛，挺胀不收，白物如精，随溲而下，此得之房术，宜此汤以解毒缓急。

甘草梢　五倍子　黑豆

水煎服。

甘草黑豆汤　解百药毒，兼治筋疝。

甘草二两　黑豆半升

水煎服。

苏颂曰：古称黑豆解百药毒，试之不然，又加甘草，其验乃奇。

汪讱庵曰：若治筋疝，当用甘草梢，以梢能达茎中而止痛也。

疝气方丹溪　治疝气疼痛。

吴茱　枳壳　栀子　山楂俱炒　荔枝煅

等分为末，空心，长流水下二钱。

丁香疝气丸东垣　治肾疝。注详证治条。

当归　茴香各一两　元胡索　百草梢各五钱　麻黄根节　丁香
川乌　肉桂　防己各二钱半　羌活七钱半　全蝎三十个

为末，酒糊丸，空心盐、酒下。

当归四逆汤《宝鉴》　治疝气，脐下冷痛，相引腰胯而痛。

当归梢各五钱　附子炮　肉桂　茴香炒　柴胡各五分　白芍四分
元胡索　川楝子　茯苓各三分　泽泻二分

水煎。

天台乌药散东垣　治疝气牵引脐腹疼痛。

乌药五钱　川楝子十个　木香　青皮　良姜炮　茴香炒，各五钱
槟榔锉，二枚　巴豆十四枚

先以巴豆打碎，同楝子加麸炒黑，去麸及巴豆不用，其余共为细末。每一钱，温酒下。甚者，炒生姜，热酒下。

乌药散膀胱冷气，能消肿止痛。楝子导小肠邪热，因小便下行。青皮、木香行气平肝，良姜、茴香散寒暖肾。槟榔性如铁石，能下水溃坚。巴豆斩关夺命，破血瘕寒积。皆行气、祛湿、散寒之品也。

加味通心饮　治诸疝内热胀痛，及小便不利。

木通　栀仁　黄芩　瞿麦　连翘　枳实①　川楝子　甘草　灯心　车前草

煎，温服。

加减柴苓汤　治诸疝，此和肝肾，顺气、消疝、去湿之剂。

柴胡　半夏　甘草　茯苓　白术　泽泻　猪苓　山栀炒　山楂　荔核

加姜煎，食前服。

疝气神方　其病甚至气上冲，如有物筑塞，心脏欲死，手足冷者，二三服除根。

陈皮　荔核为末，炒焦黄　硫黄火中渗化，即投水中去毒，研细，各等分为末

饭丸桐子大，每服十四五丸，酒下，其疼立止。若疼甚不能支持，略加五六丸，不可多也。

广茂〔批〕广茂，音述，即出自广南之蓬述为佳**煮散**　治心疝，冲疝心痛，肢体虚冷。

蓬术煨　槟榔　肉桂　附子炮　甘草炙，各五分　川芎　白术各七钱五分

上研粗末，每二钱，煎服。

楝实丸　治癞疝肿痛，肾子偏坠，痛不可忍。

川楝子肉五两，分作五制一分用故纸二钱同炒，一分用小茴香三分、食盐半钱同炒，一分用莱菔子一钱同炒，一分用牵牛子三钱同炒，一分用斑蝥七枚，去头足同炒，去食盐、莱菔、斑蝥，只留故纸、小茴，同楝子研末，酒糊丸，梧子大。每五十丸，空心温酒下。

四制川楝子丸　治疝气，一切下部之病，凡肿痛缩小，虽多年，可除根。

川楝子酒润，取肉一斤分作四制，每分四两，一分用斑蝥四十九枚，去头足同炒，一分用巴豆四十九粒同炒，一分用巴戟肉一两

---

① 枳实：《景岳全书·宇集·寒阵》作"枳壳"。

同炒，一分用食盐一两、小茴一合同炒。凡炒药，每分各入小麦一合同炒黄色，去麦及药不用，外加木香不见火、故纸酒炒，各二两，同楝子肉研末，酒糊丸。空心盐汤下。

三层茴香丸

舶上茴香用盐半两，同炒焦黄，和盐秤用一两　川楝子泡，去核沙参洗　木香各一两

连前共四两，为细末，米糊丸。空心，温酒或盐汤，日三服。小病，一料可安。病深者，服一料才尽，便可用第二料。

照前方加荜茇一两，槟榔五分，六味共重五两半，丸，服如前。未愈，用第三料。照前方加茯苓四两，附子炮五钱，八味共重十两，丸，服如前，渐加至三四十丸。凡小肠气频发及三十年者，或大如栲栳者，皆可消散，其效如神。

此方治肾与膀胱俱虚，邪气搏结不散，遂成寒疝。脐腹疼痛，阴丸偏大，肤囊壅肿，有妨行步，或瘙痒不止，时出黄水，浸成疮疡，或长怪肉，或外肾肿胀，冷硬如石，日以渐大。须温导阳气，渐退寒邪，补虚消疝，温养肾经。凡一切小肠气、寒疝之疾，新久不过三料。

胡芦巴丸《百选》　治小肠气、蟠肠气、奔豚、疝气，偏坠阴肿，小腹有形如卵，上下来去，痛不可忍，或绕脐攻刺，呕吐闷乱。

胡巴泡①，一斤　茴香盐炒，十二两　吴茱泡，炒，十两　川楝子去核炒，十八两　巴戟去心，炒　川乌炮，各六两

酒糊丸，桐子大。每二十丸，空心温酒下。

《衍义》云：胡巴，《本经》云：得茴香、桃仁，治膀胱气甚效。常合用桃仁麸炒，三味等分，半以酒糊丸，盐酒下，半为散，以热米饮汤调下。二者相间，空心各一二服，效。

十补丸《百选》　治小肠寒疝。

附子泡　胡巴　木香　巴戟　川楝肉　官桂　元胡索　荜澄茄大茴香　故纸

---

① 泡：《证治准绳·类方·疝》作"炒"。

为末，酒煮糯米糊丸，朱砂为衣，空心酒下。

夺命丹 治小肠疝气，偏坠搐痛，脐下胀痛，以致闷乱，及外肾肿硬，日渐滋长，阴间湿痒。

吴茱萸拣净一斤，分四制，以酒、醋、盐汤、童便各浸一宿，焙干 泽泻净，二两，酒浸一宿，焙干

共为末，酒糊丸，空心温酒或盐汤下。

木香神效散《易简》 治小肠疝气，膀胱偏坠，久药不效者。

川楝子三十个，巴豆二十粒同炒黄，去巴豆不用 草薢五钱 石菖蒲炒，一两 青木香炒，一两 荔枝核炒，二十枚 茴香炒，六钱

共为末。每二钱，入麝香、烧盐少许，水、酒各半，煎服。〔批〕一名木香楝子散。

蜘蛛散仲景 治狐疝。

蜘蛛十四枚，微炒 桂五分

为末，每服一钱。蜜丸亦可。

蜘蛛，须用屋西南有网、身小尾大、腹内有苍黄脓者是也，余俱不入药。凡用，去头、足炒，研如膏，和桂末中为丸。若炒黑，无功。

桃仁当归汤 治疝因瘀血作痛。

桃仁去皮尖，二钱 当归尾酒洗 元胡索各钱半 川芎 生地黄 赤芍 吴茱 青皮醋炒 丹皮各一钱

加姜三片，煎。

立效散 治疝因食积作痛。

山楂钱半，醋炒 青皮钱二分，醋炒 小茴盐水炒 枳实麸炒 苍术漂，炒 香附 吴茱泡 山栀炒黑 川楝肉各一钱

加姜三片，煎。

橘核丸《济生》 治四种癞疝〔批〕茎囊、睾丸肿硬，不痛不痒，为癞疝，亦有引脐腹绞痛者，曰肠癞、卵癞、水癞、气癞，皆寒湿为病，或卵核肿胀，偏有大小，或坚硬如石，甚则囊肿成疮，时出黄水，或痛肿溃烂。

橘核炒 川楝 桃仁麸炒，各二两 延胡索 木香 木通 官

桂　厚朴制　枳实炒，各五钱　昆布　海藻　海带各泡二两

酒糊丸，盐汤或酒下。

汪讱庵曰：橘核、木香并能入厥阴气分而行气。桃仁、延胡能入厥阴血分而活血。楝子、木通能导小肠胱膀之热由小便下行，所以去湿。官桂平肝暖肾，补肾命之火，所以祛寒。厚朴、枳实能行结水而破宿血。昆布、藻带咸润下而软坚，寒行水而泄热，同为散肿消坚之剂也。

荔核散　治癞疝，阴核肿大，痛不可忍。

荔枝核十四枚，用新者，煅制　大茴香炒　沉香　木香　青盐食盐各一钱　川楝肉　小茴香各二钱

为细末，每三钱，热酒调服。

守效丸　治癞疝不痛者之要药。

苍术　南星　白芷　川芎　山楂　半夏　枳实

等分为末，姜汁①糊丸，盐汤下。有寒加吴茱，有热加栀子，又或加青皮、荔核。

去铃丸　治疝消铃。

大茴香一斤　老生姜二斤，取汁浸茴香一宿，以姜汁掺尽为度

入青盐一两，同炒赤，取出焙干为末，酒浸，蒸饼为丸，食前酒下，米饮亦可。

地黄膏子丸《局方》　治外肾肿痛，上冲心腹不可忍者。

血竭　沉香　木香　广茂　元胡索　人参　川楝子麸炒　吴茱萸　蛤蚧　当归　川芎　续断　焦白术　全蝎　茴香炒　柴胡　没药分两随酌

为末，地黄膏捣丸，温酒下。气多加青皮，血多加肉桂。

宣胞丸　治外肾肿痛。

黑牵牛半生半熟，取头末，一两　川木通炒，一两　青木香一两，斑蝥七枚同炒香，用五钱

酒糊丸，盐汤下。

---

①　汁：原作"汗"，据文义改。

三白散　治阴囊肿胀，小便不通。

桑白皮　白术　木通去节　陈皮各五钱　白牵牛二两

为末，每二钱，姜汤下，未效再进。

栀附汤　经曰：胃中热、肠中寒则疾饥，小腹胀满。

山栀　附子或俱生用

等分，酒煎，加盐少许服。

朱丹溪曰：见有以乌头、栀子等分，作汤用之，其效亦敏。后以此方随证与形加减，无有不应，须分湿热多少而治。盖乌头散外束之寒，栀子治内郁之热也。

木香内消丸　治小儿性急多啼，卵肿痛连小腹，谓之气疝。

木香　三棱煨　猪苓　泽泻炒　川楝肉炒　陈皮酒炒　香附酒炒　青皮醋炒

共为末，酒煮米糊丸，空心盐汤下。

茱萸内①消丸　治小儿寒湿所袭，留伏作痛，癫疝偏坠。

吴茱醋浸一宿，焙干，炒　大茴盐炒　化桂去皮　元胡醋炒　枣皮蒸，去核，捣　青皮醋炒　橘皮炒　桃仁炒　白蒺藜炒　木香

共为末，酒煮面糊丸，淡盐汤下。

猪肤汤仲景　治少阴热邪客之，上攻咽喉而为痛，热壅胸膈，而为胸满心烦。

猪肤取猪皮一斤，内去油，外去毛，刮净白者

以水一斗，煮取五升，去滓，加白蜜一斤，白米粉五合，熬香，和令相得，温分六服。

成无己曰：猪，水畜也，其气先入肾，解少阴客热。加蜜，润燥除烦。粉，益气断利也。

暖肝煎景岳　治肝肾阴寒，小腹疼痛，疝气。

当归　枸杞　茯苓　小茴　肉桂　乌药　沉香

加生姜煎，温服。

寒甚，加吴茱、干姜，或再加附子。

---

① 内：原作"肉"，据底本目录改。

荔香散景岳　治疝气痛极。凡在气分者，最宜并治。小腹气痛，神效。

荔枝核煨微焦　大茴香炒，等分

为末，用好酒调服二三钱。如寒甚者，加泡过吴茱，减半用。

简便方九条①

湿疝，阴丸作痛。用艾叶、紫苏、川椒炒熟，各二两，拌匀，乘热用绢袋盛，夹囊下，勿令走气，冷则易之。

阴疝，用大茴、小茴各一两，盐水炒猪脬一个，连尿，酒煮烂，为丸服。

血疝，按摩法，用夜分时，一手按下，一手托上，由轻至重，丸弄百遍，弥月瘀血尽消。

穿肠疝气，用手掐大敦穴，一炷香时即止。如不止，灸其穴三五壮，立刻住痛。

阴疝欲死，丸缩入腹，急痛。用狼毒四两，防风二两，附子三两，泡过为末，蜜丸，白汤下。

冷气疝瘕，用胡巴酒浸，晒干，荞麦炒，研粉，各四两，小茴一两，为末，酒糊丸，空心盐、酒任下。大便出白脓，即除根。

阴子偏坠。用丝瓜叶烧灰三钱，鸡子壳烧灰二钱，为末，温酒下。

小儿疝气肿痛。用荔枝核炒焦五钱，大茴香酒炒二钱五分，共为细末。每服一钱，温酒调下。一方加青皮，治肾肿如斗。

小儿肾肿硬痛。用橄榄核、荔枝核、山楂核等分，俱烧存性，研末。每服一钱，空心小茴汤下。

小儿坐卧湿地，或有蚯蚓吹其卵肿大而垂者。以盐汤浸洗之，盖盐能杀蚯蚓毒也。或以苍术煎汤，加盐少许，洗之亦效。

---

① 　九条：原脱，据底本目录补。

前阴门

总 论

经曰：前阴者，宗筋之所聚，太阴、阳明之所合也。脾胃脉皆辅近宗筋，故曰合也。所过之脉有二，曰肝、曰督脉。经曰：足厥阴之脉，入毛中，过阴器，是肝脉所过也。又曰：督脉起于小腹，以下骨中央，女子入系廷孔，男子循阴下至篡，与女子等，是督脉所过也。

阴缩阴纵之证

阴缩，谓前阴受寒，入腹内也。阴纵，谓前阴受热，挺长不收也。经曰：足厥阴之筋，伤于寒则阴缩入，伤于热则挺纵不收。又曰：悲哀动中则伤魂，魂伤则狂妄不精，不精则不正，当阴缩而挛筋，两胁骨不举，毛悴色夭，死于秋。又曰：厥阴终者，喜溺，舌卷，卵上缩是也。

阴痿之证

张景岳曰：男子阴痿不起，多由命门火衰，精气虚冷。有伤于七情者，亦有湿热炽盛，以致宗筋弛纵，而为痿弱者。若由忧思太过，损抑心脾，则病及阳明冲脉，而水谷气血之海，必有所亏，气血亏而阳道斯不振矣。有耗散过度，伤于肝经者。经曰：足厥阴之经，其病伤于内，则不起是也。经曰：恐伤肾。凡遇大惊卒恐，能令人遗失小便，又或于阳旺之时，忽有惊恐，则阳道立痿，亦其验也。

阴缩囊缩证治

阴缩囊缩，大小便俱通，不渴，邪不在里。宜温之，附子理中汤见中寒、正阳散见阴毒，外灸气海，及葱饼熨法见中寒，或以葱盐捣烂，炒热熨脐下气海，以复阳气。一时无药，以莲须葱二十一茎，用酒浓煎服，阳气即回。

阴纵挺肿证治

丹溪治阴纵，玉茎挺长，肿而痿，摩股不能行，两胁气上，手足倦弱。先以小柴胡加黄连大剂，行其湿热，略加黄柏，降其逆上之气，其挺肿渐收，渐减及半。现茎中有坚块未消，遂以青皮为君，佐以散风之剂，为末服。外以丝瓜汁调五倍子末，敷之即愈。挺肿而痛，脉数而实，朴硝荆芥汤浸洗，以三一承气汤见后大下之。

阴痿肾脉大证治

皆耗散过度，伤于肝经所致。经云：足厥阴之经，其病伤于内，则不起是也。督①脉大经云：肾脉大甚为阴痿，八味丸见中寒，治阳事多痿不振。今依原方，夏减桂、附一半，春秋三分减一，疾去精足，全去桂、附，只依六味地黄丸见劳损，此可治伤于内者。肾脉大，右脉尤甚此相火盛而反痿，宜滋肾丸见闭癃、大凤髓丹见遗精。

阴痿丸冷阴汗膝冷证治

阴痿弱，两丸冷，阴汗如水，小便后有余滴臊气，尻臀并前阴冷，恶寒喜热，膝亦冷，此肝经湿热。运气阴痿，皆属湿土制肾，宜固真汤见后。两丸如冰，阴汗浸两股，阴头亦冷，溺黄臊臭淋滴，值十二月，天寒凛冽，霜雪交集，寒之极矣，宜清震汤见后。

阴汗阴冷身黄脚软证治

阴汗如水，阴冷如冰，脚痿无力，宜补肝汤。面色痿黄，身黄，脚软无力，阴汗，温肾汤俱见后。阴汗不止，内服青娥丸见腰痛，外用炉甘石一两，蛤粉五钱，干扑；或陀僧和蛇床子，研末扑之。

阴囊湿痒证治

前阴两丸湿痒，秋冬尤甚，冬月少减，宜椒粉散见后。两外肾

---

① 督：当作"肾"。

冷，阴汗阴痿，阴囊湿痒，柴胡胜湿汤见后。阴汗湿痒，用大蒜煨剥去皮，烂研，用淡豆豉和丸，朱砂为衣，大枣灯心煎汤下。

阴肿证治

风热客于肾经，肾虚不能宣散而肿痛，沉香散见后。肿而有气上下攻注，胀闷，木香散见后，或用生料五苓散见痰加槟榔一两，茴香炒八钱，川楝肉五钱，姜葱煎，空心服。肿甚属肝火者，龙胆泻肝汤见火。痛不可忍者，雄黄、白矾各二两，甘草二尺煮水，稍热浴之。

茎中痒痛证治

童儿精未盛而御女，老人精已痿而思色，以动其精，则精不出而内败，故痒。痒涩而为淋，金匮肾气丸见消渴。阴茎痛，是厥阴经气滞兼热，用甘草梢，盖欲缓其气耳。若病淋而作痛，似难一概论之，必须清肺气而清浊自分矣。气虚者六君子汤见脾胃，血虚者四物汤见血门等，合用黄柏、知母、滑石、石韦、琥珀之类。

木肾证治 灸章门穴法

《绳墨》云：木肾一证，阴茎不垂，欲动不乐，常如麻木，痛痒难分，若便溺之时，胀闭不顺，治宜补养脾胃，充和元气，其肾自不木矣。嵩崖云：木肾，顽痹硬大，或痛或不痛，此肾经虚惫，水火不交，寒冷凝滞之故。惟当温散，使荣卫流通则愈，宜破疝汤见疝加海藻、昆布、川椒、附子，外用艾叶炒热裹丸，冷则频换。一法用癞疝等方见疝，加酒炒黄柏、滑石，酒糊丸，盐汤下。木肾肿大不痛，连年不消者，用茱萸内消丸见疝加牵牛子，半生半炒，取头末用，更灸脐傍章门穴，大效。取穴法：以本儿手掌第五指本节横纹对脐中心，其中指尽头处是穴。

臊臭证治

臭者，心之所走散于五方，入肝为臊臭。因饮酒者，酒之气味俱能生湿热，是风湿热合于下焦为邪，故经云：下焦如渎。酒是湿热之水，亦宜决前阴以去之，是合下焦一[①]法治之，宜龙胆泻肝汤见火。

前阴门方

三仙饮 治真阳耗散，手足厥冷，脐下微痛，阴囊缩入。

熟附子　上肉桂　干姜各三钱

艾叶煎服。

加减理中汤 治阴证阳痿。

熟附子　白术　上肉桂　干姜　茯苓　人参　炙甘草　炮姜

水煎，黑枣引。

石刻安肾丸 治真气虚惫，脚膝软弱，夜梦遗精，小便滑数，阳事不举。

附子炮　肉桂　川乌炮　川椒去目，微炒出汗　菟丝酒炒　巴戟酒浸，去心　故纸酒炒　赤石脂煅　远志去心　茯神　茯苓　苍术漂枣皮　杜仲炒断丝　柏子仁　石斛　胡巴炒　韭子微炒　小茴酒炒肉苁蓉酒浸　楝子酒蒸，去核，各二两　鹿茸炙，一两　青盐四钱

共为细末，酒煮山药四两，作糊为丸，空心盐汤或白汤下。

七制金铃丸 治外肾胀大，麻木硬痛。

川楝子四十九枚，以小茴香、故纸、黑牵牛各二钱，各炒川楝七枚，小茴、故纸、牵牛俱不去，此三制也。再以盐一钱，炒川楝七枚，盐不去，此四制也。再以斑蝥、巴豆各二十四个，各炒川楝七枚，去斑蝥、巴豆，此六制也。再以莱菔子二钱五分，炒川楝七枚，去莱菔子，此七制也。外加大茴香、青木香、广木香、肉桂各二钱五分，酒糊为丸。盐汤下。

加减守病丸 治小儿木肾肿大不痛，此湿气也。

漂苍术盐炒　制南星炒　白芷焙，各一两　楂肉炒　川芎炒　橘皮炒　法半焙　吴茱萸炒　六神曲炒，各二钱五分

共为细末，酒煮面糊为丸，龙眼核大。每服一丸，小茴香煎

---

① 一：《医学纲目·前阴诸疾》作"二"。

汤化下。

三一承气汤 治玉茎挺肿而痛，脉数而实。

大黄　芒硝　厚朴　枳实　甘草

水煎，外用朴硝、荆芥煎汤浸洗。

此方治杂病蓄热内甚，燥坚实胀，即大承气汤加甘草，谓合三承气，为一方也。

沉香散①《圣惠》　治风热客于肾经，肾虚不能宣散而肿痛。

沉香五钱　槟榔一两　丹参　赤芍　白蒺藜去刺，炒　枳壳　赤茯苓各七钱半

空心温服。

木香散《圣惠》　治阴肿有气，上下攻注胀闷。

木香五钱　赤茯苓一两　牡丹皮　泽泻各七钱半　防风五钱　槟榔一两　郁李仁一两，汤浸，去皮，微炒

为末，食前温酒下。

膏发煎仲景　治阴吹。

猪膏半斤　乱发鸡子大，三枚

二味和煎，发消药成，分再服。病从小便出。经云：胃气下泄，阴吹而正喧，此谷道之实也。

固真汤东垣　治阴痿弱，两丸冷，阴汗如水，小便后有余滴臊气，尻臀并前阴冷，恶寒喜热，膝亦冷，此肝经湿热也。

升麻　柴胡　羌活各一钱　炙草　泽泻各钱半　龙胆草炒　知母炒　黄柏炒，各二钱

水煎，空心服，以美膳压之。

柴胡胜湿汤东垣　治内外肾冷，阴汗阴痿，阴囊湿痒。

泽泻　升麻各钱半　黄柏盐酒炒　生甘草各二钱　龙胆草　当归梢　羌活　柴胡　麻黄根　茯苓　汉防己各一钱　红花少许　五倍子②二十粒

---

① 散：原作"饮"，据底本目录改。

② 五倍子：《证治准绳·类方·前阴诸疾》作"五味子"。

水煎服，忌酒、面、房事。〔批〕此法可治湿土制肾者。

温肾汤_{东垣}　治面色痿黄，身黄，脚软无力，阴汗之证。

麻黄　柴胡梢各六分　泽泻二分　防风根　苍术各钱半　白术　猪苓　升麻　白茯苓　黄柏酒炒，各一钱

水煎。

补肝汤_{东垣}　治阴汗如水，阴冷如冰，脚痿无力。

茯苓　猪苓①　柴胡　羌活　防风　连翘　知母　黄芪　人参　苍术　神曲　陈皮　炙草　当归　黄柏　泽泻　升麻　葛根

姜、枣煎。

清震汤_{东垣}　治两丸如冰，阴汗浸两股，阴头亦冷，溺黄、臊臭、淋滴。

羌活　黄柏酒炒，各一钱　升麻　柴胡　苍术　黄芩各五分　防风　猪苓　麻黄根各三分　藁本　炙草　归身各二分　红花一分　泽泻四分

水煎。

椒粉散_{东垣}　治前阴两丸湿痒，秋冬尤甚，冬月少减。

麻黄一钱　黑狗脊即贯众　蛇床子各五分　斑蝥二枚　猪苓　当归　川椒各二分　轻粉　红花各少许　肉桂二分

为细末，干掺上。避风寒湿处坐卧。

燥囊牡蛎散　治阴囊湿痒，搔之流水，用此极效。

牡蛎醋煅，一两　雄黄一钱　枯矾　硫黄　苦参　蛇床子各一两

共为末，先用苍术、椒、盐煎汤洗之，后用药掺。

疏风五苓散《金鉴》　治小儿阴囊痒痛坠下，此风湿所袭。

防风　苍术漂　肉桂　羌活　猪苓　泽泻　赤苓　白术土炒

加生姜，煎服。

蒸洗阴囊法　治一切阴囊湿痒。

陈茶一撮　苍术二钱　花椒　蛇床子　白矾各一钱　苍耳草量入　炒盐半两　朴硝二钱

---

① 猪苓：原脱，据《医方集解·清暑之剂》补。

用水煎前五味，乃入后三味泡化，先熏后洗，三四次绝痒。

简便方十五条①

阳痿不起，用蛇床、五味、菟丝等分为末，蜜丸，温酒下。又方，用雄黄、雀肉和蛇床子漫和，熬成膏，每服三钱，温酒下。又方，用雄鸡肝三具，菟丝子一升，雀卵和丸，小豆大，每服百丸，酒下。

阴囊缩入，用胡椒六分，硫黄四分，共为末，烧酒调服。又方，用乌豆炒热半升，淬酒三五盏，温热服之即安。又方，用雄鸡一只，生劈背，乘热罨脐下，其阳自回，一炷香久，即取下。

阴肿痛，马齿苋捣汁，或桃仁去皮捣烂，或蛇床子末、鸡子黄和，三方俱可敷之。系风热者，以伏龙肝、鸡子白调敷。

阴冷，冷气入，阴囊肿满，昼夜疼闷不得眠，煮大蓟根汁，服立瘥。大蓟，能破血下气也。又取生椒洗净，以布裹着囊丸，令厚半寸，须臾热气大通，日再易，取出，瘥。

阴茎卒痛如刺，大汗出，小蒜一升，韭根一斤，杨柳根一斤，酒三升煮沸，乘热熏之。

囊湿冷痒。先以吴茱萸煎汤洗之，后用吴茱萸五钱，寒水石三钱，轻粉一钱，黄柏二钱，樟脑、蛇床子各五钱，白矾三钱，硫黄二钱，槟榔、白芷各三钱，为末掺②之。

木肾肿大如斗，核中痛。雄黄研一两，白矾研二两，生甘草五钱，煎水洗，良。一用香附为末，每酒一盏，煎海藻一钱，先捞海藻细嚼，用酒调香附末二钱服，又大黄醋和涂之，干即愈。

阴囊坚硬如石，亦名木肾。用栝楼连皮连子、荜茇、生姜、葱白各二钱，酒煎热服，被盖覆暖卧，取汗出，效。

小儿阴囊生疮溃烂，谓之脱囊。用紫苏叶研末敷之，以荷叶包之，或用生荷叶火烘令软包之，虽囊丸露出，亦可治也。

---

① 十五条：原脱，据底本目录补。

② 掺：原作"渗"，据《医学纲目·肝胆部·前阴诸疾》改。

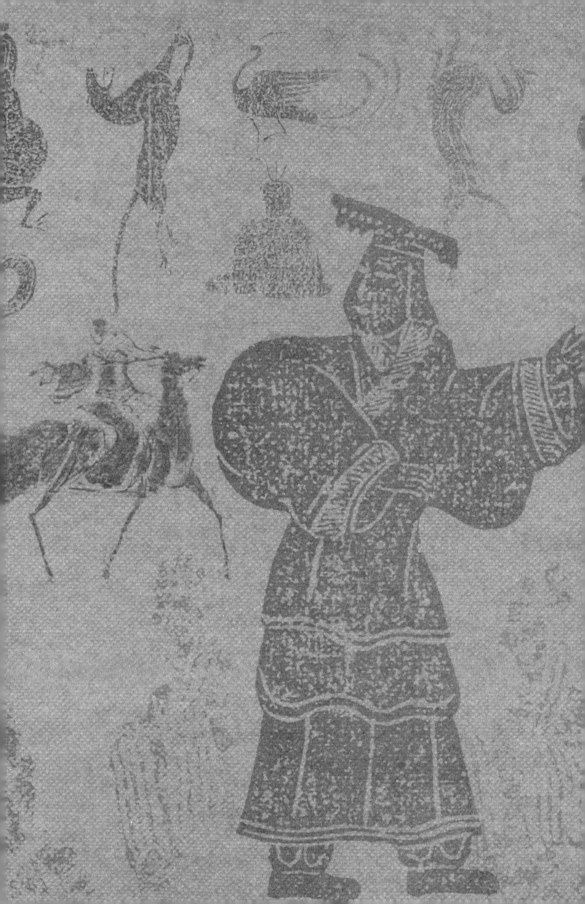

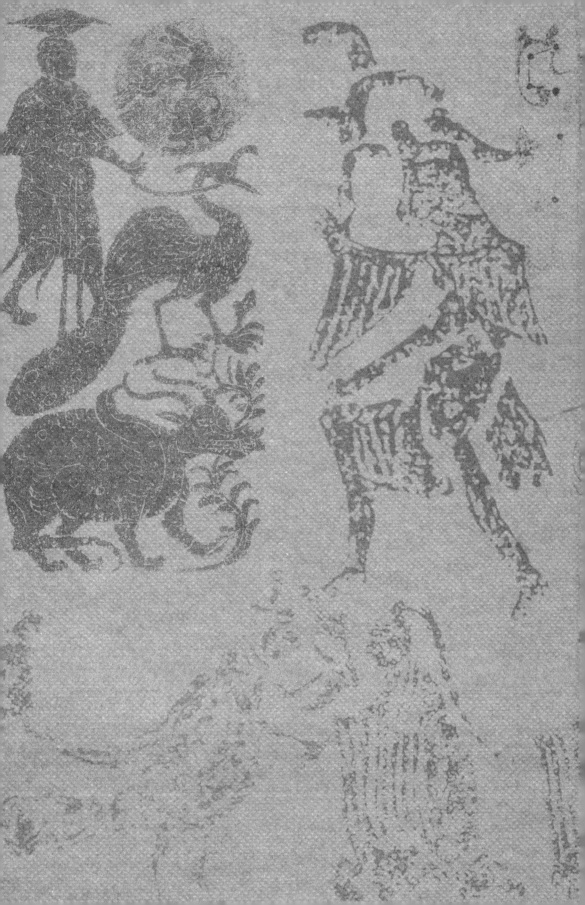